规划教材图表式同步解读训练

药理学复习考试指导

主　编　艾　静

编　者（以姓氏笔画为序）

牛慧芳　新乡医学院
艾　静　哈尔滨医科大学
石　卓　吉林大学基础医学院
朱　蕾　北京协和医学院基础医学院
刘　静　昆明理工大学医学院
孙丽华　哈尔滨医科大学
孙　超　齐齐哈尔医学院
李　芹　天津医科大学
李铁军　上海第二军医大学药学院
杨　俭　南京医科大学
张　妍　哈尔滨医科大学
张岫美　山东大学医学院
崔红霞　齐齐哈尔医学院

中国协和医科大学出版社

图书在版编目（CIP）数据

药理学复习考试指导 / 艾静主编. —北京：中国协和医科大学出版社，2016. 1
（规划教材图表式同步解读训练）
ISBN 978-7-5679-0344-9

Ⅰ. ①药…　Ⅱ. ①艾…　Ⅲ. ①药理学-医学院校-教学参考资料　Ⅳ. ①R96

中国版本图书馆 CIP 数据核字（2015）第 107574 号

规划教材图表式同步解读训练
药理学复习考试指导

主　　编：艾　静
责任编辑：吴桂梅　孙阳鹏

出版发行：中国协和医科大学出版社
（北京东单三条九号　邮编 100730　电话 65260378）
网　　址：www. pumcp. com
经　　销：新华书店总店北京发行所
印　　刷：北京佳艺恒彩印刷有限公司

开　　本：787×1092　1/16 开
印　　张：30. 5
字　　数：630 千字
版　　次：2016 年 6 月第 2 版　　2016 年 6 月第 1 次印刷
印　　数：1—3000
定　　价：64. 00 元

ISBN 978-7-5679-0344-9

前　言

《药理学》是我国高等医学院校学生必修的一门基础课，是联系基础与临床的桥梁课程。学习和掌握本课程的基本理论知识可以为其他医学课程的学习奠定基础。《药理学复习考试指导》是在第1版的基础上，依据人民卫生出版社出版的“十二五”规划教材《药理学》第8版的内容修订编写的。本书以图表形式将药理学内容进行了比较归纳，以简洁、清晰、直观的方式诠释教材内容，这种编写方式既方便于学生理解和记忆药理学知识，又为启迪学生分析归纳和解决问题的能力提供了方法和思路，全书共48章，每章分“学习要求”“学习导图”“名词解释”“知识图解”“经典试题和参考答案”。

本书主要供基础、临床、预防、口腔等医学类专业学生学习使用，也可供研究生入学考试、医师执业资格考试及有关专业的师生自学、复习或教学参考用。

本书的编者都是长年工作在教学科研第一线的中青年骨干教师，理论水平扎实，经验丰富，希望能对读者有所帮助。虽然编者几经修改，反复审校，但难免存在错漏之处，恳请广大读者批评指正。

艾　静

2015年11月

目 录

第一章　药理学总论——绪言

学习要求

1. 重点掌握药理学、药物效应动力学和药物代谢动力学的概念。
2. 熟悉药理学的性质与任务。
3. 了解药理学的发展史、新药的研究与开发。

学习导图

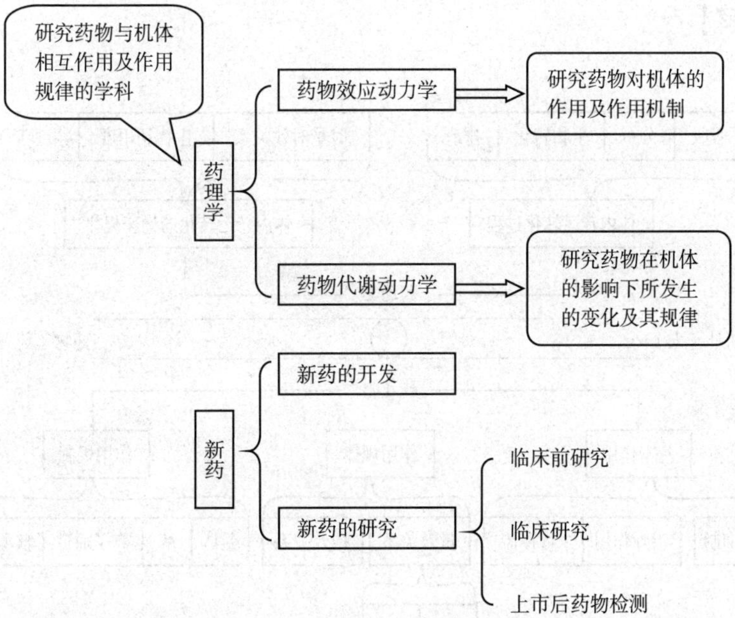

【名词解释】

名 词	英文名	定义或概念
药物	drug	指可以改变或查明生理功能及病理状态，可用以预防、诊断和治疗疾病的物质
药理学	pharmacology	是研究药物与机体（含病原体）相互作用及作用规律的学科，为临床合理用药防治疾病提供基本理论的基础科学，包括药物效应动力学和药物代谢动力学
药物效应动力学	pharmacodynamics	研究药物对机体的作用。在整体、系统、器官、细胞及分子水平上阐明药物的作用及其作用机制，对指导临床合理选用药物、合理理解并尽可能减少药物毒副作用提供基础理论依据
药物代谢动力学	pharmacokinetics	研究药物在机体的影响下所发生的变化及其规律。包括药物在体内的空间变化，如吸收、分布、代谢和排泄过程，以及药物在体内的时间变化

【知识图解】

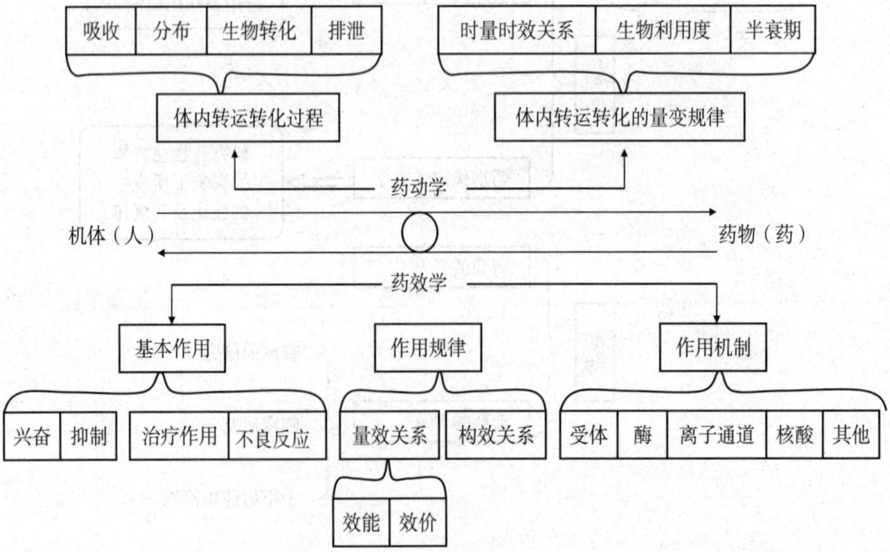

图 1-1 药动学和药效学的基本内容

经典试题

一、填空题

1. 药理学是研究药物与①________包括②________间相互作用的③________的科学。

2. 药物一般是指可以改变或查明机体的①________及②________，可用于③________、④________、⑤________疾病的物质。

二、选择题

【A 型题】

1. 药物是
   A. 一种化学物质
   B. 能影响机体功能的物质
   C. 能干扰细胞代谢活动的化学物质
   D. 用以预防、诊断或治疗疾病的物质
   E. 有营养、保健作用的物质

2. 药理学是研究
   A. 药物效应动力学
   B. 与药物有关的生理学
   C. 药物代谢动力学
   D. 药物的化学结构
   E. 药物与机体相互作用的规律与原理

3. 新药进行临床试验必须提供
   A. 系统药理研究数据
   B. 新药的作用谱
   C. 临床前研究资料
   D. 半数致死量（LD_{50}）
   E. 急、慢性毒理研究数据

【B 型题】

A.《神农本草经》
B.《神农本草经集注》
C.《新修本草》
D.《本草纲目》
E.《本草纲目拾遗》

1. 世界上第一部药典是
2. 我国最早的药物专著是
3. 明代杰出医药学家李时珍的巨著是

【C 型题】

A. 药物对机体的作用及其原理
B. 机体对药物的影响及其规律
C. 二者均是
D. 二者均不是

1. 药理学是研究
2. 药物代谢动力学是研究
3. 药物效应动力学是研究

【X 型题】

1. 关于药理学的概念，叙述正确的是
   A. 医学基础科学
   B. 为防病治病提供理论基础
   C. 研究药物与机体相互作用的规律
   D. 研究药物与机体相互作用的原理
   E. 为临床合理用药提供基本理论

2. 新药的研究过程有
   A. 临床前研究
   B. 毒性研究
   C. 临床研究

D. 疗效观察
E. 集合调研

3. 药理学的学科任务是
A. 阐明药物的作用及机制，为合理用药提供理论依据
B. 开发研究新药
C. 发现药物的新用途
D. 整理和发掘祖国医药遗产
E. 为其他生命科学提供重要科学依据和研究方法

参 考 答 案

一、填空题

1. ①机体 ②病原体 ③规律
2. ①生理功能 ②病理状态 ③预防 ④诊断 ⑤治疗

二、选择题

【A 型题】

1. D 2. E 3. C

【B 型题】

1. C 2. A 3. D

【C 型题】

1. C 2. B 3. A

【X 型题】

1. ABCDE 2. ACE 3. ABCDE

（艾 静）

第二章　药物代谢动力学

学习要求

1. 掌握首关消除、肠肝循环的概念。

2. 掌握药物代谢动力学重要参数半衰期、清除率、表观分布容积、生物利用度的概念及药理学意义。

3. 掌握药物一级消除动力学与零级消除动力学的特性。

4. 熟悉药物在体内所遇到的特殊屏障。

5. 熟悉药物相互作用规律。

6. 了解药物剂量的设计和优化。

学习导图

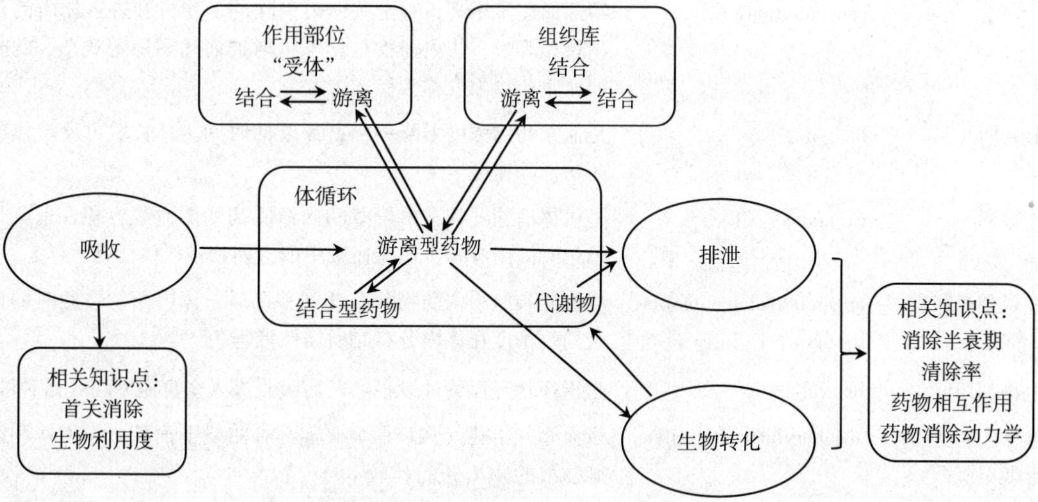

【名词解释】

名　词	英 文 名	定义或概念
离子障	ion trapping	离子状态药物极性高，不易通过细胞膜的脂质层的现象
吸收	absorption	药物由用药部位进入血液循环的过程
pK_a 值		是弱酸性物质或弱碱性物质 50%解离时溶液的 pH 值
首关消除	first pass elimination	从胃肠道吸收入门静脉系统的药物在到达全身血循环前必先通过肝脏，如果肝脏对其代谢能力很强，或由胆汁排泄的量大，则使进入全身血循环内的有效药物量明显减少
分布	distribution	药物吸收后从血循环到达机体各个器官和组织的过程
肠肝循环	enterohepatic cycle	部分药物经肝脏转化形成极性较强的水溶性代谢产物被分泌到胆汁内，经由胆道及胆总管进入肠腔，然后随粪便排泄出去，经胆汁排入肠腔的药物部分可再经小肠上皮细胞吸收经肝脏进入血液循环，这种肝脏、胆汁、小肠间的循环称肠肝循环
一级消除动力学	first-order elimination kinetics	是体内药物按恒定比例消除，也就是单位时间内消除的药物量与血浆药物浓度呈正比
零级消除动力学	zero-order elimination kinetics	是药物在体内以恒定的速率消除，即不论血浆药物浓度高低，单位时间内消除的药物量不变
稳态浓度	steady-state concentration，C_{ss}	按照一级动力学规律消除的药物，其体内药物总量随着不断给药而逐步增多，直至从体内消除的药物量和进入体内的药物量相等时，体内药物总量不再增加而达到稳定状态，此时的血浆药物浓度称为稳态浓度
半衰期	half life，$t_{1/2}$	是血浆药物浓度下降一半所需要的时间。其长短可反映体内药物消除速度
清除率	clearance，CL	是机体消除器官在单位时间内清除药物的血浆容积，也就是单位时间内有多少体积血浆中所含药物被机体清除
表观分布容积	apparent volume of distribution，V_d	当血浆和组织内药物分布达到平衡后，体内药物按此时的血浆药物浓度在体内分布时所需体液容积
生物利用度	bioavailability	是指药物经血管外途径给药后吸收进入全身血循环的相对量
绝对生物利用度	absolute bioavailability	以血管外给药（如口服）的药-时曲线下面积（*AUC*）和静脉注射的 *AUC* 进行比较
相对生物利用度	comparative bioavailability	对同一血管外给药途径的某一种药物制剂（如不同剂型、不同药厂生产的相同剂型、同一药厂生产的同一品种的不同批号等）的 AUC 与相同的标准制剂进行比较

续　表

名　词	英文名	定义或概念
药学等同	chemical equivalence	如果药品含有同一有效成分，而且剂量、剂型和给药途径相同，则他们在药学方面是等同的
生物等效	bioequivalence	两个药学等同的药品，若它们所含的有效成分的生物利用度无显著差别，则称为生物等效

【知识图解】

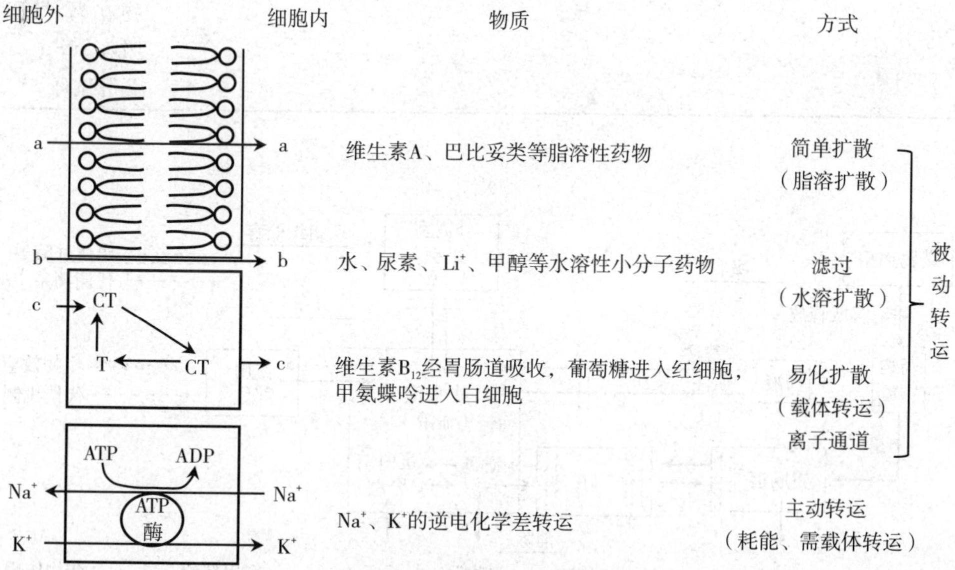

图 2-1　药物转运方式模式图

表 2-1　药物的体内过程

	吸收	分　布	生物转化	排泄
定义	药物从用药部位进入血液循环的过程	药物经血液循环到达各组织器官的过程	药物在体内发生的生物转化，又称药物代谢	药物从体内排至体外的过程
方式	1. 口服（消化道吸收） 2. 吸入（肺吸收） 3. 局部用药（皮肤、黏膜） 4. 舌下给药 5. 注射给药（静脉、肌内、皮下）		Ⅰ相反应：氧化、还原、水解反应 Ⅱ相反应：结合反应	主要经尿排泄 其次经粪排泄 其他途径，如汗液、唾液、泪液、乳汁、头发、皮肤，量较少

续 表

	吸收	分 布	生物转化	排泄
影响因素	1. 药物理化性质 2. 制剂类型 3. 吸收环境	1. 血浆蛋白结合率 2. 器官血流量 3. 组织细胞结合 4. 体液 pH 值和药物解离度 5. 体内屏障（血脑、胎盘、血眼屏障）	1. 肝药酶 2. 药物影响 （1）药酶诱导剂（苯巴比妥）等 （2）药酶抑制剂（氯霉素）等	1. 肾为主要排泄器官，肾功能受损药物易蓄积 2. 经同一机制在肾小管分泌的药物可发生竞争性抑制 3. 尿液的 pH 值可影响弱酸或弱碱性药物在肾小管的重吸收 4. 肠肝循环

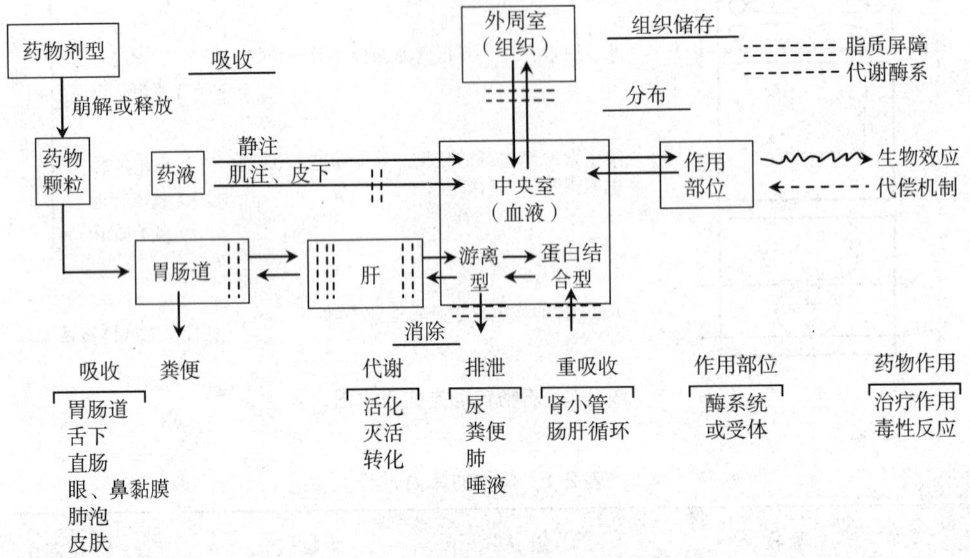

图 2-2 药物在体内的转运与转化情况

表 2-2 药酶诱导剂和药酶抑制剂对药物代谢的影响

	对药酶活性的影响	使药物在体内停留时间	血药浓度	药理活性	毒性
药酶诱导剂	活性增强促进药物转化	缩短	下降	减弱	减小
药酶抑制剂	活性降低减慢药物转化	延长	上升	增强	增大

表 2-3　常见的药酶诱导剂和药酶抑制剂及其所影响的药物

药酶诱导剂或抑制剂	受影响的药物
1. 诱导剂	
巴比妥类	巴比妥类、苯妥英钠、卡马西平、氯丙嗪、氯霉素、可的松、香豆素类、洋地黄毒苷、地高辛、阿霉素、口服甾体避孕药、保泰松、奎宁、睾酮、水杨酸类、布洛芬、普萘洛尔、奎尼丁、利多卡因、维拉帕米、硝酸甘油、维生素 K、西咪替丁、螺内酯、糖皮质激素、抗组胺药、异烟肼、多西环素等
苯妥英钠	糖皮质激素、地高辛、茶碱、维生素 D、口服避孕药、保泰松、卡马西平、香豆素类、哌替啶、利多卡因等
保泰松	氨基比林、可的松、地高辛等
利福平	糖皮质激素、香豆素类、口服避孕药、地高辛、普萘洛尔、苯妥英钠、甲磺丁脲、可乐定、奎尼丁等
灰黄霉素	华法林
卡马西平	丙戊酸钠、乙琥胺、苯妥英钠、保泰松、糖皮质激素、口服避孕药、多西环素、洋地黄毒苷等
螺内酯	香豆素类、巴比妥类、地西泮
2. 抑制剂	
氯霉素、异烟肼	苯妥英钠、巴比妥类、卡马西平、氯丙嗪、香豆素类、口服避孕药、甲苯磺丁脲等
西咪替丁	苯二氮䓬类、香豆素类、苯妥英钠、卡马西平、普萘洛尔、三环类抗抑郁药、洋地黄毒苷、利多卡因、维拉帕米、口服避孕药等
保泰松	苯妥英钠、甲苯磺丁脲
环丙沙星	香豆素类、茶碱
红霉素	卡马西平、地高辛、口服避孕药、环孢素 A

表 2-4　尿液酸碱度对药物排泄的影响

	弱酸性药物			弱碱性药物		
	解离度	重吸收	排泄	解离度	重吸收	排泄
碱性尿液	↑	↓	↑	↓	↑	↓
酸性尿液	↓	↑	↓	↑	↓	↑

表 2-5 药物一级消除动力学与零级消除动力学之比较

	一级消除动力学	零级消除动力学
别名	等比消除	等量消除
概念	血浆中药物消除的速率与血药浓度成正比的消除方式	血浆中药物在单位时间内以恒定的量消除
数学表达式	$\frac{dC}{dt}=-K_e c$	$\frac{dC}{dT}=-K_0$
血浆半衰期	为定值，与血药浓度无关	不固定，与血药浓度有关
作用	是药物的主要消除方式	当药物总量超过机体最大消除能力时，机体采用零级消除动力学
药-时曲线 半对数坐标图 坐标图	呈直线（线性动力学） 呈曲线	呈曲线（非线性动力学） 呈直线，其斜率为 K
其他特点	每隔 1 个 $t_{1/2}$ 给药一次，经 5 个 $t_{1/2}$ 血药浓度达稳态	机体以最大能力消除药物

经 典 试 题

一、填空题

1. 药物的体内过程包括①________、②________、③________和④________。

2. 弱酸性药物在 pH 值高的碱性环境中解离①________，②________透过细胞膜；降低血液的 pH 值，则可使进入细胞的药物③________。

3. 口服药物吸收的主要部位是①________，其特点是 pH 值②________，吸收的面积③________，吸收的作用时间④________。

4. 影响药物在体内分布的因素有①________、②________、③________、④________和⑤________。

5. 药物与血浆蛋白的结合影响药物在体内的①________、②________、③________、④________。

6. 药物代谢的主要器官是①________；药物排泄的主要器官是②________。

7. 药物通过生物转化，绝大多数成为①________性高的②________溶性产物，③________从肾排泄。

8. 消除速率常数的缩写是①________；半衰期的缩写是②________，表观分布容积的缩写是③________，稳态血药浓度的缩写是④________。

二、选择题

【A 型题】

1. 大多数药物跨膜转运的方式是
   A. 滤过
   B. 易化扩散
   C. 简单扩散
   D. 胞饮
   E. 膜泵转运

2. 阿司匹林的 pK_a 值为 3.5，它在 pH 值为 7.5 的肠液中可被吸收
   A. 1%
   B. 0.1%
   C. 0.01%
   D. 10%
   E. 99%

3. 在酸性尿液中弱碱性药物
   A. 解离少，再吸收多，排泄慢
   B. 解离多，再吸收多，排泄快
   C. 解离多，再吸收多，排泄慢
   D. 解离多，再吸收少，排泄快
   E. 解离少，再吸收少，排泄慢

4. 促进药物生物转化的主要酶系统是
   A. 辅酶Ⅱ
   B. 单胺氧化酶
   C. 水解酶
   D. 葡萄糖醛酸转移酶
   E. 细胞色素 P450 酶系统

5. 使肝药酶活性增加的药物是
   A. 氯霉素
   B. 利福平
   C. 异烟肼
   D. 奎尼丁
   E. 西咪替丁

6. 某药与肝药酶抑制剂合用可使其效应
   A. 减弱
   B. 增强
   C. 不变
   D. 消失
   E. 无减弱，后消失

7. 临床上可用丙磺舒增加青霉素的疗效，其原因是
   A. 有协同杀菌作用
   B. 延续抗药性产生
   C. 双重阻断细菌代谢
   D. 抑制肝药酶的活性
   E. 二者竞争肾小管的分泌通道

8. 药物在血浆中与血浆蛋白结合，可使药物的
   A. 作用增强
   B. 代谢加快
   C. 排泄加快
   D. 转运加快
   E. 药理活性暂时不表现出来

9. 临床所用的药物治疗量是指
   A. 有效量
   B. 最小有效量
   C. 半数有效量
   D. 阈剂量
   E. $t_{1/2}$和 LD_{50}

10. 多次给药方案中，缩短给药间隔可
   A. 提高生物利用度

B. 延长半衰期
C. 提高 C_{ss} 的水平
D. 减少血药浓度的波动
E. 使达到 C_{ss} 的时间缩短

11. 某药的半衰期为 10 小时，一次给药后，药物在体内基本消除时间约为
A. 10 小时
B. 20 小时
C. 1 天
D. 2 天
E. 5 天

12. 口服多次给药，能使血药浓度迅速达到稳态浓度的方法是
A. 首剂加倍
B. 增加给药量
C. 每隔 2 个 $t_{1/2}$ 给一个剂量
D. 每隔 1 个 $t_{1/2}$ 给一个剂量
E. 每隔半个 $t_{1/2}$ 给一个剂量

13. 反映药物在体内消除特点的药物代谢动力学参数是
A. K_a、T_{max}
B. V_d
C. K、CL、$t_{1/2}$
D. AUC、F
E. C_{max}

【B 型题】
A. 吸收速度
B. 代谢速度
C. 排泄速度
D. 消除速度
E. 效能
1. 药物作用的快慢决定于
2. 药物作用的久暂决定于
3. 药物作用的强弱决定于
4. $t_{1/2}$ 的长短决定于

A. 血浆半衰期
B. 生物利用度
C. 药理效应
D. 稳态血药浓度
E. 血浆蛋白结合率
5. 给药剂量决定于
6. 给药间隔时间决定于
7. 血中游离药物浓度决定于
8. 受给药途径影响最大的是

A. 给药途径
B. 给药剂量
C. 给药间隔
D. 给药时间
E. 半衰期的长短
9. 稳态浓度 C_{ss} 的水平取决于
10. 达到稳态浓度 C_{ss} 的时间取决于

【C 型题】
A. 药物的吸收过程
B. 药物的消除过程
C. 二者均是
D. 二者均否
1. 生物利用度取决于
2. 血浆清除率取决于
3. 解离平衡常数取决于
4. 药-时曲线下面积（AUC）取决于

A. 生物利用度低
B. 在体内消除快
C. 二者均是
D. 二者均否
5. 硫喷妥钠效应消失快是因为
6. 普萘洛尔口服血药浓度低是因为

7. 青霉素肌内注射的半衰期短是因为
8. 胰岛素必须采用皮下注射给药是因为

A. 药物自肾以原形排出
B. 药物在消化道内被代谢
C. 二者均应考虑
D. 二者匀不要考虑
9. 对心功能低下者用药应考虑
10. 对肝功能低下者用药应考虑
11. 对肾功能低下者用药应考虑

【X 型题】
1. 影响药物分布的因素有
A. 血浆蛋白结合率
B. 器官血流量
C. 体内屏障
D. 组织细胞亲和力
E. 体液的 pH 值和药物的解离度

2. 药物与血浆蛋白结合
A. 是可逆性的
B. 药理活性暂时消失
C. 具有竞争性
D. 加速药物在体内分布
E. 结合型药物分子变大，不易透过血管壁

3. 药酶诱导剂
A. 使肝药酶活性增加
B. 加速本身被肝药酶代谢
C. 加速被肝药酶转化的药物的代谢
D. 使被肝药酶转化的药物的血药浓度降低
E. 使被肝药酶转化的药物的血药浓度升高

4. 肝药酶表现为
A. 反应的专一性很低
B. 个体差异大
C. 易受药物的诱导
D. 使多数药物灭活
E. 存在于肝脏及其他许多内脏器官

5. 药物经生物转化后，可出现的情况有
A. 多数药物被灭活
B. 极性增加
C. 脂溶性增加
D. 少数药物可被活化
E. 形成代谢产物

6. 影响药物经肾脏排泄速度的因素有
A. 药物极性
B. 给药剂量
C. 肾功能状况
D. 尿液 pH 值
E. 同类药物的竞争性抑制

7. 药物按零级消除动力学消除的特点有
A. 血浆半衰期不固定
B. 药物在体内按恒定速度消除
C. 消除速度与初始血药浓度高低有关
D. 药-时曲线在普通坐标上为直线，其斜率为 K
E. 进入体内的药量少，机体消除药物的能力有余

8. 按一级消除动力学消除的药物，其
A. 机体内药物按恒比消除
B. $t_{1/2}$恒定不变
C. 血浆药物消除速率与血浆药浓呈正比
D. 时量曲线的量为对数时斜率的值为$-K$
E. 多次给药时 AUC 增加，C_{ss}和消除完毕时间不变

三、问答题

1. 简述影响药物分布的因素。
2. 药物转运的方式有哪些？
3. 试比较一级消除动力学与零级消除动力学。
4. 药酶诱导剂和药酶抑制剂对药物代谢有什么影响？
5. 尿液酸碱度对药物的排泄有什么影响？
6. 举例说明 pH 值与血浆蛋白对药物相互作用的影响。

参 考 答 案

一、填空题

1. ①吸收 ②分布 ③代谢 ④排泄
2. ①增加 ②不易 ③增多
3. ①小肠 ②适中 ③大 ④长
4. ①血浆蛋白结合率 ②器官血流量 ③组织细胞结合率 ④体液的 pH 值和药物的解离度 ⑤体内特殊屏障
5. ①分布 ②转运速度 ③作用强度 ④消除速率
6. ①肝 ②肾
7. ①极 ②水 ③易
8. ①K ②$t_{1/2}$ ③V_d ④C_{ss}

二、选择题

【A 型题】

1. C 2. C 3. D 4. E 5. B 6. B 7. E 8. E 9. A 10. D 11. D 12. A 13. C

【B 型题】

1. A 2. D 3. E 4. D 5. C 6. A 7. E 8. B 9. B 10. E

【C 型题】

1. A 2. B 3. D 4. C 5. D 6. A 7. B 8. B 9. C 10. B 11. A

【X 型题】

1. ABCDE 2. ABCE 3. ABCD 4. ABCDE 5. ABDE 6. ACDE

7. ABD　　8. ABCE

三、问答题

1. 答：药物的血浆蛋白结合率、器官血流量、药物与组织细胞结合率、体液的 pH 值和药物的解离度会影响药物的分布。另外，体内屏障，如血脑屏障也会影响药物的分布。

2. 答：药物的转运方式有滤过、简单扩散、载体转运、膜动转运，载体转运包括主动转运和易化扩散，膜动转运包括胞饮和胞吐。

3. 答：一级消除动力学又称等比消除，指血浆中药物消除的速率与血药浓度成正比的消除方式。血浆半衰期为定值，与血药浓度无关，是药物的主要消除方式。药-时曲线的半对数坐标图呈直线。数学表达式为

$$\frac{dC}{dT}=-K_{e}C$$

零级消除动力学又称等量消除，指血浆中药物在单位时间内以恒定的量消除。血浆半衰期不固定，与血药浓度有关，当药物总量超过机体最大消除能力时，机体采用零级消除动力学。药-时曲线的坐标图呈直线。数学表达式为

$$\frac{dC}{dT}=-K_{0}$$

4. 答：药酶诱导剂使肝药酶活性增强，促进药物转化，使药物在体内停留时间缩短，血药浓度下降。

药酶抑制剂使肝药酶活性降低，减慢药物转化，使药物在体内停留时间延长，血药浓度上升。

5. 答：碱性尿液使弱酸性药物解离度增加，重吸收减少，排泄增加；使弱碱性药物解离度降低，重吸收增加，排泄减少。

酸性尿液使弱酸性药物解离度降低，重吸收增加，排泄减少；使弱碱性药物解离度增加，重吸收减少，排泄增加。

6. 答：例如弱酸性药物在胃液（pH 为 1）中解离约 1%，非解离型药物可以自由通过胃黏膜细胞。如果用抗酸药（$NaHCO_3$）将胃液 pH 值提高至碱性，则该药几乎全部解离，此时在胃中吸收明显减少。又如，保泰松与血浆蛋白结合率高的药物（如双香豆素）合用，会竞争血浆蛋白结合位点，从而使血浆中非结合型浓度增高，以致引起出血。

（张　妍）

第三章 药物效应动力学

学习要求

1. 重点掌握基本概念如药物不良反应（副作用、毒性反应、后遗效应、停药反应、变态反应和特异质反应）、半数有效量、治疗指数、激动药、拮抗药。

2. 熟悉药物剂量与效应的关系，理解量效曲线、量反应、质反应、最小有效量、效价、效能、半数有效量和半数致死量的临床意义。

3. 了解药物与受体的相互作用和作用于受体的药物分类（激动药、部分激动药、反向激动药、竞争性拮抗药、非竞争性拮抗药）。

学习导图

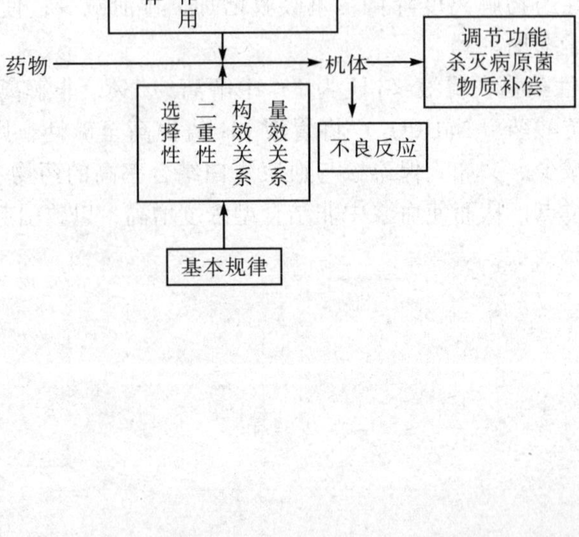

【名词解释】

名　词	英 文 名	定义或概念
药物作用	drug action	药物对机体的初始作用，是动因
药理效应	pharmacological effect	是药物作用的结果，是机体反应的表现
兴奋	excitation	机体器官原有功能提高
抑制	inhibition	机体器官原有功能降低
（药物作用的）特异性	specificity	多数药物是通过化学反应而产生药理效应的。这种化学反应的专一性使药物的作用具有特异性
（药物作用的）选择性	selectivity	有些药物可影响机体的多种功能，有些药物只影响机体的一种功能，前者选择性低，后者选择性高
治疗效果（疗效）	therapeutic effect	是指药物作用的结果有利于改变患者的生理、生化功能或病理过程，使患病的机体恢复正常
对因治疗	etiological treatment	用药目的在于消除原发致病因子，彻底治愈疾病，称为对因治疗
对症治疗	symptomatic reatment	用药目的在于改善症状，称为对症治疗
不良反应	adverse reaction	凡与用药目的无关，并为患者带来不适或痛苦的反应
药源性疾病	drug-induced disease	少数较严重的不良反应较难恢复，称为药源性疾病
副反应	side reaction	由于选择性低，药理效应涉及多个器官，当某一效应用做治疗目的时，其他效应就成为副反应（通常也称副作用）。是在治疗剂量下发生的，是药物本身固有的作用，多数较轻微，并可以预料
毒性反应	toxic reaction	剂量过大或药物在体内蓄积过多时发生的危害性反应，一般比较严重
后遗效应	residual effect	是指停药后血浆药物浓度已降至阈浓度以下时残存的药理效应
停药反应（回跃反应）	withdrawal reaction（rebound reaction）	指突然停药后原有疾病加剧
变态反应（过敏反应）	allergic reaction（hypersensitive reaction）	是一类免疫反应。非肽类药物作为半抗原与机体蛋白结合为抗原后，经过接触 10 天左右的敏感化过程而发生的反应。常见于过敏体质病人。反应性质与药物原有效应无关，用药理性拮抗药解救无效
特异质反应	idiosyncratic reaction	少数特异体质患者对某些药物反应特别敏感，反应性质也可能与常人不同，但与药物固有的药理作用基本一致，反应严重程度与剂量成比例，药理性拮抗药救治可能有效，是一类先天遗传异常所致的反应

续 表

名 词	英 文 名	定义或概念
剂量-效应关系（量效关系）	dose-effect relationship	药理效应与剂量在一定范围内成比例，这就是剂量-效应关系
量效曲线	dose-effect curve	用效应强度为纵坐标，药物剂量或药物浓度为横坐标做图则得量效曲线
量反应	graded response	效应的强弱呈连续增减的变化，可用具体数量或最大反应的百分率表示者称为量反应
最小有效量（最低有效浓度，阈剂量，阈浓度）	minimal effecfive dose (minimal effective concentration, threshold dose or concentration)	指刚能引起效应的最小药量或最小药物浓度
最大效应（效能）	(maximal effect, E_{max}) (efficacy)	随着剂量或浓度的增加，效应也增加，当效应增加到一定程度后，若继续增加浓度或剂量而其效应不再继续增加，这一药理效应的极限称为最大效应或效能
半数最大效应浓度	concentration for 50% of maximal effect, EC_{50}	能引起50%最大效应的浓度
效价强度	potency	是指能引起等效反应（一般采用50%效应量）的相对浓度或剂量，其值越小则强度越大
质反应	quantal response (all or none response)	如果药理效应不是随着药物剂量或浓度的增减呈连续性量的变化，而表现为反应性质的变化，则称为质反应。质反应以阳性或阴性、全或无的方式表现
半数有效量	median effective dose, ED_{50}	能引起50%的实验动物出现阳性反应时的药物剂量
半数致死量	median lethal dose, LD_{50}	能引起50%实验动物死亡的药物剂量
治疗指数	therapeutic index, TI	通常将药物的LD_{50}/ED_{50}的比值称为治疗指数，用来表示药物的安全性
受体	receptor	是一类介导细胞信号转导的功能蛋白质，能识别周围环境中某种微量化学物质，首先与之结合，并通过中介的信息放大系统，触发后续的生理反应或药理效应
药物作用机制	mechanism of action	是研究药物如何与机体细胞结合而发挥作用的
配体（第一信使）	ligand (first messenger)	体内能与受体特异性结合的物质称为配体，也称第一信使。指多肽类激素、神经递质及细胞因子等细胞外信使物质
（受体的）结合位点（受点）	binding site	配体与受体大分子中的一小部分结合，该部位叫作结合位点或受点

续　表

名　词	英 文 名	定义或概念
激动药	agonist	为既有亲和力又有内在活性的药物，它们能与受体结合并激活受体而产生效应
完全激动药	full agonist	具有较强亲和力和较强内在活性（$\alpha=1$）
部分激动药	partial agonist	有较强的亲和力，但内在活性不强（$\alpha<1$），与激动药并用还可拮抗激动药的部分效应
拮抗药	antagonist	能与受体结合，具有较强亲和力而无内在活性（$\alpha=0$）的药物。它们本身不产生作用，但因占据受体而拮抗激动药的效应
竞争性拮抗药	competitive antagonist	能与激动药竞争相同受体，其结合是可逆的。通过增加激动药的剂量与拮抗药竞争结合部位，可使量效曲线平行右移，但最大效能不变
拮抗参数	pA_2	表示竞争性拮抗药的作用强度，其含义为：当激动药与拮抗药合用时，若2倍浓度激动药所产生的效应恰好等于未加入拮抗药时激动药所引起的效应，则所加入拮抗药的摩尔浓度的负对数值为pA_2
非竞争性拮抗药	noncompetitive antagonist	非竞争性拮抗药与激动药并用时，可使亲和力与活性均降低，即不仅使激动药的量效曲线右移，而且也降低其最大效能。与受体结合非常牢固，产生不可逆结合的药物也能产生类似效应
储备受体	spare receptor	一些活性高的药物只需与一部分受体结合就能发挥最大效能，在产生最大效能时，常有95%~99%受体未被占领，剩余的未结合的受体称为储备受体
反向激动药	inverse agonists	药物与受体结合后引起与激动药相反的效应，称为反向激动药
第二信使	second messenger	为第一信使作用于靶细胞后在胞质内产生的信息分子
第三信使	third messenger	是指负责细胞核内外信息传递的物质，包括生长因子、转化因子等
受体脱敏	receptor desensitization	是指在长期使用一种激动药后，组织或细胞对激动药的敏感性和反应性下降的现象
激动药特异性脱敏	agonist-specific desensitization	是指在长期使用一种激动药后，组织或细胞仅对一种类型的受体激动药的反应性下降，而对其他类型受体激动药的反应性不变，则称之为激动药特异性脱敏
激动药非特异性脱敏	agonist-nonspecific desensitization	组织或细胞对一种类型激动药脱敏，对其他类型受体激动药也不敏感，则称为激动药非特异性脱敏

续 表

名 词	英 文 名	定义或概念
受体增敏	receptor hypersensitization	是与受体脱敏相反的一种现象，可因受体激动药水平降低或长期应用拮抗药而造成

【知识图解】

- 药理作用
  - 兴奋作用
  - 抑制作用
- 药物作用类型
  - 按作用部位
    - 局部作用
    - 吸收作用
  - 按作用范围
    - 选择作用
    - 普遍作用
  - 按化学结构与化学反应
    - 专一性
    - 特异性
  - 按作用结果
    - 治疗作用
    - 不良反应
      - 副作用
      - 毒性反应
      - 后遗效应
      - 停药反应
      - 变态反应
      - 特异质反应

图 3-1 药物基本作用和药物作用类型

表 3-1 选择作用与非选择作用概念及临床意义的比较

	选择作用	普遍作用
定义	药物在一定剂量下对某组织或器官产生特别明显的作用，称药物选择作用，又称选择性	药物对机体各种组织都产生类似的作用，称普遍作用
机制	1. 组织器官反应性高 2. 药物对脏器的选择性不同 3. 药物分布不均匀	1. 影响酶活性 2. 干扰组织、细胞代谢 3. 普遍细胞作用

续 表

	选择作用	普遍作用
临床意义	1. 确定药物的不同适应证与临床用途 2. 药物分类的依据 3. 临床用药的基础	1. 副作用产生较多的原因 2. 某些药物只能外用的原理，如消毒防腐药苯酚、甲酚等

表 3-2 药物常见的不良反应

不良反应	定义	特征
副反应（副作用）	由于选择性低，药理效应涉及多个器官，当某一效应用做治疗目的时，其他效应就成为副反应（通常也称副作用）	1. 是在治疗剂量下发生的，是药物本身固有的作用 2. 多数较轻微，并可以预料 3. 由于药物选择性低所致
毒性反应	剂量过大或药物在体内蓄积过多时发生的危害性反应，包括急性和慢性两种类型	1. 一般比较严重，但可预知 2. 急性多损害循环、呼吸、神经三系统；慢性多损害肝、肾、骨髓、内分泌功能，致癌、致畸胎、致突变也属慢性
后遗效应	停药后血浓度已降至阈浓度以下时残存的药理效应，如巴比妥	增加 Cl^- 内流，引起超极化
停药反应	突然停药后原有疾病加剧，又称回跃反应	负反馈所致
变态反应	过敏体质者对某些药物产生的免疫反应，也称过敏反应	1. 与剂量无关 2. 反应程度差异大
特异质反应	少数特异体质患者对某些药物特别敏感而引起的不良反应	1. 与剂量呈正相关 2. 先天遗传异常所致

表 3-3 可引起各类变态反应的药物

类型	药物举例
1. 即发性过敏反应（Ⅰ 型）	氯霉素类、右旋糖酐、外源抗血清、静脉麻醉药和肌松药
2. 药物引起的自身抗体	
（1）自身免疫性活动性肝炎（病毒阴性）	氟烷
（2）自身免疫性溶血性贫血	青霉素类、甲基多巴、左旋多巴、卡托普利、甲芬那酸、头孢氨苄

续 表

类型	药物举例
(3) 肺出血-肾炎综合征	青霉素类
(4) 粒细胞减少	氨基比林、卡托普利、头孢氨苄、水合氯醛、氯丙嗪、氯磺丙脲、氯氮䓬、吲哚美辛、对氨水杨酸、青霉素类、磺胺吡啶、磺胺噻唑、硫脲嘧啶、妥拉苏林
(5) 重症肌无力	青霉胺
(6) 寻常天疱疮	青霉胺
(7) 大疱性天疱疮	青霉胺
(8) 系统性红斑狼疮	灰黄霉素、肼屈嗪、苯妥英钠、青霉胺、普鲁卡因胺、硫脲嘧啶
(9) 复合免疫型肾小球肾炎	青霉胺和其他具有巯基的药物
3. 药源性免疫性疾病（发病机制不明）	
(1) 再生障碍性贫血	青霉胺、苯妥英钠、米帕林、羟布宗、保泰松
(2) 肝内胆汁淤积	氯丙嗪、氯磺丙脲、依托红霉素、丙咪嗪、萘啶酸、呋喃妥因
(3) 非病毒性肝炎	对氨基水盐酸钠、胺碘酮、卡托普利、异烟肼、苯妥英钠和其他乙内酰脲类
(4) 低丙种球蛋白血症	苯妥英钠
(5) 传染性单核细胞增多综合征	对氨基水杨酸钠、氨苯砜、苯妥英钠
(6) 间质性肾炎	硫唑嘌呤、头孢菌素类、呋塞米、青霉素类（特别是青霉素）、苯茚二酮、苯妥英钠、利福平、磺胺类、磺吡酮
(7) 淋巴结病	苯妥英钠和其他乙内酰脲类
(8) 外周神经病	秋水仙碱、呋喃妥因、磺胺类
(9) 血清病	青霉素类、头孢菌素类、链霉素、磺胺类
(10) 皮肤反应	抗生素类、巴比妥类、利尿剂、乙内酰脲类、安定镇静药
(11) 血小板减少症	乙酰唑胺、阿司匹林、卡马西平、头孢噻吩钠、氯霉素、洋地黄毒苷、丙咪嗪、左旋多巴、甲丙氨酯、甲基多巴、对氨基水杨酸钠、保泰松、苯妥英钠、奎尼丁、奎宁、利福平、螺内酯、磺胺类、噻嗪类
(12) 各种类型脉管炎	别嘌醇、白消安、吲哚美辛、异烟肼、碘化物、青霉素、吩噻嗪、保泰松、四环素类、噻嗪类、硫脲嘧啶

表 3-4　由药物引起的病态反应

病态反应	特　点	药物举例
习惯性（habituation）	精神上对药物产生依赖性，中断药物时会出现主观不适感，渴望再次用药	咖啡因等
耐受性（tolerance）	必须逐渐增加药物剂量才能保证药效不减	巴比妥类、苯丙胺、乙醇、阿片
成瘾性（addiction）或依赖性（dependence）	长期使用某药后，个体对该药产生生理上的欲求，一旦停药会产生戒断现象或脱瘾症状	吗啡类阿片制剂、哌替啶、乙醇、苯丙胺、古柯碱、香烟的尼古丁
戒断现象（abstinance syndrome）	吗啡成瘾后，突然停药会出现流涎、哈欠、周身不适、严重者可致休克	吗啡
快速耐受（tachyphylaxis）	在短期内连续注射数次后立即发生耐药现象	麻黄碱、脑垂体后叶素等

表 3-5　非特异性药物作用机制

作用机制	药物举例
升高渗透压	甘露醇升高血浆胶体渗透压，可使肿胀的脑组织脱水 右旋糖酐升高血浆胶体渗透压，可扩充血容量
影响 pH 值	碳酸氢钠碱化血液，纠正代谢性酸中毒
氧化还原	高锰酸钾释放新生氧，氧化杀菌 小剂量亚甲蓝可将高铁血红蛋白还原为血红蛋白
沉淀蛋白	醇、酚、酸、醛可致细菌蛋白变性、沉淀而杀菌
表面活性	氯已定通过表面活性基团，改变细菌胞质膜通透性而杀菌
脂溶性	乙醚油/水分配系数高，溶于类脂，可抑制中枢神经
螯合作用	二巯基丙醇能螯合砷与汞，解除砷汞中毒
其他-补充成分	补充身体所需的维生素（B_1、B_6 等）、无机元素（铁、锌、硅、钙等）

表 3-6　特异性药物的作用靶点

药物作用靶点	机 制	代表药物
1. 蛋白质		
（1）酶	抑制酶反应	抗生素（青霉素）、抗癌药（氟尿嘧啶）、抗凝血药（华法林）、抗痛风药（别嘌呤醇）、非类固醇抗炎药（阿司匹林）
（2）受体	激动 拮抗	支气管哮喘治疗药（沙丁胺醇） 高血压治疗药（普萘洛尔）

续 表

药物作用靶点	机 制	代表药物
(3) 离子通道	阻止 Na^+、K^+通透 Ca^{2+}通透	局麻药（利多卡因）、抗心律失常（胺碘酮） 钙通道阻滞药（硝苯地平）
(4) 转运系统	Na^+转运 抑制递质重吸收	利尿药（呋塞米）、强心药（洋地黄） 抗抑郁药（丙米嗪、甲丙米嗪）
2. 脂质 3. 核酸	离子载体 非特异性作用 致 DNA 功能障碍	抗真菌药（制霉菌素、两性霉素 B）、肽类抗菌药（多黏菌素 B） 全身麻醉药（氟烷、笑气）、乙醇 抗癌药（环磷酰胺、丝裂霉素） 抗病毒药（碘苷、阿昔洛韦）

表 3-7 通过抑制酶活性而产生药理作用的药物举例

酶	药物	临床用途
乙酰胆碱酯酶	新斯的明 毒扁豆碱	重症肌无力 青光眼
碳酸酐酶	乙酰唑胺	利尿剂、青光眼 抗癫痫辅助药
单胺氧化酶 B	司来吉兰（丙炔苯丙胺）	帕金森病
单胺氧化酶	硫酸苯乙肼、异卡波肼	抑郁症
环氧酶（COX）	乙酰水杨酸（阿司匹林）	解热、镇痛、抗炎
磷酸二酯酶	咖啡因 茶碱 氨吡酮	中枢兴奋剂 支气管扩张剂 强心剂
黄嘌呤氧化酶	别嘌呤醇	痛风
多巴脱羧基酶	甲基多巴肼（卡比多巴）	辅助左旋多巴治帕金森病
血管紧张素转化酶	卡托普利	高血压
乙醛脱氢酶	戒酒硫	慢性酒精中毒
HMG-CoA 还原酶	洛伐他汀	高血脂
β 内酰胺酶	克拉维酸、舒巴坦	延长青霉素药效

表 3-8　药物效应协同作用举例

A 药	B 药	相互作用结果
抗胆碱药	抗胆碱药（抗帕金森病药、丁酰苯类、吩噻嗪类、三环类抗抑郁症药等）	抗胆碱药作用增强、在湿热环境中中暑、麻痹性肠梗阻、中毒性精神病
降血压药	引起低血钾的药（抗心绞痛药、血管扩张药、吩噻嗪类）	增加降压作用、直立性低血压
中枢神经抑制药	中枢神经抑制药（乙醇、镇吐药、抗组胺药、催眠镇静药和抗惊厥药等）	损害精神运动技能，降低灵敏性、困倦、木僵、呼吸抑制、昏迷和死亡
甲氨蝶呤	复方新诺明	骨髓巨幼红细胞症
肾毒性药物	肾毒性药物（庆大霉素、妥布霉素和头孢噻吩）	增加精神毒性
神经肌肉阻断药	有神经肌肉阻断作用的药物（如氨基糖苷类）	增加神经肌肉阻滞、延长窒息时间
补钾剂	保钾利尿药（氨苯蝶啶）	高钾血症

表 3-9　药物效应拮抗作用举例

受影响药物	影响药物	相互作用结果
抗凝药	维生素 K	抗凝作用下降
甘珀酸（生胃酮）	螺内酯（安体舒通）	妨碍溃疡愈合
降血糖药	糖皮质激素	影响降糖作用
催眠药	咖啡因	阻碍催眠
左旋多巴	抗精神病药（有震颤麻痹副作用的）	抗震颤麻痹作用下降

表 3-10　受体类及其主要特点

类型	分子结构特点	效应特点	受体举例
G 蛋白偶联受体	由单一肽链形成 7 个 α-螺旋往返穿透细胞膜，并与多巴异源三聚体 G 蛋白偶联	缓慢而复杂；通过改变胞内第二信使的浓度，赋予反应系统敏感性，灵活性及多样化	α 肾上腺素、β 肾上腺素、多巴胺（DA_{1-5}）、$GABA_B$ 腺苷、M-乙酰胆碱、神经肽、组胺（H_1、H_2）阿片肽（μ、δ、κ）

续　表

类型	分子结构特点	效应特点	受体举例
含离子通道受体（配体门控通道型）	由4~5个肽链组成，每一个肽链反复4次或2次穿透细胞膜组成跨膜离子通道	介导可兴奋性信号的快速传导	$GABA_A$、甘氨酸、NMDA、非NMDA、AMPA、N-乙酰胆碱
酶活性受体	由单一肽链组成，1次穿透细胞膜，胞外有识别部位，胞内含酶活性或偶联蛋白激酶	发动胞内级联蛋白磷酸化反应，调节细胞内信号转导和基因转录	胰岛素、各种细胞因子、各种生长因子、神经营养因子
核内受体	有配体识别区域和由大约70氨基酸残基组成DNA结合区域，形成“锌指”结构	调节核内信号转导和基因转录过程，但效应很慢，需若干小时	糖皮质激素、性激素等甾体激素、甲状腺激素、维生素D_3、维甲酸

表3-11　受体的特征

受体的特征	说　明
饱和性	每一细胞或每一定量组织内，受体的数量是有限的。当配体达到某一浓度时，最大结合值不再随配体浓度增加而增大
特异性	一种特定受体只与它的特定配体结合，产生特定的生理效应，而不被其他生理信号干扰
可逆性	配体与受体的结合是可逆的。从配体—受体结合物中解离出的配体仍为原来的形式，且配体与受体的结合可被其他特异性配体置换
高亲和性	受体对配体的高亲和力应相当于内源性配体的生理浓度，其表观解离常数K_d值一般在纳摩尔/升（nmol/L）水平
结构专一性	受体对其配体具有高度识别能力，只与其结构相适应的配体结合；同类受体不同亚型的分子量、亚细胞或分子特征也各有特点
立体选择性	受体与配体的结合，对双方均有严格的构象要求。同一化合物的不同光学异构体与受体的亲和力相差很大
区域分布性	不同组织或同一组织的不同区域，受体密度不同
竞争性抑制	与配基相似的化学物质也可与配基竞争性地与受体结合
配体结合试验资料与药理活性的相关性	受体与药物结合的强度与产生生物效应的药效强度相关
生物体存在内源性配体	如内源性递质、激素、自身活性物质或化学结构特异性物质

续　表

受体的特征	说　明
强大的生物学效应	配体与受体结合的信号在细胞内的传递过程中有逐级放大作用。因此，最终都能产生强大的生物学效应

表 3-12　作用于受体的药物分类及特点

分类	亲和力	内在活性	对受体的作用
受体激动药	++	++	占据受体，激活受体作用强
受体拮抗药	++	–	占据受体，不能激活受体
部分激动药	++	+	占据受体，激活受体作用弱

经 典 试 题

一、填空题

1. 药物的效应有①________和 ②________两种类型。

2. 采用①________为纵坐标，②________为横坐标作图，可得出典型的对称 S 型量效曲线。

3. 药物剂量（或血中浓度）与药理效应的关系称为①________；药物化学结构与药理效应的关系称为②________；药物作用时间与药理效应的关系称为③________。

4. 药物的不良反应有①________、②________、③________、④________、⑤________和⑥________等。

5. 药物毒性反应中的“三致”是指①________、②________和③________。

6. 衡量药物的安全性可用①________与②________的比值或③________与④________的比值表示。

7. 药物的受体是一类大分子的①________，存在于②________或③________或④________中。

8. 药物与受体相互作用的假说有①________、②________、③________和④________。

9. 受体激动药的最大效应取决于其①________的大小；当②________相同时药物的效价强度取决于亲和力。

10. 长期应用激动药可使相应受体①________，这种现象称为②________，可使相应受体对药物产生③________的原因之一；长期应用拮抗药，可使相应受体④________，这种现象称为⑤________，突然停药时可产生⑥________。

11. 受体的调节方式有①________和②________两种类型。

二、选择题

【A 型题】

1. 药物产生副反应的药理学基础是
   A. 用药剂量过大
   B. 特异质反应
   C. 药物作用选择性低
   D. 患者肝、肾功能不良
   E. 血药浓度过度

2. 下列各种剂量中，发生与治疗目的无关的副反应的是
   A. 治疗量
   B. 极量
   C. LD_{50}
   D. 中毒量
   E. 最小中毒量

3. 药物的 pD_2 大，反映
   A. 药物与受体亲和力大，用药剂量小
   B. 药物与受体亲和力大，用药剂量大
   C. 药物与受体亲和力大，用药剂量中等
   D. 药物与受体亲和力小，用药剂量小
   E. 药物与受体亲和力小，用药剂量大

4. 竞争性拮抗药的特点是
   A. 与受体结合后能产生效应
   B. 能抑制激动药的最大效应
   C. 同时具有激动药的性质
   D. 增加激动药剂量时，不能产生效应
   E. 使激动药的量效曲线平行右移，最大效应不变

5. 竞争性拮抗药的特点不包括
   A. 与受体有亲和力
   B. 抑制激动药的效应
   C. 与受体的结合是可逆性的
   D. 增加激动药的剂量时也增加最大效应
   E. 能使激动药的量效曲线平行右移

6. 下列哪个受体属于酪氨酸激酶受体家族
   A. $GABA_A$受体
   B. β 肾上腺素受体
   C. 胰岛素受体
   D. 烟碱Ⅱ受体
   E. 糖皮质激素受体

7. 下列哪个叙述是正确的
   A. 药物 A 10mg 与药物 B 100mg 产生一样的效应，则药物 A 比药物 B 更有效
   B. 药物的效能（efficacy）越大，则效价强度（potency）就大
   C. 选择一个药物，效价强度通常比效能重要
   D. 竞争性拮抗剂可增加 ED_{50}
   E. 一个药物的治疗指数大，则最可能发生不同人对这个药物的反应不同

8. 药物的副反应是
   A. 难以避免的
   B. 较严重的药物不良反应
   C. 剂量过大时产生的不良反应
   D. 药物作用选择性高所致
   E. 与药物治疗目的有关的效应

9. 有关药物的副作用，不正确的是
   A. 为治疗剂量时所产生的药物反应
   B. 为与治疗目的有关的药物反应
   C. 为不太严重的药物反应
   D. 为药物作用选择性低时所产生的反应
   E. 为一种难以避免的药物反应

【B 型题】

A. 变态反应
B. 停药反应
C. 副反应
D. 后遗效应
E. 特异质反应

1. 长期应用可乐定停药后可引起
2. 先天性血浆胆碱酯酶缺乏可引起
3. 长期应用肾上腺皮质激素后停药可引起
4. 服用巴比妥类药物出现“宿醉”现象，称为
5. 注射青霉素发生休克，称为
6. 服用阿托品治疗腹痛出现心动过速，称为

A. 耐药性
B. 成瘾性
C. 反跳现象
D. 耐受性
E. 快速耐受性

7. 长期应用抗生素，细菌可产生
8. 短期内连续应用麻黄碱，可产生
9. 连续用药产生敏感性下降，称为
10. 长期用药，产生生理上依赖，停药后出现戒断症状，称为

A. LD_{50}较小的药物
B. LD_{50}较大的药物
C. ED_{50}较小的药物
D. ED_{50}较大的药物
E. LD_{50}/ED_{50}比值较大的药物

11. 毒性较高的是
12. 毒性较低的是
13. 疗效较强的是
14. 安全性较大的是

A. 有亲和力，无内在活性
B. 有亲和力，内在活性弱
C. 强亲和力，强内在活性
D. 亲和力弱，内在活性弱
E. 无亲和力，无内在活性

15. 完全激动药的特点是
16. 部分激动药的特点是
17. 竞争性拮抗药的特点是

【C 型题】

A. 药效学特性
B. 药动学特性
C. 二者均是
D. 二者均否

1. 给药剂量取决于
2. 药物相互作用取决于
3. 药物的选择作用取决于
4. 药物的过敏反应取决于
5. 药物效应的个体差异取决于

A. pD_2
B. pA_2
C. 二者均是
D. 二者均否

6. 反映受体动力学的参数是
7. 反映拮抗药的拮抗参数是
8. 反映药物离子化程度的参数是
9. 反映药物与受体亲和力的参数是

A. 受体激动药
B. 受体拮抗药
C. 二者均是
D. 二者均否

10. 对受体有亲和力的是
11. 对受体有强的内在活性的是

【X 型题】

1. 关于不良反应的概念，正确的是

A. 副作用是治疗剂量下出现的
B. 变态反应与药物剂量大小无关
C. 毒性反应一般与剂量过大有关
D. 有的不良反应在停药后仍可残存
E. 毒性反应是可预知并应避免发生的不良反应

2. 特异质反应表现为
A. 不是免疫反应
B. 药理拮抗药救治可能有效
C. 反应严重程度与剂量呈正比
D. 是遗传异常，不是遗传疾病
E. 反应严重程度与剂量不呈正比

3. 药物所致的变态反应，其特点有
A. 用药理拮抗剂解救无效
B. 反应程度与剂量无关
C. 反应性质与药物原有效应无关
D. 非肽类化合物可具有半抗原性质
E. 采用皮肤过敏试验，可作出准确判断

4. 通过量效曲线可以获得的与临床用药有关的信息有
A. 最小有效浓度
B. 极量
C. 最大效应
D. 效价强度
E. 半数最大效应浓度（或半数有效量）

5. 竞争性拮抗药的特点有
A. E_{max}不变
B. 竞争性拮抗作用是可逆的
C. 使激动药量效曲线平行右移
D. 拮抗参数 pA_2 越大，拮抗作用越强
E. 与受体有高度亲和力，有内在活性

6. 非竞争性拮抗药的特点有
A. K_D 值不变
B. 与受体结合非常牢固
C. 通常采用双倒数作图法
D. 使激动药量效曲线效能降低
E. 具有激动药与. 拮抗药两种特性

7. 下列关于受体的描述，正确的有
A. 是介导细胞信号转导的功能蛋白质
B. 它对相应的配体有较高的亲和力
C. 它对相应的配体有较高的识别能力
D. 具有高度选择性和特异性
E. 经常处于代谢转换状态

8. 受体阻断剂是
A. 有亲和力，无内在活性
B. 无激动受体的作用
C. 可阻碍激动剂与受体结合
D. 对效应器官必定呈现抑制效应
E. 能拮抗激动剂过量的毒性反应

9. 第二信使包括
A. 环磷腺苷
B. 三磷酸肌醇
C. 钙离子
D. 环磷鸟苷
E. 二酰甘油

10. 从激动药的量效曲线上可获得的参数有
A. 最小有效浓度（量）
B. 半数有效浓度（量）
C. 最大效能（效应）
D. 效价强度
E. 常用量、极量和安全范围

11. 激动药的特点有
A. 内在活性高
B. 与受体亲和力大

C. 最大效能大
D. pD_2 值小，亲和力大
E. pD_2 值大，亲和力小

三、问答题

1. 试比较药物的选择作用与非选择作用（普遍作用）的概念、机制及意义。
2. 简述药物常见的不良反应。
3. 试述特异性药物的作用特点。
4. 简述受体的特征。
5. 试比较受体激动剂与受体拮抗剂的特点。
6. 从药物的量效曲线上可以获得哪些与临床作用有关的意见。
7. 试比较效应强度与效能。

参考答案

（一）填空题

1. ①兴奋　②抑制
2. ①效应强度　②药物剂量或药物浓度的对数值
3. ①量效关系　②构效关系　③时效关系
4. ①副作用　②毒性反应　③变态反应　④后遗效应　⑤停药反应　⑥特异质反应
5. ①致癌　②致畸胎　③致突变
6. ①LD_1　②ED_{99}　③LD_5　④ED_{95}
7. ①蛋白质　②细胞膜　③细胞质　④细胞核
8. ①占领学说　②速率学说　③二态模型学说　④三态模型学说
9. ①内在活性　②内在活性
10. ①数目减少　②向下调节　③耐受性　④数目增加　⑤向上调节　⑥反跳现象
11. ①受体脱敏　②受体增敏

二、选择题

【A 型题】

1. C　2. A　3. A　4. E　5. D　6. C　7. D　8. A　9. B

【B 型题】

1. B　2. E　3. B　4. D　5. A　6. C　7. A　8. E　9. D　10. B
11. A　12. B　13. C　14. E　15. C　16. B　17. A

【C 型题】

1. C 2. C 3. A 4. A 5. C 6. C 7. B 8. D 9. A 10. C 11. A

【X 型题】

1. ABCDE 2. ABCD 3. ABCD 4. ABCDE 5. ABCD 6. ABCD 7. ABCDE 8. ABCE 9. ABCDE 10. ABCDE 11. ABCDE

三、问答题

1. 药物选择作用是指药物在一定剂量下对某组织或器官产生特别明显的作用，又称选择性。选择性的基础包括药物在体内的分布不均匀，机体组织细胞的结构不同、生化功能存在差异等。选择性的意义包括确定药物的不同适应证与临床用途，药物分类的依据，临床用药的基础。普遍作用是指药物对机体各种组织都产生类似的作用，普遍作用包括影响酶活性，干扰组织、细胞代谢和普遍细胞作用，普遍作用的临床意义包括副作用产生较多的原因，某些药物只能外用的原理，如消毒防腐药苯酚、甲酚等。答题要点参阅表 3-1。

2. 药物常见的不良反应包括副反应（副作用）是指由于选择性低，药理效应涉及多个器官，当某一效应用做治疗目的时，其他效应就成为副反应（通常也称副作用）。毒性反应，是指后遗效应剂量过大或药物在体内蓄积过多时发生的危害性反应，包括急性和慢性两种类型。停药反应是指停药后血浓度已降至阈浓度以下时残存的药理效应。变态反应是指过敏体质者对某些药物产生的免疫反应，也称过敏反应。特异质反应是指少数特异体质病人对某些药物特别敏感而引起的不良反应。答题要点参阅表 3-2。

3. 答题要点参阅表 3-6。

4. 答题要点参阅表 3-11。

5. 受体激动剂的特点为既有亲和力又有内在活性，它们能与受体结合并激动受体而产生效应。受体拮抗剂的特点为能与受体结合，具有较强亲和力而无内在活性，它们本身不产生作用，但占据受体而拮抗激动剂的效应。

6. 通过量效曲线可以获得的与临床用药有关的信息有最小有效浓度，极量，最大效应，效价强度，半数最大效应浓度（或半数有效量）。

7. 答：药物的效能与效应强度的含义不完全相同，二者不平行。在临床上达到效能后，再增加药量，其效应不再继续上升。效应强度反映药物与受体的亲和力，其值越小，则强度越大，在临床上与同类药产生等效反应所需剂量较小。

（李铁军）

第四章　影响药物效应的因素

学习要求

1. 熟悉影响药物效应的因素。
2. 了解临床合理用药原则。

学习导图

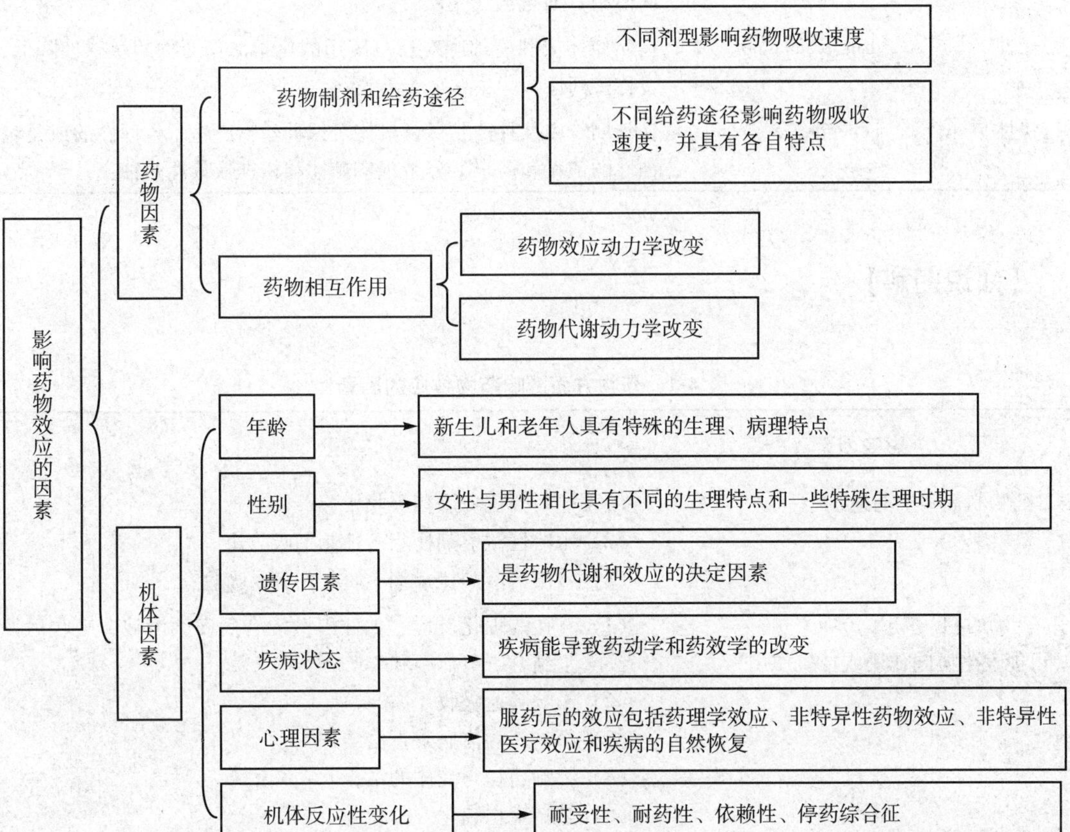

【名词解释】

名　词	英 文 名	定义或概念
药物相互作用	drug interaction	两种或两种以上药物同时或先后序贯应用时，药物之间的相互影响和干扰，可改变药物的体内过程（吸收、分布、代谢和排泄）及机体对药物的反应性，从而使药物的药理效应或毒性发生变化
安慰剂	placebo	一般指由本身没有特殊药理活性的中性物质如乳糖、淀粉等制成的外形似药的制剂。但从广义上讲，安慰剂还包括那些本身没有特殊作用的医疗措施如假手术等
安慰剂效应	placebo effect	安慰剂产生的效应称为安慰剂效应
耐受性	tolerance	机体在连续多次用药后反应性降低。增加剂量可恢复反应，停药后耐受性可消失，再次连续用药又可发生
急性耐受性	acute tolerance/ tachyphylaxis	有的药物仅在应用很少几个剂量后就可迅速产生耐受性的现象
交叉耐受性	cross tolerance	是对一种药物产生耐受性后，在应用同一类药物（即使是第一次使用）时也会产生耐受性
耐药性	drug resistance	指病原体或肿瘤细胞对反复应用的化学治疗药物的敏感性降低，也称抗药性
依赖性	dependence	在长期应用某种药物后，机体对这种药物产生了生理性的或是精神性的依赖和需求，分生理依赖性和精神依赖性两种

【知识图解】

表 4-1　药物方面影响药物效应的因素

影响因素	说　明
1. 药物制剂和给药途径	（1）注射药比口服药吸收快 （2）水溶性注射剂比脂溶性制剂吸收快 （3）口服溶液剂比片剂、胶囊剂容易吸收
2. 药物的相互作用 （可能发生协同作用或拮抗作用）	（1）直接的理化反应：如注射液混合后发生沉淀；吸收后发生结合、电荷中和等 （2）影响肠道吸收 （3）影响药物与血浆蛋白结合 （4）影响药物与受体的结合 （5）影响生物转化 （6）影响药物排泄

表 4-2　常用给药途径及特点

途径		吸收速度	优　点	缺　点
消化道给药	口服（po）	胃肠黏膜吸收的差异大；受许多因素影响	最常用、简便、安全、经济，可用合剂、片剂、胶囊剂、溶液等剂型	吸收较慢；部分药物吸收不规则；刺激性强或易在消化道破坏的药不宜用；胃肠道内容物及 pH 值可影响吸收；危急或昏迷患者不宜应用
	舌下	脂溶性药物经毛细血管迅速吸收	无首关效应；不受胃肠道破坏	只用于极少数药物，如硝酸甘油
	直肠	经直肠黏膜吸收入血液循环	无首关效应	大分子药物、脂肪、蛋白质、多糖类营养品不能吸收；不方便
注射给药	皮下	经毛细血管吸收较均匀而缓慢	水溶液吸收较快；植入片吸收缓慢而持久；常被采用	刺激性药物、油剂不宜应用；不宜注射大容量药液；易疼痛、发炎、化脓
	肌内（im）	血管较丰富，吸收较皮下快	经常用，适用于水溶液、混悬剂、油剂等刺激性小的药物	矿物油易吸收且可致癌；刺激性较强药物引起局部坏死，不宜使用
	静脉（iv）	直接注入血液立即可生效	用于急救、昏迷患者；剂量容易控制；刺激性药可稀释后静脉注射；大量溶液可静脉滴注	较易产生不良反应；溶液需等渗、透明澄清、无致热原；不得使用油剂、混悬剂、溶血、凝血或凝固蛋白质的药物
	动脉	直接随血流到达作用部位	用于肿瘤化疗的局部给药；减轻全身性不良反应	操作复杂；不常用
	局部注射	药物注入蛛网膜下腔、浆膜腔、关节腔	用于不易透过血脑屏障的局部麻醉药或消炎药	注意药液浓度及剂量
呼吸道吸入		经呼吸道黏膜吸收	产生局部作用或全身作用	需要特殊设备，对气雾剂颗粒大小有要求

表 4-3　机体方面影响药物效应的因素

影响因素	说　明
年龄	小儿对药物反应较敏感 老年人的药代动力学及药效学与青年人有差异

续 表

影响因素	说 明
性别	男、女性器官对性激素的反应不同；月经期、妊娠期及分娩授乳期对药物反应有许多特殊情况
遗传	遗传是药物代谢和效应的决定因素 药物反应有种族差异 遗传具有多态性
特异质反应	通常与遗传变异有关，常因先天性缺乏某些酶，对药物代谢可能发生异常
疾病状态	疾病或同时存在其他疾病能影响药代动力学和药效动力学
心理因素-安慰剂效应	患者精神状态与药物的疗效关系密切
长期用药引起机体反应性变化	可产生耐受性、依赖性、停药症状（或停药综合征）

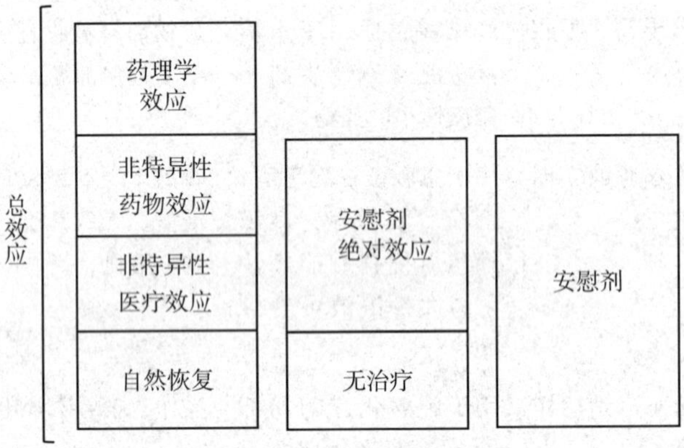

图 4-1 安慰剂效应

表 4-4 机体对药物的反应

名 词	定义或概念
过敏反应	过敏体质的患者、服用非肽类药物作为半抗原与机体蛋白结合为抗原后，经过 10 天左右的敏化过程而发生的反应，称为过敏反应或变态反应
快速耐受性	药物在短时内反复应用数次后药效递减直至消失
耐受性	连续使用药后机体对药物的反应强度递减，其程度较快速耐受状轻也较慢，增加剂量可保持药效不减，这种现象称为耐受性
习惯性	产生药物耐受性后，如果停药，患者会发生主观不适感，精神上想再用药的现象
成瘾性	用麻醉药、中枢镇痛药时产生欣快感，停药后会出现严重的生理功能紊乱，称为成瘾性
药物滥用	无病情根据的大量、长期自我用药

表 4-5　合理用药原则

合理用药原则	说　明
明确诊断	既要针对适应证，还要排除禁忌证
了解各种影响药效的因素	用药必须个体化，不能单纯公式化
祛邪扶正并举	在采用对因治疗的同时还要采用对症支持疗法
对患者始终负责	密切观察病情、及时调整药量及药品，总结经验，提高疗效

经典试题

一、填空题

1. 影响药物作用的因素中属于药物方面的因素有①________、②________、③________等。

2. 影响药物作用的因素中属于患者生理因素的有①________、②________、③________、④________、⑤________等，其中⑥________是药物代谢和效应的决定因素。

3. 连续用药后机体对药物的反应发生改变，可出现①________、②________、③________、④________、⑤________。

4. 药物的依赖性包括①________和②________。

5. 一个人服药后的效应实际包括①________、②________、③________和④________等四个因素。⑤________和⑥________是安慰剂的绝对效应，加上⑦________，则是安慰剂效应。

二、选择题

【A 型题】

1. 决定每日用药次数的主要因素是
   A. 吸收快慢
   B. 体内分布速度
   C. 体内转化速度
   D. 作用强弱
   E. 体内消除速度

2. 利用药物的拮抗作用，其目的是
   A. 增加疗效
   B. 减少不良反应
   C. 消除个体差异
   D. 减弱疗效
   E. 治疗其他症状

3. 安慰剂是一种
   A. 口服制剂
   B. 增效制剂
   C. 阳性对照药
   D. 使患者得到安慰的药物
   E. 不具药理活性的制剂

4. 药物滥用是指

A. 医生用药不当
B. 大量长期使用某药
C. 未掌握药物适应证
D. 用药剂量不恰当
E. 无病情根据的长期自我用药

5. 先天性遗传异常对药物代谢动力学的影响主要表现在
A. 口服吸收速度改变
B. 药物体内生物转化异常
C. 药物体内分布变化
D. 肾脏排泄速度改变
E. 经皮肤排泄增多或减少

6. 长期应用抗生素而使病原菌对其易产生
A. 耐药性
B. 耐受性
C. 依赖性
D. 成瘾性
E. 停药综合征

7. 长期口服避孕药失败者，可能是因为
A. 产生耐受性
B. 产生耐药性
C. 有关消除改变
D. 同时服用肝药酶诱导剂
E. 同时服用肝药酶抑制剂

8. 关于合理用药的叙述，正确的是
A. 应用统一的治疗方案
B. 应不断增加用药剂量
C. 只进行对因治疗
D. 只进行对症治疗
E. 在治疗中，除对因治疗外，还需对症治疗

【B 型题】

A. 空腹内服
B. 饭前内服
C. 饭后内服
D. 睡前内服
E. 定时内服

1. 催眠药应
2. 增进食欲的药物应
3. 对胃有刺激性的药物应
4. 需要维持有效血浓度的药物应

A. 直肠给药
B. 舌下给药
C. 吸入给药
D. 鼻腔给药
E. 口服给药

5. 可发生首关效应的给药途径是
6. 刺激性较大，肝脏易灭活的药物适宜
7. 气体、易挥发的药物或气雾剂适宜
8. 简便、经济、安全而常用的给药方法是

A. 减少吸收
B. 竞争性对抗
C. 药理作用协同
D. 竞争与血浆蛋白结合
E. 诱导肝药酶，加速灭活

9. 苯巴比妥与双香豆素合用可产生
10. 肝素与双香豆素合用可产生
11. 保泰松与双香豆素合用可产生
12. 阿司匹林与双香豆素合用可产生
13. 维生素 K 与双香豆素合用可产生

【C 型题】

A. 药动学因素
B. 药效学因素
C. 二者都是
D. 二者都不是

1. 快速产生耐受性的原因是
2. 药物表现个体差异的原因是

3. 安慰剂产生疗效的原因是
4. 给药的剂量取决于
5. 药物的相互作用取决于

【X 型题】

1. 来自药物的影响药物效应的因素有
   A. 药物的剂量
   B. 生物利用度
   C. 给药途径
   D. 药物相互作用
   E. 具有生物等效性的药物

2. 来自机体的影响药物效应的因素有
   A. 心理因素
   B. 遗传因素
   C. 生理因素
   D. 病理因素
   E. 机体对药物的反应性变化

3. 口服给药的缺点有
   A. 多数有首关效应
   B. 易受胃肠道 pH 值影响
   C. 易被酶破坏
   D. 易受食物影响
   E. 对胃肠黏膜有刺激作用

4. 联合用药的后果可能是
   A. 协同作用
   B. 拮抗作用
   C. 相加作用
   D. 增强作用
   E. 不产生作用

5. 联合两种以上药物的目的在于
   A. 减少单味药用量
   B. 增强疗效
   C. 减少不良反应
   D. 减少耐药性发生
   E. 改变遗传原因造成的特异质反应

6. 下列中属于合理用药的原则有
   A. 用药应因人而异
   B. 对因对症治疗并重
   C. 根据药理特点选药
   D. 及时调整药物治疗方案
   E. 权衡疗效与不良反应的利弊

三、问答题

1. 影响疗效的药物方面因素有哪些？
2. 影响疗效的机体方面因素有哪些？
3. 试比较药物口服与注射的利弊。

参考答案

一、填空题

1. ①剂型　②给药途径　③相互作用
2. ①性别　②年龄　③心理因素　④遗传因素　⑤疾病状态　⑥遗传因素
3. ①耐受性　②急性耐受性　③交叉耐受性　④成瘾性　⑤依赖性

4. ①躯体依赖性（生理依赖性） ②精神依赖性

5. ①药理学效应 ②非特异性药物效应 ③非特异性医疗效应 ④疾病的自然恢复 ⑤非特异性药物效应 ⑥非特异性医疗效应 ⑦疾病的自然恢复

二、选择题

【A 型题】

1. E 2. B 3. E 4. E 5. B 6. A 7. D 8. E

【B 型题】

1. D 2. B 3. C 4. E 5. E 6. A 7. C 8. E 9. E 10. C 11. D 12. A 13. B

【C 型题】

1. B 2. C 3. D 4. C 5. C

【X 型题】

1. ABCD 2. ABCDE 3. ABCDE 4. ABCD 5. ABCD 6. ABCDE

三、问答题

1. 答题要点参阅表 4-1。

药物因素主要有药物剂型、剂量和给药途径、合并用药与药物相互作用。

2. 答题要点参阅表 4-4。

机体因素主要有年龄、性别、种族、遗传变异、心理、生理和病理等因素。

3. 答题要点参阅表 4-2。

（张 妍）

第五章　传出神经系统药理学概论

学习要求

1. 掌握药物的基本作用原理与药物分类。
2. 熟悉传出神经系统递质的生物合成、转运、贮存、释放和代谢及受体的分类、生理功能。
3. 了解传出神经系统解剖分类。

学习导图

- 传出神经系统
  - 自主神经
    - 胆碱能神经
      - 递质 ACh
      - 受体
        - M → 在心脏产生负性肌力、负性频率、负性传导作用；使内脏平滑肌收缩；腺细胞分泌增加；减少交感神经末梢NE释放；膀胱壁平滑肌收缩，括约肌舒张；妊娠子宫收缩；阴茎勃起
        - N → 分布于神经节、肾上腺髓质
    - 去甲肾上腺素能神经
      - 递质 NE
      - 受体
        - α → 使皮肤、内脏、骨骼肌血管收缩；胃肠道平滑肌舒张；括约肌收缩；膀胱括约肌收缩；妊娠子宫收缩；促进射精；减少副交感神经末梢ACh释放；促进糖异生及糖原分解
        - β → 在心脏产生正性肌力、正性频率、正性传导作用；骨骼肌血管、支气管平滑肌、胃肠壁、膀胱壁、妊娠子宫舒张；促进糖代谢、脂肪代谢
  - 运动神经
    - 递质 ACh
    - 受体N型受体
    - → 支配骨骼肌收缩

【名词解释】

名 词	英文名	定义或概念
胞裂外排	exocytosis	当神经冲动到达神经末梢时，钙离子进入神经末梢，促进囊泡膜与突触前膜融合，随即囊泡相关膜蛋白和突触小体相关蛋白融合，形成裂孔，通过裂孔将囊泡内容物一并排出至突触间隙，不同递质可与其相应受体结合，产生效应，此即为胞裂外排
共同传递	cotransmission	许多神经均贮存有 2 或 3 种递质可供释放，如许多去甲肾上腺素能神经末梢亦可同时释放 ATP、多巴胺和神经多肽 Y，此现象称为共同传递
摄取 1	uptake 1	是指神经末梢释放的去甲肾上腺素在突触传递中发挥作用后，又被神经末梢突触前膜摄取失活的方式
摄取 2	uptake 2	是指神经末梢释放的去甲肾上腺素在突触传递中发挥作用后，被非神经组织（如心肌、平滑肌等）摄取失活的方式
激动药	agonist	药物直接与受体结合后所产生效应与神经末梢释放的递质效应相似，称为激动药
阻断药（拮抗药）	blocker（antagonist）	药物直接与受体结合后不产生或较少产生拟似递质的作用，并可妨碍递质与受体结合，产生与递质相反的作用，就称为阻断药或拮抗药

【知识图解】

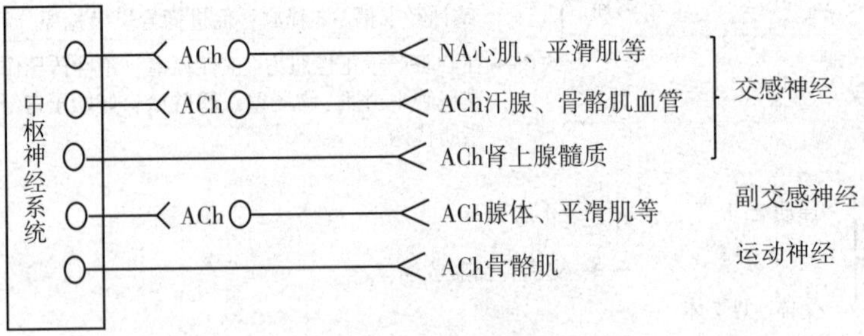

图 5-1 传出神经系统分类模式图

ACh：乙酰胆碱；NA：去甲肾上腺素

表 5-1　传出神经对主要效应器的影响

效应器	肾上腺素能神经兴奋	主要受体	胆碱能神经兴奋	主要受体	主要反应［肾上腺能反应（A）/胆碱能反应/（C）］
心脏					
心率	增加	β_1	减慢	M_2	C
收缩力	增加	β_1	减弱	M_2	C
血管					
动脉（大多数）	血管收缩	α_1	–		A
骨骼肌血管	血管舒张	β_2	–		A
静脉	血管收缩		–		A
支气管	舒张	β_2	收缩		C
子宫	收缩（妊娠）	α_1	不定		A
输精管		α_1			A
胃肠道	松弛	α_2	收缩	M_3	C
眼睛					
开大肌，虹膜	收缩（散瞳）	α_1	–		A
括约肌，虹膜	–		收缩（散瞳）	M	C
睫状肌	松弛（远视）			M	C
肾脏	肾素分泌	β_1	–		A
膀胱					
逼尿肌	松弛	β_2	收缩		C
三角肌与括约肌	收缩	α_1	松弛		AC
输尿管（张力、支力）	增加	α_1	增加		A
胰腺，胰岛素释放	减少	α_2	–		A
脂肪细胞	脂肪分解	β_1	–		A
肝糖原分解	增加	α_1	–		A
毛囊平滑肌	收缩（竖毛）	α_1	–		A
鼻分泌	–		增加	M	C
唾液腺	分泌增加	α_1	分泌增加	M	C
汗腺	分泌增加	α_1	分泌增加		C
骨骼肌	上缩	β_2	收缩	N_M	C

表 5-2 交感神经或副交感神经活动加强时的作用比较

系统	对应状态	被促进功能	被抑制功能
交感	紧张	心功能	消化系统
	争斗	（心率↑、收缩↑、血压↑）	（胃肠蠕动↓血供↓）
	逃跑	呼吸道	
	惊愕	（通气↑）	
	恐怖	能量释放（糖原、脂肪分解↑）	排便
		瞳孔放大	排尿
		骨骼肌供血	
副交感	休息	消化系统	心功能
	休养	（运动及消化液分泌亢进）	（心率↓、收缩↓、血压↓）
	闲适	能量贮存（糖原合成↑）	呼吸道
		排便	（通气↓）
		排尿	瞳孔缩小

表 5-3 常用传出神经系统药物分类

拟似药	拮抗药
（一）胆碱受体激动药	（一）胆碱受体阻断药
1. M、N 受体激动药（卡巴胆碱）	1. M 受体阻断药
2. M 受体激动药（毛果芸香碱）	（1）非选择性 M 受体阻断药（阿托品）
3. N 受体激动药（烟碱）	（2）M_1 受体阻断药（哌仑西平）
（二）抗胆碱酯酶药（新斯的明）	（3）M_2 受体阻断药（戈拉碘铵）
（三）肾上腺素受体激动药	（4）M_3 受体阻断药（hexahydrosiladifenidol）
1. α 受体激动药	2. N 受体阻断药
（1）$α_1$、$α_2$ 受体激动药（去甲肾上腺素）	（1）N_N受体阻断药（六甲双铵）
（2）$α_1$ 受体激动药（去氧肾上腺素）	（2）N_M受体阻断药（琥珀胆碱）
（3）$α_2$ 受体激动药（可乐定）	（二）胆碱酯酶复活药（碘解磷定）
2. α、β 受体激动药（肾上腺素）	（三）肾上腺素受体阻断药
3. β 受体激动药	1. α 受体阻断药
（1）$β_1$、$β_2$ 受体激动药（异丙肾上腺素）	（1）$α_1$、$α_2$ 受体阻断药
（2）$β_1$ 受体激动药（多巴酚丁胺）	①短效类（酚妥拉明）
（3）$β_2$ 受体激动药（沙丁胺醇）	②长效类（酚苄明）

续 表

拟似药	拮抗药
	（2）α_1 受体阻断药（哌唑嗪） （3）α_2 受体阻断药（育亨宾） 2. β 受体阻断药 （1）β_1、β_2 受体阻断药（普萘洛尔） （2）β_1 受体阻断药（阿替洛尔） （3）β_2 受体阻断药（布他沙明） 3. α_1、α_2、β_1、β_2 阻断药（拉贝洛尔）

经 典 试 题

一、填空题

1. 传出神经末梢释放的主要递质是①________和②________。

2. 目前，M 受体可分为①________个亚型，N 受体可②________个亚型；肾上腺 α 受体可分为③________个亚型，肾上腺 β 受体可分为④________个亚型。

3. 合成乙酰胆碱的酶称为①________，在神经末梢水解乙酰胆碱的酶称为②________。

4. 胃肠平滑肌细胞上分布的胆碱受体是①________；骨骼肌运动终板上的胆碱受体是②________。

5. M 受体兴奋可引起心脏①________，瞳孔②________，胃肠道平滑肌③________，腺体分泌④________。

6. N_N受体兴奋可引起神经节①________，使肾上腺髓质分泌②________。

7. 肾上腺素 α_1 受体激动药的代表药是①________，α_2 受体激动药的代表药是②________。

8. 肾上腺素 β_1 受体激动药的代表药是①________，肾上腺素 β_2 受体激动的代表药是②________，β_1 和 β_2 受体激动药的代表药是③________。

9. 心脏的肾上腺素受体主要是①________；支气管黏膜上的肾上腺素受体为②________。肾上腺素能神经末梢破坏去甲肾上腺素的酶主要是③________和④________。

二、选择题

【A 型题】

1. 中途不换神经元的传出神经是

A. 交感神经
B. 自主神经
C. 副交感神经

D. 躯体运动神经
E. 以上皆错

2. 去甲肾上腺素作用消失的主要原因是
A. 单胺氧化酶代谢
B. 神经末梢再摄取
C. 肾脏排出
D. 胆碱酯酶代谢
E. 儿茶酚胺氧位甲基转移酶代谢

3. 乙酰胆碱的主要消除方式是
A. 神经末梢再摄取
B. 单胺氧化酶代谢
C. 胆碱酯酶代谢
D. 肾脏排出
E. 儿茶酚胺氧位甲基转移酶代谢

4. 分布于心脏的受体主要是
A. β_2 受体
B. β_1 受体
C. α_1 受体
D. α_2 受体
E. N 受体

5. 骨骼肌血管平滑肌上分布的受体有
A. α 受体
B. β 受体
C. N 受体
D. M 受体
E. α、β 和 M 受体

6. 合成 DA 和 NA 的初始原料是
A. 谷氨酸
B. 酪氨酸
C. 蛋氨酸
D. 赖氨酸
E. 色氨酸

7. NA 能神经递质生物合成的顺序是
A. 多巴胺→多巴→NA→肾上腺素
B. 酪氨酸→酪胺→多巴胺→NA
C. 酪氨酸→多巴胺→肾上腺素→NA
D. 酪氨酸→多巴→多巴胺→NA
E. 酪氨酸→多巴胺→多巴→NA

8. α 受体主要分布于
A. 胃肠平滑肌
B. 唾液腺和脂肪细胞
C. 血管平滑肌
D. 子宫平滑肌
E. 心脏窦房结及传导系统

9. 激动突触前膜 α_2 受体可引起
A. 腺体分泌
B. 血压升高
C. 支气管舒张
D. NA 释放增多
E. NA 释放减少

10. 外周多巴胺受体主要分布于
A. 眼虹膜括约肌
B. 汗腺和唾液腺
C. 皮肤和骨骼肌血液
D. 肾、肠系膜和冠状血管
E. 心脏传导系统和心肌

【B 型题】

A. 新斯的明
B. 间羟胺
C. 哌唑嗪
D. 普萘洛尔
E. 毛果芸香碱

1. M 受体激动药是
2. β 受体阻断药是
3. 胆碱酯酶抑制药是

4. α_1 受体阻断药是
5. α_1 受体激动药是

A. 合成乙酰胆碱的酶
B. 易逆性胆碱酯酶抑制剂
C. 去甲肾上腺素合成限速酶
D. 儿茶酚胺代谢酶
E. 难逆性胆碱酯酶抑制酶

6. 酪氨酸羟化酶是
7. 单胺氧化酶是
8. 胆碱乙酰化酶是

A. 心率加快
B. 骨骼肌收缩
C. 腺体分泌减少
D. 支气管平滑肌舒张
E. 胃肠道平滑肌收缩

9. M 受体兴奋可引起
10. N_M受体兴奋可引起
11. β_1 受体兴奋可引起
12. β_2 受体兴奋可引起

A. 骨骼肌松弛
B. 血管舒张
C. 心肌收缩力降低
D. 内脏平滑肌松弛
E. 支气管平滑肌松弛

13. α_1 受体阻断产生的效应是
14. β_1 受体阻断产生的效应是
15. N_M受体阻断产生的效应是
16. M 受体阻断产生的效应是

【C 型题】

A. 支配汗腺分泌的交感神经节后纤维
B. 支配肾上腺髓质的内脏大神经
C. 二者均是
D. 二者均否

1. 胆碱能神经包括
2. 肾上腺素能神经包括

A. 多巴胺
B. 新斯的明
C. 二者均是
D. 二者均否

3. 能直接激动受体的是
4. 能促进递质合成的是
5. 能抑制神经递质摄取的是
6. 能影响神经递质转化代谢的是

【X 型题】

1. 胆碱能神经包括
A. 运动神经
B. 交感神经节前纤维
C. 副交感神经节前纤维
D. 副交感神经节后纤维
E. 少数（如支配汗腺）的交感神经节后纤维

2. 有关传出神经受体兴奋的分子机制，正确的是
A. α_1 受体激动后激活磷脂酶
B. α_2 受体激动后抑制腺苷酸环化酶
C. β 受体激动后可兴奋腺苷酸环化酶
D. M 受体激动后可激活磷脂酶 C
E. N_M受体兴奋配体门控离子通道开放，Ca^{2+} 进入胞内

3. 血管平滑肌上分布的受体有
A. α_1 受体
B. α_2 受体
C. β_2 受体
D. M 受体
E. DA 受体

4. M 受体兴奋时的效应是
A. 腺体分泌增加
B. 瞳孔缩小
C. 心率减慢
D. 房室传导减慢
E. 胃肠平滑肌收缩

5. 去甲肾上腺素能神经兴奋可引起
A. 心肌收缩力增强
B. 皮肤黏膜血管收缩
C. 支气管舒张
D. 脂肪、糖原分解
E. 瞳孔扩大肌收缩（扩大瞳孔）

6. 传出神经药物作用的方式有
A. 直接作用于受体
B. 影响递质的合成
C. 影响递质的转化
D. 影响递质的转运
E. 影响递质的贮存

7. 传出神经药物的拟递质效应可通过
A. 促进递质的合成
B. 促进递质的释放
C. 抑制递质代谢酶
D. 阻断突触前膜 α_2 受体
E. 直接激动受体产生效应

三、问答题

1. 简述周围神经系统中胆碱能神经纤维的分布。
2. 试比较交感或副交感神经活动加强时的作用。
3. 试述传出神经系统的药物分类。
4. 试述传出神经受体兴奋的分子机制。
5. 简述胆碱能 M 受体兴奋的效应。
6. 简述去甲肾上腺素能神经兴奋的效应。

参 考 答 案

一、填空题

1. ①乙酰胆碱 ②去甲肾上腺素
2. ①5 ②2 ③2 ④3
3. ①胆碱乙酰化酶 ②胆碱酯酶
4. ①M 受体 ②N_M受体
5. ①抑制 ②缩小 ③收缩 ④增加
6. ①兴奋 ②增加
7. ①去氧肾上腺素（或甲氨明） ②可乐定（或美托嘧啶）
8. ①多巴酚丁胺 ②沙丁胺醇 ③异丙肾上腺素
9. ①β_1 受体 ②β_2 受体 ③单胺氧化酶（MAO） ④儿茶酚胺氧位甲基转移酶

（COMT）

二、选择题

【A 型题】

1. D　2. B　3. C　4. B　5. E　6. B　7. D　8. C　9. E　10. D

【B 型题】

1. E　2. D　3. A　4. C　5. B　6. C　7. D　8. A　9. E　10. B

11. A　12. D　13. B　14. C　15. A　16. D

【C 型题】

1. C　2. D　3. A　4. A　5. D　6. B

【X 型题】

1. ABCDE　2. ABCDE　3. ABCDE　4. ABCDE　5. ABCDE　6. ABCDE

7. ABCDE

三、问答题

1. 答题要点参阅本章 X 型选择题第 1 题。

胆碱能神经主要包括全部交感神经和副交感神经的节前纤维、运动神经、全部副交感神经的节后纤维和极少数交感神经节后纤维（支配汗腺分泌和骨骼肌血管舒张神经）。

2. 答题要点参阅表 5-2。

交感神经兴奋时心率加快、心肌收缩力增强、血压升高；支气管平滑肌松弛，肺通气量增加；瞳孔放大；骨骼肌血管舒张；糖原及脂肪分解增加；消化系统功能抑制，胃肠蠕动减慢，血液供应减少；排便、排尿抑制。

副交感神经兴奋时心率减慢、心肌收缩力减弱、血压降低；支气管平滑肌张力增强，肺通气量降低；瞳孔缩小；消化系统功能增强，胃肠蠕动增强，消化液分泌增加；促进排便、排尿。

3. 答题要点参阅表 5-4。

4. 答题要点参阅本章 X 型选择题第 2 题。

M 胆碱受体是 G 蛋白偶联受体 M_1、M_3、M_5 与 $G_{q/11}$蛋白偶联，激活磷酯酶 C 促进第二信使 IP_3 和 DAG 的生成而产生一系列效应。M_2、M_4 受体与 Gi/o 蛋白偶联，使腺苷酸环化酶活性抑制，并可激活 K^+通道或抑制 Ca^{2+}通道。

N 胆碱受体属于配体门控离子通道型受体，当 ACh 与 N 受体结合后，可使离子通道开放，从而调节 Na^+、K^+、Ca^{2+}离子流动。

肾上腺素受体属于 G^-蛋白偶联受体，当激动药与受体结合后，可与 G 蛋白偶联，其中

α_1 受体激动可激活磷脂酶，增加第二信使 IP_3 和 DAG 形成而产生效应；α_2 受体激动则可抑制腺苷酸环化酶，并由此使 cAMP 减少。所有 β 受体亚型激动后均能兴奋腺苷酸环化酶，使 cAMP 增加，产生不同效应。

5. 答题要点参阅本章 X 型选择题第 4 题。

M 受体兴奋时腺体分泌增加、瞳孔缩小、心率减慢、房室传导减慢、胃肠平滑肌收缩。

6. 答题要点参阅本章 X 型选择题第 5 题。

去甲肾上腺素能神经兴奋可引起心肌收缩力增强、皮肤黏膜血管收缩、支气管舒张、脂肪、糖原分解增加、瞳孔扩大肌收缩（扩大瞳孔）。

（张　妍）

第六章　胆碱受体激动药

学习要求

1. 重点掌握毛果芸香碱的药理作用及其临床应用。

2. 熟悉胆碱受体不同的亚型的分布部位和这些受体兴奋后产生的效应，有助于理解使用激动药后产生的效应。

3. 熟悉乙酰胆碱的药理作用，乙酰胆碱虽然不作为临床药物，但明确该药的作用部位和效应，对学习胆碱受体激动药和拮抗药帮助甚大。

4. 了解胆碱受体激动药和拮抗药对同一组织、器官作用的差异，可以了解激动药和拮抗药的差别。

学习导图

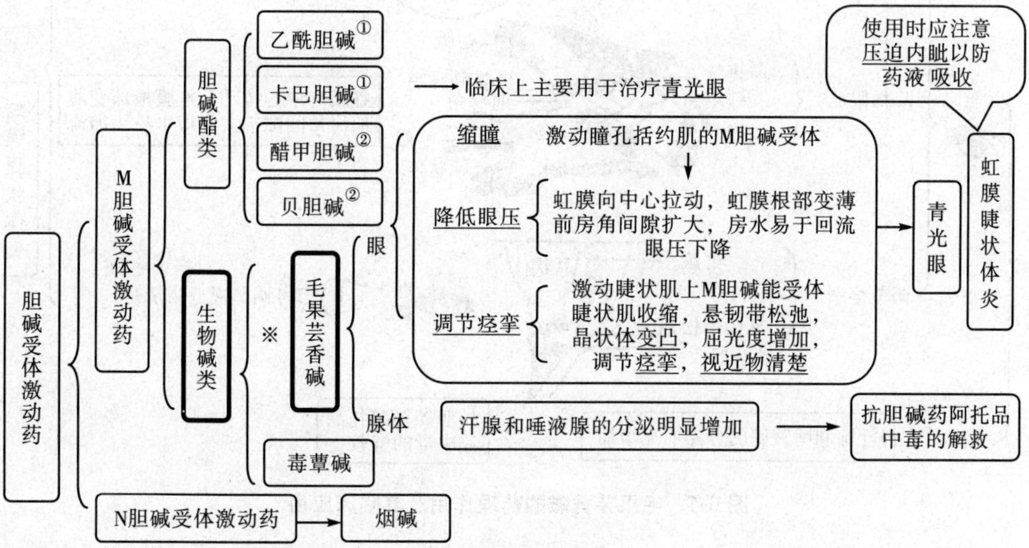

①激动M，N胆碱受体 ②激动M胆碱受体

【名词解释】

名 词	英文名	定义或概念
胆碱受体激动药	cholinoceptor agonists	可激动胆碱受体，产生与乙酰胆碱类似作用的药物
乙酰胆碱	acetylcholine	是胆碱能神经递质，性质不稳定，极易被体内乙酰胆碱酯酶水解且其作用广泛、选择性差，无临床实用价值，主要作为研究工具药
调节痉挛	regulative spasm	拟胆碱药可激动睫状肌 M 受体，使睫状肌收缩，悬韧带松弛，晶状体变凸，屈光度增加，只适合于视近物，难于看清远物，此现象成为调节痉挛

【知识图解】

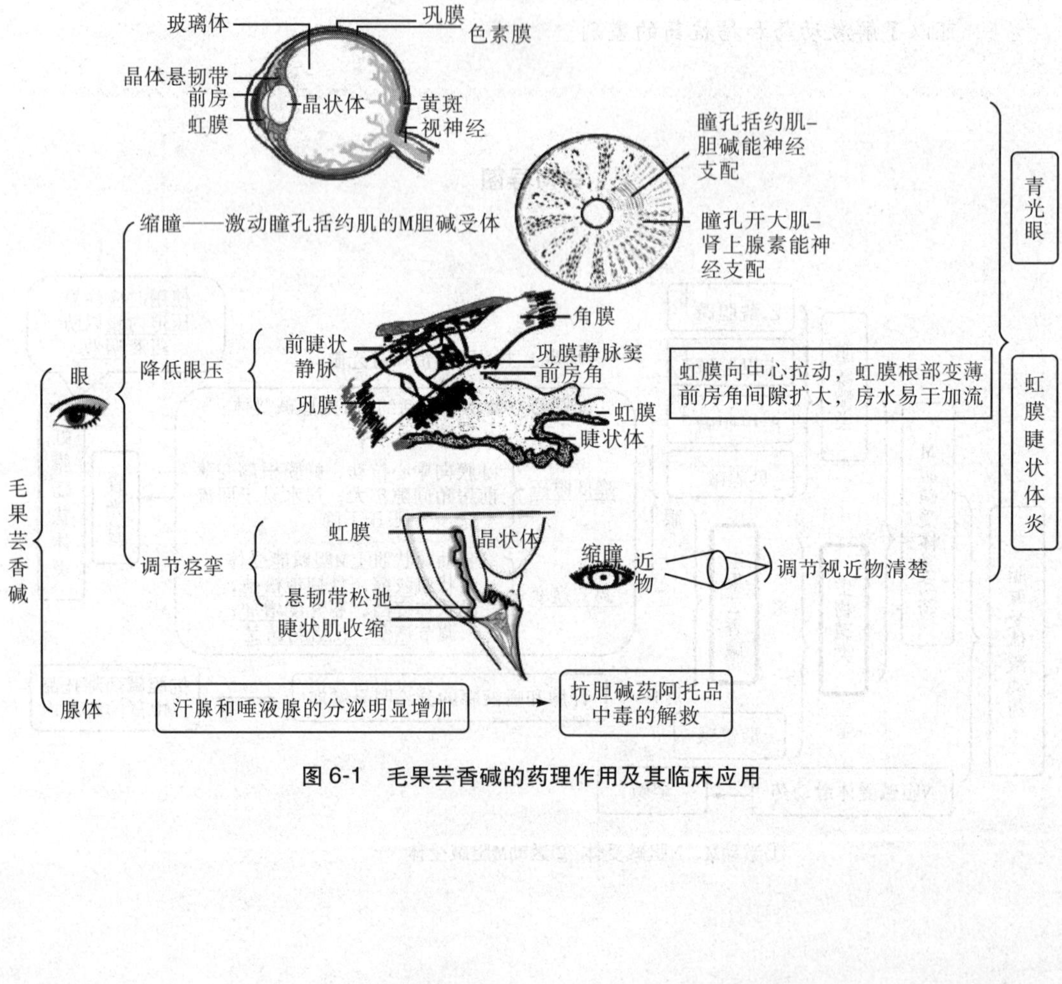

图 6-1 毛果芸香碱的药理作用及其临床应用

表 6-1　胆碱能受体亚型及其效应体系

受体	激动剂	拮抗剂	组织	效应	信号体系
N 胆碱受体					
骨骼肌（N_M）	苯三甲基胺	筒箭毒碱 α-银环蛇毒素	肌肉-神经接头	终板除极化 骨骼肌收缩	开放阳离子通道
神经元（N_N）	二甲基苯哌嗪	曲美芬	自主神经节	除极化并使节后神经元兴奋	开放阳离子通道
			肾上腺素髓质	分泌儿茶酚胺	
		中枢神经	接头前控制递质释放		
毒蕈碱受体					
M_1	氧化震颤素 McN-A-343	阿托品 哌仑西平	自主神经节 中枢神经	除极化 未完全确定	激活 PLC，增加 IP_3 和 PAG，增加细胞内 Ca^{2+}
M_2	–	阿托品 戈拉碘铵	心脏 窦房结	减慢自发除极化，超极化	激活 K^+ 通道，抑制腺苷酸环化酶
			心房	缩短动作电位时程，降低收缩力	
			房室结 心室	减慢传导速度 轻微降低收缩力	
M_3	–	阿托品	平滑肌	收缩	激活 PLC，增加 IP_3 和 DAG，增加细胞内 Ca^{2+}
		Hexahydro-Sila-difenidol	分泌腺体	增加分泌	

表 6-2　拟胆碱类药分类

类别	药物
胆碱受体激动药	
M、N 胆碱受体激动药	乙酰胆碱、卡巴胆碱
M 胆碱受体激动药	毛果芸香碱、槟榔碱
N 胆碱受体激动药	烟碱、洛贝林
抗胆碱酯酶药	新斯的明、毒扁豆碱、安贝氯铵、加兰他敏

表 6-3 胆碱受体激动药总结

代表药物	机制	药理作用	临床应用	不良反应
ACh	兴奋 M、N 受体	1. 心血管：扩管，三负性—缩短	生理、药理研究工具药	
		2. 兴奋胃肠、泌尿道平滑肌		
		3. 促进腺体分泌		
		4. 外周用药，较少中枢作用		
pilocarpine	兴奋 M 受体	1. 眼：缩瞳，降低眼压，调节痉挛	青光眼、虹膜炎	M 受体过度兴奋
		2. 腺体：汗腺、唾液腺分泌↑↑		
nicotine	兴奋 N 受体	N_M受体：兴奋 N_N受体：短暂兴奋、持续抑制	无实用价值，仅具毒理学意义	

表 6-4 常见 M 胆碱受体激动药的临床应用

药物分类	临床应用
胆碱酯类	
乙酰胆碱	实验工具药
醋甲胆碱	口腔黏膜干燥症
卡巴胆碱	青光眼
贝胆碱	术后腹胀气、胃张力缺乏症、胃滞留
天然拟胆碱生物碱	
毛果芸香碱	青光眼、虹膜炎
毒蕈碱	无临床应用，但在民间经常发生中毒

表 6-5 拟胆碱药和抗胆碱药对眼的作用比较

	拟胆碱药	抗胆碱药
睫状肌	收缩	松弛
悬韧带	松弛	拉紧
晶状体凸度	增加	减少

续 表

	拟胆碱药	抗胆碱药
眼折射成像	远物成像于视网膜前	近物成像于视网膜后
眼的调节	调节痉挛	调节麻痹
视物	视远物困难	视近物困难
虹膜括约肌	收缩	舒张
瞳孔	缩小	放大
前房角	变宽	变窄
眼房水流出	通畅	受阻
眼压	降低	升高

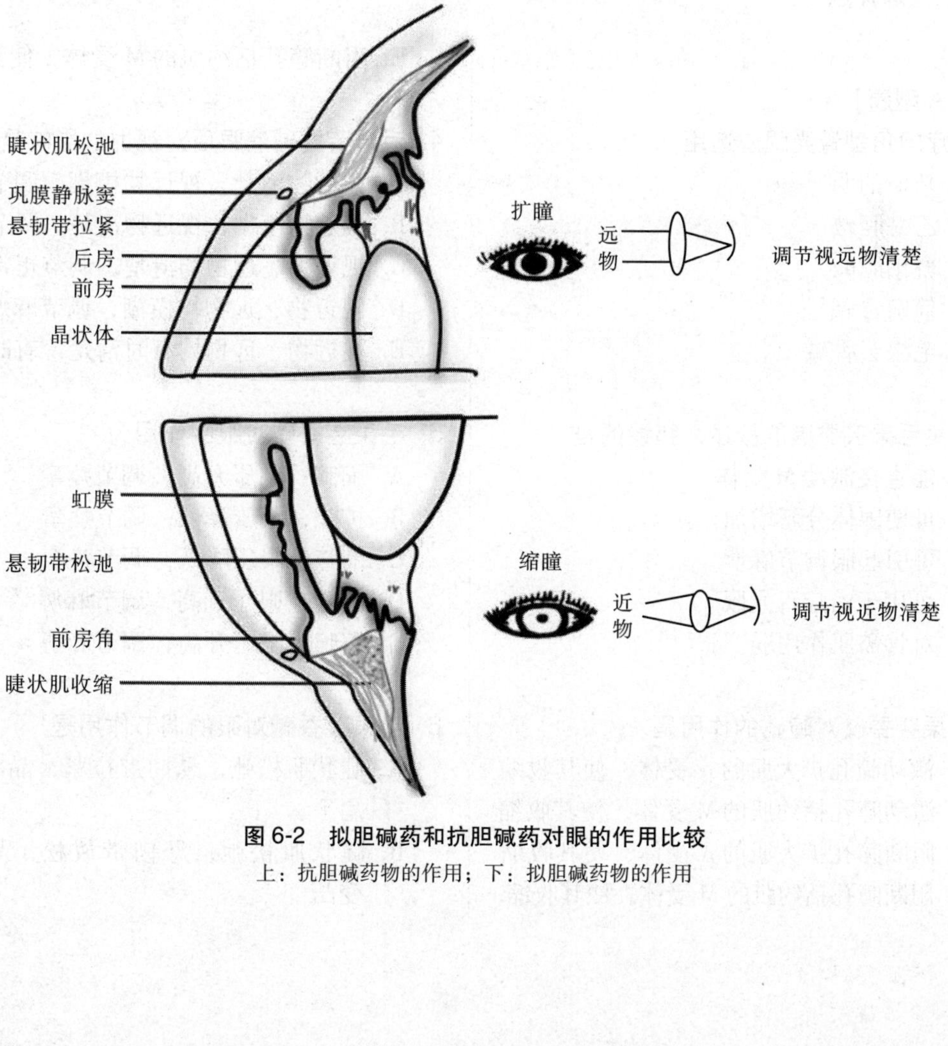

图 6-2 拟胆碱药和抗胆碱药对眼的作用比较

上：抗胆碱药物的作用；下：拟胆碱药物的作用

经 典 试 题

一、填空题

1. 胆碱受体激动药根据对不同胆碱受体亚型的选择性，可分为①________激动药、②________激动药和③________激动药。

2. 毛果芸香碱对眼的作用是①________、②________、③________和④________。

3. 毛果芸香碱可选择性激动①________受体，对②________和③________作用最明显。使用毛果芸香碱滴眼时应注意④________，以防药液⑤________。

4. 毛果芸香碱过量可用①________治疗。

5. 卡巴胆碱属①________类药物，临床上仅局限用此药治疗②________。

6. 毛果芸香碱可使睫状肌①________，悬韧带②________，晶状体③________，眼的折光力④________，引起调节⑤________。

二、选择题

【A 型题】

1. 治疗闭角型青光眼应选用
   A. 新斯的明
   B. 乙酰胆碱
   C. 琥珀胆碱
   D. 筒箭毒碱
   E. 毛果芸香碱

2. 有关毛果芸香碱的叙述，错误的是
   A. 能直接激动 M 受体
   B. 可使腺体分泌增加
   C. 可引起眼调节麻痹
   D. 可用于治疗青光眼
   E. 对骨骼肌作用弱

3. 毛果芸香碱对瞳孔的作用是
   A. 激动瞳孔扩大肌的 α 受体，使其收缩
   B. 激动瞳孔括约肌的 M 受体，使其收缩
   C. 阻断瞳孔扩大肌的 α 受体，使其收缩
   D. 阻断瞳孔括约肌的 M 受体，使其收缩
   E. 阻断瞳孔括约肌的 M 受体，使其松弛

4. 毛果芸香碱滴眼后对视力的影响是
   A. 视近物清楚，视远物模糊，调节痉挛
   B. 视近物模糊，视远物清楚，调节麻痹
   C. 视近物、远物均清楚，调节正常
   D. 视近物、远物均模糊，调节麻痹
   E. 视近物、远物均有时清楚，有时模糊

5. 毛果芸香碱对眼的作用为
   A. 缩瞳，眼压升高，调节痉挛
   B. 扩瞳，眼压降低，调节痉挛
   C. 缩瞳，眼压降低，调节痉挛
   D. 扩瞳，眼压升高，调节麻痹
   E. 缩瞳，眼压升高，调节麻痹

6. 毛果芸香碱对眼的调节作用是
   A. 睫状肌松弛，悬韧带拉紧，晶状体变扁平
   B. 睫状肌松弛，悬韧带放松，晶状体变凸

C. 睫状肌收缩，悬韧带拉紧，晶状体变凸
D. 睫状肌收缩，悬韧带拉紧，晶状体变扁平
E. 睫状肌收缩，悬韧带放松，晶状体变凸

7. 卡巴胆碱
A. 只可激动 M 胆碱受体
B. 易被胆碱酯酶水解
C. 作用时间比乙酰胆碱短
D. 对胃肠道和泌尿道平滑肌无作用
E. 可用于治疗青光眼

【B 型题】

A. 激动 M、N 受体
B. 阻断 M、N 受体
C. 激动 M 受体
D. 阻断 N 受体
E. 小剂量激动 N_N受体，大剂量阻断 N_N受体

1. ACh 的作用是
2. 卡巴胆碱的作用是
3. 烟碱的作用是
4. 毛果芸香碱的作用是
5. 醋甲胆碱的主要作用是

【C 型题】

A. 毛果芸香碱
B. 毒扁豆碱
C. 二者都是
D. 二者都不是

1. 具有缩瞳、降低眼内压、调节痉挛的药物是
2. 睫状神经切除后仍具有缩瞳作用的药物是
3. 上述药物用药过量时，可用阿托品解救的是

【X 型题】

1. 对乙酰胆碱的叙述，正确的有
A. 作用广泛
B. 无临床实用价值
C. 激动 M、N 胆碱受体
D. 不易进入血脑屏障
E. 化学性质不稳定，遇水易分解

2. 对卡巴胆碱的描述，正确的有
A. 不易被胆碱酯酶水解
B. 对膀胱、胃肠道作用明显
C. 能激动 M、N 胆碱受体
D. 仅用于滴眼治疗青光眼
E. 可皮下注射，禁止静脉注射

3. 对毛果芸香碱的描述，正确的有
A. 可用于治疗青光眼
B. 滴眼治疗虹膜睫状体炎
C. 可治疗阿托品中毒
D. 降低眼压
E. 滴眼时应压迫内眦，减少吸收所引起的副作用

三、问答题

1. 简述毛果芸香碱的药理作用及其临床应用。
2. 简述胆碱受体激动药的分类，并列举各类的代表药及临床应用。
3. 试比较拟胆碱药和抗胆碱药对眼的作用。

4. 乙酰胆碱具有哪些作用特点？
5. 卡巴胆碱有哪些作用特点？

参考答案

一、填空题

1. ①M、N 胆碱受体 ②M 胆碱受体 ③N 胆碱受体
2. ①缩瞳 ②降低眼压 ③调节痉挛 ④处于近视状态
3. ①M ②眼 ③腺体 ④压迫内眦 ⑤吸收
4. ①阿托品对症
5. ①胆碱酯 ②青光眼
6. ①收缩 ②松弛 ③变凸 ④增强 ⑤痉挛

二、选择题

【A 型题】

1. E 2. C 3. B 4. A 5. C 6. E 7. E

【B 型题】

1. A 2. A 3. E 4. C 5. C

【C 型题】

1. C 2. A 3. C

【X 型题】

1. ABCDE 2. ABCDE 3. ABCDE

三、问答题

1. 答题要点参阅本章 X 型选择第 3 题，图 6-1 及学习导图。
2. 答题要点参阅表 6-2，表 6-4 及学习导图。

（1）M、N 胆碱受体激动药：乙酰胆碱（无临床应用价值，实验工具药）、卡巴胆碱（青光眼）。

（2）M 胆碱受体激动药：毛果芸香碱（青光眼、虹膜炎、抗胆碱药阿托品中毒的解救）；醋甲胆碱（口腔黏膜干燥症）；贝胆碱（术后腹胀气、胃张力缺乏症、胃滞留）。

（3）N 胆碱受体激动药：烟碱（无临床应用价值，仅有毒理学意义）。

（4）天然拟胆碱生物碱：毒蕈碱（无临床应用，但在民间经常发生中毒）。

3. 答题要点参阅表 6-5，图 6-2。

（1）拟胆碱药激动瞳孔括约肌的 M 胆碱受体，使瞳孔缩小；激动睫状肌上 M 胆碱能受体，睫状肌收缩，悬韧带松弛，晶状体变凸，屈光度增加，调节痉挛，视近物清楚。虹膜睫状肌收缩，虹膜向中心拉动，虹膜根部变薄，前房角间隙扩大，房水易于回流，眼压下降。

（2）抗胆碱药拮抗瞳孔括约肌的 M 胆碱受体，使瞳孔放大；拮抗睫状肌上 M 胆碱能受体，睫状肌松弛，悬韧带拉紧，晶状体凸度减小，屈光度减小，调节麻痹，视远物清楚。虹膜睫状肌舒张，虹膜向外拉动，虹膜根部变厚，前房角间隙变窄，房水回流受阻，眼压升高。

4. 答题要点参阅本章 X 型选择题第 1 题。

5. 答题要点参阅本章 X 型选择第 2 题。

（孙丽华　龚冬梅）

第七章　抗胆碱酯酶药和胆碱酯酶复活药

学习要求

1. 重点掌握新斯的明的作用特点、作用机制、临床应用。
2. 重点掌握有机磷酸酯类农药中毒原理、中毒表现以及防治原则。
3. 熟悉抗胆碱酯酶药的分类和代表药；了解各代表药的临床应用。
4. 熟悉乙酰胆碱酯酶复活药物的作用机制及作用特点。

学习导图

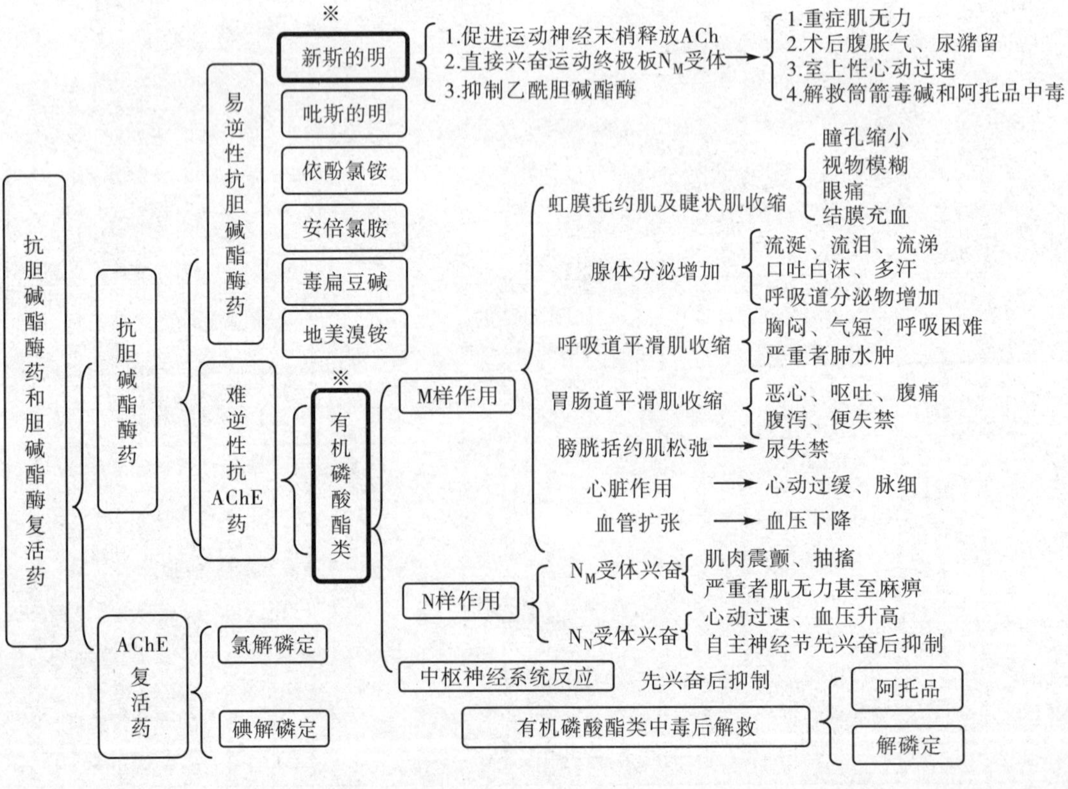

【名词解释】

名　词	英 文 名	定义或概念
胆碱酯酶	cholinesterase	是一种糖蛋白，主要存在于胆碱能神经末梢突触间隙，特异性较高可终止 ACh 作用，使其水解为胆碱和乙酸
抗胆碱酯酶药	anticholinesterase agents	是一类能与乙酰胆碱酯酶牢固结合的药物，水解较慢，可抑制乙酰胆碱酯酶，使乙酰胆碱堆积，产生拟胆碱作用
重症肌无力	myasthenia gravis	是神经肌肉接头传递障碍所致慢性疾病，表现为受累骨骼肌极易疲劳。属于自身免疫性疾病，主要是机体对自身突触后运动终极板的 N_M 受体产生免疫反应，在患者血清中可见抗 N_M受体的抗体，导致 N_M数目减少
急性胆碱危象	acute cholinergic crisis	因有机磷酸酯类农药中毒使乙酰胆碱在机体内广泛蓄积所致的严重疾病状态，因 ACh 作用极其广泛，故中毒症状表现多样化，主要为毒蕈碱样（M 样）和烟碱样（N 样）症状，严重的可危及患者生命

【知识图解】

表 7-1　易逆行胆碱酯酶抑制药

药物	药物作用	临床应用	不良反应及注意事项
新斯的明	1. 对骨骼肌、胃肠道平滑肌、膀胱平滑肌作用较强 2. 对其他器官作用较弱	1. 重症肌无力 2. 手术后腹胀气和尿潴留 3. 阵发性室上性心动过速 4. 解救筒箭毒碱和阿托品中毒	胆碱能神经过度兴奋
毒扁豆碱	1. 缩瞳、促进胃肠运动、膀胱逼尿肌、促分泌、骨骼肌收缩 2. 中枢小量兴奋、大量抑制，中毒可致呼吸肌麻痹	1. 局部用于青光眼缩瞳，降低眼压 2. 阿托品中毒解救	睫状肌收缩作用强，常致头痛、眼痛、视物模糊
吡斯的明	作用类似新斯的明	1. 重症肌无力 2. 麻痹性肠梗阻 3. 术后尿潴留	不良反应与新斯的明相似
加兰他敏	1. 短暂的乙酰胆碱酯酶抑制剂 2. 对运动终极板 N_M型受体有直接兴奋作用	1. 小儿麻痹 2. 肌无力、神经炎、筒箭毒碱中毒 3. 阿尔茨海默病	恶心、呕吐、腹泻常见
依酚氯胺	1. 胆碱酯酶抑制作用弱 2. 有直接兴奋终极板 N_M型受体作用	鉴别诊断重症肌无力	显效快，维持时间短需常备阿托品作为解救药

续 表

药物	药物作用	临床应用	不良反应及注意事项
石杉碱甲	1. 易透过血脑屏障 2. 改善缺氧、电休克及药物产生的记忆障碍	1. 治疗阿尔茨海默病 2. 单纯记忆障碍	

表 7-2 新斯的明与毛果芸香碱的比较

	新斯的明	毛果芸香碱（匹鲁卡品）
药理作用	间接激动 M 受体 1. 抑制胆碱酯酶活性而呈现拟胆碱作用 2. 对骨骼肌及胃肠平滑肌兴奋作用较强 3. 对腺体、眼、心血管及支气管平滑肌作用弱	直接激动 M 受体 1. 对眼的作用尤其明显 （1）缩瞳 （2）降眼压 （3）调节痉挛 2. 对汗腺、唾液腺分泌也有明显的促进作用
临床用途	1. 治疗重症肌无力 2. 术后或其他原因引起的腹胀及尿潴留 3. 阵发性室上性心动过速	1. 青光眼 （1）闭角型青光眼 （2）早期开角型青光眼 2. 虹膜炎：与扩瞳药交替应用 3. 阿托品类药物中毒

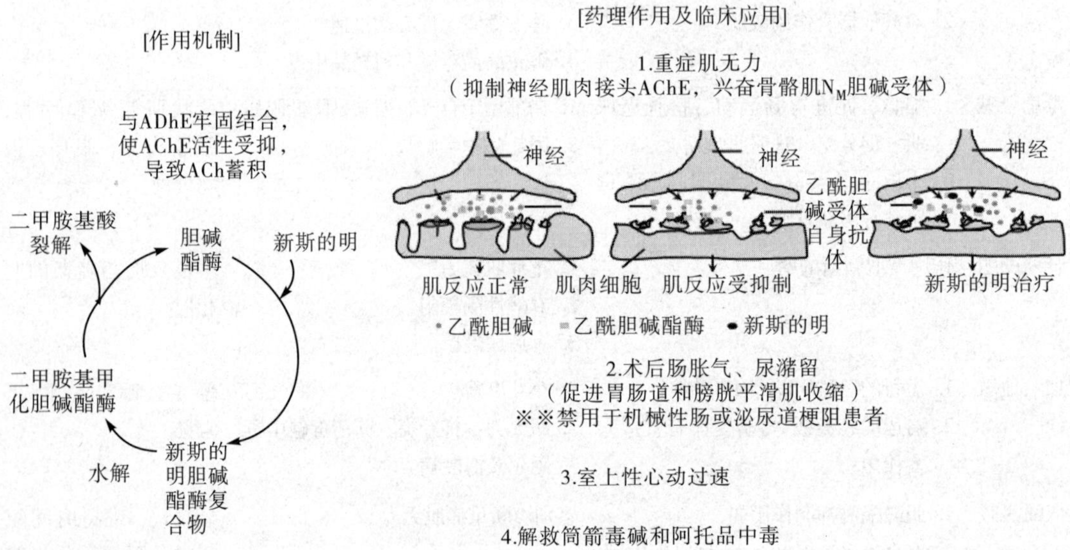

图 7-1 新斯的明的作用机制、药理作用及临床应用

表 7-3　治疗重症肌无力的药

药名	作　用	临床应用	其他
新斯的明	1. 促进运动神经末梢释放 ACh 2. 直接兴奋运动终极板 N_M 受体 3. 抑制乙酰胆碱酯酶	1. 重症肌无力 2. 术后肠胀气、尿潴留 3. 室上性心动过速	过量所致的 M 型效应可用阿托品对抗
吡斯的明	与新斯的明的作用相似，但稍弱	可与新斯的明交替使用	对溴过敏者可出现皮疹
安贝氯铵	比新斯的明作用持久	主要用于重症肌无力	对溴过敏者可改用此药
依酚氯铵	较强、显效快、维持时间短	诊断重症肌无力	中毒可用阿托品抢救
加兰他敏	与新斯的明相似	可用于重症肌无力	用于脊髓灰质炎后遗症

表 7-4　有机磷酸酯类急性中毒的临床表现

作用	中毒表现
M 样作用	
虹膜括约肌及睫状肌收缩	瞳孔缩小、视物模糊、眼痛、结膜充血
腺体分泌增加	流涎、流泪、流涕、口吐白沫、多汗、呼吸道分泌物增加
呼吸道平滑肌收缩	胸闷、气短、呼吸困难、严重者肺水肿
胃肠道平滑肌收缩	恶心、呕吐、腹痛、腹泻、便失禁
膀胱括约肌松弛	尿失禁
心脏作用	心动过缓、脉细
血管扩张	血压下降
N 样作用	
N_M 受体兴奋	肌肉震颤、抽搐、严重者肌无力甚至麻痹
N_N 受体兴奋	心动过速、血压升高、自主神经节先兴奋后抑制
中枢神经系统反应	
先兴奋后抑制	不安失眠、谵妄、昏迷、呼吸困难、循环衰竭

表 7-5　常用的胆碱酯酶复活药

药物	使用特点
氯解磷定	缓解烟碱样症状快，对缓解中枢症状有一定疗效，缓解 M 样症状作用差
碘解磷定（派姆）	作用同上药，但本品含肟仅 51.9%，临床常被氯解磷定代替 对内吸磷、马拉硫磷、对硫磷中毒的解毒效果较好，对敌百虫、敌敌畏中毒效果差，对乐果中毒无效

续 表

药物	使用特点
双复磷	解毒作用快、强、持久、易透过血脑屏障，对缓解烟碱样、毒蕈碱样及中枢中毒症状均有疗效，对有机磷酸酯类中毒解救有效

经典试题

一、填空题

1. 抗胆碱酯酶药与①________结合，使胆碱酯酶的活性②________，从而导致胆碱能神经末梢释放的ACh③________，产生④________作用。

2. 易逆性抗胆碱酯酶药的代表药为①________，难逆性抗胆碱酯酶药主要是②________。

3. 新斯的明的作用特点是对①________较强，对②________最强，临床用于治疗③________和④________。

4. 有机磷酸酯类中毒时出现①________、②________和③________等3大类症状。

5. 常用的胆碱酯酶复活药有①________和②________。

6. 解救有机磷酸酯类中毒的两类特异性解毒药为①________和②________。

二、选择题

【A型题】

1. 抗AChE药作用的机制是
   A. 与AChE牢固结合，使AChE活性受抑，ACh蓄积
   B. 与AChE牢固结合，使AChE水解加速，ACh蓄积
   C. 与AChE竞争ACh受体，使ACh蓄积
   D. 与AChE竞争ACh受体，使ACh蓄积
   E. 与AChE牢固结合，使AChE蓄积

2. 新斯的明的作用机制是
   A. 直接作用于受体
   B. 影响递质的合成
   C. 影响递质的释放
   D. 影响递质的转化
   E. 影响递质的贮存

3. 治疗重症肌无力，应首选
   A. 阿托品
   B. 新斯的明
   C. 山莨菪碱
   D. 毒扁豆碱
   E. 毛果芸香碱

4. 新斯的明最强的作用是
   A. 膀胱逼尿肌兴奋
   B. 心脏抑制
   C. 腺体分泌增加
   D. 骨骼肌兴奋

E. 胃肠平滑肌兴奋

5. 新斯的明治疗重症肌无力的机制是
A. 兴奋大脑皮质运动区
B. 促进运动神经合成 ACh
C. 兴奋骨骼肌中 M 受体
D. 促进骨骼肌细胞 Ca^{2+} 内流
E. 抑制 AChE 和兴奋骨骼肌 N_M 胆碱受体

6. 新斯的明的禁忌证是
A. 青光眼
B. 尿潴留
C. 重症肌无力
D. 机械性肠梗阻
E. 阵发性室上性心动过速

7. 关于新斯的明的描述，错误的是
A. 口服吸收差，可皮下注射给药
B. 易进入中枢神经系统
C. 可促进胃肠道的运动
D. 常用于治疗重症肌无力
E. 禁用于机械性肠梗阻

8. 有机磷酯类中毒的机制是
A. 兴奋 M 受体
B. 兴奋 N 受体
C. 抑制胆碱酯酶
D. 抑制 MAO
E. 抑制磷酸二酯酶

9. 解救有机磷酸酶类中毒应采用以下哪种药物治疗最佳
A. 阿托品
B. 碘解磷定
C. 氯解磷定
D. 东莨菪碱
E. 阿托品 +氯解磷定

10. 碘解磷定对有机磷中毒的哪项症状解救最快
A. 尿便失禁
B. 血压下降
C. 视近物不清
D. 中枢神经兴奋
E. 骨骼肌震颤及麻痹

11. 碘解磷定对下列哪一药物中毒解救无效
A. 敌敌畏
B. 敌百虫
C. 内吸磷
D. 乐果
E. 对硫磷

12. 阿托品治疗有机磷酸酯类中毒不能缓解的症状是
A. 支气管痉挛
B. 胃肠平滑肌痉挛
C. 骨骼肌震颤
D. 呼吸困难
E. 支气管及唾液分泌增多

【B 型题】

A. 碘解磷定
B. 琥珀胆碱
C. 卡巴胆碱
D. 毒扁豆碱
E. 有机磷酸酯

1. 胆碱酯酶复活药是
2. 可逆性胆碱酯酶抑制药是
3. 难逆性胆碱酯酶抑制药是

【C 型题】

A. 毒扁豆碱
B. 新斯的明
C. 二者均是

D. 二者均是
1. 治疗青光眼宜选用
2. 治疗重症肌无力宜选用
3. 治疗术后腹气胀和尿潴留宜选用
4. 通过抑制胆碱酯酶而发挥作用的是
5. 能解除平滑肌痉挛的是

【X 型题】

1. 以下具有抗胆碱酯酶作用的药物有
A. 新斯的明
B. 毒扁豆碱
C. 地美溴铵
D. 加兰他敏
E. 安贝氯铵

2. 新斯的明的作用机制是
A. 直接激动 M 受体
B. 直接激动 N_1 受体
C. 直接激动 N_2 受体
D. 抑制胆碱酯酶
E. 促进运动神经末梢释放乙酰胆碱

3. 重症肌无力可选用的药物有
A. 新斯的明
B. 依酚氯铵
C. 吡斯的明
D. 安贝氯铵
E. 筒箭毒碱

4. 新斯的明的临床用途有
A. 重症肌无力
B. 阵发性室上性心动过速
C. 手术后腹胀气
D. 术后尿潴留
E. 筒箭毒碱过量中毒的解救

5. 胆碱酯酶复活药解救有机磷中毒的特点有
A. 能迅速缓解 N 样症状
B. 应反复多次用药
C. 能使被抑制的胆碱酯酶复活
D. 不能直接对抗蓄积的乙酰胆碱
E. 能与游离的有机磷酯结合，使之失去毒性

6. 解救有机磷酸酯类中毒时用阿托品
A. 能迅速解除 M 样症状
B. 能迅速制止骨骼肌震颤
C. 能解除部分中枢神经系统中毒症状
D. 中、重度中毒时必须与胆碱酯酶复活药合用
E. 必须及早、足量、反复

7. 氯解磷定的特点有
A. 水溶性高
B. 水溶液稳定
C. 经肾排泄快
D. 不良反应小
E. 可肌内注射或静脉给药

三、问答题

1. 简述新斯的明的作用机制及临床应用。
2. 有机磷酸酯类中毒机制、急性中毒临床表现及解救原则。
3. 试比较易逆行胆碱酯酶抑制药的作用、临床应用及不良反应。

参考答案

一、填空题

1. ①（乙酰）胆碱酯酶 ②受抑制 ③堆积 ④拟胆碱
2. ①新斯的明 ②有机磷酸酯类
3. ①胃肠道和膀胱平滑肌 ②骨骼肌 ③重症肌无力 ④术后腹气胀、尿潴留
4. ①M 样症状 ②N 样症状 ③中枢神经系统症状
5. ①氯解磷定 ②碘解磷定
6. ①M 受体阻断药 ②胆碱酯酶复活药

二、选择题

【A 型题】

1. A 2. C 3. B 4. D 5. E 6. D 7. B 8. C 9. E 10. E 11. D 12. C

【B 型题】

1. A 2. D 3. E

【C 型题】

1. A 2. B 3. B 4. C 5. D

【X 型题】

1. ABCDE 2. CDE 3. ABCD 4. ABCDE 5. ABCDE 6. ACDE 7. ABCDE

三、问答题

1. 答题要点参阅本章图 7-1 及学习导图。

新斯的明的作用机制：新斯的明与 AChE 牢固结合，使 AChE 活性受抑制，导致 ACh 蓄积。

新斯的明的临床应用：①重症肌无力；②术后腹胀气、尿潴留；③室上性心动过速；④解救筒箭毒碱和阿托品中毒。

2. 答题要点参阅本章表 7-4，表 7-5 及学习导图。

有机磷酸酯类中毒机制：有机磷酸酯类化合物分子使 AChE 失去水解 ACh 的活性，导致 ACh 在体内大量堆积，引起一系列中毒症状。

有机磷酸酯类急性中毒症状：轻度中毒以 M 样症状为主，中度可同时有 M 样症状和 N

样症状，重度中毒除了有 M 和 N 样症状外，还有中枢神经系统症状。

（1）M 样症状：可表现为 M 受体过度兴奋的表现，如缩瞳、腺体分泌增多、支气管平滑肌痉挛、胃肠道平滑肌兴奋、尿失禁、心率减慢及血压下降等。

（2）N 样症状：表现复杂，N_M受体兴奋可表现在胃肠道、眼、腺体等方面为胆碱能神经占优势，与 M 样作用一致，在心血管则是去甲肾上腺素神经占优势，故表现为心收缩力加强，血压上升。骨骼肌肌上的 N_N受体兴奋可出现肌肉颤动，严重者可发展为呼吸麻痹。

（3）中枢神经系统症状：先表现为兴奋、不安、谵语及全身肌肉抽搐，后表现为抑制，出现昏迷、血压下降、呼吸麻痹而死亡。

有机磷酸酯类解救原则：

（1）清除毒物避免继续吸收：对经口中毒者，可用 2%碳酸氢钠或 1%生理盐水反复洗胃。敌百虫口服中毒时，不能用碱性溶液洗胃，对硫磷中毒者忌用高锰酸钾洗胃。

（2）对症治疗减轻中毒症状：除一般对症治疗如吸氧、人工呼吸、补液等处理外，需及早、足量、反复地注射阿托品以缓解中毒症状。阿托品能迅速解除有机磷酸酯类中毒的 M 样症状。阿托品也能部分解除中枢神经系统中毒症状，使患者苏醒。此外，大剂量阿托品还能阻断神经节的 N_N受体，对抗有机磷酸酯类的神经节兴奋作用。对中度和重度中毒患者，需合用阿托品和胆碱酯酶复活药。

（3）使用胆碱酯酶复活药恢复胆碱酯酶活性。碘解磷定可迅速制止中毒所致的肌束颤动，但对 M 样症状作用较弱。对中枢神经系统的中毒症状有一定改善作用，可使昏迷患者迅速苏醒，停止抽搐。

3. 答题要点参阅本章表 7-1。

（1）新斯的明

药理作用：①对骨骼肌、胃肠道平滑肌、膀胱平滑肌作用较强；②对其他器官作用较弱。

临床应用：①重症肌无力；②手术后腹胀气和尿潴留；③阵发性室上性心动过速；④解救筒箭毒碱和阿托品中毒。

不良反应：胆碱能神经过度兴奋。

（2）毒扁豆碱

药理作用：①缩瞳、促进胃肠运动、膀胱逼尿肌、促分泌、骨骼肌收缩；②中枢：小量兴奋，大量抑制，中毒可致呼吸肌麻痹。

临床应用：①局部用于青光眼缩瞳、降低眼压；②阿托品中毒解救。

不良反应：睫状肌收缩作用强，常致头痛、眼痛、视物模糊。

（3）吡斯的明

药理作用：①对骨骼肌、胃肠道平滑肌、膀胱平滑肌作用较强；②对其他器官作用较弱。

临床应用：①重症肌无力；②麻痹性肠梗阻；③术后尿潴留。

不良反应：胆碱能神经过度兴奋。

（4）加兰他敏

药理作用：①短暂的乙酰胆碱酯酶抑制剂；②对运动终极板 N_M型受体有直接兴奋作用。
临床应用：①小儿麻痹；②肌无力、神经炎、筒箭毒碱中毒；③阿尔茨海默病。
不良反应：恶心、呕吐、腹泻常见。
（5）依酚氯胺
药理作用：①胆碱酯酶抑制作用弱；②有直接兴奋终极板 N_M型受体作用。
临床应用：鉴别诊断重症肌无力。
不良反应：显效快，维持时间短需常备阿托品作为解救药。
（6）石杉碱甲
药理作用：①易透过血脑屏障；②改善缺氧、电休克及药物产生的记忆障碍。
临床应用：①治疗阿尔茨海默病；②单纯记忆障碍。

（孙丽华　龚冬梅）

第八章　胆碱受体阻断药（Ⅰ）——M胆碱受体阻断药

学习要求

1. 重点掌握阿托品的药理作用、作用机制、临床应用和不良反应。
2. 熟悉阿托品中毒症状及解救原则。
3. 了解山莨菪碱和东莨菪碱的作用特点。
4. 了解合成扩瞳药对眼睛作用的比较，合成解痉药的特点和应用。

学习导图

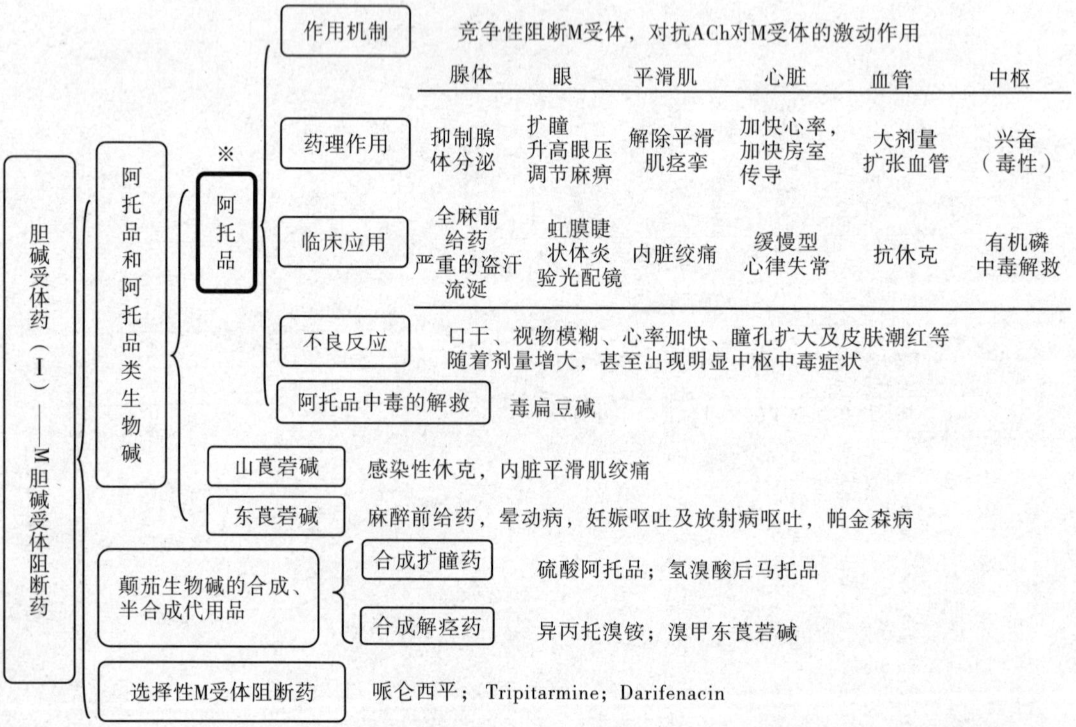

【名词解释】

名　词	英 文 名	定义或概念
M胆碱受体阻断药	Muscarinic cholinoceptor blocking drugs	是指对M胆碱受体有亲和力，但无内在活性，从而竞争性阻断ACh或其他拟胆碱药与M胆碱受体结合的药物
阿托品	atropine	从颠茄等茄科天然植物中提取的生物碱，为不稳定的左旋莨菪碱，在提取物中可得到稳定的消旋莨菪碱即为阿托品
阿托品化	atropinization	即阿托品轻度中毒症状，表现为口干，视物模糊、心率加快、瞳孔扩大及皮肤潮红等
调节麻痹	paralysis of accommodation	即阿托品能使睫状肌松弛而退向外缘，使悬韧带拉紧，晶状体变为扁平，其折光度降低，只适合看远物，而不能将近物清晰地成像于视网膜上，造成视近物模糊不清，即调节麻痹

【知识图解】

表8-1　阿托品药理作用、临床用途及不良反应之间的内在关系

临床用途	药理作用	不良反应
有机磷酸农药中毒←	1. 兴奋心脏	
窦房阻滞、窦性心动过缓、房室传导阻滞←	HR↑、传导↑	→心悸
	2. 兴奋大脑延髓	→谵妄、昏迷、呼吸与循环衰竭
治疗感染性休克←	3. 扩张血管、改善微循环	→皮肤潮红
有机磷中毒←	4. 松弛平滑肌	
胃肠痉挛绞痛较好←	（1）胃肠道较强	
缓解膀胱刺激症状好←	（2）尿道	→尿潴留、排尿困难
胆绞痛肾绞痛较差←	（3）胆道、肾	
有机磷中毒←	5. 抑制腺体分泌	
流涎症、盗汗症←	（1）唾液腺、汗腺明显	→口干
麻醉前给药，防止吸入性肺炎←	（2）呼吸道分泌物	
	（3）胃液影响较少	
	6. 眼部	
虹膜睫状体炎、有机磷中毒←	（1）扩瞳	
	（2）升高眼压	→青光眼（青光眼禁用）
验光配镜←	（3）调节麻痹	→视近物模糊

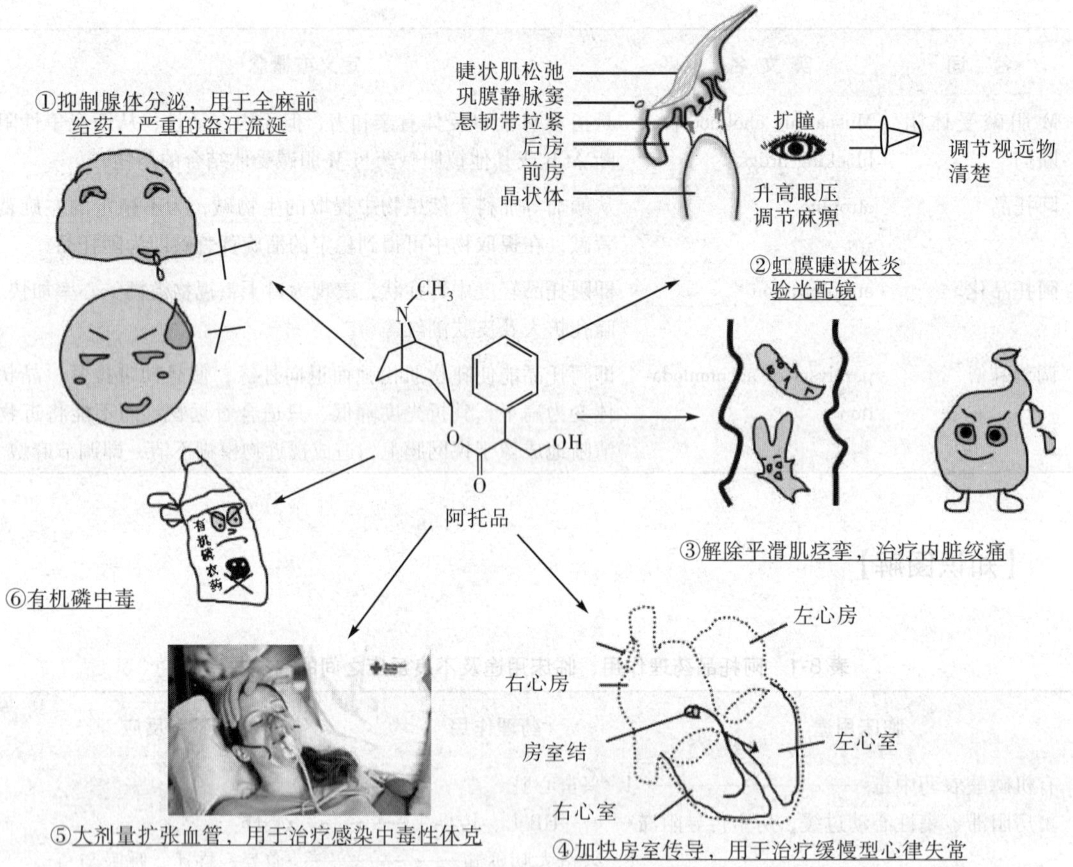

图 8-1 阿托品的药理作用、临床应用

表 8-2 ACh 与阿托品的药理作用比较

	乙酰胆碱 ACh	阿托品 Atropine
本质	M 受体激动药	M 受体阻断药
心脏	心脏抑制 1. 减慢心率 2. 减慢传导，缩短心房不应期 3. 减弱心肌收缩力	心脏兴奋 1. 加快心率 2. 加快传导，缩短房室结不应期
中枢	不易进入中枢，很少产生作用	兴奋延髓与大脑，甚至引起谵妄、昏迷、呼吸与循环衰竭
血管	扩张血管，血压短暂下降	大剂量扩张血管，引起皮肤潮红，可改善微循环

续　表

	乙酰胆碱 ACh	阿托品 Atropine
平滑肌	收缩作用 1. 明显兴奋胃肠道使其平滑肌蠕动增加、张力增加 2. 增加尿道平滑肌蠕动，收缩膀胱逼尿肌，舒张外括约肌，导致膀胱排空	松弛作用 1. 对胃肠道平滑肌作用较轻 2. 也可降低尿道及膀胱逼尿肌张力及收缩幅度，引起尿潴留，禁用于前列腺肥大
腺体	分泌增加	分泌减少
眼部	1. 瞳孔缩小 2. 眼压降低 3. 调节痉挛，只适合看近物	1. 瞳孔扩大 2. 眼压升高，禁用于青光眼 3. 调节麻痹，只适合看远物

表 8-3　常用阿托品类生物碱的药理作用

药物	药理作用			临床应用
	解痉	抑制腺体分泌、扩瞳	中枢抑制	
阿托品	+++	++	++	内脏绞痛，眼科，麻醉前给药，抗休克，抗心律失常，解救有机磷中毒
山莨菪碱	++	+	-	感染中毒性休克，内脏绞痛
东莨菪碱	+	+++	+++	麻醉前给药，防晕止吐，帕金森病

-表示无作用；+、++、+++分别表示作用弱、中、强

表 8-4　合成解痉药的特点和应用

药物	作用特点	应用
季铵类		
异丙托溴铵	1. 非选择性 M 受体阻断药 2. 注射给药可扩张支气管平滑肌 3. 无中枢作用 4. 作用维持 4~6h 5. 常气雾剂吸入给药	慢性阻塞性肺疾病
溴甲东莨菪碱	1. 无中枢作用 2. 药效弱于阿托品 3. 口服吸收少，作用时间长于阿托品	胃肠道疾病
溴甲后马托品	1. 抗毒蕈碱作用弱于阿托品 2. 神经节阻断作用较强	1. 镇咳 2. 缓解胃肠绞痛及辅助治疗消化性溃疡

续 表

药物	作用特点	应用
溴丙胺太林（普鲁本辛）	1. 口服吸收不完全，宜在饭前0.5～1h服用 2. 非选择性M受体阻断剂 3. 治疗量明显抑制胃肠道平滑肌 4. 减少胃酸分泌	1. 胃、十二指肠溃疡 2. 胃肠痉挛和泌尿道痉挛 3. 遗尿症 4. 妊娠呕吐
叔胺类		
盐酸黄酮哌酯	非选择性直接松弛平滑肌	减轻胃肠道、胆道、输尿管和子宫平滑肌痉挛
氯化奥昔布宁	非选择性直接松弛平滑肌	减轻胃肠道、胆道、输尿管和子宫平滑肌痉挛
贝那替秦（胃复康）	口服较易吸收	1. 兼有焦虑症的溃疡 2. 肠蠕动亢进 3. 膀胱刺激征

经 典 试 题

一、填空题

1. 阿托品对眼睛的作用是①________、②________和③________，临床常用该药的④________作用检查眼底，但因持续时间⑤________，故常被⑥________取代。

2. 阿托品禁用于①________、②________和③________等。

3. 山莨菪碱临床上常用于①________、②________、③________、④________和⑤________。

4. 山莨菪碱用于麻醉前给药优于阿托品，是因为山莨菪碱①________、②________和③________。

5. 颠茄生物碱的合成、半合成代用品合成扩瞳药有①________、②________等；合成解痉药有③________、④________两类。

二、选择题

【A型题】

1. 阿托品对眼的作用是
   A. 缩瞳，眼压升高，调节痉挛
   B. 扩瞳，眼压降低，调节痉挛
   C. 缩瞳，眼压降低，调节痉挛
   D. 扩瞳，眼压升高，调节麻痹
   E. 缩瞳，眼压升高，调节麻痹

2. 阿托品解痉效果最好的是

A. 输尿管平滑肌
B. 胆道平滑肌
C. 胃肠道平滑肌
D. 子宫平滑肌
E. 支气管平滑肌

3. 阿托品治疗休克最适合于
A. 失血性休克
B. 感染性休克
C. 心源性休克
D. 过敏性休克
E. 神经源性休克

4. 阿托品抗休克的主要作用机制是
A. 舒张肾血管
B. 兴奋中枢，改善呼吸
C. 扩张支气管
D. 增加心排出量
E. 扩张血管，改善微循环

5. 全身麻醉前给予阿托品的目的是
A. 镇静
B. 加强麻醉效果
C. 预防胃肠痉挛
D. 预防心血管并发症
E. 减少呼吸道腺体分泌

6. 阿托品最早出现的不良反应是
A. 口干
B. 失眠
C. 心悸
D. 腹胀
E. 视物模糊

7. 治疗胆绞痛宜首选
A. 阿托品
B. 哌替啶
C. 阿司匹林
D. 丙胺太林
E. 阿托品+哌替啶

8. 阿托品中毒的对抗药物是
A. 后马托品
B. 山莨菪碱
C. 东莨菪碱
D. 琥珀胆碱
E. 毛果芸香碱

9. 阿托品可用于治疗
A. 晕动症
B. 心动过速
C. 重症肌无力
D. 青光眼
E. 缓慢型心律失常

10. 下列中与阿托品阻断M胆碱受体作用无关的是
A. 瞳孔扩大
B. 心率加快
C. 松弛内脏平滑肌
D. 抑制腺体分泌
E. 解除小血管痉挛

11. 与阿托品比较，东莨菪碱最显著的作用特点是
A. 抑制腺体分泌
B. 中枢抑制作用
C. 松弛胃肠平滑肌
D. 扩瞳作用
E. 松弛支气管平滑肌

12. 山莨菪碱不可用于
A. 防治晕动病
B. 治疗青光眼

C. 抗帕金森病
D. 抗感染性休克
E. 作中药麻醉

13. 下列药物中具有抗晕动病及抗帕金森病的药物是
A. 哌仑西平
B. 东莨菪碱
C. 阿托品
D. 后马托品
E. 山莨菪碱

14. 下列对于哌仑西平的描述中错误的是
A. 抑制胃酸分泌作用强
B. 与 M_4 受体有亲和力
C. 对 M_1 受体选择性高
D. 无中枢兴奋作用
E. 不能抑制胃蛋白酶分泌

【B 型题】
A. 东莨菪碱
B. 胃复康
C. 阿托品
D. 后马托品
E. 匹鲁卡品
1. 儿童验光配眼镜宜用
2. 可用于震颤麻痹症
3. 用于心动过缓
4. 治疗青光眼
5. 适用于兼有焦虑症的溃疡病

【C 型题】
A. 山莨菪碱
B. 东莨菪碱
C. 二者均是
D. 二者均否
1. 不易通过血脑屏障，无中枢兴奋作用的是
2. 易通过血脑屏障，具有中枢抑制作用的是
3. 可治疗血栓性静脉炎的是
4. 可治疗青光眼的是
5. 具有抗晕动病和抗震颤麻痹作用的是
6. 可用于治疗重症肌无力的是
7. 属于选择性阻断 M 胆碱受体的药物是

A. 阿托品
B. 后马托品
C. 二者均是
D. 二者均否
8. 验光配镜可选用
9. 扩瞳和调节麻痹作用比较短暂的是

【X 型题】
1. 阿托品的药理作用有
A. 抑制腺体分泌
B. 解除平滑肌痉挛
C. 心率加快，血管扩张
D. 较大剂量兴奋中枢神经
E. 扩瞳、升高眼压、调节麻痹

2. 阿托品的临床用途有
A. 治疗缓慢型心律失常
B. 解救有机磷酸酯类中毒
C. 用于中毒性休克
D. 解除内脏平滑肌痉挛痛
E. 眼科用于虹膜睫状体炎及检查眼底

3. 阿托品中毒的表现有
A. 口干、心悸
B. 皮肤潮红、体温升高
C. 视物不清
D. 排尿困难
E. 语言不清、烦躁不安等

4. 阿托品可解救有机磷酸酯类中毒的哪些症状
A. 消除肌震颤
B. 扩大瞳孔
C. 减少唾液分泌
D. 减轻胃肠道症状
E. 缓解支气管痉挛

5. 对东莨菪碱的叙述，正确的有
A. 中枢抑制作用较强
B. 有中枢抗胆碱作用
C. 有抗晕动病和抗震颤麻痹作用
D. 抑制腺体分泌的作用较阿托品强
E. 对心血管的作用较阿托品弱

6. 东莨菪碱可用于
A. 治疗晕动症
B. 麻醉前给药
C. 治疗帕金森病
D. 治疗妊娠呕吐
E. 治疗放射病呕吐

7. 山莨菪碱的作用特点有
A. 中枢兴奋作用弱
B. 解除血管痉挛作用明显
C. 毒性较低
D. 用于麻醉前给药效果好
E. 抑制唾液分泌和扩瞳作用弱

三、问答题

1. 简述阿托品的作用机制、药理作用、临床应用和不良反应。
2. 简述阿托品的不良反应及中毒后解救措施。
3. 简述东莨菪碱的药理作用特点及临床应用。
4. 简述山莨菪碱的作用特点。

参考答案

一、填空题

1. ①扩瞳　②眼压升高　③调节麻痹　④扩瞳　⑤长　⑥后马托品
2. ①青光眼　②前列腺肥大　③幽门梗阻
3. ①麻醉前给药　②晕动症　③震颤麻痹　④妊娠或放射病呕吐
4. ①抑制气管腺体分泌的作用强　②兴奋呼吸　③中枢抑制或镇静
5. ①后马托品　②托吡卡胺　③季铵类　④叔胺类

二、选择题

【A型题】

1. D　2. C　3. B　4. E　5. E　6. A　7. E　8. E　9. E　10. E
11. B　12. D　13. B　14. E

【B 型题】

1. C　2. A　3. C　4. E　5. B

【C 型题】

1. A　2. B　3. B　4. D　5. B　6. D　7. C　8. C　9. B

【X 型题】

1. ABCDE　2. ABCDE　3. ABCDE　4. BCDE　5. ABCDE　6. ABCDE　7. ABCDE

三、问答题

1. 答题要点参阅表 8-1、图 8-1、学习导图以及 X 型选择题第 1、2 题。

作用机制：竞争性阻断 M 受体，对抗 ACh 对 M 受体的激动作用。

药理作用：（1）抑制腺体分泌。
（2）扩瞳、升高眼压、调节麻痹。
（3）松弛内脏平滑肌
（4）兴奋心脏，加快心率、加快房室传导。
（5）扩张血管、改善微循环。
（6）治疗量中枢兴奋作用。

临床应用：（1）麻醉前给药、盗汗及流涎症。
（2）验光配镜、检查眼底、虹膜睫状体炎。
（3）胃肠绞痛，膀胱刺激症状。
（4）缓慢型心律失常。
（5）感染中毒休克。
（6）解救磷酸酯类中毒。

2. 答题要点参阅名词解释、学习导图以及 X 型选择题第 3 题。

阿托品常见不良反应：口干、视物模糊、心率加快、瞳孔扩大及皮肤潮红等（阿托品化）。随着剂量增大，其不良反应逐渐加重，甚至出现明显中枢中毒症状。

阿托品中毒的解救：

（1）对症治疗：如属口服中毒，应立即洗胃、导泻，以促进毒物排出。

（2）毒扁豆碱 1~4mg（儿童 0.5mg）缓慢静脉注射，如患者有明显中枢兴奋时，可用地西泮对抗。

（3）应对患者进行人工呼吸。此外，还可用冰袋及乙醇擦浴以降低患者的体温。

3. 答题要点参阅 X 型选择题第 5、6 题及学习导图。

东莨菪碱药理作用特点：

（1）中枢抑制作用较强。

（2）有中枢抗胆碱作用。

（3）有抗晕动病和抗震颤麻痹作用。
（4）抑制腺体分泌的作用较阿托品强。
（5）对心血管的作用较阿托品弱。
东莨菪碱临床应用：
（1）治疗晕动症。
（2）麻醉前给药。
（3）治疗帕金森病。
（4）治疗妊娠呕吐。
（5）治疗放射病呕吐。
4. 答题要点参阅 X 型选择题第 7 题及学习导图。
山莨菪碱的作用特点有：
（1）中枢兴奋作用弱。
（2）解除血管痉挛作用明显。
（3）毒性较低。
（4）用于麻醉前给药效果好。
（5）抑制唾液分泌和扩瞳作用弱。

（孙丽华　龚冬梅）

第九章　胆碱受体阻断药（Ⅱ）——N 胆碱受体阻断药

学习要求

1. 重点掌握骨骼肌松弛药的分类、代表药、作用特点及临床应用。
2. 熟悉神经节阻断药物的作用部位，分析其作用特点及临床应用。

学习导图

- 胆碱受体阻断药（Ⅱ）——N胆碱受体阻断药
  - 神经节阻断药
    - 药理作用：与神经节的N_N受体结合，竞争性地阻断ACh与受体结合，使ACh不能引起神经节细胞除极化，阻断神经冲动在神经节中的传递
    - 临床应用：麻醉时控制血压；主动脉瘤手术，尤其是当禁忌使用β肾上腺素受体阻断剂时；代表药物：美卡拉明和樟磺咪芬
  - 骨骼肌松弛药
    - 除极化型肌松药　※ 琥珀胆碱
      - （1）作用机制：能与神经肌肉接头后膜N_M胆碱受体结合，产生与ACh相似但较持久的除极化作用，神经肌肉接头后膜的N_M受体不能对ACh起反应，使骨骼肌松弛
      - （2）临床作用：①气管内插管、气管镜、食管镜检查等短时操作；②辅助麻醉
      - （3）主要不良反应：①窒息；②眼压升高；③肌束颤动；④血钾升高；⑤心血管反应；⑥恶性高热
    - 非除极化型骨松药　※ 筒箭毒碱
      - 与ACh竞争神经肌肉接头的N_M胆碱受体，但不激动受体，能竞争性阻断ACh的除极化作用，其本身不引起突触后膜的除极化，使骨骼肌松弛
      - ➢临床应用：麻醉辅助药，用于胸腹手术和气管插管等
      - ➢筒箭毒碱中毒可用新斯的明抢救
      - ➢禁忌证为重症肌无力、支气管哮喘和严重休克

【名词解释】

名　词	英文名	定义或概念
神经节阻断药	ganglionic blocking agent	此类药物能选择性与神经节细胞的 N_N 受体结合，竞争性阻断 ACh 与受体结合，使 ACh 不能引起神经节细胞除极化，从而阻滞了神经冲动在神经节的传递
骨骼肌松弛药	skeletal muscular relaxants	又称为 N_M 受体阻断药，能作用于神经肌肉接头后膜的 N_M 胆碱受体，产生神经肌肉的阻滞作用，故亦称为神经肌肉阻滞药（neuro-muscular blocking agent），为全麻用药的重要组成部分
除极化型肌松药	depolarizing muscular relaxants	这类药物又称为非竞争型肌松药（noncompetitive muscular relaxants），其分子结构与 ACh 相似，与神经肌肉接头后膜的胆碱受体有较强的亲和力，且在神经肌肉接头处不易被胆碱酯酶分解，因而产生与 ACh 相似但较持久的除极化作用，使神经肌肉接头后膜的 N_M 胆碱受体不能对 ACh 起反应，此时神经肌肉的阻滞方式已由除极化转变为非除极化，前者为Ⅰ相阻断，后者为Ⅱ相阻断，从而使骨骼肌松弛
非除极化型肌松药	non-depolarizing muscular relaxants	又称竞争型肌松药（competitive muscular relaxants）。这类药物能与 ACh 竞争神经肌肉接头的 N_M 胆碱受体，但不激动受体，能竞争性阻断 ACh 的除极化作用，使骨骼肌松弛。抗胆碱酯酶药可拮抗其肌松作用，故过量可用适量的新斯的明解救

【知识图解】

表 9-1　N_M 胆碱受体阻断药——骨骼肌松弛药作用特点比较

特　点	非除极化型	除极化型
代表药物	筒箭毒碱	琥珀胆碱
作用机制	与 ACh 竞争 N_M 受体	持久除极化，降低终板对 ACh 敏感性
作用维持时间	较长（80~120min）	较短（5~8min）
蓄积作用	有	无
对抗药	新斯的明	无
不良反应	阻断神经节	损伤肌梭、血 K^+ 升高

表 9-2 琥珀胆碱与筒箭毒碱比较

	琥珀胆碱	筒箭毒碱
前期给予氯化筒箭毒碱	拮抗效果	增强效果
前期给予琥珀胆碱	有时产生快速耐受性，可能出现增强效果	无效，无拮抗效果
胆碱酯酶抑制作用效果	无拮抗效果	逆转效果
对运动终板的作用	部分、持久除极化	提高乙酰胆碱的作用阈值，无除极化作用
对横纹肌的初始兴奋效果	短暂的肌束震颤	无
药理作用	肌肉松弛	1. 肌肉松弛 2. 神经节阻断 3. 释放组胺
肌肉松弛先后顺序	颈部肌肉→肩胛、腹部和四肢	眼肌→四肢、颈部和躯干肌肉 →肋间肌→膈肌
临床应用	1. 气管内插管、气管镜、食管镜检查等短时操作 2. 辅助麻醉	麻醉辅助药，用于胸腹手术和气管插管等
不良反应	1. 窒息 2. 眼压升高 3. 肌束颤动 4. 血钾升高 5. 腺体分泌增加、组胺释放、恶性高热	1. 心率减慢、血压下降、支气管痉挛、唾液分泌增加 2. 大剂量：呼吸肌麻痹
禁忌证	1. 大面积软组织损伤如烧伤、恶性肿瘤、肾功能损害、脑血管意外等可致血钾升高的疾患 2. 青光眼、白内障晶体摘除术	1. 重症肌无力 2. 支气管哮喘 3. 严重休克
中毒解救	常备人工呼吸机	人工呼吸+新斯的明

经 典 试 题

一、填空题

1. 神经节阻断药能选择性与神经节细胞的①________受体结合，竞争性阻断②

_______与受体结合，使之不能引起神经节细胞③_______，阻断神经冲动在神经节中传递。

2. 骨骼肌松弛药是一类作用于①_______的终板膜上的②_______受体，阻断神经冲动在③_______的传递。这类药按其作用机制不同，分为④_______型肌松药和⑤_______型肌松药两类。

3. 琥珀胆碱过量易引起①_______、②_______、③_______、④_______和⑤_______等。

二、选择题

【A型题】

1. 神经节阻滞药有意义的效应是
   A. 口干、便秘
   B. 视物不清
   C. 尿潴留
   D. 骨骼肌松弛
   E. 降血压

2. 神经节阻滞药临床用途主要是
   A. 高血压
   B. 尿潴留
   C. 嗜铬细胞瘤
   D. 麻醉时控制血压，减少术后出血
   E. 以上均可

3. 筒箭毒碱中毒时，抢救的方法是使用
   A. 新斯的明
   B. 人工呼吸
   C. 去甲肾上腺素
   D. 肾上腺素
   E. 人工呼吸配合新斯的明

4. 琥珀胆碱使骨骼肌松弛的机制是
   A. 中枢性肌松作用
   B. 抑制胆碱酯酶
   C. 促进运动神经末梢释放 ACh
   D. 抑制运动神经末梢释放 ACh
   E. 运动终板膜产生持久除极化

5. 除极化型肌松药不具备下列哪项特点
   A. 用药后常见短暂肌颤
   B. 连续用药可产生快速耐受性
   C. 过量致呼吸肌麻痹
   D. 治疗量无神经节阻断作用
   E. 新斯的明能解除其中毒症状

【B型题】

A. 加拉碘铵
B. 琥珀胆碱
C. 美卡拉明
D. 筒箭毒碱
E. 托吡卡胺

1. 属非除极化型肌松药，有阻断神经节及促进组胺释放作用的是
2. 属非除极化型肌松药，无阻断神经节及释放组胺作用的是
3. 属神经节阻断药
4. 属除极化型肌松药

A. 支气管哮喘
B. 痛风病
C. 癫痫
D. 甲亢患者
E. 烧伤或偏瘫患者

5. 琥珀胆碱禁用于

6. 筒箭毒碱禁用于

A. 筒箭毒碱
B. 泮库碘铵
C. 加拉碘铵
D. 琥珀胆碱
E. 山莨菪碱

7. 可引起血钾升高的是
8. 新斯的明可加重上列药物过量中毒的是

【C 型题】

A. 琥珀胆碱
B. 筒箭毒碱
C. 二者均是
D. 二者均否

1. 竞争型肌松药是
2. 除极化型肌松药是
3. 具有松弛骨骼肌作用的药物是
4. 竞争性 N_M 胆碱受体阻断药是
5. 与氨基苷类抗生素合用时易引起呼吸肌麻痹的药物是
6. 具有阻断神经节作用的药物是
7. 具有释放组胺的药物是
8. 青光眼患者禁用

【X 型题】

1. 除极化型骨骼肌松弛药的特点有
A. 非除极化型肌松药可减弱其作用
B. 用药后常先出现短暂的肌束颤动
C. 连续用药可产生快速耐受性
D. 可使血钾升高
E. 过量中毒用新斯的明解救无效

2. 非除极化型骨骼肌松弛药的特点是
A. 选择性激动 N_M 受体
B. 骨骼肌松弛前无兴奋现象
C. 具有不同程度神经节阻断作用
D. 过量中毒可用新斯的明解救
E. 氨基苷类抗生素和乙醚能增强及延长肌松作用

3. 对筒箭毒碱的叙述，正确的有
A. 竞争型肌松药
B. 阻断骨骼肌 N_M 受体
C. 可阻断神经节
D. 口服易吸收
E. 过量中毒可用新斯的明解毒

4. 对琥珀胆碱的叙述，正确的有
A. 除极化型肌松药
B. 常出现短暂肌颤
C. 用于麻醉前给药
D. 可引起血钾升高
E. 过量中毒不能用新斯的明解毒

三、问答题

1. 简述神经节阻断药的作用机制。
2. 简述除极化型肌松药琥珀胆碱的作用机制、临床应用及不良反应。
3, 试比较琥珀胆碱和筒箭毒碱的药理作用、临床应用、不良反应、中毒解救。

参考答案

一、填空题

1. ①N胆碱　②ACh　③除极化（产生动作电位）
2. ①神经肌肉接头　②N_M胆碱　③神经肌肉接头　④除极化　⑤非除极化
3. ①窒息或呼吸暂停　②肌束颤动　③血钾升高　④发热　⑤腺体分泌增加

二、选择题

【A型题】

1. E　2. D　3. E　4. E　5. E

【B型题】

1. D　2. A　3. C　4. B　5. E　6. A　7. D　8. D

【C型题】

1. B　2. A　3. C　4. B　5. A　6. B　7. C　8. A

【X型题】

1. ABCDE　2. BCDE　3. ABCE　4. ABCDE

三、问答题

1. 答题要点参阅名词解释及学习导图。

神经节阻断药又称为N_N受体阻断药，能与神经节的N_N受体结合，竞争性地阻断ACh与受体结合，使ACh不能引起神经节细胞除极化，从而阻断了神经冲动在神经节中的传递。

2. 答题要点参阅表9-2。

（1）作用机制：琥珀胆碱为非竞争型肌松药，其分子结构与ACh相似，能与神经肌肉接头后膜的胆碱受体结合，产生与ACh相似但较持久的除极化作用，使神经肌肉接头后膜的N_M胆碱受体不能对ACh起反应，从而使骨骼肌松弛。

（2）临床应用：①气管内插管、气管镜、食管镜检查等短时操作；②辅助麻醉：静脉滴注可维持长时间的肌松作用，便于在浅麻醉下进行外科手术，以减少麻醉药用量，保证手术安全。

（3）主要不良反应：①窒息；②眼压升高；③肌束颤动；④血钾升高；⑤心血管反应；⑥恶性高热。

3. 答题要点参阅表9-2。

琥珀胆碱为除极化肌松药，药理作用主要是肌肉松弛作用；筒箭毒碱为非除极化肌松药，除肌肉松弛作用外还包括神经节阻断、释放组胺等。

琥珀胆碱临床应用包括气管内插管、气管镜、食管镜检查等短时操作；辅助麻醉等；筒箭毒碱临床应用为麻醉辅助药，用于胸腹手术和气管插管等。

琥珀胆碱不良反应包括窒息、眼压升高、肌束颤动、血钾升高、腺体分泌增加、组胺释放、恶性高热等；筒箭毒碱不良反应包括心率减慢、血压下降、支气管痉挛、唾液分泌增加，大剂量导致呼吸肌麻痹。

中毒解救：琥珀胆碱中毒解救常备人工呼吸机；筒箭毒碱中毒解救为人工呼吸，同时给新斯的明抢救。

（孙丽华　龚冬梅）

第十章　肾上腺素受体激动药

学习要求

1. 掌握肾上腺素受体激动药肾上腺素、多巴胺、异丙肾上腺素的药理作用及临床应用。

2. 熟悉多巴胺、异丙肾上腺素的药理作用及临床应用。

3. 了解去甲肾上腺素的药理作用、临床应用、不良反应及禁忌证。

学习导图

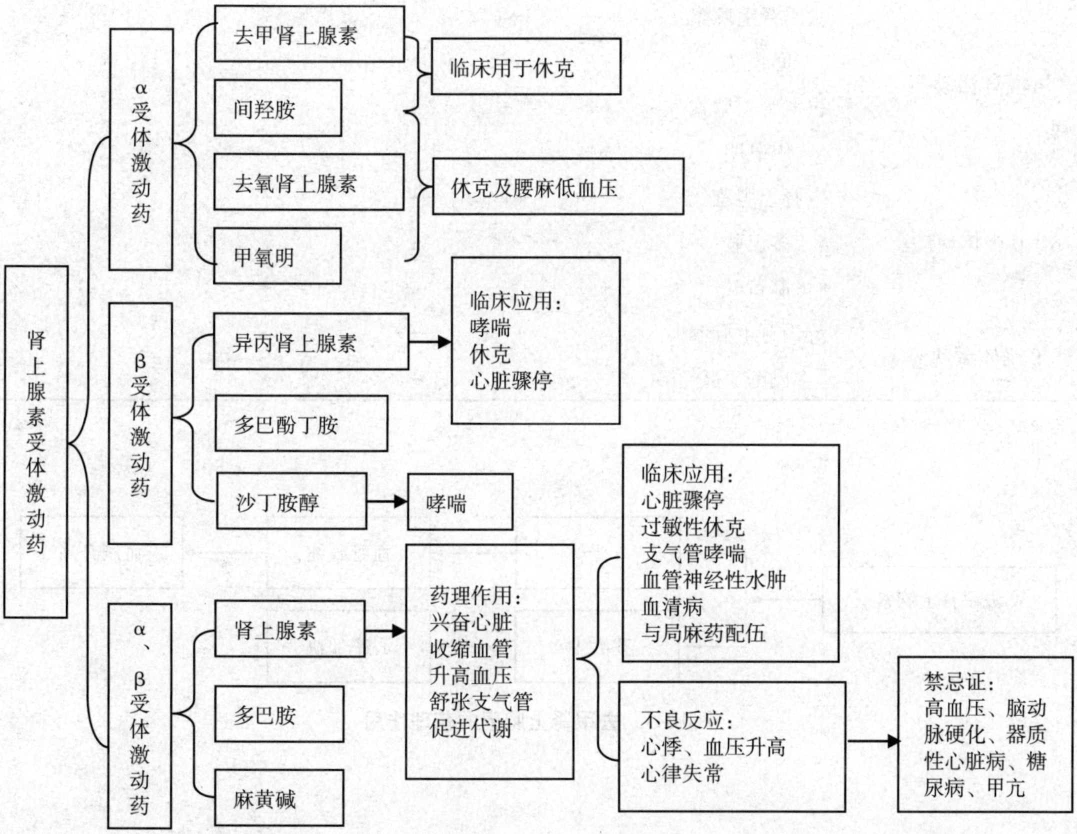

【名词解释】

名　词	英 文 名	定义或概念
拟肾上腺素药	adrenomimetic drugs	是一类与肾上腺素、去甲肾上腺素的化学结构和药理作用相似的药物，与肾上腺素受体结合后可激动受体，产生肾上腺素样作用
儿茶酚胺类药物	catecholamine drugs	是指肾上腺素、去甲肾上腺素、异丙肾上腺素和多巴胺等胺类化学物质，在苯环第3、4位碳原子上都有羟基，形成儿茶酚，故称为儿茶酚胺类药物

【知识图解】

表 10-1　拟肾上腺素药的分类及基本作用比较

分类	药物	对不同受体作用比较			作用方式	
		α	β_1	β_2	直接作用受体	间接作用受体
α受体激动药	去甲肾上腺素	+++	++	±	+	
	间羟胺	++	+	+	+	+
	去氧肾上腺素	++	±	±	+	±
	甲氧明	++	−	−	+	−
α、β受体激动药	肾上腺素	++++	+++	+++	+	
	多巴胺	+	++	±	+	+
	麻黄碱	++	++	++	+	+
β受体激动药	异丙肾上腺素	−	+++	+++	+	
	多巴酚丁胺	+	++	+	+	±

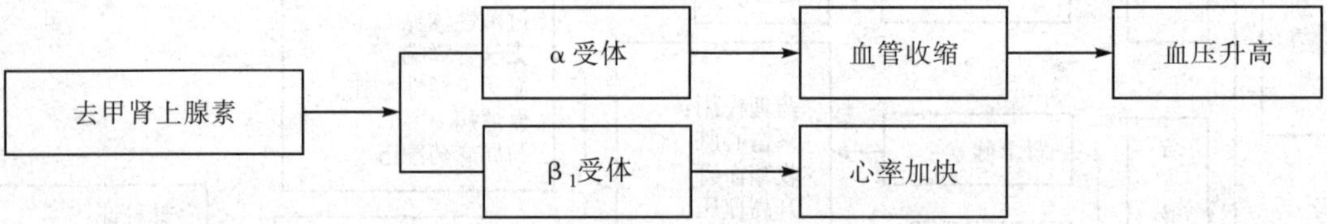

图 10-1　去甲肾上腺素的药理作用

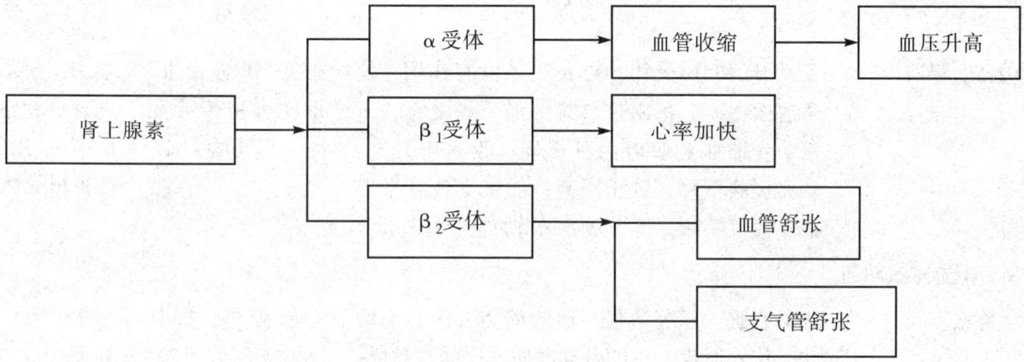

图 10-2 肾上腺素的药理作用

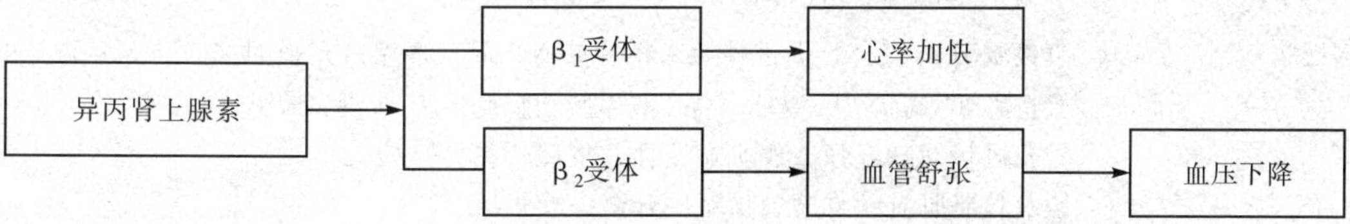

图 10-3 异丙肾上腺素的药理作用

表 10-2 肾上腺素受体激动药的比较

	作 用	应用	不良反应
1. α受体激动药			
去甲肾上腺素	激动 $β_1$ 受体，使心肌收缩力增强，传导加速，整体情况下心率减慢。激动α受体，使血管收缩，收缩压和舒张压均显著升高	休克和低血压，上消化道出血	局部组织缺血坏死，急性肾衰竭
间羟胺	①直接激动α受体，对β受体作用弱；②促进神经末梢释放 NA；③兴奋心脏，收缩血管，升压作用弱而持久。收缩肾血管作用较弱	代替 NA 用于各型休克早期和药物中毒引起的低血压	
2. β受体激动药			

续 表

	作 用	应用	不良反应
异丙肾上腺素	激动 β_1 和 β_2 受体，对 α 受体没有作用。使心脏兴奋，心排出量显著增加，舒张冠状血管、骨骼肌和腹腔内脏血管；收缩压升高，舒张压略下降，脉压增高；舒张支气管平滑肌；促进糖原、脂肪分解，增加组织耗氧量	心脏骤停，Ⅱ、Ⅲ度房室传导阻滞，支气管哮喘	心悸、心动过速、室颤，反复应用易产生耐受性
3. α、β 受体激动药			
肾上腺素	兴奋心脏，显著增强心肌收缩力，使心率增快，传导加速，心排出量增加。皮肤、黏膜、腹腔内脏血管收缩，骨骼肌和冠脉血管舒张。小剂量收缩压升高，舒张压不变或略降低；大剂量时收缩压和舒张压均升高。激动支气管平滑肌 β_2 受体，支气管舒张。促进脂肪及肝糖原分解，机体代谢增强，耗氧量增加	心脏骤停，抗休克，支气管哮喘，与局麻药配伍和局部止血	心悸、血压升高、心律失常等
多巴胺	直接激动 β_1 受体，促进神经末梢释放 NA 而兴奋心脏。激动 DA 受体，肾、肠系膜和脑血管及冠状动脉舒张；激动 α 受体，皮肤、黏膜及骨骼肌血管收缩。收缩压升高，舒张压略升高或不变。舒张肾血管，肾血流及滤过率增加；直接抑制肾小管对 Na^+ 的重吸收，排钠利尿	休克，充血性心力衰竭，急性肾衰竭	
麻黄碱	直接激动 α、β 受体，间接拟肾上腺素作用，促进神经末梢释放 NA。对心血管和支气管的作用与肾上腺素相似，但起效缓慢，作用弱而持久。中枢神经系统的兴奋作用较肾上腺素强	支气管哮喘，充血性鼻塞，防治某些低血压状态，某些变态反应疾病	失眠"

表 10-3 肾上腺素受体激动药对心率的作用

药物	激动受体	血压	心率		
		(总外周阻力)	反射	直接	反射与直接
去甲肾上腺素	α、β_1	↑	↓*	↑	↓或↑
去氧肾上腺素	α_1	↑	↓*	0	↓
异丙肾上腺素	β_1、β_2	↓	↑	↑	↑↑
多巴酚丁胺	β_1	0	0	↑	↑

注：* 可为阿托品阻断

表 10-4 拟肾上腺素药的作用和用途比较

药名	α 受体	$β_1$ 受体	$β_2$ 受体	心肌收缩力	心率	收缩压/舒张压	肾血流量	支气管	中枢	作用时间	用途
肾上腺素	++++	++++	+++	+++	++	++/−或+	−	−−−	−	短	心脏骤停、过敏性休克、支气管哮喘、与局麻药合用及局部止血
麻黄碱	++	++	++	++	±	+/+	−	−−	++	长	低血压、支气管哮喘、鼻黏膜肿胀及荨麻疹
多巴胺	+	++	⊕	++	±	+/−或+	++	−	±	短	休克及急性肾衰竭
去甲肾上腺素	+++	++	⊕	+	−	+++或+++	−−	○	+	短	休克及上消化道出血
间羟胺	−	−	−	−	−	+/+	−	○	+	中	休克
异丙肾上腺素	○	+++	+++	+++	+++	+++/−−	+	−−−	+	中	心脏骤停、房室传导阻滞、休克及支气管哮喘

注：+表示兴奋或增加；−表示抑制或减少；±表示不定；⊕表示甚微；○表示无或几乎无作用

经 典 试 题

一、填空题

1. 激动 α 和 β 受体的药物有①________、②________；主要激动 α 受体的药物有③________、④________；主要激动 β 受体的药物有⑤________、⑥________。

2. 肾上腺素可激动①________受体，使②________血管收缩，又可激动③________受体，使心脏④________受体兴奋，可使心肌收缩力⑤________、血压⑥________。

3. 去甲肾上腺素可用于治疗①________、②________、③________；其不良反应主要有④________和⑤________。

4. 肾上腺素的主要不良反应有①________、②________、③________；其主要禁忌证有④________、⑤________、⑥________和⑦________。

5. 多巴胺与利尿药合并应用于①________。

6. 麻黄素的特点是化学性质①________，口服有效，拟肾上腺素作用②________，中枢兴奋作用③________，易产生快速④________。

7. 去甲肾上腺素扩瞳的机制是兴奋瞳孔开大肌上的①________；阿托品扩瞳的机制是阻断瞳孔括约肌上的②________。

8. 治疗心脏骤停可选用的拟肾上腺素药物是①________或②________。

二、选择题

【A 型题】

1. 溺水、麻醉意外引起的心脏骤停或注射青霉素引起过敏性休克，应选用
   A. 去甲肾上腺素
   B. 多巴胺
   C. 多巴酚丁胺
   D. 异丙肾上腺素
   E. 肾上腺素

2. 具有舒张肾血管的拟肾上腺素药是
   A. 间羟胺
   B. 多巴胺
   C. 麻黄素
   D. 肾上腺素
   E. 去甲肾上腺素

3. 过量氯丙嗪引起的低血压，选用的对症治疗药物是
   A. 肾上腺素
   B. 麻黄碱
   C. 多巴胺
   D. 去甲肾上腺素
   E. 异丙肾上腺素

4. 去甲肾上腺素作用最显著的组织器官是
   A. 眼
   B. 骨骼肌
   C. 胃肠和膀胱平滑肌
   D. 腺体
   E. 皮肤、黏膜及腹腔内脏的血管

5. 治疗鼻炎、鼻窦炎出现的鼻黏膜充血，选用的滴鼻药是
   A. 麻黄碱
   B. 去甲肾上腺素
   C. 肾上腺素
   D. 多巴胺
   E. 异丙肾上腺素

6. 反复应用麻黄碱引起快速耐受性的原因是
   A. 受体被阻断
   B. 受体数目减少
   C. 递质耗竭，受体饱和
   D. 肝药酶诱导，加快代谢
   E. 胆碱能神经功能代偿性增强

7. 肾上腺素和异丙肾上腺素治疗支气管哮喘是由于激动了支气管平滑肌的

A. β_1 受体
B. β_2 受体
C. M 受体
D. N 受体
E. 组胺受体

8. 治疗量多巴胺舒张肾血管是由于
A. 激动 β_2 受体
B. 激动 M 受体
C. 激动多巴胺受体
D. 阻断 α 受体
E. 促进组胺释放

9. 给动物静注某药可引起血压升高，如果预先给予酚妥拉明后，再静脉注射该药时，则引起血压明显下降；但是如预先给予普萘洛尔后再静脉注射该药引起血压上升，此药可能是
A. 肾上腺素
B. 麻黄碱
C. 去甲肾上腺素
D. 东莨菪碱
E. 异丙肾上腺素

10. 去甲肾上腺素扩张冠状血管主要是由于
A. 激动 β_2 受体
B. 激动 M 受体
C. 激动 α_2 受体
D. 阻断 M 受体
E. 使心肌代谢产物腺苷增加

11. 去甲肾上腺素治疗上消化道出血时的给药方法是
A. 静脉滴注
B. 皮下注射
C. 肌内注射
D. 口服稀释法
E. 静脉注射

12. 使用过量最易引起心律失常的药物是
A. 麻黄碱
B. 肾上腺素
C. 间羟胺
D. 多巴胺
E. 去甲肾上腺素

【B 型题】

A. 被胆碱酯酶代谢
B. 原形自尿排出
C. 在肝脏被代谢
D. 经末梢再摄取
E. 被 MAO 和 COMT 代谢

1. 肾上腺素在体内消除的主要方式是
2. 神经末梢释放的去甲肾上腺素消除的主要方式是
3. 麻黄碱在体内消除的主要方式是
4. 多巴胺在体内消除的主要方式是

A. 激动突触后膜 β_1 受体
B. 酸中毒时用药
C. 升压作用弱，易引起耐受性
D. 散瞳、调节麻痹，用于验光、检查眼底
E. 散瞳、不引起眼压升高，用于检查眼底

5. 去氧肾上腺素可
6. 麻黄碱的作用特点是
7. 异丙肾上腺素兴奋心脏是由于
8. 治疗量多巴胺抗休克时的不利因素是

A. 多巴胺
B. 沙丁醇胺
C. 吗啡

D. 麻黄碱
E. 异丙肾上腺素

9. 选择性激动 β_2 受体的药是
10. 用于治疗心源性休克的药是
11. 可扩张肾血管并兼有排钠利尿的药是
12. 用于治疗心源性哮喘的药是
13. 支气管哮喘禁用
14. 用于房室传导阻滞的药是
15. 防治硬膜外麻醉引起的低血压宜选用
16. 能促进神经末梢递质释放，对中枢有兴奋作用的拟肾上腺素药是

【C 型题】

A. 静脉滴注肾上腺素 10 μg/min
B. 静脉滴注去甲肾上腺素 10 μg/min
C. 二者均有
D. 二者均无

1. 出现心率加快
2. 出现动脉血压升高
3. 出现心排出量增加
4. 出现骨骼肌血流量增加
5. 可用于治疗支气管哮喘

A. 肾上腺素
B. 异丙肾上腺素
C. 二者均是
D. 二者均非

6. 过敏性休克首先
7. 支气管哮喘应用
8. 抢救心脏骤停选用
9. 鼻出血或牙龈出血应用
10. 硬膜外麻醉预防低血压应用

A. 多巴胺
B. 多巴酚丁胺
C. 二者均是
D. 二者均非

11. 属于儿茶酚胺类的药物是
12. 对多巴胺受体无作用的是
13. 能舒张血管、增加肾血流量的是
14. 对 β_1、β_2 受体均有强兴奋作用的是

【X 型题】

1. 儿茶酚胺类药物包括
A. 多巴胺
B. 肾上腺素
C. 去甲肾上腺素
D. 麻黄碱
E. 异丙肾上腺素

2. 肾上腺素对血管的作用有
A. 收缩肾血管
B. 收缩皮肤、黏膜的血管
C. 舒张冠状血管
D. 扩张骨骼肌血管
E. 微弱收缩脑和肺血管

3. 去甲肾上腺素的禁忌证是
A. 高血压
B. 动脉硬化
C. 无尿患者
D. 支气管哮喘
E. 器质性心脏病

4. 异丙肾上腺素对心脏的作用有
A. 心肌收缩力加强
B. 传导加快
C. 心率加快
D. 心排出量增加
E. 心肌耗氧量增加

5. 异丙肾上腺素的用途有
A. 心脏骤停的复苏
B. 抗休克

C. 抗高血压
D. 治疗房室传导阻滞
E. 缓解支气管哮喘急性发作

6. 关于异丙肾上腺素作用的叙述，正确的有
A. 舒张支气管平滑肌
B. 主要舒张骨骼肌血管
C. 舒张冠脉血管
D. 升高血中游离脂肪酸
E. 兴奋 β_1 受体，增强心肌收缩力

7. 关于多巴胺的叙述，正确的是
A. 兴奋 β_1 受体，增加心排出量
B. 兴奋多巴胺受体，舒张肾血管
C. 兴奋 β_2 受体，舒张支气管
D. 兴奋多巴胺受体，舒张肠系膜血管
E. 大剂量兴奋 α 受体，增加外周阻力

8. 具有舒张冠脉血管的药物有
A. 肾上腺素
B. 多巴胺
C. 麻黄碱
D. 去甲肾上腺素
E. 异丙肾上腺素

9. 多巴胺的药理作用有
A. 兴奋 α、β 受体和外周多巴胺受体
B. 舒张肠系膜血管、肾血管及冠脉血管
C. 增强心肌收缩力，增加心排出量
D. 大剂量兴奋 α 受体，增加外周阻力
E. 低浓度时增加肾小球滤过率，还有排钠利尿作用

10. 肾上腺素可用于抢救过敏性休克，因为它可
A. 兴奋心脏
B. 收缩血管，升高血压
C. 舒张支气管平滑肌
D. 降低毛细血管通透性
E. 抑制肥大细胞释放组胺等炎性介质

11. 多巴胺治疗休克的药理学基础是
A. 增强心肌收缩力，增加心排出量
B. 增加收缩压及脉压
C. 大剂量时增加外周阻力，升高血压
D. 舒张肾血管，增加肾血流量
E. 有排钠利尿作用

三、问答题

1. 简述肾上腺受体激动药的分类及各代表药。
2. 肾上腺素对血管的作用有什么特点？
3. 去甲肾上腺素的禁忌证有哪些？
4. 异丙肾上腺素对心脏的作用有什么特点？
5. 简述异丙肾上腺素的临床应用。
6. 多巴胺有哪些药理作用？
7. 为什么肾上腺素可用于抢救过敏性休克？
8. 为什么多巴胺可用于抢救休克？
9. 肾上腺素和异丙肾上腺素有哪些共同的适应证？

参 考 答 案

一、填空题

1. ①肾上腺素 ②多巴胺 ③去甲肾上腺素 ④间羟胺 ⑤异丙肾上腺素 ⑥多巴酚丁胺

2. ①α ②皮肤、黏膜和腹腔内脏 ③β ④β_1 ⑤增强 ⑥升高

3. ①休克 ②上消化道出血 ③药物中毒性低血压 ④局部组织缺血坏死 ⑤急性肾功能衰竭

4. ①头痛或烦躁 ②心悸或血压升高 ③心律失常 ④高血压 ⑤器质性心脏病 ⑥糖尿病 ⑦甲状腺功能亢进或脑动脉硬化

5. ①急性肾衰竭

6. ①稳定 ②弱而持久 ③较显著 ④耐受性

7. ①α 受体 ②M 受体

8. ①肾上腺素 ②异丙肾上腺素

二、选择题

【A 型题】

1. E 2. B 3. D 4. E 5. A 6. C 7. B 8. C 9. A 10. E 11. D 12. B

【B 型题】

1. E 2. D 3. B 4. E 5. E 6. C 7. A 8. B 9. B 10. A 11. A 12. C 13. C 14. E 15. D 16. D

【C 型题】

1. A 2. B 3. A 4. A 5. A 6. A 7. C 8. C 9. A 10. D 11. C 12. B 13. A 14. D

【X 型题】

1. ABCE 2. ABCDE 3. ABCE 4. ABCDE 5. ABDE 6. ABCDE 7. ABDE 8. ACDE 9. ABCDE 10. ABCDE 11. ABCD

注：X 型题第 8 题的 B 选项，低浓度的多巴胺具有舒张冠脉血管的作用

三、问答题

1. 答题要点参阅表 10-1。

2. 答题要点：收缩肾血管，收缩皮肤、黏膜的血管，舒张冠状血管，扩张骨骼肌血管，微弱收缩脑和肺血管。

3. 答题要点：高血压、动脉硬化、无尿患者、器质性心脏病。

4. 答题要点：心肌收缩力加强、传导加快、心率加快、心排出量增加、心肌耗氧量增加。

5. 答题要点：心脏骤停的复苏、抗休克、治疗房室传导阻滞、缓解支气管哮喘急性发作。

6. 答题要点：兴奋 α、β 受体和外周多巴胺受体；舒张肠系膜血管、肾血管及冠脉血管；增强心肌收缩力，增加心排出量；大剂量兴奋 α 受体，增加外周阻力；低浓度时增加肾小球滤过率，还有排钠利尿作用。

7. 答题要点：兴奋心脏，收缩血管、升高血压，舒张支气管平滑肌，降低毛细血管通透性，抑制肥大细胞释放组胺等炎性介质。

8. 答题要点：增强心肌收缩力，增加心排出量；增加收缩压和脉压；大剂量时增加外周阻力，升高血压；舒张肾血管，增加肾血流量。

9. 答：肾上腺素和异丙肾上腺素都可用于治疗心脏骤停、房室传导阻滞和支气管哮喘。

（石　卓　张　明）

第十一章 肾上腺素受体阻断药

学习要求

1. 掌握β受体阻断药的药理作用、临床应用、不良反应及禁忌证。
2. 熟悉β受体阻断药代表药物。
3. 熟悉α受体阻断药酚妥拉明的药理作用及临床应用。

学习导图

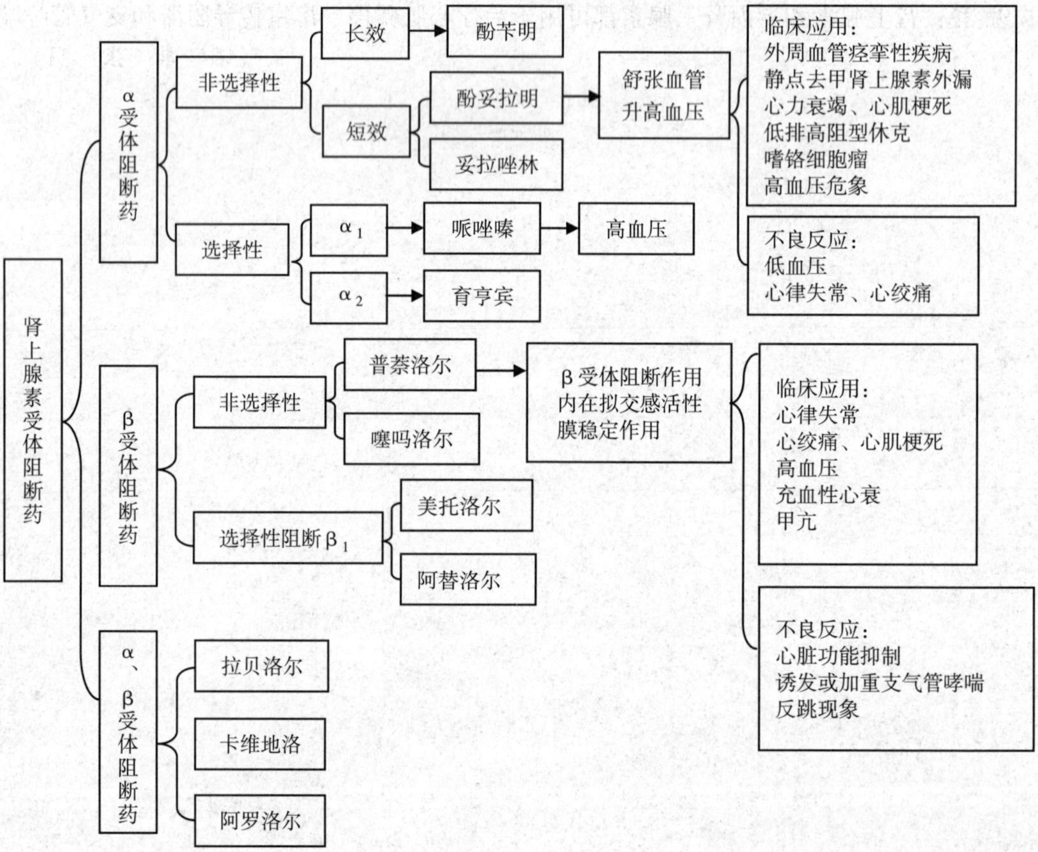

【名词解释】

名　词	英文名	定义或概念
肾上腺素升压作用的翻转	adrenaline reversal	α 受体阻断剂与 α 肾上腺素受体结合，其本身不激动或较少激动该受体，使去甲肾上腺素等不能与 α 受体结合而产生抗肾上腺素作用，结果使肾上腺素的升压作用翻转为降压作用，这种现象称为肾上腺素升压作用的翻转
竞争性 α 受体阻断药	competitive α-receptor blocker	酚妥拉明等药物与 α 受体结合后可拮抗肾上腺素的 α 型作用，但结合较疏松，易于解离，故能竞争性阻断 α 受体，使激动药的量效曲线平行右移
非竞争性 α 受体阻断药	noncompetitive α-receptor blocker	酚苄明等药物与 α 受体长时间牢固结合，可拮抗肾上腺素的 α 型作用，该作用为非竞争性
内在拟交感活性	intrinsic sympathomimetigactivily，ISA	有些 β 受体阻断剂除能阻断 β 受体外，尚对 β 受体有弱激动作用，称为内在拟交感活性
反跳现象	rebound	长期应用 β 受体阻断药突然停药，可引起原来病情复发或加重，其机制与受体上调有关

【知识图解】

表 11-1　α 肾上腺素受体阻断药

分类	代表药物		用途
α_1、α_2 受体阻断药	短效	酚妥拉明	（1）治疗外周血管痉挛性疾病 （2）肾上腺嗜铬细胞瘤诊治 （3）局部皮下浸润注射扩张血管 （4）抗休克 （5）心肌梗死、心力衰竭
		妥拉唑林（苄唑啉）	同上（1）、（3）
	长效	酚苄明（苯苄胺）	同上（1）、（2）
α_1 受体阻断药		哌唑嗪	高血压病
		酮色林（凯地舍林）	高血压病
α_2 受体阻断药		育亨宾	科研工具药

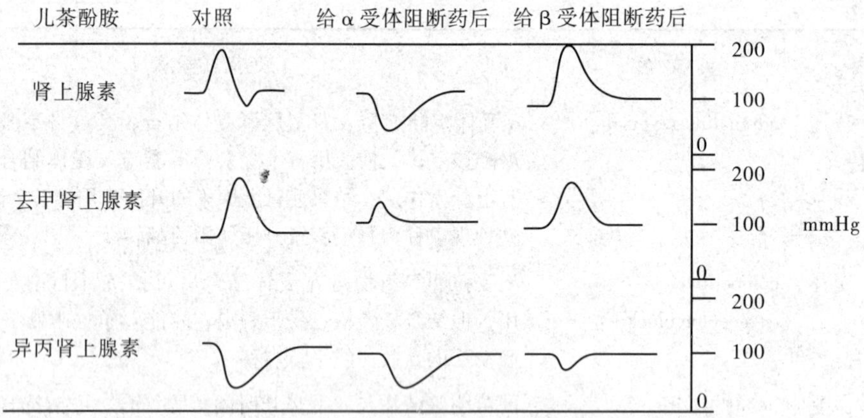

图 11-1 给肾上腺素受体阻断药前后，儿茶酚胺对犬血压的影响

表 11-2 酚妥拉明作用、用途、不良反应的内在联系

药理作用	临床用途	不良反应
1. 兴奋心脏	1. 治疗心力衰竭	1. HR↑、心绞痛
2. 扩张血管，血压下降，改善微循环	2. 治疗休克、肢端动脉痉挛、拟交感胺过量所致高血压、鉴别嗜铬细胞瘤，治疗 ED	2. 心悸、心律失常、直立性低血压、皮肤潮红
3. 组胺样作用	3. 增加胃酸分泌	3. 恶心、呕吐
4. 拟胆碱作用	4. 兴奋胃肠平滑肌	4. 腹痛、腹泻

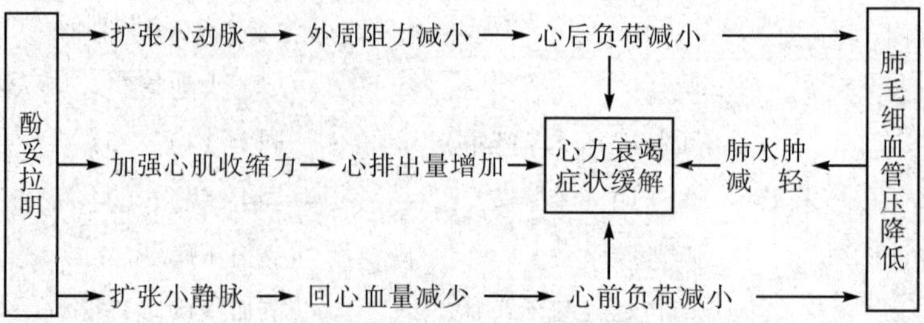

图 11-2 酚妥拉明对心力衰竭的治疗作用

表 11-3　β 受体阻断药分类及药效学特性比较

类别和药物		脂溶性	$β_1$ 受体选择性	内在拟交感活性	膜稳定作用	舒血管作用	其他作用
1 类：	$β_1$、$β_2$ 受体阻断药						
	普萘洛尔（propranolol）	+	−	−	+	−	
	噻吗洛尔（timolol）	−	−	−	−	−	降低眼压
	吲哚洛尔（pindolol）	−	−	++	+	−	
	索他洛尔（sotalol）	−	−	+		−	抗心律失常
2 类：	$β_1$ 受体阻断药						
	美托洛尔（metoprolol）	+	+	−	−		
	比索洛尔（bisoprolol）	+	+	−	−		
	醋丁洛尔（acebutolol）	+	±	+	+	++	
3 类：	α、β 受体阻断药						
	卡维地洛（carvedilol）	+	−	−		++	抗氧化
	拉贝洛尔（labetalol）	−	±	−			

表 11-4　β 受体阻断药的药理作用

阻断 $β_1$ 受体	阻断 $β_2$ 受体
心血管效应	引起某些小动脉收缩，如支配骨骼肌的小动脉
降低心率	增强呼吸道阻力，诱发支气管哮喘
减慢房室结传导速度	降低糖原分解和糖原异生
降低所有起搏细胞舒张期除极速率	抑制胰岛素分泌
降低心肌收缩力，引起：	拮抗儿茶酚胺引起的震颤
心脏每搏排出量减少	
心脏收缩末期血容量增加	
心排出量减少	
降低收缩速率	
降低心肌耗氧量	
降低血压	
抑制肾素分泌，引起血管紧张素减少	
因钠潴留引起水肿（心排出量减少所致）	
其他作用	
抑制脂肪分解	

表 11-5 β受体阻断药的作用与用途联系

药理作用	临床用途
1. 抑制心血管	心律失常、心绞痛、心肌梗死、心力衰竭、心肌病、上消化道出血、焦虑、偏头痛
抑制肾素分泌	高血压病、嗜铬细胞瘤
2. 收缩支气管平滑肌	
3. 抗代谢、抑制脂肪分解	甲状腺功能亢进
4. 内在拟交感活性	
5. 膜稳定作用（降低细胞膜对离子的通透性）	心律失常
6. 抗血小板聚集	冠心病（心绞痛、心肌梗死）
7. 降眼压	青光眼
8. 降低门静脉压力	上消化道出血

表 11-6 β受体阻断药的临床用途比较

用途	药物					
	普萘洛尔	吲哚洛尔	噻吗洛尔	阿替洛尔	倍他洛尔	美托洛尔
高血压	○	○	○	○	○	○
心绞痛	○	○	○	○	○	○
心律失常	○	○	×	○	×	○
心肌梗死	○	○	○	×	×	○
青光眼	○	×	○	○	○	×
甲亢	○	○	×	○	×	×
嗜铬细胞瘤	○	×	×	×	×	×
偏头痛	○	×	×	○	×	×

○有，×无

经 典 试 题

一、填空题

1. α受体阻断药能选择性地与①________受体结合，其本身②________或较少③________该受体，却能妨碍④________和⑤________与之结合，产生抗肾上腺素作用。

2. 酚妥拉明除对血管平滑肌①________阻断外，还可直接②________平滑肌，使外周血管③________，血压④________。

3. 普萘洛尔是①________药的典型代表，对心脏的作用是②________、③________、④________，故对心脏有强大的抑制作用。

4. β受体阻断药治疗心绞痛的药理学基础主要是①________、②________、③________、④________。

5. 长期应用β受体阻断药，可引起β受体①________调节，突然停药可引起②________现象，故停药应采取③________。

6. β受体阻断药的药理作用有①________、②________、③________。

7. β受体阻断药的用途包括①________、②________、③________、④________。

二、选择题

【A型题】

1. 可翻转肾上腺素升压效应的药物是
   A. N_1受体阻断药
   B. α受体阻断药
   C. N_2受体阻断药
   D. β受体阻断药
   E. M受体阻断药

2. 酚妥拉明治疗顽固性心力衰竭的药理学基础是
   A. 兴奋心脏，增加心排出量
   B. 抑制心脏，扩张血管
   C. 抑制心脏，降低心肌耗氧量
   D. 扩张外周小静脉，降低心脏前负荷
   E. 扩张外周小动脉，降低心脏后负荷

3. 对疑为嗜铬细胞瘤的严重高血压患者，应选用下列哪种药帮助诊断
   A. 普萘洛尔
   B. 酚妥拉明
   C. 组胺
   D. 酚苄明
   E. 哌唑嗪

4. 普萘洛尔能阻滞肾上腺素的下列哪种作用
   A. 血压升高
   B. 竖毛反应
   C. 出汗
   D. 射精功能
   E. 心动过速

5. 普萘洛尔治疗心绞痛的主要机制是
   A. 扩张冠状血管
   B. 降低心室壁张力
   C. 降低心脏前负荷
   D. 降低心脏后负荷
   E. 抑制心肌收缩力，减慢心率

6. β受体阻断药对下列哪种心律失常疗效最好
   A. 窦性心动过速
   B. 心房扑动
   C. 心房颤动
   C. 室上性心动过速
   D. 室性心动过速

7. 具有降低眼内压的β受体阻断药是
   A. 美托洛尔
   B. 阿替洛尔
   C. 普萘洛尔

D. 噻吗咯尔
E. 拉贝洛尔

8. 选择性 α_1 受体阻断药是
A. 甲基多巴
B. 可乐定
C. 哌唑嗪
D. 妥拉唑啉
E. 酚妥拉明

【B 型题】

A. α、β 受体阻断药
B. α 受体阻断药
C. β 受体阻断药
D. α_1 受体阻断药
E. β_1 受体阻断药

1. 普萘洛尔属于
2. 酚妥拉明属于
3. 哌唑嗪属于
4. 阿替洛尔属于
5. 拉贝洛尔属于
6. 噻吗洛尔属于

A. 酚妥拉明
B. 麻黄碱
C. 噻马洛尔
D. 普萘洛尔
E. 异丙肾上腺素

7. 治疗青光眼
8. 治疗甲状腺功能亢进
9. 治疗肢端动脉痉挛性疾病
10. 用于去甲肾上腺素静脉滴注外漏
11. 控制支气管哮喘急性发作
12. 可诱发或加重支气管哮喘的药物是

【C 型题】

A. 阻断 α_1 受体
B. 阻断 α_2 受体
C. 二者均是
D. 二者均否

1. 哌唑嗪
2. 育亨宾
3. 酚苄明
4. 酚妥拉明
5. 妥拉唑啉

A. 阻断 β_1 受体
B. 阻断 β_2 受体
C. 二者均是
D. 二者均否

6. 阿替洛尔
7. 普萘洛尔
8. 噻吗洛尔
9. α-甲基多巴

【X 型题】

1. 酚妥拉明的药理作用有
A. 阻断 Na^+通道
B. 阻断 α_1、α_2 受体而舒张血管
C. 拟胆碱作用
D. 直接舒张血管
E. 兴奋心脏的作用部分是由于反射引起

2. 酚妥拉明可用于治疗
A. 新生儿持续性肺动脉高压
B. 外周血管痉挛性疾病
C. 急性心肌梗死所致心力衰竭
D. 感染性休克
E. 肾上腺嗜铬细胞瘤术前准备

3. 酚妥拉明的不良反应有
A. 心律失常
B. 便秘
C. 低血压

D. 诱发溃疡
E. 诱发心绞痛

4. 普萘洛尔的作用特点有
A. 无内在拟交感活性
B. 可抑制肾素的释放
C. 明显减少心肌耗氧量
D. 对 β_1、β_2 受体选择性不高
E. 阻断 β_1 受体，心脏收缩力减弱

5. 普萘洛尔的临床用途有
A. 抗心律失常
B. 抗心绞痛
C. 偏头痛
D. 抗高血压
E. 嗜铬细胞瘤的诊断

6. β 受体阻断剂禁用于
A. 严重心力衰竭
B. 支气管哮喘
C. 心肌梗死
D. 窦性心动过缓
E. 重度房室传导阻滞

三、问答题

1. 试分析酚妥拉明的作用、用途及不良反应的内在联系。
2. 简述酚妥拉明治疗心力衰竭的药理学基础。
3. 试分析 β 受体阻断药的作用与用途之间的联系。
4. 普萘洛尔的作用特点有哪些？
5. 为什么长期应用普萘洛尔不能突然停药？

参 考 答 案

一、填空题

1. ①α 肾上腺素　②不激动　③激动　④去甲肾上腺素能神经递质　⑤肾上腺素受体激动药
2. ①α 受体　②舒张血管　③扩张　④下降
3. ①非选择性 β 受体阻断　②减慢心率　③降低心肌收缩力　④减少心肌耗氧量
4. ①阻断心脏 β 受体　②减少心肌耗氧量　③改善缺血区心肌的供血
5. ①向上　②反跳　③逐渐减量缓慢停药
6. ①阻断 β 受体　②内在拟交感活性　③膜稳定作用
7. ①抗高血压　②抗心律失常　③抗心绞痛　④治疗甲状腺功能亢进

二、选择题

【A 型题】

1. B　2. E　3. B　4. E　5. E　6. A　7. D　8. C

【B 型题】

1. C　2. B　3. D　4. E　5. A　6. C　7. C　8. D　9. A　10. A
11. E　12. D

【C 型题】

1. A　2. B　3. C　4. C　5. C　6. A　7. C　8. C　9. D

【X 型题】

1. BCDE　2. ABCDE　3. ACDE　4. ABCDE　5. ABCD　6. ABCE

三、问答题

1. 答题要点参阅表 11-2。
2. 答题要点参阅图 11-2。
3. 答题要点参阅表 11-5。
4. 答题要点：无内在拟交感活性；可抑制肾素的释放；明显减少心肌耗氧量；对 β_1、β_2 受体选择性不高；阻断 β_1 受体后，心脏收缩力减弱。
5. 答：由于长期应用 β 受体阻断药普萘洛尔可使 β 受体数目增多（受体上调），对相应递质反应敏感性增强，而突然停药可使原有的疾病病情加重。

（石　卓　张　明）

第十二章　中枢神经系统药理学概论

学习要求

1. 熟悉中枢递质（ACh、GABA、Glu、NA、DA、5-HT）和相应的受体及功能，有助于理解作用于中枢神经系统药物的作用机制。

2. 熟悉作用于中枢神经系统药物的分类（按作用机制）。

3. 了解神经元和神经胶质细胞生理和病理作用，有助于理解中枢系统疾病的发病机制和治疗策略。

学习导图

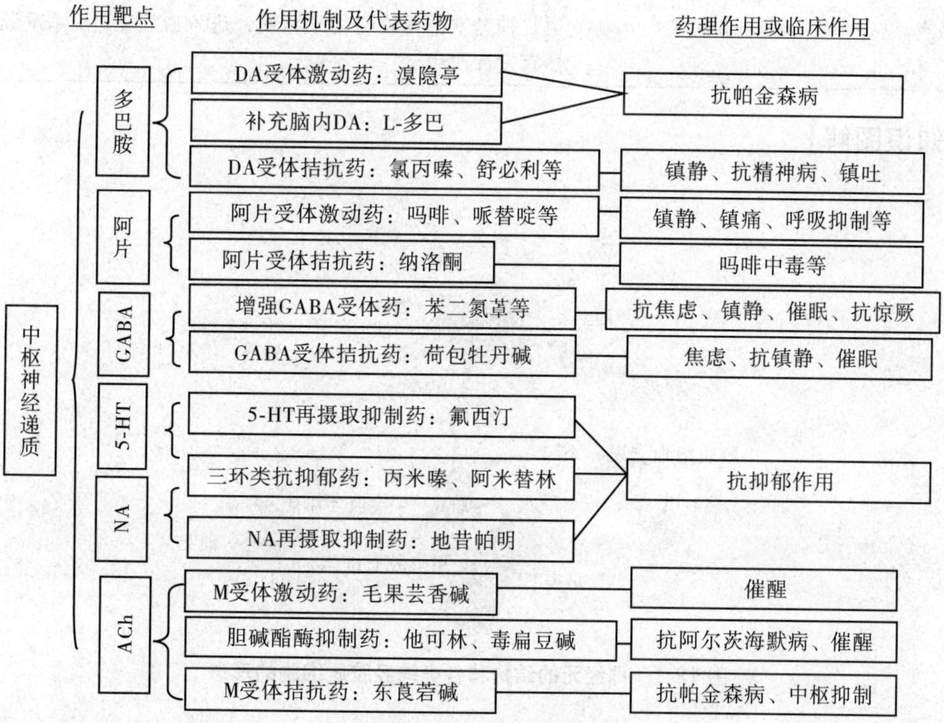

【名词解释】

名 词	英 文 名	定义或概念
神经元	neuron	是 CNS 基本的结构和功能单位，其最主要的功能是传递信息
神经胶质细胞	neuroglia	在人脑其数量占 90%，体积占 50%，目前对胶质细胞的认识已远超传统认识，其功能状态对于神经元的存活至关重要。已成为重大疾病（如帕金森病、脑卒中、精神分裂症、药物成瘾等）临床治疗学突破和研发神经保护药的重要靶标
神经环路	neuronal circuit	不同的神经元组成各种神经环路，是神经元参与神经调节活动的通路
突触	synapsis	神经元之间或神经元与效应细胞之间的信息传递主要依赖突触，包括突触前膜、突触后膜和突触间隙
神经递质	neurotransmitter	是指神经末梢释放的、作用于突触后膜受体、导致离子通道开放并形成兴奋性突触后电位或抑制性突触后电位的化学物质，其特点是传递信息快，作用强，选择性高
神经调质	neuromodulator	也是指神经末梢释放的，与受体结合后能诱发缓慢的突触后电位，并不直接引起突触后生物学效应，但能调制神经递质在突触前的释放及突触后细胞的兴奋性，调制突触后细胞对递质的反应
神经激素	neurohormone	也是神经末梢释放的化学物质，进入血液循环，在远隔的靶器官发挥作用

【知识图解】

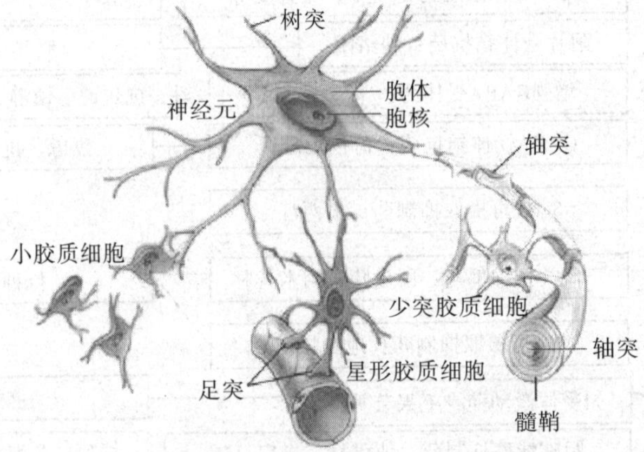

图 12-1 神经元的结构和各类神经胶质细胞的形态

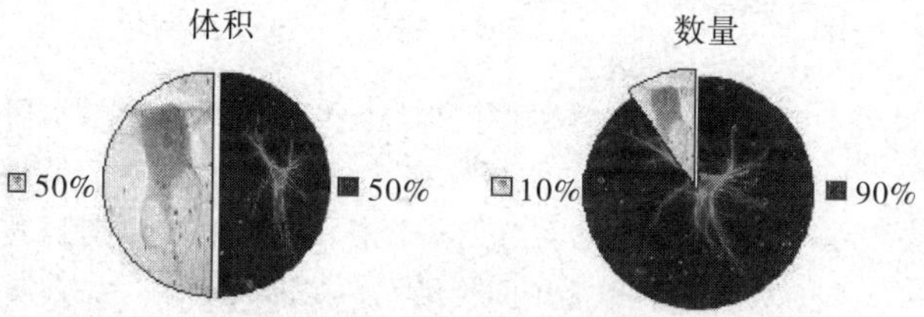

图 12-2　神经胶质细胞数量和体积在人脑中的比例

表 12-1　中枢神经系统的主要功能

部　位	主要功能
大脑皮质	除感觉和运动外，主要与思维、理智、学习记忆、语言等高级神经活动有关，这些功能易受药物影响
边缘系统	与情感、嗅觉、食欲、性欲等有关；精神病发病与该系统功能有关
基底神经节	与协调运动有关；黑质-纹状体系统功能异常可导致锥体外系反应
丘脑	为低级感觉中枢；是许多本能反射的中枢
下丘脑	为内脏活动和内分泌系统的调节中枢；与自主神经系统活动、情绪活动、觉醒与睡眠、体温、饮食、饮水、生物节律、垂体的内分泌活动等有关
脑干	非特异上行激动系统和上行抑制系统；调节心血管和呼吸中枢；调节咳嗽、呕吐中枢
小脑	维持随意运动的协调、身体和姿势平衡
脊髓	上行（感觉）和下行（运动）传导束，完成躯体运动和内脏活动的基本反射

表 12-2　神经胶质细胞的功能

功　能	说　明
支持作用	胶质细胞交织成网，构成支持神经元的支架
绝缘和屏障作用	参与构成髓鞘；参与构成血脑屏障
维持神经组织的内环境稳定	是神经元与毛细血管进行物质交换；产生神经细胞营养因子，突触周围的胶质细胞能摄取递质而参与递质的灭活过程（如谷氨酸转运体对谷氨酸的再摄取），防止递质弥散
参与修复与神经再生的调节	具有生长和分裂能力，可填补死亡神经元所遗留的空隙
在 CNS 发育过程中具有引导神经元走向的作用	胶质细胞的功能状态对于神经元的存活至关重要

表 12-3 中枢神经递质和受体分布及功能

中枢递质	受体	分布	功能特点
乙酰胆碱（acetylcholine，ACh）	M_1 M_2 N	①局部分布的中间神经元，参与局部神经回路的组成。在纹状体、隔核、伏隔核、嗅结节等神经核团均存有较多的胆碱能中间神经元，尤以纹状体最多；②胆碱能投射神经元，这些神经元在脑内分布较集中，分别组成胆碱能基底前脑复合体和胆碱能脑桥-中脑-被盖复合体	与学习与记忆有关。老年性痴呆症的病理改变中，基底前脑复合体胆碱能神经元明显丢失是突出的病理特征之一
γ-氨基丁酸（γ-butylamino acid，GABA）	$GABA_A$	主要分布在大脑皮质、海马和小脑。目前仅发现两条长轴突投射的 GABA 能通路：小脑-前庭外侧核通路，从小脑普肯耶细胞投射到小脑深部核团及脑干的前庭核；另一通路是从纹状体投射到中脑黑质。黑质是脑内 GABA 浓度最高的脑区	GABA 在癫痫、老年性痴呆症、帕金森病和亨廷顿病的发病机制中也具有重要作用。此外，GABA 还参与疼痛、神经内分泌和摄食行为的调节
谷氨酸（glutamate，Glu）	NMDA 非NMDA mGluRs	在脑内广泛分布，但在海马及大脑皮层分布最密集	在学习、记忆、神经元的可塑性、神经系统发育及一些疾病发病机制如缺血性脑病、低血糖脑损害、癫痫、脑外伤和老年性中枢退行性疾病等发挥重要作用
去甲肾上腺素（noradrenaline，NA）	α_1 α_2 β	相对集中在脑桥及延髓，但 NA 能神经元胞体密集在蓝斑核，从蓝斑核向前脑方向发出 3 束投射纤维，分别是中央被盖束、中央灰质背纵束和腹侧被盖-内侧前脑束	兴奋或抑制因部位而异
多巴胺（dopamine，DA）	D_1 D_2 D_3 D_4 D_5	①中脑-皮质通路 ②中脑-边缘通路 ③黑质-纹状体通路 ④结节-漏斗通路	该通路的 DA 功能可导致帕金森病 主要调控情绪反应 参与认知、思想、感觉、理解和推理的调控 主要调控垂体激素的分泌
5-羟色胺（5-Hydroxytryptamine，5-HT）	$5\text{-}HT_1$ $5\text{-}HT_2$ $5\text{-}HT_3$ $5\text{-}HT_{4-7}$	主要集中在脑桥、延髓中线旁的中缝核群	参与心血管活动、觉醒-睡眠周期、痛觉、精神情感活动和下丘脑-垂体的神经内分泌活动的调节

表 12-4　中枢神经系统药理学特点

特　点	说　明
药物使之兴奋或抑制	兴奋性自弱到强表现为欣快、失眠、不安、幻觉、妄想、躁狂、惊厥等；抑制则表现为镇静、抑郁、睡眠、昏迷等
进化程度高的脑组织对药物敏感性高	大脑皮质的抑制功能比兴奋功能敏感，易受药物影响
延髓的生命中枢对药物较稳定	只有在极度抑制状态时才出现血压下降、呼吸停止
主要影响突触传递功能	大多数中枢药物的作用方式是影响突触化学传递的某一环节
兴奋或抑制产生的机制较多	抑制性递质释放增多或激动抑制性受体，均可引起抑制性效应，反之，则引起兴奋；凡是使兴奋性递质释放增多或激动兴奋性受体，引起兴奋效应，反之，则导致抑制

表 12-5　作用于中枢神经系统的药物按作用机制分类

作用靶点	作用机制	代表药	主要药理作用或应用
ACh	激动 M_1 受体 拮抗 M_2 受体 胆碱酯酶抑制药	毛果芸香碱 阿托品 毒扁豆碱、他可林	觉醒 中枢兴奋 催醒、治疗阿尔茨海默病
NA	抑制 NA 释放 抑制 NA 摄取 抑制 NA 灭活	锂盐 丙米嗪 单胺氧化酶抑制药	抗躁狂 抗抑郁 抗抑郁
5-HT	5-HT 再摄取抑制药	氟西汀、帕罗西汀	抗抑郁
DA	增加 DA DA 受体激动药 DA 受体拮抗药	L-dopa 溴隐亭 氯丙嗪、氟哌啶醇、舒必利	抗帕金森病 抗帕金森病 抗精神病
GABA	增强 GABA 作用 GABA 受体拮抗药	苯二氮䓬类 荷包牡丹碱	抗焦虑、镇静、催眠、抗惊厥 焦虑、抗镇静
阿片受体	阿片受体激动药 阿片受体拮抗药	吗啡、哌替啶 纳洛酮	镇痛、镇静、呼吸抑制 用于吗啡中毒

经　典　试　题

一、填空题

1. 神经胶质细胞按形态可分为①________、②________和③________，均起源于④________。

2. 中枢神经系统递质有①________、②________、③________、④________、⑤________、⑥________、⑦________。

3. 中枢神经系统药物可分为两类：①________和②________。绝大多数中枢药物的作用方式是影响③________中的某一环节。

4. 目前将神经活性物质可分为3类，即①________、②________和③________，但这种分法是④________，三者之间没有⑤________。

5. 中枢ACh主要涉及①________、②________、③________。

二、选择题

【A型题】

1. 中枢神经系统中最重要的信息传递结构是
   A. 突触
   B. 电突触
   C. 化学性突触
   D. 神经核团
   E. 神经纤维传导束

2. 对药物作用反应较快的中枢神经系统功能部位是
   A. 大脑皮质的兴奋功能
   B. 延髓的兴奋功能
   C. 大脑皮质的抑制功能
   D. 延髓的抑制功能
   E. 小脑的抑制功能

3. 脑内的胆碱能受体绝大多数是
   A. M_1受体
   B. M_2受体
   C. M_3受体
   D. M_4受体
   E. N受体

4. 关于神经胶质细胞，错误的叙述是
   A. 几乎填充了CNS内神经元间的空隙
   B. 神经胶质细胞参与CNS的生理功能调节
   C. 与神经精神疾病的发生和发展无相关性
   D. 已经成为研制神经保护药的重要靶标
   E. 参与神经修补过程

5. 下列哪项不是中枢乙酰胆碱的功能
   A. 觉醒
   B. 学习
   C. 记忆
   D. 运动调节
   E. 中枢抑制

6. 下列哪一受体不是Glu受体
   A. NMDA受体
   B. AMPA受体
   C. KA受体
   D. GABA受体
   E. mGluRs

7. 关于GABA受体，正确的叙述是
   A. $GABA_A$受体与G蛋白相偶联
   B. 兴奋产生兴奋性效应
   C. $GABA_A$受体含氯离子通道
   D. 中枢以$GABA_B$受体为主
   E. 外周存在大量GABA受体

8. 脑内的胆碱受体与以下哪个疾病基本

无关
A. 阿尔茨海默病
B. 帕金森病
C. 急性肌张力障碍
D. 精神分裂症
E. 亨廷顿舞蹈病

9. 脑内最重要的抑制性递质是
A. 5-HT
B. GABA
C. ACh
D. DA
E. NA

10. 下列哪类脑内胶质细胞是神经胶质细胞的主要组分
A. 星形胶质细胞
B. 施万细胞
C. 少突胶质细胞
D. 室管膜细胞
E. 小胶质细胞

【B 型题】
A. 兴奋性神经递质
B. 细胞因子
C. 神经调质
D. 抑制性神经递质
E. 神经激素
1. γ-氨基丁酸是脑内最重要的
2. 谷氨酸是中枢中重要的

A. 阿托品
B. 左旋多巴
C. 丙米嗪
D. 他可林
E. 毛果芸香碱
3. 通过激动 M_1 受体而发挥中枢觉醒作用的药物是
4. 通过阻断 M_2 受体而发挥中枢兴奋作用的药物是
5. 可用于治疗帕金森病的药物是
6. 属于抗抑郁药的是
7. 可用于治疗阿尔茨海默病的药物是

【C 型题】
A. 阿托品
B. 麻黄碱
C. 二者均是
D. 二者均否
1. 能拮抗 M 受体的是
2. 能兴奋中枢神经系统的是
3. 可用于治疗支气管哮喘的是
4. 易产生快速耐受性的是
5. 能引起散瞳、眼压升高、调节麻痹的是

【X 型题】
1. 脑内的神经递质有
A. ACh
B. GABA
C. NA
D. 5-HT
E. DA

2. 通过影响基因转录而控制脑内长时程变化的物质是
A. 细胞因子
B. 神经递质
C. 化学因子
D. 生长因子
E. 类固醇激素

3. 中枢抑制现象表现为
A. 麻醉
B. 昏迷

C. 镇静、催眠
D. 幻觉、妄想
E. 抑郁、淡漠

4. 中枢多巴胺神经系统有
A. 脑干-网状系统
B. 黑质-纹状体系统
C. 中脑-边缘系统
D. 中脑-皮质系统
E. 结节-漏斗系统

三、问答题

1. 简述神经胶质细胞的功能。
2. 试述中枢神经递质的种类和功能。
3. 试述中枢神经系统的药理学特点。
4. 试述中枢神经系统的按作用机制的分类及代表药。

参 考 答 案

一、填空题

1. ①星形胶质细胞 ②少突状胶质细胞 ③小胶质细胞 ④中胚层
2. ①乙酰胆碱 ②γ-氨基丁酸 ③谷氨酸 ④去甲肾上腺素 ⑤多巴胺 ⑥5-羟色胺 ⑦神经肽（组胺）
3. ①中枢兴奋药 ②中枢抑制药 ③突触传递
4. ①神经递质 ②神经调质 ③神经激素 ④相对性的 ⑤严格的界线
5. ①觉醒 ②学习和记忆 ③运动调节

二、选择题

【A 型题】

1. C 2. C 3. A 4. C 5. E 6. D 7. C 8. D 9. B 10. A

【B 型题】

1. D 2. A 3. E 4. A 5. B 6. C 7. D

【C 型题】

1. A 2. C 3. B 4. B 5. A

【X 型题】

1. ABCDE 2. ACDE 3. ABCE 4. BCDE

三、问答题

1. 答题要点参阅表 12-2。

（1）支持作用：胶质细胞交织成网，构成支持神经元的支架。

（2）绝缘和屏障作用：参与构成髓鞘；参与构成血脑屏障。

（3）维持神经组织的内环境稳定：是神经元与毛细血管进行物质交换；产生神经细胞营养因子，突触周围的胶质细胞能摄取递质而参与递质的灭活过程（如谷氨酸转运体对谷氨酸的再摄取），防止递质弥散。

（4）参与修复与神经再生的调节：具有生长和分裂能力，可填补死亡神经元所遗留的空隙。

（5）在 CNS 发育过程中具有引导神经元走向的作用：胶质细胞的功能状态对于神经元的存活至关重要。

2. 答题要点参阅表 12-3。

（1）乙酰胆碱（Acetylcholine，ACh），中枢的 ACh 受体主要是 M 胆碱受体，其主要功能与学习与记忆有关。老年性痴呆症的病理改变中，基底前脑复合体胆碱能神经元明显丢失是突出的病理特征之一。

（2）γ-氨基丁酸（γ-butylamino Acid，GABA），中枢主要以 $GABA_A$受体为主，GABA 在癫痫、阿尔茨海默病、帕金森病和亨廷顿病的发病机制中也具有重要作用。此外，GABA 还参与疼痛、神经内分泌和摄食行为的调节。

（3）多巴胺（dopamine，DA），有 D1、D2、D3、D4、D5 受体，主要调控情绪反应，调控认知、思想、感觉、理解和推理，还可调控垂体激素的分泌。另外 DA 受体还调节运动协调。

（4）5-羟色胺（5-Hydroxytryptamine，5-HT），有 $5\text{-}HT_1$、$5\text{-}HT_2$、$5\text{-}HT_3$、$5\text{-}HT_{4\sim7}$，主要参与心血管活动、觉醒-睡眠周期、痛觉、精神情感活动和下丘脑-垂体的神经内分泌活动的调节。

（5）去甲肾上腺素（noradrenaline，NA），主要有 α_1、α_2、β 受体，兴奋或抑制作用因部位而异。

3. 答题要点参阅表 12-4。

（1）药物使之兴奋或抑制，兴奋性自弱到强表现为欣快、失眠、不安、幻觉、妄想、躁狂、惊厥等；抑制则表现为镇静、抑郁、睡眠、昏迷等。

（2）进化程度高的脑组织对药物敏感性高，大脑皮质的抑制功能又比兴奋功能敏感，易受药物影响。

（3）延髓的生命中枢对药物较稳定，只有在极度抑制状态时才出现血压下降、呼吸停止。

（4）药物可对中枢某种功能有选择性作用，如镇痛、抗精神病、解热等。

（5）主要影响突触传递功能，大多数中枢药物的作用方式是影响突触化学传递的某一环节。

（6）兴奋或抑制产生的机制较多，抑制性递质释放增多或激动抑制性受体，均可引起抑制性效应，反之，则引起兴奋；凡是使兴奋性递质释放增多或激动兴奋性受体，引起兴奋效应，反之，则导致抑制。

4. 答题要点参阅表 12-5 和学习导图。

作用靶点	作用机制	代表药	主要药理作用或应用
ACh	激动M_1受体	毛果芸香碱	觉醒
	拮抗M_2受体	阿托品	中枢兴奋
	胆碱酯酶抑制药	毒扁豆碱、他可林	催醒、抗阿尔茨海默病
NA	抑制NA释放	锂盐	抗躁狂
	抑制NA摄取	丙米嗪	抗抑郁
	抑制NA灭活	单胺氧化酶抑制药	抗抑郁
5-HT	5-HT再摄取抑制药	氟西汀、帕罗西汀	抗抑郁
DA	增加DA	L-dopa	抗帕金森病
	激动DA受体	溴隐亭	抗帕金森病
	拮抗DA受体	氯丙嗪、氟哌啶醇	抗精神分裂症
GABA	增强GABA作用	苯二氮䓬类	镇静、催眠等
	拮抗GABA受体	荷包牡丹碱	焦虑、抗镇静等
阿片受体	激动阿片受体	吗啡、哌替啶	镇痛、镇静、呼吸抑制
	拮抗阿片受体	纳洛酮	吗啡中毒

（杨　俭）

第十三章　全身麻醉药

学习要求

1. 了解麻醉分期。
2. 了解常用静脉麻醉药的药理作用及临床应用。
3. 了解复合麻醉的概念及常用药物。

学习导图

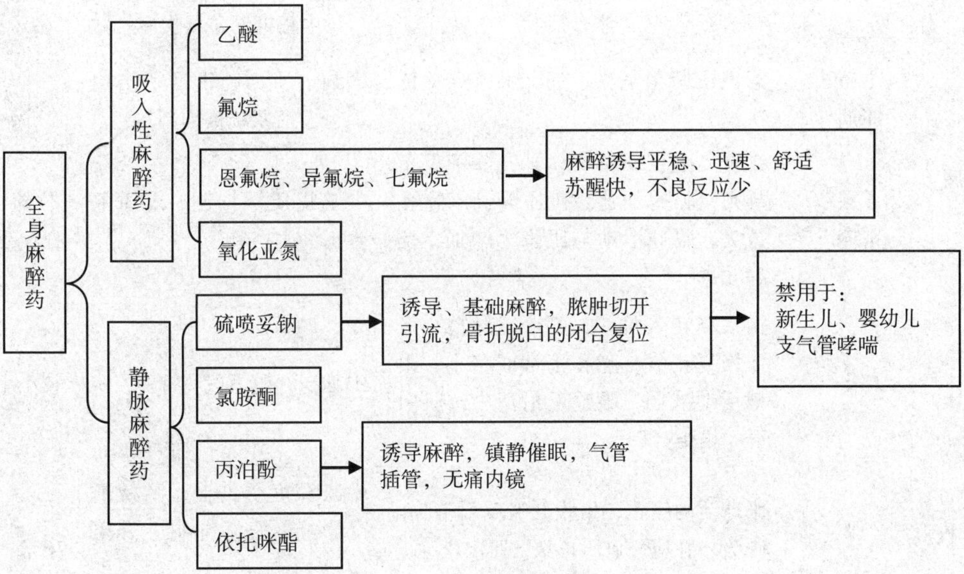

【名词解释】

名　词	英文名	定义或概念
全身麻醉药	general anaesthetics	指能可逆地广泛抑制中枢神经系统功能、镇痛、记忆缺失、意识丧失、感觉和反射消失，以及骨骼肌松弛的药物，适用于外科手术进行
分离麻醉	dissociative anaesthesia	指应用氯胺酮后，患者痛觉消失而意识可能部分存在，对环境变化无反应等的浅麻醉状态
麻醉前给药	premedication	是指麻醉前给患者用药，其中包括镇静剂，目的是消除患者的紧张情绪；使用M受体阻断药以减少麻醉中腺体分泌带来的并发症等

【知识图解】

表 13-1　麻醉分期

分　期		体　征	中枢抑制扩展次序	临床应用
诱导期	Ⅰ镇痛期	意识模糊至消失、痛、触、听觉依次消失	大脑皮质与脑干网状结构上行激活系统被抑制	小手术
	Ⅱ兴奋期	兴奋、谵妄、躁动、屏气、呼吸不规则，脉搏加速，血压升高，瞳孔放大，眼球活动与肌张力增加，反射亢进	大脑皮质深抑制，皮质下中枢失去控制	不能进行任何手术
Ⅲ外科麻醉期	1级	由兴奋转入抑制，呼吸、脉搏、血压恢复正常，瞳孔正常或略小，眼球活动减弱，眼睑反射消失，肌肉开始松弛	中脑与脊髓下段受抑制	较小手术
	2级	眼球活动停止，角膜及喉反射消失。呼吸、脉搏、血压正常，肌肉松弛	中脑深度受抑制，脑桥渐受影响，脊髓抑制上升至腰段	绝大多数手术
	3级	瞳孔中度扩大，深部反射消失，呈腹式呼吸，脉搏减慢，血压开始下降，肌肉完全松弛	脑桥深度抑制，脊髓抑制上升至脑段	腹部大手术
	4级	腹式呼吸减弱，脉搏快而弱，血压下降，瞳孔扩大，应立即撤除麻醉	脑桥脊髓完全抑制，影响延髓生命中枢	立即停止麻醉

续 表

分 期		体 征	中枢抑制扩展次序	临床应用
Ⅳ延髓麻痹期		瞳孔极度扩大，呼吸先停，继而心脏骤停、死亡	延髓生命中枢麻痹	立即急救

表 13-2 几种常见吸入麻醉药的比较

药物	沸点（℃）	燃烧易爆	麻醉肌松	诱导期	刺激兴奋	毒性（心、肝、肾）	安全范围	临床应用
麻醉乙醚	35	易	强 ++	长 15′~30′	强久 +++	小小小	大（3倍）	较长时的手术需麻醉前给药
氟烷	50	难	中 +	短 3′~5′	无 +	小中小	中	短时手术
甲氧氟烷	105	难	强 ++	稍长 10′~20′	无 −	中小小	大（5倍）	较长时的手术
环丙烷	气体	可	中 +	短 1′~2′	暂、轻 +	中小小	中	耗时中等的手术使用不便
氧化亚氮（笑气）	气体	难	中 +	短 2′~3′	无 −	小小小	中	耗时中等的手术使用不便

表 13-3 常用静脉麻醉药的作用特点比较

药物	麻醉作用	镇痛	其他效应			
			循环	呼吸	肌张力	颅内压
硫喷妥钠	快、中、短	0	−−	−−	0	−
氯胺酮	稍慢、短	+++	+	−	+	+
羟丁酸钠	慢、弱、长	0	0~+	0~−	0	−
依托咪酯	快、强、短	0	−	−	−	−
异丙酚	快、中、短	+	−−	−−	−	+

注：+：兴奋、增高、增强；−：抑制、降低、减弱；0：无明显影响

表 13-4 复合麻醉方式

复合麻醉方式	概念或说明
麻醉前给药	指患者进入手术室前应用一些药物，以消除患者情绪紧张；增强麻醉效果或预防麻醉药的副作用
基础麻醉	进入手术室前给予大剂量催眠药，在此基础上进行麻醉，可减少药量，麻醉平稳
诱导麻醉	先应用诱导期短的麻醉药，使之迅速进入外科麻醉期，避免诱导麻醉的不良反应，然后改用其他药维持麻醉
合用肌松药	在麻醉同时注射肌松药，以满足手术时肌肉松弛的需求
低温麻醉	合用氯丙嗪使体温在物理降温时下降至较低水平（28~30℃），以降低心、脑等生命器官的耗氧量
控制性降压	加用短时作用的血管扩张药使血压适度适时下降，并抬高手术部位，以减少出血
神经安定镇痛术	常用氟哌利多及芬太尼按 50∶1 制成合剂做静脉注射，使患者达到意识蒙眬，自主动作停止，痛觉消失，适用外科小手术

表 13-5 复合麻醉常用药物

用药目的	常用药物
镇静、催眠	巴比妥类、苯二氮䓬类
短暂性记忆障碍	苯二氮䓬类、氯胺酮、东莨菪碱
基础麻醉	硫喷妥钠
诱导麻醉	硫喷妥钠、依托咪酯、异丙酚、氧化亚氮
镇痛	吗啡、哌替啶、美沙酮、芬太尼
骨骼肌松弛	去极化及非除极化肌松药
抑制迷走神经	阿托品、东莨菪碱
降温	氯丙嗪
抗过敏、镇静	异丙嗪
安定、镇吐	氟哌利多
控制性降压	硝普钠、硝酸甘油、腺苷

经 典 试 题

一、填空题

1. 全麻药的脂溶性①________，能进入②________和③________，最后抑制细胞的④

或影响其递质的⑤________等，导致神经冲动传递的⑥________。

2. 全身麻醉药分为①________和②________两类。

3. 乙醚麻醉过程中的四期的名称依次为①________、②________、③________和④________。

4. 常用的复合麻醉方法有①________、②________、③________、④________和⑤________。

5. 影响全麻药作用的因素有①________、②________、③________、④________、⑤________。

二、选择题

【A型题】

1. 进入外科麻醉期的主要标志是
   A. 反射活动减弱
   B. 瞳孔缩小，结膜反射消失
   C. 肌肉开始松弛
   D. 血压下降，各种反射消失
   E. 患者由兴奋转为安静，呼吸、血压平稳

2. 肌肉松弛较完全的全麻药是
   A. 氧化亚氮
   B. 乙醚
   C. 氟烷
   D. 硫喷妥钠
   E. 氯氨酮

3. 氟烷吸入麻醉时应禁用
   A. 地西泮
   B. 苯巴比妥
   C. 肾上腺素
   D. 阿托品
   E. 东莨菪碱

4. 硫喷妥钠作用时间短是因为
   A. 从肺呼出
   B. 体内重新分布
   C. 经肾从尿排出
   D. 首关效应大
   E. 很快被肝脏代谢

5. 下列哪种情况适宜用氯胺酮麻醉
   A. 麻醉前给药
   B. 低温麻醉
   C. 基础麻醉
   D. 心脏病患者
   E. 短时体表小手术

6. 吸入性麻醉药的吸收及其作用的深浅快慢，首先决定于药物在
   A. 肺泡气体中的浓度
   B. 血液中的浓度
   C. 作用部位的浓度
   D. 肺排出的快慢
   E. 中枢神经系统中的浓度

【B型题】

A. 氯胺酮
B. 乙醚
C. 氟烷
D. 苯巴比妥
E. 硫喷妥钠

1. 可用于麻醉前给药的是
2. 可引起喉头或支气管痉挛的是

3. 能引起呼吸道刺激症状的是
4. 麻醉作用最强的是
5. 有较强的抑制子宫平滑肌作用，临床产科禁用的药物是
6. 能明显抑制呼吸中枢的药物是
7. 能增加心肌对儿茶酚胺敏感性的药物是
8. 可引起肝损伤的全麻药是
9. 具有分离麻醉作用的全麻药是
10. 肌肉松弛作用较完全的全麻药是

【C 型题】

A. 氧化亚氮
B. 乙醚
C. 二者均是
D. 二者均否

1. 属于吸入性麻醉药的是
2. 血/气分布系数低，诱导期较短的是
3. 肌肉松弛作用较强的是

A. 氯胺酮
B. 硫喷妥钠
C. 二者均是
D. 二者均否

4. 属于静脉麻醉药的是
5. 麻醉作用强而快，并使感觉和意识呈分离状态的是
6. 作用快而无兴奋期，常用于诱导麻醉的是
7. 可引起喉头、支气管痉挛的是

【X 型题】

1. 影响全身麻醉作用的因素有
   A. 吸入麻醉药的浓度
   B. 药物的血/气分布系数
   C. 麻醉药的脂溶性
   D. 肺通气量
   E. 麻醉药的脑/血分布系数

2. 吸入麻醉药的特点有
   A. 为挥发性液体或气体
   B. 由呼吸道进入体内
   C. 作用于中枢神经系统
   D. 麻醉效果好
   E. 麻醉时间、深度、用药浓度连续可调控

3. 恩氟烷、异氟烷的特点有
   A. 化学性质稳定
   B. 诱导平稳，苏醒快
   C. 无明显副作用
   D. 肌肉松弛良好
   E. 不增加心肌对儿茶酚胺的敏感性

4. 乙醚麻醉作用的特点有
   A. 对肝、肾毒性小
   B. 安全范围大
   C. 麻醉诱导期长
   D. 肌肉松弛较完全
   E. 麻醉苏醒期长

5. 常用的复合麻醉方法有
   A. 麻醉前给药
   B. 基础麻醉
   C. 诱导麻醉
   D. 控制性降压
   E. 神经安定镇痛术

6. 麻醉前合用其他药物的目的是
   A. 增加麻醉镇痛效果
   B. 减少麻醉药用量
   C. 镇静消除紧张情绪
   D. 防止吸入性肺炎
   E. 达到满意的肌松作用

三、问答题

1. 复合麻醉的方式有哪些？
2. 影响全身麻醉作用的因素有哪些？
3. 吸入麻醉药的作用特点有哪些？
4. 恩氟烷的作用特点有哪些？
5. 简述氯胺酮的作用机制。

参考答案

一、填空题

1. ①较高　②神经细胞膜　③胞内　④除极化　⑤释放　⑥抑制
2. ①吸入麻醉药　②静脉麻醉药
3. ①镇痛期　②兴奋期　③外科麻醉期　④延髓麻痹
4. ①麻醉前给药　②诱导麻醉　③基础麻醉　④合用肌松药　⑤神经安定镇痛术
5. ①吸入麻醉药的浓度　②药物的血/气分布系数　③麻醉药的脑/血分布系数　④麻醉药的脂溶性　⑤肺通气量

二、选择题

【A 型题】

1. E　2. B　3. C　4. B　5. E　6. A

【B 型题】

1. D　2. E　3. B　4. C　5. C　6. E　7. C　8. C　9. A　10. B

【C 型题】

1. C　2. A　3. B　4. C　5. A　6. B　7. B

【X 型题】

1. ABCDE　2. ABCDE　3. ABCDE　4. ABCDE　5. ABCDE　6. ABCD

三、问答题

1. 答题要点参阅表 13-4。
2. 答题要点：吸入麻醉药的浓度、药物的血/气分布系数、麻醉药的脂溶性、肺通气量、麻醉药的脑/血分布系数。
3. 答题要点：为挥发性液体或气体，由呼吸道进入体内，作用于中枢神经系统，麻醉效果好，麻醉时间、深度、用药浓度连续可调控。

4. 答题要点：化学性质稳定；诱导平稳，苏醒快；无明显副作用；肌肉松弛良好；不增加心肌对儿茶酚胺的敏感性。

5. 答：氯胺酮能选择性阻断N甲基门冬氨酸受体，能阻断痛觉冲动向丘脑和新皮质传导，又能兴奋脑干和边缘系统。氯胺酮可引起意识模糊，短暂性记忆缺失和满意的镇痛效应，但意识并未完全消失，伴有梦幻、肌张力增加、血压上升等特点。

（关凤英　石　卓）

第十四章　局部麻醉药

学习要求

1. 掌握局麻药作用及作用机制。
2. 熟悉常用局麻药普鲁卡因、利多卡因及丁卡因的临床应用。

学习导图

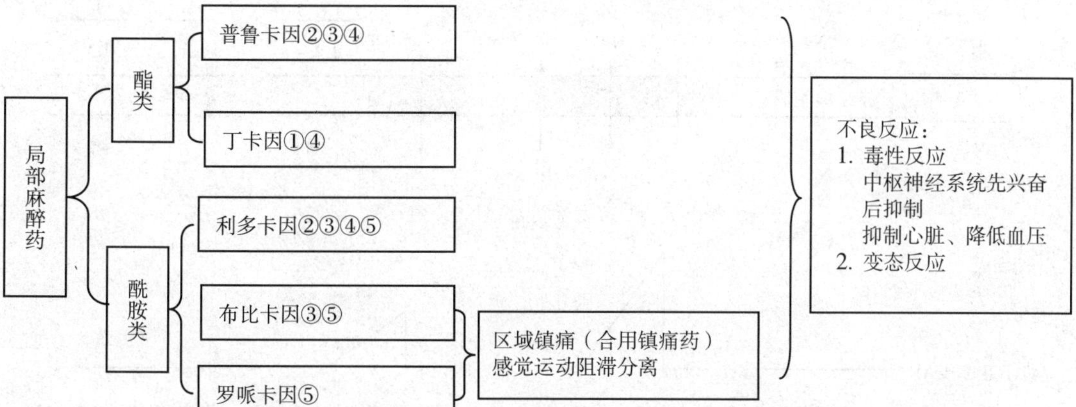

注：①表面麻醉；②浸润麻醉；③传导麻醉；④蛛网膜下腔麻醉；⑤硬膜外麻醉

【名词解释】

名　词	英 文 名	定义或概念
局部麻醉药	local anaesthetics	是一类以适当浓度、局部应用于神经组织后能可逆地阻断与神经传导有关的动作电位的药物
表面麻醉	surface anaesthesia	是指将穿透力强的局部麻醉药溶液涂于黏膜表面，使黏膜下神经末梢麻醉

续 表

名 词	英文名	定义或概念
浸润麻醉	infiltration anaesthesia	是指将局部麻醉药溶液注入皮下或手术野附近组织，使局部神经末梢麻醉
传导麻醉	conduction anaesthesia	是指将局部麻醉药溶液注射到外周神经干附近，阻断神经冲动传导，使该神经所分布的区域麻醉
蛛网膜下腔麻醉（腰麻）	subarachnoid (anesthesia)	将麻醉药注入蛛网膜下腔，麻醉该部位的脊神经根
硬膜外麻醉	epidural anaesthesia	将药物注入硬膜外腔，麻醉药沿脊神经根扩散，穿过脊神经孔阻断神经根

【知识图解】

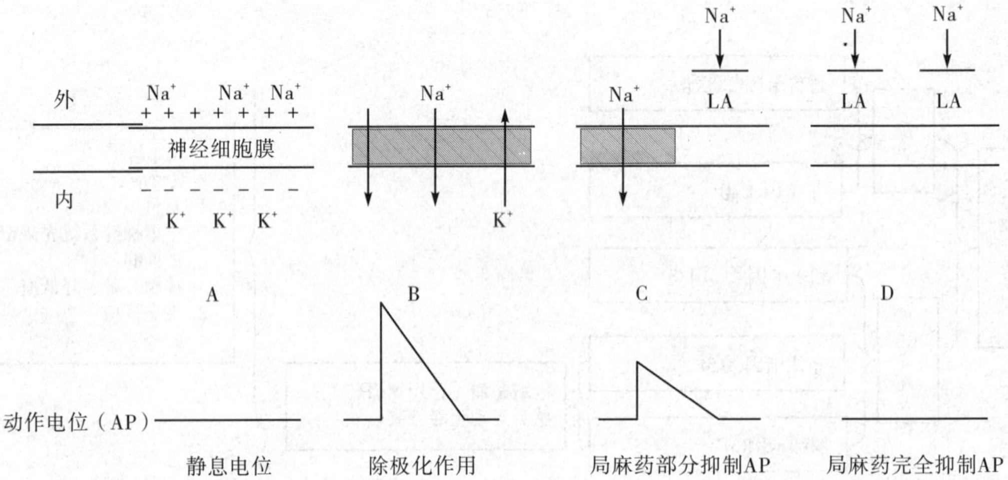

图 14-1 局麻药的作用机制

局部麻醉药简称局麻药（LA），能暂时、完全和可逆地阻断神经冲动的产生和传导。其作用机制是：阻断电压门控性 Na^+通道，阻止膜通透性改变，使 Na^+不能进入细胞内，从而使传入冲动出现传导阻滞

表 14-1 各类神经纤维的相对粗细和对局麻药的敏感性

纤维类型	功能	直径（μm）	髓鞘	传导速度（m/s）	阻断敏感性
A 型					
α	自主感受、运动	12~20	较多	70~120	+
β	触觉、压觉	5~12	较多	30~70	++

续　表

纤维类型	功能	直径（μm）	髓鞘	传导速度（m/s）	阻断敏感性
γ	肌梭	3~6	较多	15~30	++
δ	痛觉、温觉	2~5	较多	12~30	+++
B型	自主神经节前纤维	<3	较少	3~15	++++
C型					
背根	痛觉	0.4~1.2	无	0.5~2.3	++++
交感神经	节后纤维	0.3~1.3	无	0.7~2.3	++++

表 14-2　常用局麻方法及应用

局麻方法	选用药物	具体操作	临床用途
表面麻醉	丁卡因	涂于黏膜表面	五官科、食管、气管、泌尿道、生殖道
浸润麻醉	利多卡因、普鲁卡因	注入皮下或手术术野附近	浅表手术
传导麻醉	利多卡因、普鲁卡因 布比卡因	注射到外周神经干附近	四肢手术
蛛网膜下腔麻醉	利多卡因、丁卡因 普鲁卡因	注入蛛网膜下腔	下腹部、下肢手术
硬膜外麻醉	利多卡因、丁卡因 普鲁卡因	注入硬脊膜外腔，剂量较腰麻大5~10倍	胸腹部手术

表 14-3　局麻药的临床用途和特点

适用方式	临床用途	剂　型	麻醉特点
表面麻醉	1. 角膜、结膜、鼓膜的麻醉 2. 各种插管的黏膜麻醉 3. 创面、胃黏膜镇痛	喷雾剂、外用液、软膏等	适用于黏膜、创伤面，经扩散使黏膜下神经末梢麻醉 由于无皮肤或黏膜屏障而血管处于充血状态，可降低浓度及使用量
浸润麻醉	1. 拔牙、眼科、耳鼻喉科等各种局部小手术 2. 剖宫产	注射	注入局部皮下、皮内或黏膜组织，麻醉知觉神经末梢和小神经组织
传导麻醉	1. 三叉神经痛，内脏神经痛 2. 复杂的拔牙，骨折整复，会阴切开 3. 其他各种手术	注射	将药物注入到神经干、神经节附近，阻滞其传导，使该神经所支配的区域阻滞麻醉

续 表

适用方式	临床用途	剂　型	麻醉特点
蛛网膜下腔麻醉	腹部及其以下部位（泌尿科、妇产科、下肢）手术	注射	将局麻药注入腰椎蛛网膜下腔，使其中的神经根阻滞，麻醉其支配的身体部位。要注意患者体位
硬膜外麻醉	1. 下腹部、胸部、上肢的手术 2. 无痛分娩	注射	将局麻药注入硬脊膜外腔，麻醉脊髓面、后神经根，对硬脊膜无损伤，可反复注药。安全性高，应用广泛

表 14-4　影响局麻药作用的因素

影响因素	说　明
1. 神经干或神经纤维的粗细	细的比粗的敏感；无髓鞘的比有髓鞘的敏感
2. 体液的 pH 值	pH 值偏高时，局麻药的非离子型较多，局麻作用增强；反之，则减弱
3. 药物浓度	增加药物浓度并不能按数学比例延长局麻药维持时间，反会加快吸收而引起中毒。因此分次注药更为有效
4. 血管收缩药	加入少量肾上腺素可收缩用药局部的血管，减慢药物吸收，可延长局麻药作用时间，减少吸收中毒。但在四肢末梢及阴茎等部位不得加入肾上腺素，以防局部坏死

表 14-5　几种常用局麻药的比较

	酯类		酰胺类	
	普鲁卡因	丁卡因	利多卡因	布比卡因
稳定性	较差	较差	好	好
穿透力	差	强	强	较强
起效时间	快	慢	快	快
相对强度（比值）	弱（1）	强（10）	较强（2）	强（6.5）
相对毒性（比值）	小（1）	大（10）	中（2）	大（>4）
作用持续时间（h）	1	2~3	1~1.5	5~10
变态反应	稍多	少见	罕见	罕见
一次极量（mg）	1000	100	500	150
主要用途	除表面麻醉外的各种麻醉	表面、传导、硬膜外和蛛网膜下腔麻醉	各种局部麻醉	浸润、传导和硬膜外麻醉

表 14-6　利多卡因的作用、用途与不良反应

药理作用	临床用途	不良反应
1. 对激活和失活的钠通道都有轻度阻滞作用 （1）对缺血区作用强 （2）对心房肌作用弱	1. 首选于室性心律失常特别是防治心肌梗死引起的室性心动过速与“心室颤动”	1. 一般剂量引起头晕、嗜睡、激动不安
2. 提高心肌兴奋阈值，降低其自律性	2. 对强心苷引起的室性心律失常也有较好的疗效	2. 过量引起 AVB、HR↓、BP↓

表 14-7　局部麻醉与全身麻醉的比较

麻醉方式	优　点	缺　点
局部麻醉	1. 只对手术局部产生麻醉	1. 需要一定的经验
	2. 操作简单不需要特别器具	2. 对麻醉调节有难度
	3. 很少产生全身麻醉的影响，对全身状态不良患者也适用	3. 由于患者意识存在而需要配合
吸入性全身麻醉	1. 可随时调节麻醉深度	1. 需特定的装置与器具及熟练的技术
	2. 可长时间实施麻醉	2. 在使用易燃性麻醉药时不能使用电、火
	3. 与肌松药合用可获得肌肉的充分松弛	3. 对代谢障碍、无氧症等患者全身影响较大

经　典　试　题

一、填空题

1. 常用局部麻醉方法有①________、②________、③________、④________和⑤________。

2. 常用局麻药可分为酯类和酰胺类。属于酯类的有①________、②________，属于酰胺类的有③________、④________。

3. 在局麻药作用下，痛觉先消失，其次是①________、②________、③________和④________消失。

4. 局麻药的作用机制主要是阻断局部神经末梢或神经干的①________，使传导②________，产生局麻作用。

二、选择题

【A 型题】

1. 普鲁卡因自血浆的消除，主要是通过
   A. 以原形自尿排出
   B. 在肝中氧化代谢
   C. 被酯酶水解
   D. 自肺呼出体外
   E. 经胆汁排泄

2. 为了延长局麻药的作用时间，减少其吸收引起中毒，常在局麻药中加入少量
   A. 肾上腺素
   B. 异丙肾上腺素
   C. 多巴胺
   D. 阿托品
   E. 去甲肾上腺素

3. 应用前需做皮肤过敏试验的局麻药是
   A. 利多卡因
   B. 依替卡因
   C. 普鲁卡因
   D. 布比卡因
   E. 罗哌卡因

4. 普鲁卡因一般不用于
   A. 传导麻醉
   B. 浸润麻醉
   C. 硬膜外麻醉
   D. 表面麻醉
   E. 蛛网膜下腔麻醉

5. 蛛网膜下腔麻醉时合用麻黄碱的目的是
   A. 防止过敏反应
   B. 延长局麻时间
   C. 缩短起效时间
   D. 防止中枢抑制
   E. 预防麻醉时出现低血压

6. 在炎症或坏死组织中局麻药的作用
   A. 增强
   B. 减弱
   C. 完全消失
   D. 不受影响
   E. 时间延长

【B 型题】

A. 普鲁卡因
B. 利多卡因
C. 丁卡因
D. 罗哌卡因
E. 布比卡因

1. 应避免与磺胺类药物同时应用的药是
2. 局麻作用最强，可用于表面麻醉的药物是
3. 相对毒性最大的局麻药是
4. 可用于治疗室性心律失常的局麻药是
5. 局麻药作用时间最长的是
6. 较易引起变态反应的局麻药是
7. 因毒性大，一般不用于浸润麻醉的药物是
8. 局麻作用最弱的药物是
9. 可用于产科手术麻醉的药物是

【C 型题】

A. 普鲁卡因
B. 利多卡因
C. 二者均是
D. 二者均否

1. 因被血浆胆碱酯酶水解，故毒性较小的是

2. 表面麻醉较强，可作黏膜麻醉的药物是
3. 用于局麻时常产生镇静作用的是
4. 在肝被微粒体酶代谢的是

A. 丁卡因
B. 利多卡因
C. 二者均是
D. 二者均否

5. 浸润麻醉选用
6. 表面麻醉选用
7. 硬膜外麻醉选用

【X 型题】

1. 影响局麻药作用的因素有
A. 血管收缩药
B. 药物浓度
C. 体液的 pH 值
D. 神经纤维直径
E. 局麻药的比重及患者的体位

2. 普鲁卡因常用于
A. 表面麻醉
B. 浸润麻醉
C. 硬膜外麻醉
D. 传导麻醉
E. 腰麻

3. 丁卡因的作用特点有
A. 作用快
B. 作用较持久
C. 亲脂性及穿透力强
D. 毒性小
E. 作用及毒性比普鲁卡因强约 10 倍

4. 局麻药吸收过量引起的不良反应有
A. 呼吸麻痹
B. 血压开始上升，以后下降
C. 变态反应
D. 中枢神经系统先兴奋后抑制
E. 心脏传导减慢，心肌收缩力减弱

三、问答题

1. 简述局麻药的作用机制。
2. 试述常用的局部麻醉方式。
3. 试述局麻药的临床用途和特点。
4. 试比较常用局麻药的相对作用强度、毒性强度及主要用途。
5. 局麻药吸收过量易引起哪些不良反应？
6. 丁卡因的作用特点是什么？

参 考 答 案

一、填空题

1. ①表面麻醉 ②浸润麻醉 ③传导麻醉 ④蛛网膜下腔麻醉 ⑤硬膜外麻醉
2. ①普鲁卡因 ②丁卡因 ③利多卡因 ④布比卡因
3. ①冷觉 ②温觉 ③触觉 ④压觉

4. ①电压门控钠通道 ②阻滞

二、选择题

【A 型题】

1. C　2. A　3. C　4. D　5. E　6. B

【B 型题】

1. A　2. C　3. C　4. B　5. E　6. A　7. C　8. A　9. D

【C 型题】

1. A　2. B　3. B　4. B　5. B　6. C　7. C

【X 型题】

1. ABCDE　2. BCDE　3. BCE　4. ABCDE

三、问答题

1. 答题要点参阅图 14-1。
2. 答题要点参阅表 14-2。
3. 答题要点参阅表 14-3。
4. 答题要点参阅表 14-5。
5. 答题要点：呼吸麻痹；血压开始上升，以后下降；变态反应；中枢神经系统先兴奋后抑制；心脏传导减慢，心肌收缩力减弱。
6. 答题要点：亲脂性及穿透力强、毒性小、作用及毒性比普鲁卡因强约 10 倍。

（关凤英　石　卓）

第十五章　镇静催眠药

学习要求

1. 掌握常用的苯二氮䓬类和巴比妥类药物的基本作用、作用机制、临床应用和体内过程。

2. 熟悉巴比妥类的不良反应，巴比妥类和苯二氮䓬类中毒的急救原则。

3. 了解水合氯醛的作用特点。

学习导图

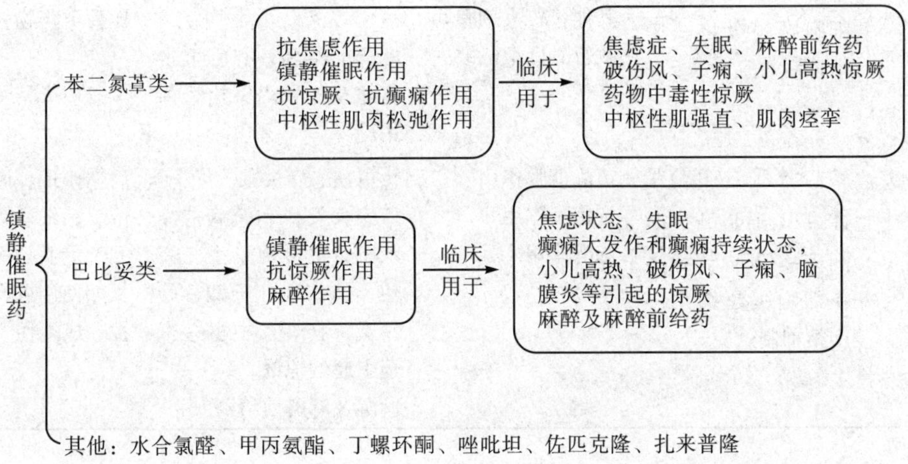

【名词解释】

名 词	英 文 名	定义或概念
镇静催眠药	sedative-hypnotics	是一类抑制中枢神经系统功能、引起镇静催眠作用的药物。小剂量时引起安静或嗜睡的镇静作用，较大剂量时引起类似生理性睡眠的催眠作用

【知识图解】

表 15-1 苯二氮䓬类和巴比妥类药物的药理作用、机制、临床应用及不良反应

药物	作用机制	药理作用	临床应用	不良反应
苯二氮䓬类药物	与中枢 $GABA_A$ 受体复合物上的苯二氮䓬受点结合→GABA 与 $GABA_A$ 受体结合↑→Cl^- 通道开放频率↑→Cl^- 内流↑→细胞膜超级化→中枢抑制效应	抗焦虑作用 镇静催眠作用 抗惊厥、抗癫痫作用 中枢性肌肉松弛作用 其他：较大剂量可致暂时性记忆缺失	各种原因引起的焦虑 失眠 辅助治疗破伤风、子痫、小儿高热惊厥及药物中毒性惊厥 中枢性肌强直、肌肉痉挛 麻醉前给药、心脏电击复律及各种内镜检查前用药	毒性小，安全范围大 常见：嗜睡、头晕、乏力、记忆力下降 大剂量偶致共济失调 长期使用可产生耐受性、成瘾性，但较巴比妥类药物轻
巴比妥类药物	参与激活 $GABA_A$ 受体→Cl^- 通道开放时间↑→Cl^- 内流增多→细胞膜超级化→中枢抑制效应	镇静催眠作用 抗惊厥作用 麻醉作用	焦虑状态、失眠 癫痫大发作和癫痫持续状态，也可用于小儿高热、破伤风、子痫、脑膜炎、脑炎及中枢兴奋药引起的惊厥 麻醉及麻醉前给药	后遗作用：眩晕、困倦、精细运动不协调 大剂量明显抑制呼吸 长期使用可产生耐受性、成瘾性

表 15-2 苯二氮䓬类和巴比妥类药物的作用特点比较

	苯二氮䓬类药物	巴比妥类药物
缩短 REMS	+	+++
后遗作用	±	++
麻醉作用	无	有

续　表

	苯二氮䓬类药物	巴比妥类药物
安全范围	大	较小
依赖性	较轻	较大

经　典　试　题

一、填空题

1. 巴比妥类药物久用停药后，①________可反跳性地显著延长。

2. 苯二氮䓬类药物能①________诱导睡眠时间，②________觉醒阈，③________夜间觉醒次数，④________睡眠时间。

3. 苯二氮䓬类药物和巴比妥类药物均可通过①________受体发挥作用，前者增加 Cl^- 通道②________而增加 Cl^- 内流，后者通过延长 Cl^- 通道③________而增加 Cl^- 内流，增强 GABA 的抑制作用。

4. 巴比妥类药物具有①________作用可加速其他药物的代谢，影响药效。

5. 长期连续服用巴比妥类药物可产生①________性，停药后会出现②________。

二、选择题

【A 型题】

1. 地西泮不具有以下哪种作用
   A. 镇静
   B. 催眠
   C. 抗焦虑
   D. 抗精神分裂
   E. 抗惊厥

2. 以下哪种药物较少影响 REMS 睡眠时相
   A. 苯巴比妥
   B. 戊巴比妥
   C. 氟西泮
   D. 异戊巴比妥
   E. 水合氯醛

3. 以下药物对胃的刺激性较大的是
   A. 地西泮
   B. 水合氯醛
   C. 苯巴比妥
   D. 甲丙氨酯
   E. 硫喷妥钠

4. 巴比妥类药物久用停药可引起
   A. 肌张力升高
   B. 血压升高
   C. 呼吸加快
   D. REMS 时相“反跳性”延长
   E. 食欲增加

5. 用于抢救苯二氮䓬类药物过量中毒的药物是

A. 氯丙嗪
B. 水合氯醛
C. 纳洛酮
D. 氟马西尼
E. 阿托品

6. 地西泮的临床应用不包括
A. 镇痛和麻醉
B. 麻醉前给药
C. 癫痫持续状态
D. 高热惊厥
E. 焦虑性失眠

7. 地西泮的镇静催眠作用机制是通过下列哪种受体发挥作用的
A. 中枢 M 胆碱受体
B. 中枢 $GABA_A$受体
C. 中枢 DA 受体
D. 中枢 NA 受体
E. 中枢 5-HT 受体

8. 关于地西泮，下列哪项是错误的
A. 毒性较小，安全范围较大
B. 与中枢 $GABA_A$受体结合，延长 Cl^-通道开放时间而增加 Cl^-内流
C. 对 REMS 的影响较小
D. 在肝脏代谢，代谢产物有活性
E. 依赖性、戒断症状较巴比妥类药物轻

9. 属于短效苯二氮䓬类镇静催眠药的是
A. 氯氮䓬
B. 地西泮
C. 氯硝西泮
D. 三唑仑
E. 氟西泮

10. 下列哪项是巴比妥类镇静催眠药的特点
A. 不良反应较少
B. 对呼吸影响较地西泮小
C. 对肝药酶几无诱导作用
D. 对 REMS 的影响较大，停药易反跳
E. 依赖性、戒断症状较地西泮轻

11. 巴比妥类急性中毒的直接死亡原因是
A. 体温下降
B. 肾功能不全
C. 中枢抑制所致昏迷
D. 血压降低
E. 呼吸深度抑制

12. 镇静催眠药中有抗癫痫作用的药物是
A. 苯巴比妥
B. 司可巴比妥
C. 巴比妥
D. 硫喷妥钠
E. 以上都不是

【X 型题】

1. 以下哪些药物可作为复合麻醉药
A. 山梗菜碱
B. 地西泮
C. 硫喷妥钠
D. 贝美格
E. 尼可刹米

2. 哪些药物不影响 REMS 的睡眠时相
A. 苯巴比妥
B. 地西泮
C. 水合氯醛
D. 硫喷妥钠
E. 三唑仑

3. 巴比妥类药物镇静催眠剂量即可引起
A. 安静作用

B. 缩短 REMS 睡眠时相
C. 抗惊厥
D. 麻醉
E. 缓解焦虑

4. 下列描述关于苯二氮䓬类药物哪些是对的
A. 小于催眠剂量有良好的抗焦虑作用
B. 可产生暂时性记忆缺失
C. 与巴比妥类相比，其戒断症状发生较迟较轻
D. 有明显的肝药酶诱导作用
E. 安全范围大

5. 巴比妥类药物可引起哪些不良反应
A. 眩晕、困倦
B. 依赖性
C. 精细运动不协调
D. 中等剂量可轻度抑制呼吸
E. 成瘾后停药可出现戒断症状

6. 苯二氮䓬类药物的作用机制包括
A. 促进 GABA 与 $GABA_A$受体结合
B. 延长 Cl^-通道的开放时间而增加 Cl^-内流
C. 增加 Cl^-通道的开放频率而增加 Cl^-内流
D. 主要抑制 Na^+内流
E. 主要抑制 Ca^{2+}内流

7. 地西泮的药理作用包括
A. 抗焦虑作用
B. 抗惊厥、抗癫痫
C. 镇静催眠作用
D. 中枢性肌肉松弛作用
E. 抗心绞痛

8. 苯二氮䓬类药物的不良反应包括
A. 头晕
B. 嗜睡
C. 乏力
D. 共济失调
E. 记忆力下降

三、问答题

1. 简述苯二氮䓬类药物的作用机制。
2. 简述巴比妥类药物的量效表现。
3. 有多少类药物可引起镇静催眠作用，举例说明？
4. 镇静催眠药物连续久服共同常见的不良反应是什么？
5. 苯二氮䓬类药物的药理作用和临床应用是什么？
6. 与巴比妥类药物相比，苯二氮䓬类药物在镇静催眠方面的优点有哪些？

参 考 答 案

一、填空题

1. ①REMS 睡眠时相

2. ①缩短 ②提高 ③减少 ④延长
3. ①$GABA_A$ ②开放频率 ③开放时间
4. ①肝药酶诱导
5. ①成瘾 ②戒断症状

二、选择题

【A 型题】

1. D 2. C 3. B 4. D 5. D 6. A 7. B 8. B 9. D 10. D
11. E 12. A

【X 型题】

1. BC 2. BCE 3. ABE 4. ABCE 5. ABCDE 6. AC
7. ABCD 8. ABCDE

三、问答题

1. 苯二氮䓬类的作用机制：苯二氮䓬类药物与中枢的皮质、边缘系统、中脑、脑干及脊髓等部位的 $GABA_A$受体复合物上的苯二氮䓬类受点结合，可以诱导受体发生构象变化，促进 GABA 与 $GABA_A$受体的结合，使 Cl^-通道开放的频率增加，Cl^-内流增多，引起神经细胞超级化，产生抑制效应。

2. 巴比妥类药物的量效表现：随着剂量增加其中枢抑制作用也由弱变强，可引起镇静、催眠、抗惊厥、麻醉、呼吸抑制的作用。

3. 可引起镇静催眠作用的药物及其代表药物：①苯二氮䓬类如地西泮；②巴比妥类如苯巴比妥；③H_1 受体阻断药如苯海拉明；④镇痛药如颅痛定；⑤抗抑郁药如氯丙嗪；⑥其他类药物如水合氯醛、甲丙氨酯、唑吡坦。

4. 镇静催眠药物连续久服共同常见的不良反应是：①嗜睡、困倦、乏力；②可产生耐受性、依赖性和成瘾性。

5. 苯二氮䓬类药物的药理作用和临床应用：①抗焦虑作用：小剂量即可明显改善焦虑症状，对各种原因引起的焦虑均有显著疗效。可用于紧张、不安、激动、恐惧及烦躁的患者。②镇静催眠作用：剂量增大出现镇静及催眠作用。能明显缩短入睡时间，显著延长睡眠持续时间，减少觉醒次数。可引起近似生理状态的睡眠，对 REMS 影响较小，可用于各类失眠患者。③抗惊厥作用：临床上可用于辅助治疗破伤风、子痫、小儿高热惊厥及药物中毒性惊厥，地西泮静脉注射是目前治疗癫痫持续状态的首选药物。④中枢性肌肉松弛作用：有较强的肌肉松弛作用，可缓解动物的去大脑僵直，也可缓解人类大脑损伤所致的肌肉僵直。⑤其他：较大剂量可致暂时性记忆缺失，一般剂量对正常人呼吸功能无影响，较大剂量可轻度抑制肺泡换气功能，对心血管系统小剂量作用轻微，较大剂量可降低血压、减慢心率。常用作心脏电击复律及各种内镜检查前用药。

6. 苯二氮䓬类药物较巴比妥类药物在镇静催眠方面的优点：①治疗指数高，对呼吸影响小，安全范围较大。②对 REMS 的影响较小，停药后出现反跳性 REMS 延长较巴比妥类轻。③对肝药酶几无诱导作用，不影响其他药物的代谢。④依赖性、戒断症状较巴比妥类药物轻。⑤嗜睡、运动失调等一般不良作用较轻。目前苯二氮䓬类药物已取代了巴比妥类药物成为临床最常用的镇静催眠药。

（朱 蕾 叶菜英）

第十六章　抗癫痫药和抗惊厥药

学习要求

1. 掌握抗癫痫药物的分类及每类药物的作用特点和临床应用的异同。
2. 熟悉常用抗癫痫药物的临床应用、不良反应和用药原则。
3. 了解癫痫的发病机制及其分类。

学习导图

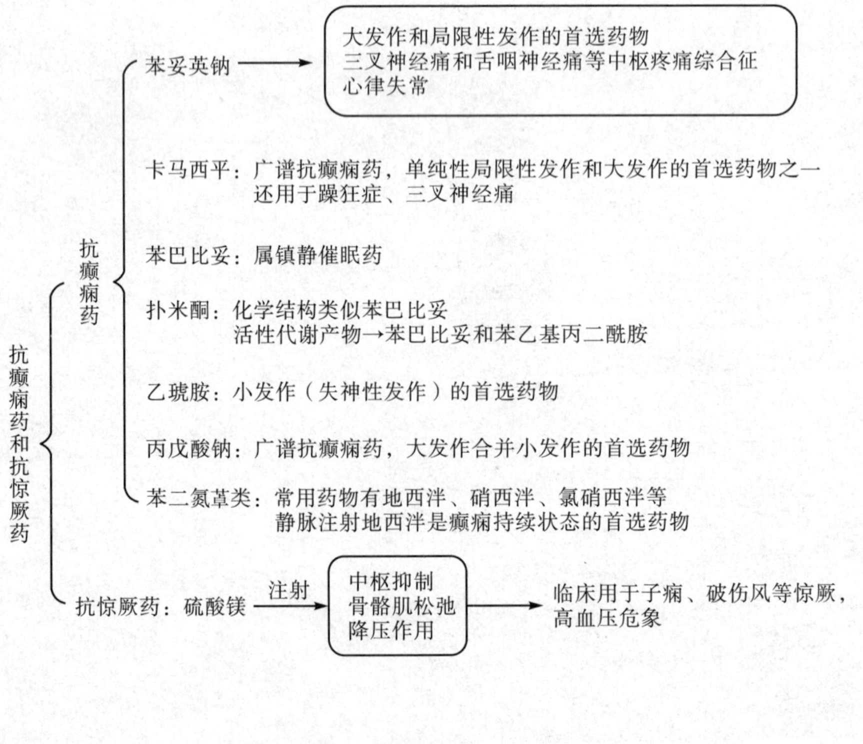

【知识图解】

表 16-1　抗癫痫药的作用机制

作用机制	药物
阻断动作电位的生成和传播 阻断电压依赖性钠离子通道 T 型钙离子通道阻断剂	卡马西平、苯妥英钠、丙戊酸钠、拉莫三嗪 乙琥胺、丙戊酸钠
增强 GABA 能传导 GABA 受体苯二氮䓬位点激动剂 GABA 受体巴比妥位点药物 GABA 摄取或代谢抑制剂	地西泮、硝西泮、氯硝西泮 苯巴比妥 丙戊酸钠、氨己烯酸（vigatratrin）、噻加宾（tiagabine）
降低谷氨酸能传导 NMDA 受体拮抗剂，谷氨酸位点 NMDA 受体拮抗剂，甘氨酸位点 AMPA 受体拮抗剂 谷氨酸释放抑制剂	托吡酯（topiramate） 非尔氨酯（felbamate） 托吡酯（topiramate） 拉莫三嗪

表 16-2　常用抗癫痫药的药理作用及机制、临床应用和不良反应

药物	药理作用及机制	临床应用	不良反应
苯妥英钠	阻断电压依赖性钠通道 阻断电压依赖性钙通道 抑制钙调素激酶的活性 ↓ 稳定细胞膜 阻止异常放电扩散	大发作和局限性发作的首选药物 三叉神经痛和舌咽神经痛等中枢疼痛综合征 心律失常	局部刺激 牙龈增生 神经系统反应：药量过大引起中毒→眼球震颤、复视、眩晕、共济失调等 血液系统反应：叶酸↓→巨幼红细胞性贫血、血小板减少、粒细胞缺乏、再生障碍性贫血 骨骼系统：低钙血症、佝偻病样改变、骨软化症 变态反应：皮疹 其他：偶见男性乳房增大、女性多毛症、淋巴结肿大等
卡马西平	阻断电压依赖性钠通道 增强 GABA 突触后作用 ↓ 抑制癫痫病灶及其周围神经元异常放电	广谱抗癫痫药，单纯性局限性发作和大发作的首选药物之一 躁狂症 三叉神经痛	眩晕、视物模糊、恶心、呕吐、共济失调、手指震颤、水钠潴留等 偶见骨髓抑制

续 表

药物	药理作用及机制	临床应用	不良反应
乙琥胺	抑制T型钙通道 抑制 Na^+-K^+-ATP 酶 抑制 GABA 转氨酶 ↓ 抑制 3Hz 异常放电	小发作（失神性发作）的首选药	胃肠道反应、中枢神经系统症状 偶见嗜酸性粒细胞缺乏症或粒细胞缺失症，严重者发生再生障碍性贫血
丙戊酸钠	增强 GABA 突触后抑制作用 抑制钠通道和L型钙通道 ↓ 阻止异常放电扩散	广谱抗癫痫药，大发作合并小发作的首选药物	常见恶心、呕吐和腹痛等消化道症状 30%患者出现肝损害

表 16-3　硫酸镁的药理作用、临床应用和不良反应

给药途径	药理作用	临床应用	不良反应
口服	渗透性导泻 利胆	术前或结肠镜检查前排空肠内容物 辅助排出一些肠道寄生虫或肠内毒物 胆囊炎、胆石症、十二指肠引流检查	20%Mg 离子可能被肠道吸收，肾功能障碍或中枢抑制的患者可能发生毒性反应
注射	竞争 Ca^{2+} 受点　中枢抑制 拮抗 Ca^{2+} 作用　→骨骼肌松弛 降压作用	子痫、破伤风等惊厥，高血压危象	呼吸抑制 血压骤降 心脏骤停

经 典 试 题

一、填空题

1. 治疗癫痫大发作的主要药物有①______、②______、③______。
2. 治疗癫痫持续状态的主要药物有①______、②______、③______。
3. 苯妥英钠是治疗①______和②______的首选药，此外还可用于治疗③______和④______。
4. 卡马西平临床上可用于①______、②______、③______和④______。
5. 扑米酮在体内的代谢产物是①______和②______。

6. 硫酸镁静脉给药有①________、②________作用，口服有③________、④________作用。硫酸镁注射过量可引起⑤________、⑥________、⑦________。

7. 硫酸镁的 Mg^{2+} 可以与①________对抗，使运动神经末梢②________释放减少，引起骨骼肌松弛作用。

8. 苯妥英钠长期用药可导致叶酸缺乏，引起①________贫血，宜用②________防治。

二、选择题

【A 型题】

1. 对治疗各类癫痫均有效的药物是
   A. 乙琥胺
   B. 丙戊酸钠
   C. 卡马西平（酰胺咪嗪）
   D. 扑米酮
   E. 苯妥英钠

2. 治疗癫痫小发作的首选药物是
   A. 乙琥胺
   B. 丙戊酸钠
   C. 苯妥英钠
   D. 扑米酮
   E. 卡马西平

3. 治疗癫痫大发作及局限性发作最有效的药是
   A. 苯妥英钠
   B. 乙酰唑胺
   C. 地西泮
   D. 苯巴比妥钠
   E. 乙琥胺

4. 苯妥英钠的不良反应不包括
   A. 胃肠反应
   B. 变态反应
   C. 外周神经炎
   D. 牙龈增生
   E. 肾脏严重损害

5. 长期应用苯妥英钠为预防巨幼细胞性贫血应补充
   A. 维生素 B_{12}
   B. 铁剂
   C. 叶酸
   D. 二氢叶酸
   E. 甲酰四氢叶酸

6. 子痫所致的惊厥可用下列哪种药物
   A. 氯丙嗪
   B. 硝西泮
   C. 硫酸镁
   D. 地西泮
   E. 苯巴比妥

7. 癫痫持续状态的首选药物为
   A. 乙琥胺
   B. 肌内注射苯妥英钠
   C. 静脉注射地西泮
   D. 戊巴比妥钠
   E. 水合氯醛

8. 苯妥英钠抗癫痫作用的主要原理是
   A. 抑制病灶本身异常放电
   B. 稳定神经细胞膜
   C. 抑制脊髓神经元
   D. 具有肌肉松弛作用
   E. 对中枢神经系统普遍抑制

9. 下列药物中属于广谱抗癫痫药物的是

A. 地西泮
B. 苯巴比妥
C. 苯妥英钠
D. 丙戊酸钠
E. 乙琥胺

10. 常用的口服抗惊厥药不包括
A. 苯巴比妥
B. 水合氯醛
C. 异戊巴比妥
D. 地西泮
E. 硫酸镁

11. 硫酸镁中毒时应缓慢注射下列哪种药物来解救
A. 肾上腺素
B. 去甲肾上腺素
C. 异丙肾上腺素
D. 葡萄糖
E. 氯化钙

【B型题】
A. 静脉注射地西泮
B. 苯妥英钠
C. 乙琥胺
D. 静脉注射硫酸镁
E. 丙戊酸钠
1. 子痫可采用的治疗药物是
2. 癫痫大发作的首选药是
3. 癫痫持续状态的首选药是
4. 癫痫小发作的首选药是
5. 属于广谱抗癫痫药物的是

【X型题】
1. 长期应用苯妥英钠的不良反应有
A. 低钙血症
B. 血小板减少
C. 牙龈增生
D. 共济失调，眼球震颤
E. 巨幼红细胞性贫血

2. 卡马西平可用于治疗癫痫
A. 大发作
B. 小发作
C. 精神运动性发作
D. 肌阵挛性发作
E. 单纯性局限性发作

3. 卡马西平的特点是
A. 大发作首选药物之一
B. 有胃肠刺激等不良反应
C. 对复杂部分发作有较好疗效
D. 对三叉神经痛疗效比苯妥英钠好
E. 对锂盐无效的躁狂、抑郁症有效

4. 卡马西平的不良反应有
A. 过敏反应
B. 恶心、呕吐
C. 牙龈增生
D. 再生障碍性贫血
E. 头晕、头昏和共济失调

5. 丙戊酸钠的特点有
A. 对各类型癫痫都有疗效
B. 可损害肝脏
C. 对失神性小发作的疗效优于乙琥胺
D. 对大发作的疗效低于苯妥英钠
E. 作用机制与抑制电压敏感性的通道有关

6. 对于癫痫的治疗，正确的说法有
A. 苯妥英钠是大发作的首选药
B. 乙琥胺是失神性小发作的首选药

C. 地西泮是癫痫持续状态的首选药
D. 卡马西平是治疗单纯性局限性发作的首选药物之一
E. 丙戊酸钠是广谱抗癫痫药

7. 硫酸镁具有哪些药理作用
A. 利胆作用
B. 降压作用
C. 导泻作用
D. 骨骼肌松弛作用
E. 中枢抑制作用

8. 下列有关苯妥英钠的叙述正确的有
A. 能够抑制癫痫病灶的局部放电
B. 不宜肌内注射
C. 口服吸收慢而不规则
D. 主要在肝内代谢
E. 长期使用可致牙龈增生

三、问答题

1. 简述苯妥英钠抗癫痫的作用机制有哪些？
2. 简述苯妥英钠的体内过程特点。
3. 试述苯妥英钠的临床应用和不良反应。
4. 试列举常见的6种抗癫痫药物及其用途。
5. 简述硫酸镁抗惊厥的作用机制。

参考答案

一、填空题

1. ①苯妥英钠　②苯巴比妥　③卡马西平
2. ①地西泮　②苯妥英钠　③苯巴比妥
3. ①癫痫大发作　②癫痫局限性发作　③中枢神经痛　④心律失常
4. ①癫痫　②周围神经痛　③尿崩症　④抑郁症
5. ①苯巴比妥　②苯乙基丙二酰胺
6. ①抗惊厥　②降压　③利胆　④导泻　⑤呼吸抑制　⑥血压骤降　⑦心脏骤停
7. ①Ca^{2+}　②乙酰胆碱
8. ①巨幼红细胞性　②甲酰四氢叶酸

二、选择题

【A型题】

1. B　2. A　3. A　4. E　5. E　6. C　7. C　8. B　9. D　10. E
11. E

【B 型题】

1. D　2. B　3. A　4. C　5. E

【X 型题】

1. ABCDE　2. ACE　3. ABCDE　4. ABDE　5. ABCDE　6. ABCDE
7. ABCDE　8. BCDE

三、问答题

1. ①稳定细胞膜，减低其兴奋性，这一作用通过抑制细胞膜 Na^+通道，阻滞 Na^+内流实现的；②抑制神经元快灭活型 Ca^{2+}通道，抑制 Ca^{2+}内流；③较高浓度时，苯妥英钠抑制 K^+外流，延长动作电位时程和不应期；④高浓度时苯妥英钠能抑制神经末梢对 GABA 的摄取，增加抑制性递质 GABA 的含量；⑤苯妥英钠可抑制异常放电的扩散，从而抑制癫痫发作。

2. ①口服吸收慢且不规则，不同制剂生物利用度不同，有明显个体差异；②静脉治疗癫痫持续状态，血浆蛋白的结合率高达 90%；③60%~70%在肝内代谢为无活性的羟基苯基衍生物，以原形排出者少，可诱导肝药酶；④清除速率与血浆浓度有关，低于 10μg/ml 按一级动力学消除，高于 10μg/ml 按零级动力学消除。

3. 临床应用：①抗癫痫作用：苯妥英钠是治疗癫痫大发作和部分发作的首选药，但对小发作无效；②治疗中枢疼痛综合征：包括三叉神经痛和舌咽神经痛等，苯妥英钠能使疼痛减轻，发作次数减少；③抗心律失常。

不良反应：①局部刺激：局部刺激性较大，口服可引起厌食、恶心、呕吐和腹痛等症状；②牙龈增生；③神经系统反应：药量过大引起中毒，出现为眼球震颤、复视、眩晕、共济失调等。严重者可出现语言障碍、精神错乱或昏迷等；④血液系统反应：长期用药导致叶酸缺乏，可致巨幼红细胞性贫血；⑤骨骼系统反应：可致低钙血症、佝偻病样改变和骨软化症；⑥变态反应：皮疹、血小板计数减少、粒细胞缺乏、再生障碍性贫血；⑦其他反应：偶见男性乳房增大、女性多毛症、淋巴结肿大、致畸胎等，久服药物后骤停可使癫痫发作加剧，甚至诱发癫痫持续状态。

4. ①苯妥英钠：用于除失神性小发作以外的所有癫痫，尤其用于大发作和局限性发作。还可用于中枢性疼痛及心律失常；②卡马西平：抗癫痫作用与苯妥英钠相似。对中枢疼痛综合征疗效优于苯妥英钠；③苯巴比妥：用于失神性小发作以外的各型癫痫；④乙琥胺：为失神性小发作的常用药物，对其他类型癫痫发作无效；⑤丙戊酸钠：用于各型癫痫；⑥地西泮：为癫痫持续状态的首选药。

5. 神经化学传递和骨骼肌收缩均需要 Ca^{2+}参与。Ca^{2+}与 Mg^{2+}化学结构相似，Mg^{2+}可以特异性竞争 Ca^{2+}受点，拮抗 Ca^{2+}作用，减少运动神经末梢 ACh 的释放，从而产生中枢及外周神经系统的抑制作用，使骨骼肌、心肌、平滑肌松弛，引起血压下降。

（朱　蕾　叶菜英）

第十七章 治疗中枢神经系统退行性疾病药

学习要求

1. 重点掌握左旋多巴的药理作用及其机制并分析其临床应用和不良反应。

2. 熟悉帕金森病的发病原因及药物治疗途径。

3. 了解中枢抗胆碱药苯海索的作用。

学习导图

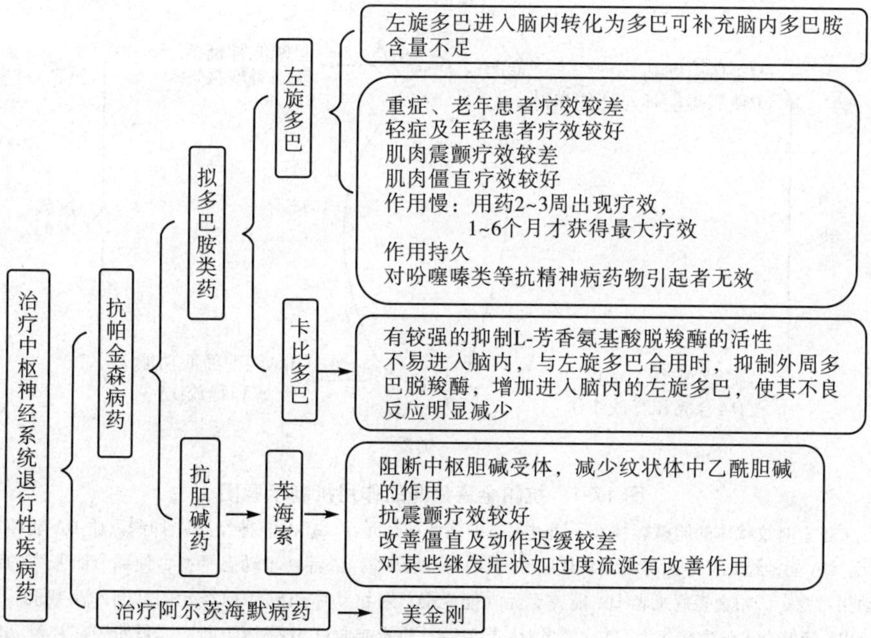

【名词解释】

名　词	英 文 名	定义或概念
神经系统退行性疾病	neurodegenerative disease	一组由慢性进行性中枢神经组织退行性变性而产生的疾病的总称。主要包括帕金森病、阿尔茨海默病、亨廷顿病、肌萎缩侧索硬化症等，神经细胞发生退行性病理学改变是其共同的特征
帕金森病	Parkinson’s disease	又称震颤麻痹，是一种主要表现为进行性的锥体外系功能障碍的中枢神经系统退行性疾病。其典型症状为静止性震颤、肌肉强直、运动迟缓和共济失调
阿尔茨海默病	Alzheimer’s disease	是一种与年龄高度相关的、以进行性认知障碍和记忆损坏为主的中枢神经系统退行性疾病。表现为记忆力、判断力、抽象思维等一般智力的丧失，但视力、运动能力等则不受影响

【知识图解】

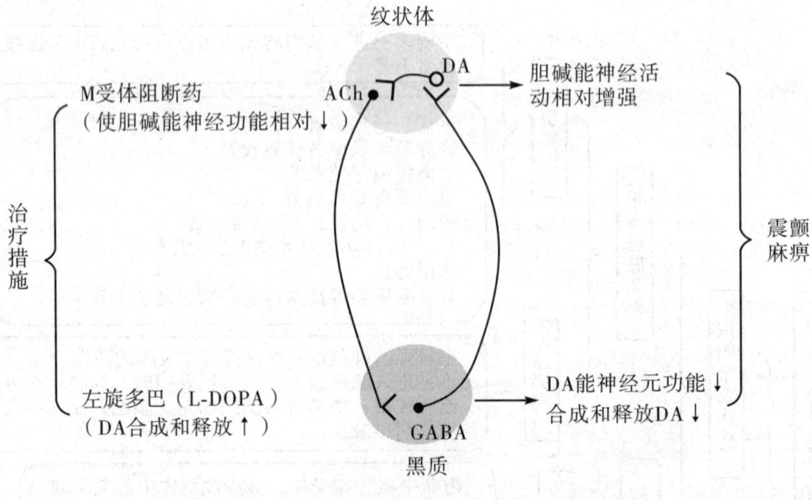

图 17-1　抗帕金森病药的作用机制示意图

正常时纹状体的胆碱能神经元通过兴奋抑制性神经元（GABA 能神经元）抑制黑质 DA 能神经元，DA 能神经元又返回抑制纹状体胆碱能神经元的活动，二者处于动态平衡，使调节肌张力的活动相对稳定。帕金森病患者 DA 能神经元功能受损，对纹状体胆碱能神经元的抑制作用减弱。L-DOPA 能够进入脑内转化为 DA，增强 DA 能神经元功能或通过 M 受体阻断药降低胆碱能神经元活动达到治疗效果

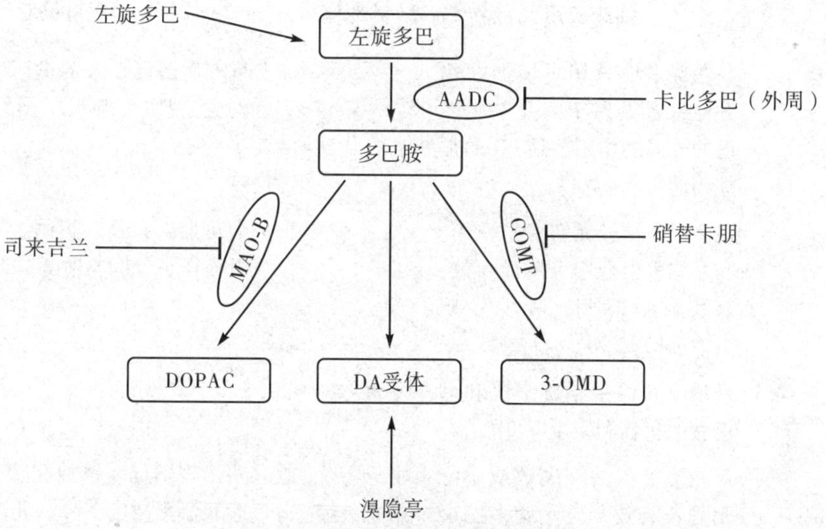

图 17-2　常见拟多巴胺药作用靶点

AADC：L-芳香族氨基酸脱羧酶；MAO-B：单胺氧化酶-B；COMT：儿茶酚胺-O-甲基转移酶；DOPAC：3，4-二羟基苯乙酸；3-OMD：3-O-甲基多巴

表 17-1　抗帕金森病药

分类	药名	作用机制
拟多巴胺类药	左旋多巴	易通过血脑屏障转变为多巴胺，补充纹状体中多巴胺的不足
	卡比多巴	抑制外周氨基脱羧酶活性，减少多巴胺在外周组织的生成，提高脑内多巴胺的浓度，提高左旋多巴的疗效，并减低其副作用
	溴隐亭	对黑质纹状体通路的多巴胺受体有较强的激动作用
	金刚烷胺	促进多巴胺进入脑循环，增加多巴胺合成、释放和减少多巴胺重摄取，直接激动多巴胺受体，还有较弱的抗胆碱作用
抗胆碱药	苯海索（安坦）	阻断 M 受体
	苯扎托品	阻断 M 受体

表 17-2　几种主要的拟多巴胺药物的应用及不良反应

药物	临床应用	其他作用	不良反应
左旋多巴（levodopa，L-dopa）	对 PD 及多种原因引起的 PD 综合征均有效，但对吩噻嗪类引起的帕金森病无效	急性肝衰竭所致肝昏迷	胃肠道反应、心血管反应（直立性低血压、心律失常）、运动过多症、“开-关反应”（多动与不动交替出现）、精神行为失常

续 表

药物	临床应用	其他作用	不良反应
卡比多巴 (carbidopa)	与左旋多巴合用可增加疗效并使患者更易于耐受左旋多巴的外周副作用，是PD的常规用药		同左旋多巴，大剂量产生运动障碍、幻觉、恶心、呕吐。孕妇忌用
司来吉兰 (selegiline)	对多巴胺神经元有保护作用。与左旋多巴合用可增加疗效，延长有效时间，减少外周反应		偶可发生兴奋、失眠、幻觉、妄想、低血压、胃肠不适等
硝替卡朋 (nitecapone)	增加纹状体中左旋多巴和多巴胺的生物利用度		
溴隐亭 (bromocriptine)	对左旋多巴治疗失败或不能耐受者有效，与左旋多巴合用延长作用时间	溢乳症、肢端肥大症	可出现幻觉、精神症状、低血压等。生长激素浓度下降、乳汁分泌减少
金刚烷胺 (amamtadine)	可缓解各型PD患者的肌僵直、震颤和运动障碍。疗效优于抗胆碱药但不及左旋多巴	抗亚洲A-Ⅱ型流感病毒	长期应用四肢可出现网状青斑和踝部水肿，严重可见心力衰竭、直立性低血压、尿潴留

表17-3 常用中枢性抗胆碱药物作用比较

药物	药理作用及应用	注意事项
苯海索 (benzhexol，安坦)	易透过血脑屏障，对纹状体胆碱系统有阻断作用。对PD、脑炎或动脉硬化引起的震颤效果好，对改善流涎有效，但对运动缓解缓慢、僵直效果较差	有散瞳作用，可导致尿潴留、便秘，对伴有青光眼、前列腺肥大患者禁用
苯扎托品 (benzatropine，苄托品)	近似阿托品竞争性地拮抗M胆碱受体，同时还有抗组胺、局部麻醉作用和大脑皮质抑制作用。临床应用同苯海索	同苯海索

经 典 试 题

一、填空题

1. 帕金森病又称为①________，根据其产生机制，可将抗帕金森病药分为②________和③________两类，前者代表药有④________和⑤________，后者代表药为⑥________。

2. 左旋多巴与①________按 4 : 1 剂量合用，制成的复方制剂称为②________。

3. 左旋多巴主要用于①________和②________。

4. 左旋多巴引起的“开-关”现象，其中“关”是指①________，“开”是指②________，但常伴有③________。

5. 口服大量溴隐亭时，对①________受体有较强激动作用，故可用于治疗②________。

6. 美金刚是①________药，用于治疗②________。

二、选择题

【A 型题】

1. 卡比多巴与左旋多巴合用的理由是
   A. 提高脑内 DA 浓度，增强疗效，并减少不良反应
   B. 直接激动 DA 受体，增强疗效
   C. 减慢 L-DOPA 经肾排泄，增强疗效
   D. 抑制 DA 的再摄取，增强 L-DOPA 中枢效应
   E. 抑制中枢氨基酸脱羧酶，提高脑内 DA 浓度

2. 吩噻嗪类抗精神病药引起的帕金森综合征宜选用
   A. 左旋多巴
   B. 金刚烷胺
   C. 司来吉兰
   D. 溴隐亭
   E. 苯海索

3. 左旋多巴不用于治疗
   A. 震颤麻痹
   B. 肝性脑病
   C. 氯丙嗪所致帕金森病
   D. 老年血管硬化所致震颤麻痹综合征
   E. 以上均不是

4. 左旋多巴应用初期，最常见的不良反应是
   A. 心律失常
   B. 精神障碍
   C. 开-关现象
   D. 胃肠道反应
   E. 迟发型运动障碍

5. 单用无抗帕金森作用的是
   A. 左旋多巴
   B. 卡比多巴
   C. 苯海索
   D. 金刚烷胺
   E. 溴隐亭

6. 能明显改善 AD 患者认知功能的 M 受体激动药是
   A. 占诺美林
   B. 乙酰胆碱
   C. 他克林
   D. 多奈哌齐
   E. 毛果芸香碱

7. 目前最有效的 AD 治疗药是
   A. 加兰他敏
   B. 美曲膦酯
   C. 多奈哌齐
   D. 石杉碱甲
   E. 他克林

8. 治疗 AD 的药物不包括

A. 左旋多巴
B. 他克林
C. 多奈哌齐
D. 占诺美林
E. 石杉碱甲

9. 具有抗病毒作用的抗帕金森病药物是
A. 左旋多巴
B. 金刚烷胺
C. 苯海索
D. 司来吉兰
E. 硝替卡朋

10. 可用于治疗泌乳闭经综合征的抗帕金森病药物是
A. 左旋多巴
B. 卡比多巴
C. 溴隐亭
D. 苯海索
E. 金刚烷胺

11. 维生素 B_6 与左旋多巴合用可
A. 增强左旋多巴的作用
B. 增高左旋多巴的血浓度
C. 减少左旋多巴的副作用
D. 增强左旋多巴的外周副作用
E. 延长左旋多巴的作用时间

【B 型题】
A. 左旋多巴
B. 溴隐亭
C. 卡比多巴
D. 司来吉兰
E. 苯海索
1. 能激动 DA 受体的是
2. 能阻断中枢胆碱受体的是
3. 在脑内转变为 DA，补充纹状体中 DA 不足的是
4. 能增加左旋多巴抗帕金森疗效，减少不良反应的是
5. 只有透过血脑屏障，在脑内转变为 DA 才能起作用的是
6. 抗震颤及改善流涎效果好的是
7. 具有抗氧化作用的抗震颤麻痹药是
8. 可减慢 DA 代谢速率，增加脑内 DA 浓度的药物是

A. 多巴脱羧酶的辅基
B. 单胺氧化酶 B 抑制剂
C. 可阻断外周多巴胺受体
D. 单胺氧化酶 A 抑制剂
E. 可阻断中枢多巴胺受体
9. 司来吉兰是
10. 维生素 B_6 是

A. 是 M_1 受体激动药
B. 是第一个抗 AChE 药
C. 是强效、可逆性抗 AChE 药
D. 是治疗 AD 的第一代抗 AChE 药
E. 是治疗 AD 的第二代抗 AChE 药
11. 他克林
12. 加兰他敏
13. 石杉碱甲
14. 多奈哌齐

【C 型题】
A. 左旋多巴
B. 卡比多巴
C. 二者均是
D. 二者均否
1. 心宁美包括
2. 能通过血脑屏障的是
3. 多巴胺受体激动剂
4. 能增加纹状体 DA 浓度的是

5. 能抑制 L-芳香氨基酸脱羧酶的是
6. 即可抗帕金森病，又可用于治疗肝性脑病的是
7. 对脑内纹状体 DA 受体有激动作用的是
8. 能治疗抗精神病药所引起的帕金森综合征的是

【X 型题】

1. 左旋多巴的特点有
   A. 作用较慢
   B. 在脑内转变为 DA 而起作用
   C. 不良反应较多
   D. 可引起轻度直立性低血压
   E. 与卡比多巴合用可减少不良反应

2. 不宜与左旋多巴合用的药物有
   A. 维生素 B_6
   B. 利舍平
   C. 苯乙肼
   D. 氟哌啶醇
   E. 氯丙嗪

3. 下列药物中，与左旋多巴合用治疗帕金森病产生协同作用的有
   A. 卡比多巴
   B. 金刚烷胺
   C. 苯海索
   D. 溴隐亭
   E. 多巴胺

4. 金刚烷胺的特点有
   A. 见效快，持效短
   B. 中枢抗胆碱作用弱
   C. 与左旋多巴合用有协同作用
   D. 偶致惊厥，癫痫患者禁用
   E. 长期用药下肢皮肤会出现网状青斑

5. 抗胆碱药苯海索可用于
   A. 轻症帕金森病患者
   B. 对左旋多巴不能耐受者
   C. 与左旋多巴合用
   D. 氯丙嗪引起的帕金森病
   E. 氯丙嗪引起的迟发性运动障碍

6. 苯海索的作用特点为
   A. 外用抗胆碱作用弱
   B. 不良反应轻
   C. 抗震颤效果好
   D. 对过度流涎有改善作用
   E. 改善僵直及动作迟缓的效果差

三、问答题

1. 抗帕金森病药有哪些？
2. 简述左旋多巴的药理作用机制、临床应用和不良反应。
3. 苯海索的作用特点有哪些？
4. 左旋多巴与卡比多巴合用的意义是什么？

参 考 答 案

一、填空题

1. ①震颤麻痹　②拟多巴胺药　③抗胆碱药　④左旋多巴　⑤卡比多巴　⑥苯海索

2. ①卡比多巴 ②心宁美
3. ①帕金森病 ②肝性脑病
4. ①突然发生的肌强直性运动不能 ②突然自动恢复为良好状态 ③运动障碍
5. ①黑质-纹状体的 DA ②帕金森病
6. ①NMDA 受体非竞争性拮抗药 ②阿尔茨海默病

二、选择题

【A 型题】

1. A 2. E 3. C 4. D 5. B 6. A 7. E 8. A 9. B 10. C
11. D

【B 型题】

1. B 2. E 3. A 4. C 5. A 6. E 7. D 8. D 9. B 10. A
11. D 12. E 13. C 14. E

【C 型题】

1. C 2. A 3. D 4. A 5. B 6. A 7. D 8. D

【X 型题】

1. ABCDE 2. ABCDE 3. ABCD 4. ABCDE 5. ABCD 6. ABCDE

三、问答题

1. 答题要点参阅表 17-1。

拟多巴胺类药：左旋多巴、卡比多巴、金刚烷胺、溴隐亭。

胆碱受体阻断药：苯海索、苯扎托品。

2. 答题要点参阅表 17-1 和表 17-2。

（1）易通过血脑屏障转变为多巴胺，补充纹状体中多巴胺的不足。

（2）对 PD 及多种原因引起的 PD 综合征均有效，但对吩噻嗪类引起的帕金森病无效。

（3）胃肠道反应、心血管反应（直立性低血压、心律失常）、运动过多症、“开-关反应”（多动与不动交替出现）、精神行为失常。

3. 答题要点参阅 X 型选择题第 6 题。

（1）外用抗胆碱作用弱。

（2）不良反应轻。

（3）抗震颤效果好。

（4）对过度流涎有改善作用。

（5）改善僵直及运动迟缓的效果差。

4. 答题要点参阅 A 型选择题第 1 题。

卡比多巴不能通过血脑屏障，与左旋多巴合用能够抑制外周血中的 L-芳香族氨基酸脱羧酶，使得进入中枢神经系统的左旋多巴增加，可减少左旋多巴用药量的 75%，而使不良反应明显减少，症状波动减轻，作用不受维生素 B_6 的干扰。卡比多巴与左旋多巴以 1∶4 混合的复方制剂称为心宁美。

（刘 静 王 芳）

第十八章 抗精神失常药

学习要求

1. 重点掌握氯丙嗪的药理作用、临床应用及其不良反应，氯氮平的作用特点。

2. 熟悉抗精神失常药和抗精神病药的分类；熟悉脑内多巴胺神经通路，更好地理解多巴胺拮抗药的药理作用、不良反应及其所产生的作用机制；由此推导其临床应用和主要不良反应及防治措施。

3. 熟悉氯普噻吨（泰尔登）、氟哌啶醇、氟哌利多、舒必利、碳酸锂、丙米嗪、氟西汀等药物的药理作用特点、临床应用和主要不良反应。

4. 了解精神失常的种类及单胺学说，有助于理解抗精神病药、抗抑郁药和抗躁狂药的作用机制及特点。

学习导图

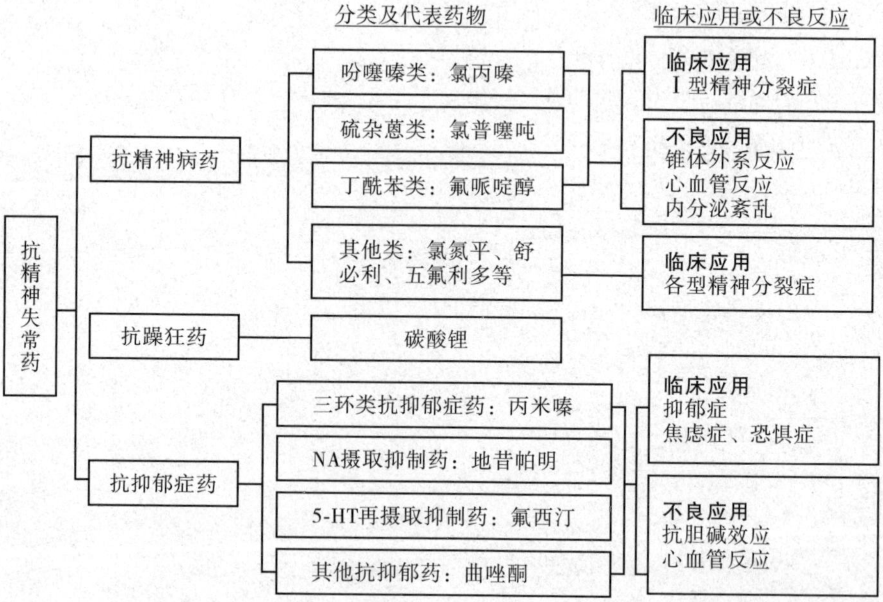

【名词解释】

名 词	英文名	定义或概念
人工冬眠	artifical hibernation	氯丙嗪与其他中枢抑制药（哌替啶、异丙嗪）合用，则可使患者深睡，体温、基础代谢及组织耗氧量均降低，增强患者对缺氧的耐受力，减轻机体对伤害性刺激的反应，并可使自主神经传导阻滞及中枢神经系统反应性降低，机体处于这种状态，称为“人工冬眠”，有利于机体度过危险的缺氧缺能阶段
帕金森综合征	Parkinsonism	长期大量服用氯丙嗪可出现，表现为肌张力增高、面容呆板、动作迟缓、肌肉震颤、流涎等。是由于氯丙嗪拮抗了黑质-纹状体通路的 D_2 样受体，使纹状体中的 DA 功能减弱、ACh 的功能增强而引起的，可用减少药量、停药来减轻或消除，也可用抗胆碱药以缓解
静坐不能	Akathisia	长期大量服用氯丙嗪可出现坐立不安、反复徘徊症状，是由于氯丙嗪拮抗了黑质-纹状体通路的 D_2 样受体，使纹状体中的 DA 功能减弱、ACh 的功能增强而引起的，可用减少药量、停药来减轻或消除，也可用抗胆碱药以缓解
急性肌张力障碍	acute dystonia	多出现在氯丙嗪用药后第 1~5 天。患者可出现强迫性张口、伸舌、斜颈、呼吸运动障碍及吞咽困难。这是由于氯丙嗪拮抗了黑质-纹状体通路的 D_2 样受体，使纹状体中的 DA 功能减弱、ACh 的功能增强而引起的，可用减少药量、停药来减轻或消除，也可用抗胆碱药以缓解
迟发性运动障碍	tardive dyskinesia	长期服用氯丙嗪后，部分患者还可引起一种特殊而持久的运动障碍，称为迟发性运动障碍，表现为口-面部不自主的刻板运动，广泛性舞蹈样手足徐动症，停药后仍长期不消失。其机制可能是因 DA 受体长期被拮抗、受体敏感性增加或反馈性促进突触前膜 DA 释放增加所致

【知识图解】

分类 代表药

- 抗精神失常药
  - 抗精神病药
    - 吩噻嗪类：氯丙嗪、三氟拉嗪、奋乃静等
    - 硫杂蒽类：氯普噻吨、氟哌噻吨
    - 丁酰苯类：氟哌啶醇、氟哌利多
    - 其他抗精神病药物：五氟利多、舒必利、氯氮平
  - 抗躁狂药　碳酸锂
  - 抗抑郁药
    - 三环类抗抑郁药：丙米嗪、地昔帕明、阿米替林等
    - NA 摄取抑制药：地昔帕明、马普替林、去甲替林等
    - 5-HT 再摄取抑制药：氟西汀、帕罗西汀、舍曲林
    - 其他抗抑郁药：曲唑酮、米安色林、米塔扎平

图 18-1 抗精神失常药的分类及代表药

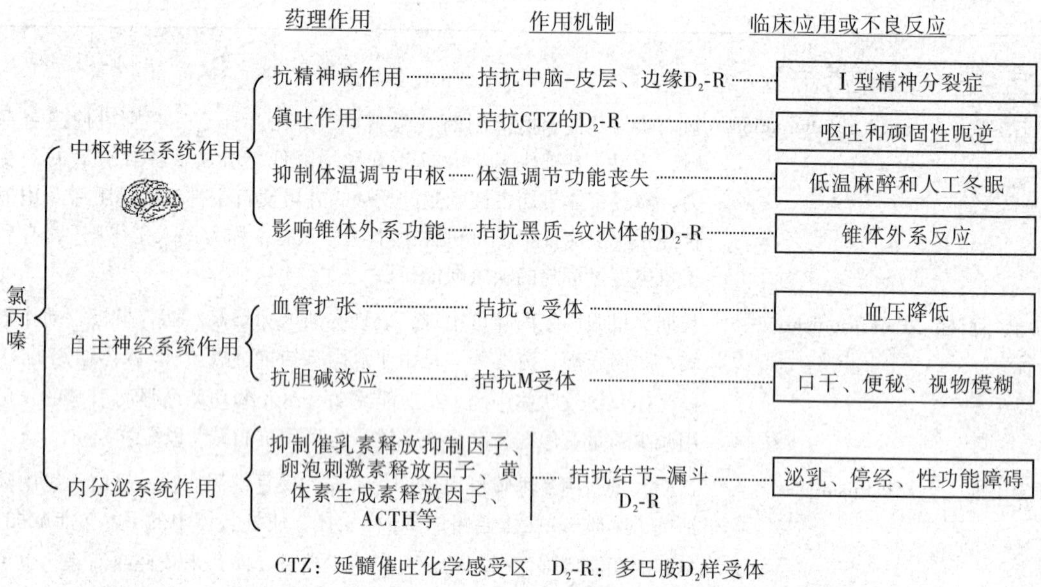

图 18-2 氯丙嗪的药理作用、作用机制、临床应用和不良反应

表 18-1 氯丙嗪的药理作用、临床应用和不良反应

药理作用	临床应用	不良反应	禁忌证
1. 中枢神经系统作用 （1）抗精神病作用 （2）镇静、安定 （3）镇吐作用 （4）抑制体温调节中枢	Ⅰ型精神分裂症 各种呕吐和顽固呃逆 低温麻醉、人工冬眠	锥体外系反应、惊厥、精神异常 嗜睡、淡漠、无力	有癫痫和惊厥史患者
2. 自主神经系统作用 （1）拮抗α受体 （2）拮抗M受体		直立性低血压、低血压休克 口干、便秘、眼压增高	冠心病 低血压倾向患者 青光眼
3. 内分泌系统作用 （1）泌乳素增加 （2）促性激素减少 （3）生长激素减少	试用于巨人症	乳腺增大、泌乳 月经停止、成人性功能障碍 抑制小儿生长	乳腺增生、乳腺癌患者

表 18-2　氯丙嗪与氯氮平抗精神分裂症的比较

	氯丙嗪	氯氮平
类别	经典抗精神病药	新型抗精神病药
结构	吩噻嗪类	苯二氮䓬类
作用机制	拮抗中脑边缘、中脑皮质通路的 D_2 样受体	选择性拮抗 D_4 受体，拮抗 $5\text{-}HT_{2A}$ 受体、协调 5-HT 与 DA 系统的平衡
临床应用	I 型精神分裂症	各型精神分裂症
不良反应	锥体外系反应、惊厥、精神异常；嗜睡、淡漠、无力；直立性低血压、低血压休克；口干、便秘、眼压增高；乳腺增大、泌乳；月经停止、成人性功能障碍等	几乎无锥体外系反应，抗胆碱效应等

表 18-3　氯丙嗪与阿司匹林对体温影响的比较

	氯丙嗪	阿司匹林
类别	抗精神病药	解热镇痛抗炎药
结构	吩噻嗪类	水杨酸类
作用机制	对下丘脑体温调节中枢有很强的抑制作用，使体温调节中枢丧失调节体温的作用，机体的体温随环境的温度而变化	通过抑制中枢 PG 合成酶，减少 PG 的合成而发挥作用
作用特点	在物理降温的配合下，不仅降低发热的体温，还可使正常体温降至正常水平以下；在炎热天气，可使体温升高	只能使发热的体温恢复至正常水平，对正常的体温没有影响
临床应用	低温麻醉、人工冬眠	各种原因尤其是炎症所致的机体发热
不良反应	锥体外系反应、惊厥、精神异常；嗜睡、淡漠、无力；直立性低血压、低血压休克；口干、便秘、眼压增高；乳腺增大、泌乳；月经停止、成人性功能障碍等	胃肠道反应 出血等

表 18-4　抗精神病药物的作用特点比较

药物	抗精神病作用	镇静作用	镇吐作用	直立性低血压	锥体外系反应	内分泌影响
氯丙嗪	++	++	+++	++	++	+
硫利达嗪	++	++	+++	±	++	+
奋乃静	++	++	+	+++	+++	+
氟奋乃静	+++	+	+	++	+++	+

续 表

药物	抗精神病作用	镇静作用	镇吐作用	直立性低血压	锥体外系反应	内分泌影响
三氟拉嗪	+++	+	+	+++	+++	++
氯普噻吨	++	++	++	+	++	+
氟哌啶醇	+++	+	+	+++	+++	++
氟哌利多	+++	+	+	+++	+++	++
匹莫齐多	++		++	++	+++	++
五氟利多	+++		++	++	+++	++
舒必利	+	+	+	+++	+	+
氯氮平	++	+	+	+	+	+
利培酮	+	+	++	+	+	+

注：+++强；++中；+弱；±可疑

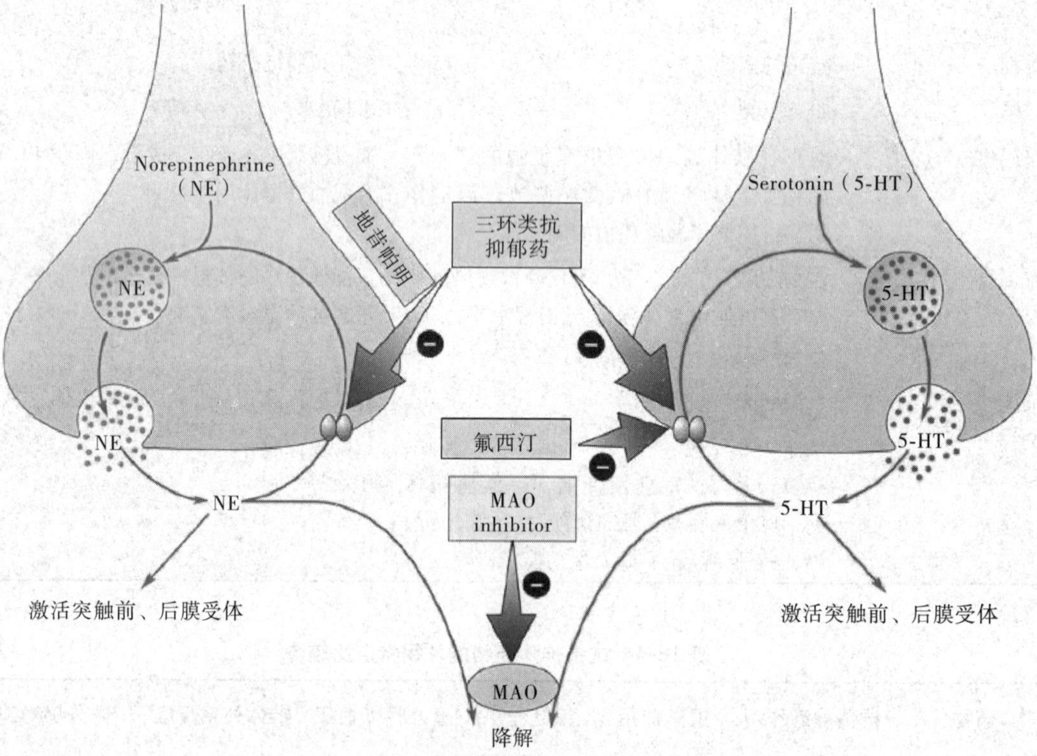

图 18-3 抗抑郁药的作用机制示意图

表 18-5 抗抑郁药物的作用特点比较

药 物	半衰期（h）	镇静作用	抗胆碱作用	直立性低血压	心脏毒性	惊厥	体重增加
丙米嗪	10~20	++	++	++	+++	++	+
阿米替林	9~36	+++	+++	++	+++	++	++
多塞平	8~24	+++	+++	+	++	++	+
地昔帕明	14~76	+	+	+	++	+	+
马普替林	27~58	++	++	+	++	+++	+
去甲替林	18~60	++	+	±	++	++	+
氟西汀	48~72	−	−	+	−	−	±

注：+++强作用；++中等作用；+有作用；±弱作用；−无作用

经 典 试 题

一、填空题

1. 抗精神病药分为①________、②________、③________和④________等四类，其代表药依次分别为⑤________、⑥________、⑦________和⑧________。

2. 抗精神病药的作用机制是拮抗中脑-边缘系统和中脑-皮质系统①________受体和拮抗②________受体。

3. 氯丙嗪的抗精神病作用与其拮抗①________通路中的②________受体有关；氯丙嗪可减少下丘脑释放催乳素抑制因子，与其拮抗③________通路中的④________受体有关。

4. 氯丙嗪对中枢的作用有①________、②________、③________。

5. 氯丙嗪通过抑制①________，使体温调节中枢功能丧失；配以物理降温，能②________发热者的体温，对正常体温③________。

6. 人工冬眠药物包括①________、②________和③________。

7. 氯丙嗪临床用于①________、②________、③________和④________。

8. 三环类抗抑郁药包括①________、②________、③________和④________等。

9. 碳酸锂在临床上主要用于治疗①________，它对精神分裂症的②________也有效。

10. 氯丙嗪引起的锥体外系反应表现为①________、②________、③________、④________。氯丙嗪引起的帕金森综合征可以用⑤________缓解，而用⑥________则可加重其症状。

11. 氯丙嗪的禁忌证是①________、②________、③________、④________。

二、选择题

【A 型题】

1. 氯丙嗪不宜用于
A. 精神分裂症
B. 人工冬眠疗法
C. 顽固性呃逆
D. 晕动病所致的呕吐
E. 躁狂症及其他精神病伴有妄想症

2. 氯丙嗪引起低血压状态时，应选用
A. 去甲肾上腺素
B. 麻黄碱
C. 多巴胺
D. 异丙肾上腺素
E. 肾上腺素

3. 长期应用氯丙嗪引起的最常见的不良反应是
A. 直立性低血压
B. 锥体外系反应
C. 过敏反应
D. 消化道症状
E. 内分泌失调

4. 氯丙嗪引起帕金森综合征时，应使用
A. 多巴胺
B. 左旋多巴
C. 阿托品
D. 苯海索
E. 毒扁豆碱

5. 氯丙嗪拮抗黑质-纹状体通路的多巴胺受体产生
A. 乳腺增生及泌乳
B. 抗精神病作用
C. 口干、便秘、视物模糊
D. 锥体外系反应
E. 生长迟缓

6. 其他药物治疗无效的精神病例可选用
A. 氯氮平
B. 氟奋乃静
C. 三氟拉嗪
D. 氯丙嗪
E. 硫利达嗪

7. 治疗 II 型精神分裂症的首选药物是
A. 氯氮平
B. 三氟拉嗪
C. 氟哌啶醇
D. 地西泮
E. 氯普噻吨（泰尔登）

8. 治疗伴有焦虑的抑郁症可使用
A. 氯丙嗪
B. 氟哌噻吨
C. 氟哌啶醇
D. 地西泮
E. 三氟拉嗪

9. 阿米替林的主要作用机制为
A. 拮抗 DA 受体
B. 拮抗 5-HT 受体
C. 抑制 NA 和 5-HT 再摄取
D. 抑制 NA 再摄取
E. 抑制 5-HT 再摄取

10. 下列药物中，可拮抗 D_2 及 5-HT 受体的是
A. 氯丙嗪

B. 氟奋乃静
C. 三氟拉嗪
D. 丙米嗪
E. 利培酮

11. 下述锥体外系反应轻微的药物是
A. 氟哌啶醇
B. 氟哌利多
C. 氯氮平
D. 奋乃静
E. 氯丙嗪

12. 下述关于丙米嗪的效应哪一项是错的
A. 抑郁患者连续服用出现情绪振奋
B. 心动过速
C. 拮抗 M 样受体
D. 心动过缓
E. 对正常人有镇静作用

【B 型题】
A. 抗精神病作用
B. 镇吐作用
C. 催乳素分泌
D. 体温调节失灵
E. 锥体外系反应
1. 氯丙嗪拮抗中脑-边缘叶和中脑皮质通路中的 D_2 受体，引起
2. 氯丙嗪拮抗 CTZ 的 D_2 受体，引起
3. 氯丙嗪拮抗结节-漏斗部 D_2 受体，引起
4. 氯丙嗪抑制下丘脑体温调节中枢，可引起
5. 氯丙嗪拮抗黑质-纹状体通路 D_2 受体，引起

A. 5-HT 再摄取
B. N 胆碱受体
C. DA 受体
D. NA 再摄取
E. NA 释放
6. 碳酸锂抑制
7. 氯丙嗪拮抗
8. 氟西汀抑制
9. 奋乃静拮抗
10. 地昔帕明抑制

A. 地西泮
B. 丙米嗪
C. 氯丙嗪
D. 碳酸锂
E. 氟哌啶醇
11. 属于苯二氮䓬类抗焦虑药的是
12. 属于三环类抗抑郁药的是
13. 属于吩噻嗪类抗精神病药的是
14. 属于抗躁狂药的是
15. 属于丁酰苯类抗精神病药的是
A. 丙米嗪
B. 卡马西平
C. 硫利达嗪
D. 利培酮
E. 氟奋乃静
16. 主要有抗抑郁作用，用于治疗抑郁症的药物是
17. 可治疗锂盐无效的躁狂症的药物是
18. 有明显镇静作用，锥体外系副作用少，老年人易耐受的药物是
19. 抗精神病作用强，锥体外系反应明显的药物是
20. 对精神分裂症的阳性症状有效的药物是

【C 型题】
A. 氯氮平
B. 氯丙嗪
C. 二者均是
D. 二者均否

1. 具有抗抑郁作用的是
2. 能促使骨骼肌松弛的是
3. 具有有效的镇吐作用的是
4. 其镇静作用可被乙醇增强的是
5. 能产生类似帕金森病的锥体外系反应的是

A. 拮抗黑质-纹状体通路中的 D_2 受体
B. 拮抗结节-漏斗通路中的 D_2 受体
C. 二者均是
D. 二者均否
6. 氯丙嗪的镇吐作用机制是
7. 氯丙嗪的抗精神病作用机制是
8. 氯丙嗪所致锥体外系反应的机制是
9. 氯丙嗪使催乳素分泌增加的机制是

A. 精神病
B. 躁狂症
C. 二者均是
D. 二者均否
10. 氯丙嗪可治疗
11. 氯普噻吨可治疗
12. 碳酸锂可治疗
13. 地西泮可治疗

【X 型题】

1. 氯丙嗪的药理作用有
A. 抗精神病
B. 抗躁狂症
C. 抗帕金森病
D. 扩张血管，降低血压
E. 加强中枢抑制药作用

2. 氯丙嗪的作用与副作用与下列叙述有关的是
A. 拮抗 α 受体
B. 拮抗 CTZ 的 D_2 受体
C. 激动 H_2 受体
D. 拮抗结节-漏斗处 DA 通路 D_2 受体
E. 拮抗中枢-边缘叶及中脑皮质通路中的 D_2 受体

3. 氯丙嗪长期应用，常见的不良反应有
A. 搏动性头痛
B. 口干、便秘
C. 锥体外系症状
D. 恶心、呕吐、腹胀、腹泻等症状
E. 过敏反应

4. 氯丙嗪应用时的禁忌证有
A. 严重肝功能损伤
B. 有癫痫病史者
C. 糖尿病患者
D. 肺部炎症
E. 中枢抑制药用后出现昏迷的患者

5. 与氯丙嗪相比较，氟哌啶醇的作用特点是
A. 拮抗中枢 D_2 受体作用强
B. 镇吐作用较强
C. 对抗幻觉、妄想的作用强
D. 拮抗 α 受体作用强
E. 抗胆碱作用较弱

6. 新型抗精神病药利培酮的特点是
A. 起效较快
B. 副作用少
C. 无明显锥体外系反应
D. 拮抗 5-HT_2 受体作用比拮抗 D_2 受体作用更显著
E. 抗胆碱受体及镇静作用弱

7. 氯氮平的作用特点是
A. 镇静、催眠作用明显

B. 几乎无锥体外系反应
C. 拮抗 5-HT_{2A}受体
D. 选择性拮抗 D_4 受体
E. 协调 5-HT 与 DA 系统的相互作用和平衡

8. 丙米嗪的药理作用及应用注意事项有
A. 抑制中枢内突触前膜对 NA 及 5-HT 的再摄取
B. 拮抗 M 受体，出现阿托品样副作用
C. 易引起心律失常、血压降低
D. 前列腺肥大、青光眼患者禁用
E. 与东莨菪碱、中枢抑制药、MAO 抑制药合用，作用或毒性增强

9. 具有抗抑郁作用的药物是
A. 多塞平
B. 碳酸锂
C. 阿米替林
D. 丙米嗪
E. 氯氮平

三、问答题

1. 简述抗精神失常药的分类及各类的代表药。
2. 试述氯丙嗪抗精神病作用的机制。
3. 试分析氯丙嗪的作用、用途与不良反应之间的内在联系。
4. 简述氯丙嗪的不良反应及禁忌证。
5. 氯丙嗪的降温作用与阿司匹林的解热作用有何不同?
6. 氯丙嗪拮抗哪些受体？产生哪些作用及不良反应?
7. 氟哌啶醇有什么作用特点?
8. 简述利培酮的作用特点。
9. 简述氯氮平的作用及作用机制，与氯丙嗪比较有什么特点?
10. 简述丙米嗪的药理作用及应用注意事项。

参 考 答 案

一、填空题

1. ①吩噻嗪类 ②硫杂蒽类 ③丁酰苯类 ④其他类 ⑤氯丙嗪 ⑥氯普噻吨 ⑦氟哌啶醇 ⑧五氟利多
2. ①D_2 ②5-HT
3. ①中脑-边缘叶及中脑皮质 ②D_2 ③结节漏斗 ④D_2
4. ①抗精神病作用 ②镇吐作用 ③抑制体温中枢
5. ①体温调节中枢 ②降低 ③降低
6. ①氯丙嗪 ②异丙嗪 ③哌替啶
7. ①治疗精神病 ②镇吐 ③治疗呃逆 ④人工冬眠

8. ①丙米嗪 ②地昔帕明 ③阿米替林 ④多塞平

9. ①躁狂症 ②兴奋躁动

10. ①帕金森综合征 ②急性肌张力障碍 ③静坐不能 ④迟发性运动障碍 ⑤苯海索 ⑥东莨菪碱

11. ①癫痫 ②惊厥 ③乳腺增生 ④乳腺癌

二、选择题

【A 型题】

1. D 2. A 3. B 4. D 5. D 6. A 7. A 8. B 9. C 10. E 11. C 12. D

【B 型题】

1. A 2. B 3. C 4. D 5. E 6. E 7. C 8. A 9. C 10. D 11. A 12. B 13. C 14. D 15. E 16. A 17. B 18. C 19. E 20. D

【C 型题】

1. D 2. A 3. B 4. C 5. B 6. D 7. D 8. A 9. B 10. C 11. A 12. B 13. D

【X 型题】

1. ABDE 2. ABDE 3. BCE 4. ABE 5. ABCDE 6. ABCDE 7. ABCDE 8. ABCDE 9. ACD

三、问答题

1. 答题要点参阅本章图 18-1 及学习导图。

抗精神病药
- 吩噻嗪类：氯丙嗪、三氟拉嗪、奋乃静等
- 硫杂蒽类：氯普噻吨、氟哌噻吨
- 丁酰苯类：氟哌啶醇、氟哌利多
- 其他抗精神病药物：五氟利多、舒必利、氯氮平

2. 答题要点参阅图 18-2。

氯丙嗪抗精神病作用的机制：通过拮抗中脑-边缘通路和中脑-皮质通路上的 D_2 受体。

3. 答题要点参阅表 18-1，图 18-2。

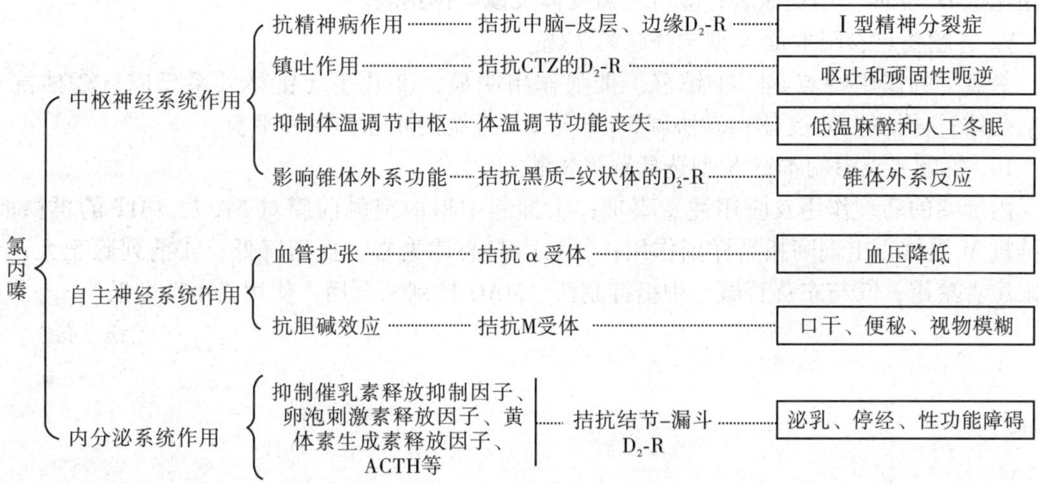

CTZ：延髓催吐化学感受区　D_2-R：多巴胺D_2样受体

4. 答题要点参阅表 18-1。

氯丙嗪不良反应：锥体外系反应、惊厥、精神异常；嗜睡、淡漠、无力；直立性低血压、低血压休克；乳腺增生、泌乳；月经停止、成人性功能障碍；抑制小儿生长。禁忌证：癫痫、惊厥患者；低血压倾向、冠心病；内分泌紊乱、乳腺增生等。

5. 答题要点参阅表 18-3。

（1）作用机制不同，氯丙嗪对下丘脑体温调节中枢有很强的抑制作用，使体温调节中枢丧失调节体温的作用，机体的体温随环境的温度而变化。而阿司匹林则是通过抑制中枢 PG 合成酶，减少 PG 的合成而发挥作用的。

（2）作用特点不一样，氯丙嗪在物理降温的配合下，不仅降低发热的体温，还可使正常体温降至正常水平以下；在炎热天气，可使体温升高。阿司匹林只能使发热的体温恢复至正常水平，对正常的体温没有影响。

6. 答题要点参阅图 18-2。

（1）氯丙嗪拮抗 DA 受体，产生以下作用：①拮抗中脑-皮层和中脑-边缘系统的 D_2 样受体，产生抗精神病作用；②拮抗黑质-纹状体系统 D_2 受体，产生锥体外系反应；③拮抗结节-漏斗系统 D_2 受体，对内分泌系统的影响；④拮抗延髓催吐化学感受区的 D_2 受体，产生镇吐作用。

（2）氯丙嗪拮抗α受体，引起血压下降。

（3）氯丙嗪拮抗 M 受体，引起视物模糊、口干等不良反应。

7. 答题要点参阅本章 X 型选择题第 5 题。

与氯丙嗪相比较，氟哌啶醇的作用特点是：①拮抗中枢 D_2 受体作用强；②镇吐作用较强；③对抗幻觉、妄想的作用强；④拮抗 α 受体作用强；⑤抗胆碱作用较弱。

8. 答题要点参阅本章 X 型选择题第 6 题。

利培酮的特点是：①起效较快；②副作用少；③无明显锥体外系反应；④抗 $5\text{-}HT_2$ 受体作用比抗 D_2 受体作用更显著；⑤抗胆碱受体及镇静作用弱。

9. 答题要点参阅本章 X 型选择题第 7 题。

氯氮平的作用特点是：①镇静、催眠作用明显；②几乎无锥体外系反应；③拮抗 $5\text{-}HT_{2A}$ 受体；④拮抗 D_4 受体；⑤协调 5-HT 与 DA 系统的相互作用和平衡。

10. 答题要点参阅本章 X 型选择题第 8 题。

丙米嗪的药理作用及应用注意事项：①抑制中枢内突触前膜对 NA 及 5-HT 的再摄取；②拮抗 M 受体，出现阿托品样副作用；③易引起心律失常、血压降低；④前列腺肥大、青光眼患者禁用；⑤与东莨菪碱、中枢抑制药、MAO 抑制药合用，作用或毒性增强。

（杨　俭）

第十九章　镇　痛　药

学习要求

1. 掌握阿片类镇痛药（吗啡）的药理作用、作用机制、临床应用和不良反应。

2. 熟悉吗啡、哌替啶的作用特点和异同点。

3. 熟悉各型阿片受体激动时的效应，阿片类镇痛药的分类及其作用特点。

4. 了解滥用镇痛药的危害性和使用原则。

学习导图

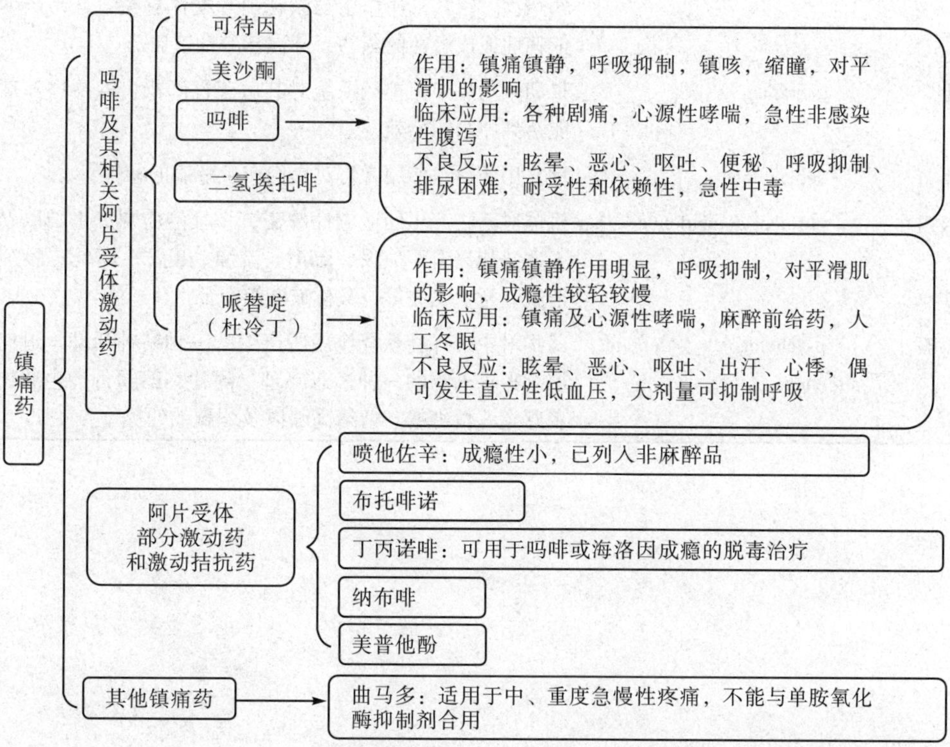

【名词解释】

名　词	英 文 名	定义或概念
躯体痛	somatic pain	由于身体表面和身体深层组织的痛觉感受器受到各类伤害性刺激所致，可分为急性痛（亦称锐痛）和慢性痛（亦称钝痛）两种。前者为尖锐而定位清楚的刺痛，伤害性刺激达到阈值后立即发生，刺激撤除后很快消失；后者为强烈而定位模糊的“烧灼痛”，发生较慢，持续时间较长
内脏痛	visceral pain	由于内脏器官、体腔壁浆膜及盆腔器官组织部位的痛觉感受器受到炎症、压力、摩擦或牵拉等刺激所致
神经性痛	neuropathic pain	由于神经系统损伤或受到肿瘤压迫或浸润所致
快递质	fast transmitter	谷氨酸被释放后仅局限于该突触间隙内，作用于突触后膜的NMDA受体和AMPA受体而将痛觉信号传递给下一级神经元，其作用的发生和消除均很快
慢递质	slow transmitter	P物质（SP）等神经肽被释放后则扩散到一定范围且同时持续影响多个神经元的兴奋性而使疼痛信号扩散，其作用缓慢而持久
阿片类镇痛药	opioid analgesics	作用于中枢神经系统特定部位，在不影响患者意识状态下选择性地解除或减轻疼痛，并同时缓解疼痛引起的不愉快情绪的药物。因其镇痛作用与激动阿片受体有关，且易产生药物依赖性或成瘾性的药物，又称麻醉性镇痛药
耐受性	tolerance	长期用药后中枢神经系统对其敏感性降低，需要增加剂量才能达到原来的药效
依赖性	dependence	反复用药后，使用者将对它们产生瘾癖的特性
身体依赖性	physical dependence	机体对药物产生的适应性改变，一旦停药则产生难以忍受的不适感如兴奋、失眠、流泪、流涕、出汗、呕吐、腹泻甚至虚脱、意识丧失等，又称戒断综合征
精神依赖性	psychological dependence	药物对中枢神经系统作用所产生的一种精神活动，迫使患者继续需求药物的一种病态心理。阿片类药物可产生欣快，患者感觉心情舒畅、情绪高涨以及飘飘欲仙等

【知识图解】

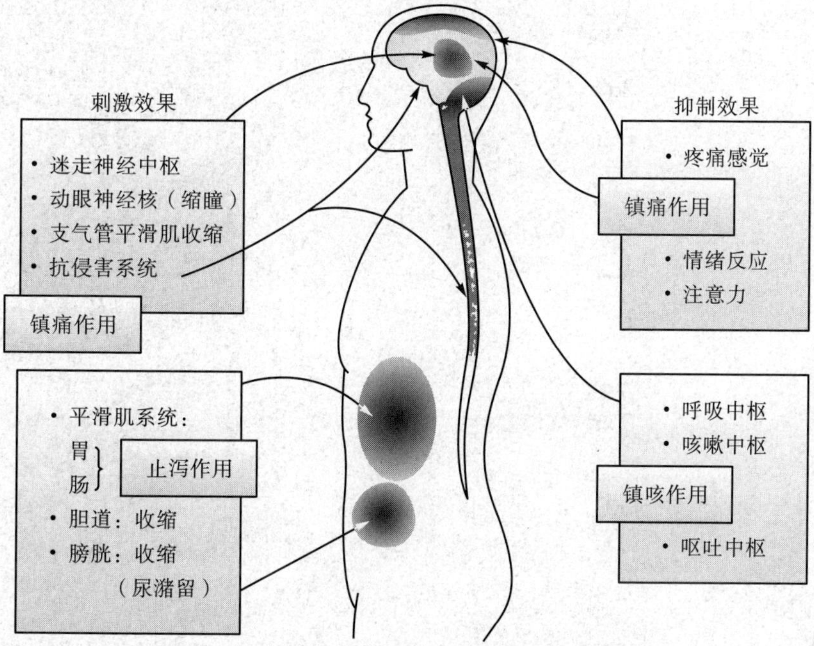

图 19-1 阿片类药物的作用部位示意图

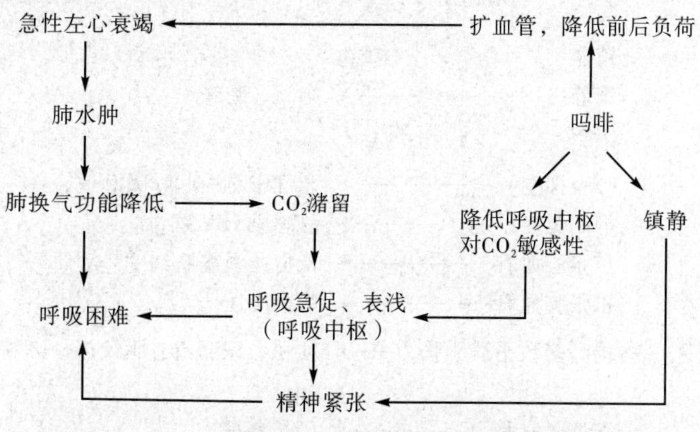

图 19-2 心源性哮喘的发病机制及吗啡治疗途径

表 19-1 阿片受体激动与效应的关系

效应	阿片受体类型			
	μ	δ	κ	σ
镇痛				
脊髓以上水平	+++	-	-	-
脊髓水平	++	++	+	-
外周组织	++	-	++	-
镇静	++	-	++	-
呼吸抑制	+++	++	-	-
镇咳	++	-	-	-
缩瞳	++	-	++	散瞳
兴奋平滑肌	++	++	+	-
免疫抑制	++	-	-	-
欣快	+++	-	-	-
烦躁不安	-	-	+++	++
致幻	-	-	-	+
躯体药物依赖	+++	-	+	-

-表示无作用，+、++、+++分别表示作用弱、中、强

表 19-2 吗啡药理作用、临床应用、不良反应的内在联系

临床应用	药理作用	不良反应
用于各种疼痛←	镇痛	
	镇静→	嗜睡、眩晕
	镇咳	
治疗心源性哮喘←	呼吸抑制→	急性中毒引起呼吸麻痹、昏迷
	抑制免疫系统→	易感染 HIV 病毒
	扩张心血管→	低血压、皮肤红
	扩张脑血管→	颅内高压
适用于急、慢性腹泻←	提高多数平滑肌张力→	便秘、尿潴留、胆绞痛、哮喘，瞳孔缩小甚至小如针尖
	降低子宫张力→	延长产程

表 19-3 常用镇痛药的比较

药 物	作用主要受体	给药途径	$t_{1/2}$ (h)	主要临床应用	主要不良反应
受体激动剂					
吗啡	μ	口服、注射△	3~4	急慢性剧烈疼痛、心源性哮喘、止泻	眩晕、恶心、呕吐、便秘、尿潴留、呼吸抑制、直立性低血压、免疫抑制、耐受性、成瘾
可待因	μ	口服	2~4	剧烈干咳，中度疼痛	成瘾性较小
哌替啶	μ	口服、肌内注射	2~4	急慢性疼痛、心源性哮喘、麻醉前给药、人工冬眠	眩晕、恶心、呕吐、呼吸抑制、直立性低血压、免疫抑制、耐受性、成瘾
美沙酮	μ	口服、注射△	35	慢性疼痛、脱瘾成瘾者维持	成瘾性小
二氢埃托啡	μδκ	舌下、肌内注射	2#	急慢性疼痛、脱瘾，镇痛作用为吗啡的12000倍	耐受性、成瘾
芬太尼	μ	静脉注射 硬膜外	1~2	急慢性疼痛、麻醉镇痛作用为吗啡的100倍	眩晕、恶心、呕吐、呼吸抑制、耐受性、成瘾
受体部分激动剂					
喷他佐辛▲	μ＊κ	口服、注射△	2~4	急慢性疼痛	烦躁、噩梦、幻觉等精神症状、呼吸抑制
丁丙诺啡	μ＊κ	舌下、注射△	12	急慢性疼痛	与吗啡相似，呼吸抑制较轻，但不被纳洛酮对抗
受体拮抗剂					
纳洛酮	μ＊κ＊	注射△	1~2	阿片类镇痛药中毒、乙醇中毒、休克	较少而轻，拮抗阿片类药物时常有恶心、呕吐
纳曲酮	μ＊κ＊	注射△	10	阿片类镇痛药中毒、乙醇中毒	头痛、腹痛、恶心、乏力、肝毒性
其他					
延胡索乙素▲	无作用	口服	2~6#	慢性持续性钝痛	眩晕、嗜睡、恶心、乏力
罗通定▲		皮下			

△多数药物可皮下注射、肌内注射或静脉注射；＊阻断作用；▲非麻醉性镇痛药；#作用持续时间

表 19-4 吗啡衍生物的特点

药 物	镇痛作用	成瘾性	其他
吗啡	++	+++	
可待因	+	+	镇咳
海洛因	+++	++++	
烯丙吗啡			吗啡拮抗药
纳洛酮			吗啡拮抗药

表 19-5 吗啡类药物作用的耐受程度

高度耐受	中度耐受	轻微或无耐受
镇痛作用、欣快、烦躁不安	心动徐缓	缩瞳
精神朦胧、镇静作用、呼吸抑制		便秘
镇咳作用、恶心呕吐		

表 19-6 吗啡的主要药理作用和停药戒断症状

药理作用	戒断症状	药理作用	戒断症状
镇痛	疼痛敏感性增高	便秘	腹泻
欣快	烦躁不安	呼吸抑制	过度换气
镇静	兴奋，失眠		

表 19-7 吗啡与哌替啶药理作用的比较

	吗啡	哌替啶
镇痛强度	1	1/7~1/10
镇痛	+	+
便秘	+	-
对抗缩宫素	+	-
作用持续时间（h）	4~6	2~4
成瘾	+	+

经 典 试 题

一、填空题

1. 吗啡的中枢作用包括①________、②________、③________、④________。
2. 吗啡禁用于①________、②________、③________、④________。
3. 吗啡急性中毒的表现为①________、②________、③________。
4. 吗啡临床用于①________、②________和③________。
5. 吗啡镇痛的替代品是①________，镇咳宜选用②________，治疗腹泻宜选用③________。

二、选择题

【A 型题】

1. 吗啡的作用是
A. 镇痛、镇静、镇咳
B. 镇痛、呼吸兴奋
C. 镇痛、欣快、镇吐
D. 镇痛、安静、散瞳
E. 镇痛、镇静、抗震颤麻痹

2. 与吗啡的镇痛机制有关的是
A. 阻断外周阿片受体
B. 激动中枢阿片受体
C. 抑制中枢 PG 合成
D. 抑制外周 PG 合成
E. 阻断中枢阿片受体

3. 吗啡不会产生下列哪一项作用
A. 呼吸抑制
B. 支气管收缩
C. 直立性低血压
D. 镇咳作用
E. 肠蠕动增强

4. 慢性钝痛时，不宜使用吗啡的主要理由是
A. 对钝痛效果差
B. 易成瘾
C. 可导致便秘
D. 易引起直立性低血压
E. 治疗量即能抑制呼吸

5. 吗啡的镇痛作用主要用于
A. 慢性钝痛
B. 胃肠痉挛
C. 急性锐痛
D. 分娩阵痛
E. 肾绞痛

6. 心源性哮喘可选用
A. 肾上腺素
B. 去甲肾上腺素
C. 吗啡
D. 多巴胺
E. 异丙肾上腺素

7. 吗啡禁用于分娩镇痛是由于
A. 易产生成瘾性
B. 镇痛效果差

C. 可致新生儿便秘
D. 可抑制新生儿呼吸
E. 易在新生儿体内蓄积

8. 以下关于二氢埃托啡的叙述，错误的是
A. 是强效镇痛药
B. 激动阿片受体
C. 镇痛作用短暂
D. 长期应用不易成瘾
E. 常用于镇痛或吗啡成瘾者戒毒

9. 与吗啡相比较，哌替啶的特点是
A. 成瘾性小
B. 镇痛作用强
C. 作用时间长
D. 等效镇痛剂量抑制呼吸作用强
E. 大剂量使用也不引起支气管平滑肌收缩

10. 骨折剧痛时应选用
A. 地西泮
B. 吲哚美辛
C. 哌替啶
D. 可待因
E. 罗通定

11. 胆绞痛镇痛应选用
A. 哌替啶
B. 吗啡
C. 可待因
D. 哌替啶+阿托品
E. 烯丙吗啡+阿托品

12. 不属于哌替啶适应证的是
A. 术后镇痛
B. 人工冬眠
C. 心源性哮喘
D. 支气管哮喘
E. 麻醉前给药

13. 对μ受体有拮抗作用的激动药是
A. 喷他佐辛
B. 二氢埃托啡
C. 哌替啶
D. 美沙酮
E. 纳洛酮

14. 药政管理上已列入非麻醉品的镇痛药是
A. 二氢埃托啡
B. 哌替啶
C. 吗啡
D. 美沙酮
E. 喷他佐辛

【B型题】

A. 欣快作用
B. 镇痛作用
C. 缩瞳作用
D. 镇咳作用
E. 胃肠活动改变

1. 吗啡激动中脑盖前核的阿片受体，引起
2. 吗啡激动延髓孤束核处的阿片受体，引起
3. 吗啡激动边缘系统及蓝斑核的阿片受体，引起
4. 吗啡激动脑干极后区、迷走神经背核的阿片受体，引起
5. 吗啡激动脊髓胶质区、丘脑内核、脑室及导水管周围灰质的阿片受体，引起

A. 可待因
B. 纳洛酮
C. 哌替啶
D. 喷他佐辛

E. 二氢埃托啡
6. 由我国生产的强镇痛药是
7. 主要用于镇咳的是
8. 镇痛作用为吗啡的 1/10，但取代其用于各种疼痛的药物是
9. 用于组成冬眠合剂的镇痛药是
10. 成瘾性极小的镇痛药、已列为非麻醉品的是
11. 可解除阿片类药物急性中毒的药物是
12. 吗啡受体拮抗药为
13. 根据效价，镇痛作用最强的药物是
14. 呼吸抑制作用最弱的镇痛药是
15. 对吗啡成瘾者可迅速诱发戒断症状的是

【C 型题】

A. 吗啡
B. 哌替啶
C. 二者均是
D. 二者均否

1. 能激动 μ 受体的是
2. 能激动 κ 受体的是
3. 能激动 δ 受体的是
4. 可用于人工冬眠的是
5. 可用于心源性哮喘的是
6. 可用于创伤性疼痛的是
7. 可用于风湿、类风湿关节炎的是
8. 可用于止泻的是

【X 型题】

1. 吗啡镇痛作用的主要部位是
A. 脊髓胶质区
B. 中脑盖前核
C. 丘脑内侧核团
D. 大脑边缘系统
E. 脑室及导水管周围灰质

2. 吗啡镇痛是由于
A. 激动 μ 受体
B. 激动 κ 受体
C. 激动 δ 受体
D. 阻断 δ 受体
E. 激活抗痛系统

3. 吗啡的药理作用有
A. 镇痛镇静
B. 镇咳
C. 止泻
D. 抑制呼吸
E. 直立性低血压

4. 吗啡治疗心源性哮喘，是由于
A. 加强心肌收缩力
B. 镇静，消除焦虑和恐惧
C. 扩张支气管平滑肌，保持呼吸道通畅
D. 扩张外周血管，降低外周阻力，减轻心脏负担
E. 降低呼吸中枢对 CO_2 敏感性，改善急促浅表的呼吸

5. 吗啡中毒后的表现为
A. 瞳孔缩小
B. 呼吸抑制
C. 尿潴留
D. 昏迷
E. 血压降低

6. 哌替啶可用于
A. 镇痛
B. 人工冬眠
C. 止泻
D. 镇咳
E. 心源性哮喘

7. 吗啡与哌替啶的共性有

A. 激动中枢阿片受体
B. 致直立性低血压
C. 用于人工冬眠
D. 有成瘾性
E. 提高胃肠平滑肌及括约肌张力

8. 哌替啶的药理作用特点是
A. 镇痛作用弱于吗啡
B. 无止泻作用
C. 成瘾性比吗啡小
D. 镇咳作用弱
E. 不对抗缩宫素兴奋子宫的作用

9. 可待因的特点有
A. 镇痛作用比吗啡弱
B. 镇咳作用为吗啡的1/4
C. 镇静作用不明显
D. 有中等程度镇痛作用
E. 易引起便秘及直立性低血压

10. 曲马多的特点为
A. 阻断阿片受体
B. 口服生物利用度高
C. 久用成瘾
D. 治疗量不抑制呼吸
E. 可用于中、重度疼痛

11. μ阿片受体激动可产生
A. 镇痛
B. 欣快感
C. 呼吸抑制
D. 缩瞳
E. 胃肠平滑肌抑制

12. 纳洛酮可用于
A. 诊断阿片类成瘾
B. 迅速翻转吗啡的作用
C. 镇痛
D. 解救阿片类急性中毒
E. 诱导阿片类成瘾者的戒断症状

三、问答题

1. 简述吗啡镇痛作用的主要部位。
2. 简述吗啡的药理作用、临床用途和不良反应。
3. 吗啡治疗急性肺水肿（心源性哮喘）的作用机制。
4. 比较吗啡和哌替啶在作用和临床应用上的异同点。
5. 简述可待因的作用特点。

参考答案

一、填空题

1. ①镇痛镇静　②呼吸抑制　③镇咳　④缩瞳
2. ①分娩镇痛　②支气管哮喘　③颅脑损伤　④肺心病
3. ①瞳孔针尖样缩小　②呼吸深度抑制　③昏迷
4. ①镇痛　②心源性哮喘　③止泻

5. ①哌替啶 ②可待因 ③阿片酊

二、选择题

【A 型题】

1. A 2. B 3. E 4. B 5. C 6. C 7. D 8. D 9. A 10. C 11. D 12. D 13. A 14. E

【B 型题】

1. C 2. D 3. A 4. E 5. B 6. E 7. A 8. C 9. C 10. D 11. B 12. B 13. E 14. D 15. B

【C 型题】

1. C 2. C 3. C 4. B 5. C 6. C 7. D 8. A

【X 型题】

1. ACE 2. ABCE 3. ABCDE 4. BDE 5. ABCDE 6. ABE 7. ABDE 8. ABCDE 9. ABCD 10. BCDE 11. ABCDE 12. ABDE

三、问答题

1. 答题要点参阅 X 型选择题第 1 题。

吗啡镇痛作用的主要部位包括：脊髓胶质区、丘脑内侧核团、脑室及导水管周围灰质。

2. 答题要点参阅表 19-2。

（1）药理作用：镇痛、镇静、镇咳、抑制呼吸、抑制免疫系统、扩张心脑血管、提高多数平滑肌张力、降低子宫张力。

（2）临床用途：用于各种疼痛、治疗心源性哮喘、适用于急慢性腹泻。

（3）不良反应：眩晕、恶心、呕吐、便秘、尿潴留、呼吸抑制、直立性低血压、免疫抑制、耐受性、成瘾。

3. 答题要点参阅图 19-2。

（1）吗啡扩张外周血管，降低外周阻力，减轻心脏的前、后负荷，有利于肺水肿的消除。

（2）吗啡镇静作用有利于消除患者的焦虑、恐惧情绪。

（3）吗啡降低呼吸中枢对 CO_2 的敏感性，减弱过度的反射性呼吸兴奋，使急促浅表的呼吸得以缓解。

4. 答题要点参阅表 19-7。

相同点：吗啡和哌替啶主要激动 μ 型阿片受体，二者的镇静、呼吸抑制、致欣快和扩血管作用相当。

不同点：(1) 哌替啶的镇痛作用弱于吗啡，其效价强度为吗啡的 1/10~1/7，作用时间为 2~4 小时，比吗啡短。

(2) 哌替啶无明显的中枢镇咳作用，较少发生便秘和尿潴留，对妊娠期子宫收缩无影响，不延长产程。

(3) 哌替啶的临床应用有镇痛、心源性哮喘、麻醉前给药及人工冬眠；吗啡的临床应用有镇痛、心源性哮喘、止泻。

5. 答题要点参阅 X 型题第 9 题。

(1) 镇痛作用比吗啡弱。

(2) 镇咳作用为吗啡的 1/4。

(3) 镇静作用不明显。

(4) 有中等程度镇痛作用。

（刘　静　王　芳）

第二十章　解热镇痛抗炎药

学习要求

1. 掌握非甾体抗炎药阿司匹林的药理作用、作用机制、临床应用和不良反应。

2. 熟悉非甾体抗炎药治疗作用与不良反应发生的药理基础。

3. 了解解热镇痛抗炎药的分类及作用机制，抗痛风药的代表药及作用机制。

学习导图

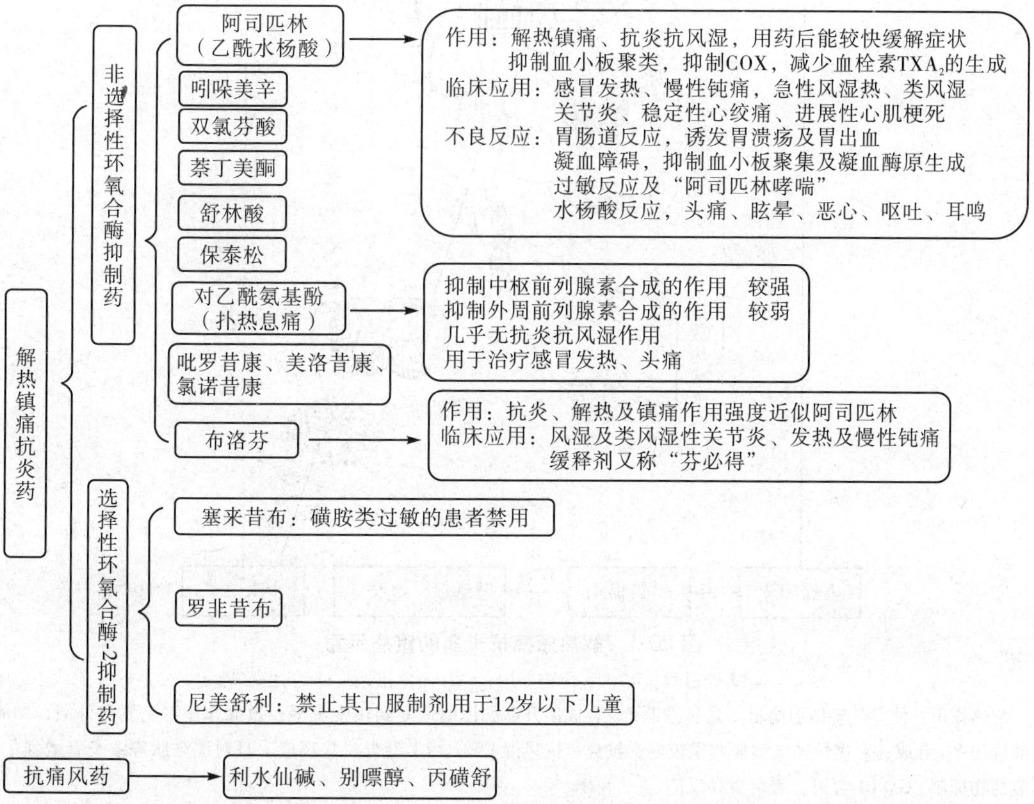

【名词解释】

名　词	英 文 名	定义或概念
非甾体抗炎药	non-steroidal anti-inflammatorydrugs	化学结构中无甾体核而具有解热镇痛，且大多数具有抗炎抗风湿作用的一大类药物，这类药物多次用药后不产生体内激素调节紊乱，但可引起胃出血
阿司匹林哮喘	aspirin asthma	服用阿司匹林后产生的哮喘，见于对阿司匹林过敏者或原有哮喘者。可能是由于阿司匹林使支气管平滑肌 PGE 减少，支气管平滑肌张力增加、痉挛，另外亦促使体内白三烯等内源性支气管收缩物质增多所致
瑞夷综合征	Reye' s syndrome	病毒性感染伴有发热的儿童或青年服用阿司匹林后出现高热、寒战、严重肝功能不良合并脑病等症状

【知识图解】

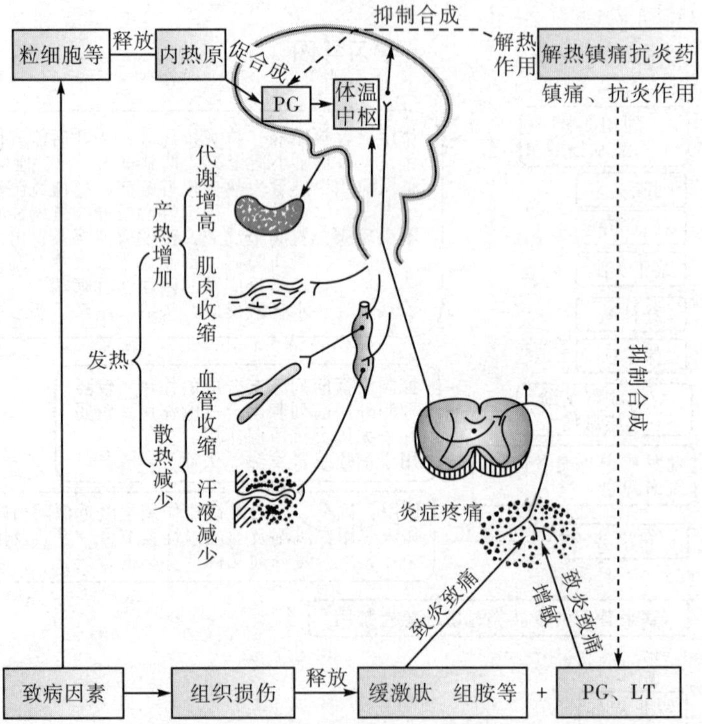

图 20-1　解热镇痛抗炎药的镇痛示意

——→病理过程；- - - -→药物作用；PG：前列腺素；LT：白三烯

解热作用：使发热者体温降低，通过抑制 PG 合成使升高的体温恢复到正常水平；镇痛作用：主要在外周，抑制炎症部位的 PG 合成，对慢性钝痛镇痛效果较好；抗炎、抗风湿：PG、LT 参与炎症反应，且对缓激肽等致炎有增强作用。本类药物抑制 PG、LT 合成，缓解炎症反应

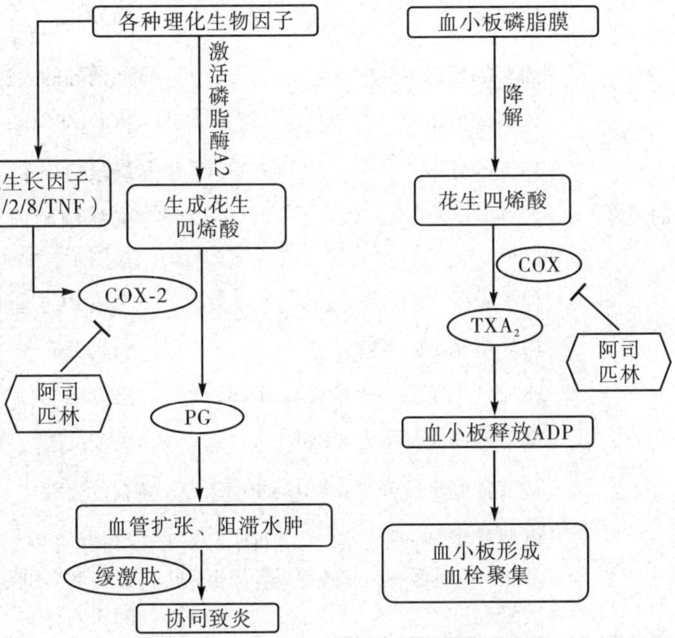

图 20-2　阿司匹林抗炎、抗风湿及抗凝机制

表 20-1　解热镇痛抗炎药的分类

化学成分	非选择性 COX 抑制药	选择性 COX-2 抑制药
水杨酸类	阿司匹林	
苯胺类	对乙酰氨基酚	
吲哚基和茚基乙酸类	吲哚美辛、舒林酸	依托度酸
芳基乙酸类	双氯芬酸	
芳基丙酸类	布洛芬、萘普生、噁丙嗪	
吡唑酮类	保泰松	
烷酮类	萘丁美酮	
烯醇酸类	吡罗昔康	美洛昔康
二芳基吡唑类		塞来昔布
二芳基呋喃酮类		罗非昔布
磺酰苯胺类		尼美舒利

表 20-2 COX-1 和 COX-2 特征的比较

	COX-1	COX-2
基因表达	固有的表达	经诱导的表达
催化产物	PGG_2/PGH_2	PGG_2/PGH_2
组织分布	广泛的分布	局限的分布
刺激血小板表达的因素	各种刺激物	炎症细胞因子如 IL-1、TNF-α、生长因子
功能	保护胃肠	生成 PG、蛋白酶和其他炎症介质
	内环境稳定	引起炎症
	止血（调节血小板聚集）：TXA	防御功能
	调节外周血管阻力：PGI_2	免疫反应
	调节肾血流量分布：PGI_2、PGE_2	有丝分裂
抑制药	吡罗昔康>吲哚美辛>美洛西康>双氯芬酸>阿司匹林>布洛芬>萘普生>尼美舒利	尼美舒利>美洛西康>吡罗昔康>双氯芬酸>吲哚美辛>萘普生>布洛芬>阿司匹林

表 20-3 解热镇痛抗炎药物的比较

分类	药物	作用特点			用途	主要不良反应
		解热	镇痛	抗炎抗风湿		
水杨酸类	水杨酸钠	+	+	++	急性风湿性疾病 急慢性痛风等	严重胃肠道反应，水杨酸反应等
	乙酰水杨酸	+++	+++	+++	解热、镇痛、风湿病，栓塞性血管病、预防心肌梗死、脑血栓，也用于胆道蛔虫症等	
苯胺类	对乙酰氨基酚	++	++		解热镇痛（仅在复方制剂中应用解热镇痛）、尿崩症	高铁血红蛋白血症（发绀）、溶血、肝肾损害等
吡唑酮类	保泰松	+	+	+++	急性风湿病等	可能出现粒细胞缺乏症、偶见肝肾损害等

续 表

分 类	药物	作用特点			用途	主要不良反应
		解热	镇痛	抗炎抗风湿		
其他抗炎有机酸类	吲哚美辛	+++	+++	+++	风湿病、解热、镇痛、消炎、急性痛风等	胃肠道反应、胃出血等
	布洛芬	++	++	++	风湿病等	
	双氯芬酸	++++	++++	++++	风湿病、解热镇痛等	
	吡罗昔康	+++	+++	++++	风湿病、急性痛风	

注：+：弱，++：中，+++：强，++++：极强，分别为四级作用强度

表 20-4 解热镇痛抗炎药共同的不良反应

	表现
胃肠道	恶心、食欲减退、腹痛、腹泻、溃疡、出血、穿孔
肾脏	水钠潴留、在心肝肾病患者可致肾功能衰退、抗高血压的治疗效果降低、利尿药的药效降低、尿酸排泄减少（尤其是阿司匹林）、高钾血症
中枢神经系统	头痛、眩晕、抑郁、癫痫发作阈值降低、过度换气（水杨酸类）
血小板	抑制血小板激活，增加出血风险
子宫	延长妊娠、抑制分娩
高敏	血管舒张性鼻炎，血管神经性水肿，哮喘、荨麻疹、脸面发红、低血压、休克

表 20-5 抗痛风药物的应用和不良反应

种类	应用	不良反应
别嘌呤醇	适用于严重痛风性关节炎或有尿酸盐结晶的患者，也适用于痛风肾病患者，临床也用于减轻因肿瘤细胞破坏引起的高尿酸血症，防止尿酸盐沉积形成尿结石	不良反应较少，偶有消化道反应如胃不适、腹泻、腹痛等，过敏反应如低热、皮疹等，个别也有细胞减少、贫血、溃疡和暂时性转氨酶升高 本品禁与铁剂合用，孕妇禁用
丙磺舒	用于治疗慢性痛风	偶见恶心、呕吐、皮疹、药热、急性痛风发作，久用可引起肾结石，与磺胺有交叉过敏反应，肾功不良和对磺胺有过敏者禁用
秋水仙碱	主要用于急性痛风性关节炎	不良反应较多，常见有消化道反应，中毒时出现水样腹泻、血便、脱水休克，对肾和骨髓也有损害

经 典 试 题

一、填空题

1. 解热镇痛抗炎药又称为①________，其作用机制主要是抑制②________，使③________生成减少。

2. 阿司匹林的药理作用是①________、②________、③________、④________。

3. 内源性 PG 对胃黏膜具有①________，阿司匹林抑制胃壁组织 COX-1，使②________生成受到抑制，故可引起③________和④________。

4. 小剂量阿司匹林减少①________的生成，大剂量阿司匹林减少②________生成，影响血小板功能。

5. 大剂量保泰松可促进①________排泄，用于治疗②________。

6. 抗痛风的药物中可抑制黄嘌呤氧化酶的是①________；竞争性抑制肾小管对有机酸转运的是②________；能减少肾小管对尿酸在吸收而促进尿酸排泄的是③________。

二、选择题

【A 型题】

1. 解热镇痛药镇痛的主要部位是
   A. 脑干
   B. 丘脑内侧
   C. 脊髓胶质层
   D. 外周
   E. 脑室与导水管周围灰质部

2. 解热镇痛药镇痛的机制是
   A. 抑制中枢阿片受体
   B. 抑制 PG 合成
   C. 抑制末梢痛觉感受器
   D. 主要抑制 CNS
   E. 抑制传入神经冲动的传导

3. 解热镇痛药的解热作用机制是
   A. 抑制缓激肽的释放
   B. 抑制内致热源的释放
   C. 抑制一氧化氮合酶，使 NO 生成减少
   D. 作用于外周，使 PG 合成减少
   E. 作用于中枢，使 PG 合成减少

4. 阿司匹林适用于治疗
   A. 癌症疼痛
   B. 胆绞痛
   C. 胃肠痉挛性痛
   D. 术后剧痛
   E. 风湿性关节炎疼痛

5. 阿司匹林预防血栓形成的机制是
   A. 降低凝血酶活性
   B. 激活抗凝血酶
   C. 直接抑制血小板聚集
   D. 加强维生素 K 的作用
   E. 使环氧合酶失活，减少血小板中 TXA_2 生成

6. 对环氧合酶抑制作用最强的是
A. 阿司匹林
B. 吲哚美辛
C. 保泰松
D. 布洛芬
E. 吡罗昔康

7. 阿司匹林大剂量长疗程用于治疗
A. 发热
B. 防治脑血栓
C. 急性风湿热
D. 慢性钝痛
E. 防治心肌梗死

8. 阿司匹林急性中毒宜采取的措施是
A. 口服氯化铵
B. 口服碳酸氢钠
C. 口服呋塞米
D. 口服氢氯噻嗪
E. 静脉滴注碳酸氢钠

9. 胃溃疡患者患有风湿性关节炎时，可选用
A. 双氯芬酸
B. 保泰松
C. 布洛芬
D. 吲哚美辛
E. 美洛昔康

10. 治疗急性痛风效果较好的药物是
A. 阿司匹林
B. 甲芬那酸
C. 舒林酸
D. 秋水仙碱
E. 吲哚美辛

【B 型题】

A. 吲哚美辛
B. 塞来昔布
C. 萘普生
D. 吡罗昔康
E. 乙酰水杨酸

1. 选择性抑制 COX-2 的是
2. 可预防血栓形成的是
3. 抗炎作用强，副作用少的是
4. 能抑制或损害造血系统的药物是
5. 能引起瑞夷综合征的药物是
6. 与呋塞米合用易引起耳聋的药物是
7. 可引起急性胰腺炎的药物是
8. 可治疗缺血性心脏病的药物是

A. 阿司匹林
B. 别嘌呤醇
C. 丙磺舒
D. 尼美舒利
E. 双氯芬酸

9. 可加速尿酸排泄的药物是
10. 可减少尿酸生成的药物是
11. 对 COX-2 有选择性抑制作用的药物是
12. 能引起水钠潴留，甚至水肿等副反应的药物是

【C 型题】

A. 抑制外周 PG 合成
B. 抑制中枢 PG 合成
C. 二者均是
D. 二者均否

1. 氯丙嗪的解热机制是
2. 布洛芬镇痛的主要机制是
3. 对乙酰氨基酚的解热机制是
4. 解热镇痛抗炎药的作用机制是

A. 主要用于解热镇痛
B. 主要用于抗炎抗风湿
C. 二者均可

D. 二者均否

5. 保泰松
6. 丙磺舒
7. 阿司匹林
8. 对乙酰氨基酚

A. 对乙酰氨基酚
B. 保泰松
C. 二者均是
D. 二者均否

9. 抑制 PG 合成酶的药物是
10. 抗炎作用强而解热镇痛作用较弱的是
11. 解热镇痛作用强而抗炎作用弱的是
12. 具有损害肝脏功能等不良反应的是

【X 型题】

1. 解热镇痛药的共同作用及特点有
   A. 解热作用
   B. 镇痛作用
   C. 抗炎作用
   D. 不产生欣快感
   E. 不产生成瘾性

2. 阿司匹林临床用于
   A. 感冒发热
   B. 急性痛风
   C. 急性风湿性关节炎
   D. 头痛、牙痛、痛经等
   E. 防治脑血栓

3. 阿司匹林与某些药物合用，产生的效应有
   A. 与呋塞米合用，增加水杨酸排泄
   B. 与保泰松合用，增强其抗风湿效果
   C. 与抗糖皮质激素合用，增强抗炎作用
   D. 与双香豆素合用，增强其抗凝血作用
   E. 与甲磺丁脲合用，增强其抗血糖作用

4. 阿司匹林的不良反应包括
   A. 水杨酸反应
   B. 瑞夷综合征
   C. 凝血障碍
   D. 血管神经性水肿
   E. 胃肠道反应

5. 吗啡中毒后的表现为
   A. 瞳孔缩小
   B. 呼吸抑制
   C. 尿潴留
   D. 昏迷
   E. 血压降低

6. 吲哚美辛的特点有
   A. 抑制 PG 合成酶作用强
   B. 对关节强直性脊柱炎有效
   C. 对痛风性关节炎有效
   D. 对癌性发热常有效
   E. 对炎性疼痛有明显镇痛效果

三、问答题

1. 解热镇痛抗炎药共同的药理作用及其作用机制。
2. 解热镇痛抗炎药与镇痛药比较有何异同点？
3. 简述阿司匹林的药理作用、临床应用、不良反应。
4. 简述阿司匹林的抗凝血机制。
5. 常用解热镇痛抗炎药的分类并列举各类的代表药。

参考答案

一、填空题

1. ①非甾体抗炎药 ②环氧合酶 ③前列腺素
2. ①解热 ②镇痛 ③抗炎抗风湿 ④抑制血小板聚集
3. ①保护作用 ②PGE_2 ③胃溃疡 ④胃出血
4. ①TXA_2 ②PGI_2
5. ①尿酸 ②痛风
6. ①别嘌呤醇 ②丙磺舒 ③苯溴马隆

二、选择题

【A 型题】

1. D 2. B 3. E 4. E 5. E 6. B 7. C 8. E 9. A 10. D

【B 型题】

1. B 2. E 3. B 4. A 5. E 6. E 7. A 8. E 9. C 10. B 11. D 12. C

【C 型题】

1. D 2. A 3. B 4. C 5. B 6. D 7. C 8. A 9. C 10. B 11. A 12. C

【X 型题】

1. ABCDE 2. ABCDE 3. CDE 4. ABCDE 5. ABCDE 6. ABCDE

三、问答题

1. 答题要点参阅图 20-1。

（1）抗炎作用：抑制体内 COX 的生物合成，进而减少 PG 的合成，缓解 PG 引起的血管扩张组织水肿，减弱 PG 与缓激肽等协同产生的致炎作用。

（2）镇痛作用：抑制 PG 的合成，使局部的痛觉感受器对缓激肽等致痛物质引起的痛觉敏感性降低。

（3）解热作用：通过抑制下丘脑 PG 的生成而发挥解热作用。

2. 答：

药物	镇痛强度	作用部位	机制	成瘾性	呼吸抑制	临床应用
解热镇痛抗炎药	中等	外周	抑制 PG 合成	无	无	慢性钝痛
镇痛药	强	中枢	激动阿片受体	有	有	急性剧痛

3. 答题要点参阅表 20-3。

（1）药理作用及临床应用：解热镇痛及抗风湿；影响血小板聚集和抗血栓形成，小剂量服用可防治缺血性心脏病如心绞痛、心肌梗死等；儿科用于川崎病的治疗。

（2）不良反应：胃肠道反应，常见上腹不适，恶心，严重可致胃溃疡或胃出血；凝血障碍，加重出血倾向；水杨酸反应，每天 5g 以上，可出现头痛、眩晕、恶心、呕吐、耳鸣等；过敏反应，荨麻疹和哮喘最常见；瑞夷综合征；肝肾损害，表现为肝细胞坏死，转氨酶升高。

4. 答题要点参阅图 20-2。

抑制 PG 合成酶，以至血小板中血酸素 A_2（TXA_2）生成减少，从而抑制血小板的聚集及抗血栓生成，达到抗凝作用。

5. 答题要点参与表 20-3。

（1）水杨酸类：水杨酸钠、乙酰水杨酸钠。

（2）苯胺类：对乙酰氨基酚。

（3）吡唑酮类：保泰松。

（4）其他抗炎有机酸类：吲哚美辛、布洛芬、双氯芬酸、吡罗昔康。

（刘 静 王 芳）

第二十一章　离子通道概论及钙通道阻滞药

学习要求

1. 重点掌握钙通道阻滞药的分类、药理作用及临床作用。
2. 熟悉离子通道的分类及离子通道的生理功能。
3. 了解作用于钠通道和钾通道的药物。

学习导图

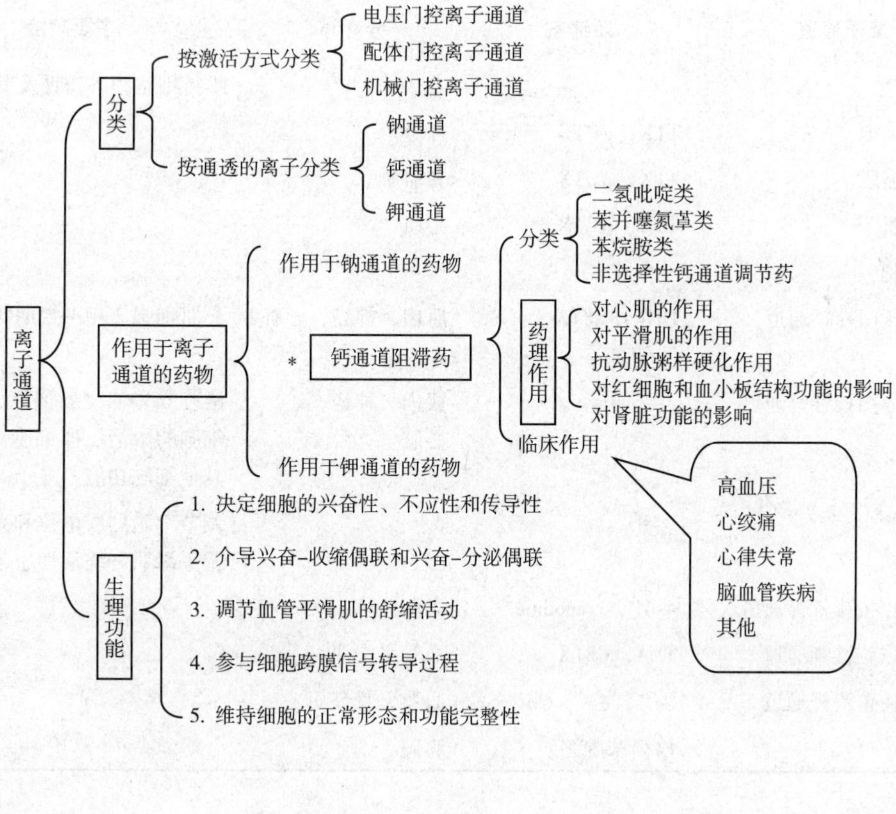

【名词解释】

名　词	英文名	定义或概念
离子通道	ion channels	细胞膜中跨膜蛋白质分子，在脂质双分子层膜上构成具有高度选择性的亲水性孔道，对某些离子能选择通透，其功能是细胞生物电活动的基础
钙拮抗药（钙通道阻滞药）	calcium antagonists (calcium channel blockers)	是一类选择性阻滞钙通道，抑制细胞外 Ca^{2+} 内流，降低细胞内 Ca^{2+} 浓度的药物
钾通道调控剂	potassium channel modulators	指通过阻滞或促进细胞内 K^+ 外流而发挥药理作用的药物，包括钾通道阻滞剂及通道开放药

【知识图解】

表 21-1　离子通道的分类

离子通道	阻滞剂	分　布	主要功能
1. 钠通道			维持细胞膜兴奋性及其传导
（1）神经类	TTX，μCTX	神经	
（2）骨骼肌	TTX，μCTX	骨骼肌	
（3）心肌	TTX，μCTX	心肌	
2. 钙通道			
（1）电压门控钙通道	DHPs，sFTX，ω-CTX	肌肉，神经，心脏	心肌细胞 2 相平台期的形成
（2）受体门控性钙通道		肌肉，神经，心脏	触发兴奋-收缩偶联，T-淋巴细胞的激活、卵细胞的受精及其他细胞功能
3. 钾通道			调节细胞的膜电位和兴奋性以及平滑肌舒缩活性中起作用
（1）电压依赖性钾通道	4-AP，ryanodine	心肌	
（2）钙依赖性钾通道	TEA，ChTX	血管平滑肌	
（3）内向整流钾通道	Ba^{2+}，Cs^+，Gd^{2+}	心肌，骨骼肌	
	格列苯脲	胰腺	

续 表

离子通道	阻滞剂	分 布	主要功能
4. 氯通道			在兴奋性细胞稳定膜电位和抑制动作电位的产生
(1) 电压敏感氯通道		肾脏	
(2) 囊性纤维跨膜电导调节体			
(3) γ-氨基丁酸受体氯通道		神经细胞	

表 21-2 钾通道的类型、钾电流的功能与调节

类 别	通道名简称	电流名简称	功能与调节
1. 电压门控类			
A 型（瞬时外向）钾通道	K_A （K_{to}）	$I_{K(V)}$ （I_{to}）	心肌快速复极化，快速激活与失活
电压依赖性钾通道	K_V （K_{DR}）	$I_{K(A)}$ （I_K）	AP 复极化，延迟激活，慢失活
肌质网钾通道	K_{SIT}	I_{SK}	强电压敏感性，低 K^+/Na^+ 选择性
平台钾通道	K_p	I_{kp}	调节心肌 AP 平台，去极化迅速失活
2. 钙敏感类			
高电导钙敏感钾通道	BK_{Ca}	$I_{BK(Ca)}$ （I_c）	膜超极化，电压敏感性，[Ca^{2+}]，激活
3. 受体偶联类			
M 受体钾通道（M 电流）	K_M	$I_{K(M)}$	时间依赖性，电压敏感性慢激活
心房毒蕈碱激活钾通道	K_{ACh}	$I_{K(ACh)}$	ACh 调节，电压敏感，内向电流
(ACh 调节钾通道)			
4. 内向整流类			
内向整流钾通道	K_{IR}	$I_{K(IR)}$ （I_{KI}）	维持静息电位，静息电位开放，Mg^{2+} 阻滞
ATP 敏感钾通道	K_{ATP}	$I_{K(ATP)}$	ATP 抑制，2-磷酸核苷酸促进开放
钠激活钾通道	K_{Na}	$I_{K(Na)}$	膜复极化，Ca^{2+}、Ba^{2+} 阻滞
5. 其他			
细胞体积敏感钾通道	K_{Vol}	$I_{K(Vol)}$	增加细胞体积被激活

表 21-3 作用于离子通道的药物举例

离子通道	药　物	临床用途
钠泵	洋地黄毒苷	强心剂
	地高辛	
	哇巴因（毒毛花苷）	
质子通道	奥美拉唑	消化性溃疡
	兰索拉唑	
钠离子通道	普鲁卡因	局部麻醉药，抗心律失常药
	利多卡因	
钙离子通道	硝苯地平	心绞痛，降血压
	维拉帕米	抗心律失常（Ⅳ）
钾离子通道	胺碘酮	抗心律失常（Ⅲ）
	甲磺丁脲	口服降血糖药

表 21-4 钾通道开放药的分类及代表药

分　类	代表药
苯并吡喃类	克罗卡林
吡啶类	尼可地尔
嘧啶类	米诺地尔
氰胍类	吡那地尔
苯并噻二嗪类	二氮嗪
硫代甲酰胺类	RP25891
1，4-二氢吡啶类	niguldipine

表 21-5 钙通道阻滞药的分类（1987 年）

分　类		代表药
选择性钙通道阻滞药	Ⅰ类—维拉帕米类	维拉帕米、加洛帕米
	Ⅱ类—硝苯地平类	硝苯地平、尼莫地平、尼草地平等
	Ⅲ类—地尔硫草类	地尔硫草
非选择性钙通道阻滞药	Ⅳ类—氟桂利嗪类	氟桂利嗪、利多氟嗪
	Ⅴ类—普尼拉明类	普尼拉明等
	Ⅵ类—其他类	派克普林等

表 21-6　Ca^{2+}调节的细胞过程与钙拮抗药的效应

组织细胞	细胞过程	钙拮抗药的效应
窦房结、房室结	除极	抑窦房结起搏、抑房室结传导
心脏工作肌	除极、收缩	抑制动作电位 2 相、降低收缩性
动脉（冠状、肺、外周）	收缩	降低外周阻力、解冠脉痉挛、降肺动脉阻力
静脉	收缩	减少静脉回流
支气管、胃肠道、泌尿道及子宫平滑肌	收缩	缓解哮喘、食管痉挛、胆绞痛、痛经、输尿管、膀胱疼痛
胰腺、脑垂体、肾上腺髓质	分泌	减少胰岛素、垂体激素、儿茶酚胺的分泌
唾液腺、泪腺、胃黏膜	分泌	减少唾液、泪、促胃液素的分泌
肥大细胞	组胺释放	抑制脱颗粒
中性粒细胞	运动、释放溶酶体酶	抑制中性粒细胞的激活
血小板	聚集、收缩、胞排	抑制血小板的激活
神经细胞	递质释放	减少递质释放

表 21-7　钙离子通道阻滞药对离体和在体心脏及血管作用的比较

钙拮抗剂	心肌收缩力		房室传导		心率		扩血管
	离体	在体	离体	在体	离体	在体	
硝苯地平	↓↓↓	↓↑0	↓↓	0	↓	↑0	+++
维拉帕米	↓↓	↓↓	↓	↓↓	↓↓	↓	++
地尔硫䓬	↓	↓	↓	↓	↓↓↓	↓0	+

↑表示增加；↓表示减弱或减慢；+、++、+++分别表示作用弱、中、强；0 表示无影响

表 21-8　3 种钙离子通道阻滞药对心血管作用的比较

	硝苯地平	维拉帕米	地尔硫䓬
冠脉张力	---	--	--
冠脉血流量	+++	++	++
扩张外周血管	+++	++	++
心率	0，+	-	-
心肌收缩力	0，+	0，-	0，-
房室结传导	0	-	-
房室结有效不应期	0	-	-

+表示增加；-表示减少；0 表示无影响；+、++、+++和-、--、---分别表示作用弱、中、强

表 21-9 钙拮抗药的临床应用和药物选择

临床应用	首选药
1. 高血压	
(1) 伴有冠心病者	硝苯地平
(2) 伴有脑血管病者	尼莫地平
(3) 伴有快速性心律失常者	维拉帕米
2. 心绞痛	
(1) 变异型心绞痛	硝苯地平，地尔硫草
(2) 稳定型心绞痛	硝苯地平，尼莫地平，维拉帕米
(3) 不稳定型心绞痛	维拉帕米，地尔硫草
3. 心律失常	维拉帕米，地尔硫草
4. 脑血管病	尼莫地平，氟桂利嗪
5. 其他	

经 典 试 题

一、填空题

1. 根据离子选择性的不同，离子通道可分为①________、②________、③________和④________。

2. 属于二氢吡啶类钙通道阻滞药物有①________、②________、③________、④________、⑤________；属于苯烷胺类钙通道阻滞药有⑥________、⑦________等药物。

3. 钙通道阻滞药对心脏的作用表现为①________、②________和③________作用。

4. 钙通道阻滞药主要用于治疗①________、②________、③________、④________、⑤________和⑥________。

5. 钙通道阻滞药可抑制①________，保护②________，减轻③________。

6. 钙通道阻滞药中，扩张血管平滑肌作用最强的是①________；能明显增加肾血流，并有排钠利尿作用的有②________和③________；能较显著扩张脑血管，用于脑血管疾病的有④________和⑤________。

7. 作用于钾通道的药物称为①________，包括②________和③________。

二、选择题

【A 型题】

1. 具有高度血管选择性的钙通道阻滞药是
   A. 尼卡地平
   B. 氟桂利平
   C. 维拉帕米
   D. 地尔硫䓬
   E. 普尼拉明

2. 治疗脑血管痉挛性疾病宜选用
   A. 维拉帕米
   B. 硝苯地平
   C. 氟桂利嗪
   D. 普萘洛尔
   E. 地高辛

3. 治疗充血性心力衰竭的钾通道开放药是
   A. 尼莫地平
   B. 尼可地尔
   C. 维拉帕米
   D. 吡那地尔
   E. 硝苯地平

4. 主要阻滞 ATP 敏感钾通道的药物是
   A. 克罗卡林
   B. 尼可地尔
   C. β 受体阻断药
   D. 二甲双胍（甲福明）
   E. 磺酰脲类药

5. 格列本脲的作用机制是
   A. 选择性钾通道阻滞药
   B. 钠通道阻滞药
   C. ATP 敏感钾通道阻滞药
   D. 钙通道阻滞药
   E. 非选择性钾通道阻滞药

6. 索他洛尔是
   A. 钙通道阻滞药
   B. 特异性钾通道阻滞药
   C. 钾通道开放药
   D. 强效抗心绞痛药
   E. ATP 敏感钾通道阻滞药

7. 临床用于治疗阵发性室上性心动过速的首选药物是
   A. 维拉帕米
   B. 克罗卡林
   C. 克仑硫
   D. 硝苯地平
   E. 氨氯地平

8. 钙离子通道阻滞药中，抑制心肌收缩力作用最强的是
   A. 硝苯地平
   B. 尼莫地平
   C. 维拉帕米
   D. 加洛帕米
   E. 地尔硫䓬

9. 硝苯地平不能用于治疗
   A. 高血压
   B. 心律失常
   C. 心绞痛
   D. 脑血栓
   E. 外周血管痉挛性疾病等

10. 钙离子通道阻滞药中，血浆半衰期最长的是
    A. 维拉帕米

B. 硝苯地平
C. 尼莫地平
D. 氨氯地平
E. 地尔硫䓬

【B 型题】

A. 硝苯地平
B. 尼莫地平
C. 氨氯地平
D. 维拉帕米
E. 氟桂利嗪

1. 属于非选择性钙通道阻滞药是
2. 从细胞膜外侧阻滞钙通道，控制失活状态的通道的药物是
3. 负性肌力作用最强的药物是
4. 生物利用度高且半衰期长的药物是
5. 变异型心绞痛宜用
6. 对高血压兼有快速型心律失常者宜用
7. 对高血压兼有冠心病的患者宜用
8. 对脑血管选择性较强，可用于蛛网膜下腔出血的药物是
9. 对血管平滑肌松弛作用最强的是
10. 频率依赖性作用最强的药物是
11. 治疗折返激动所引起的阵发性室上性心动过速的首选药是
12. 对心脏负性频率影响最小的钙拮抗药是
13. 治疗偏头痛宜用
14. 治疗稳定型心绞痛宜选用
15. 治疗变异型心绞痛宜选用
16. 治疗脑血栓的药物是
17. 明显扩张血管并反射性加快心率的钙通道阻滞药是

A. 尼可地尔
B. 米诺地尔
C. 吡那地尔
D. 索他洛尔
E. 甲磺丁脲

18. 属于特异性钾通道阻滞药的是
19. 属于 ATP 敏感钾通道阻滞药的是
20. 属于强效抗心绞痛钾通道开放药的是
21. 不抑制心肌功能的强效抗心绞痛药是
22. 既能开放 K_{ATP} 通道，又能增加细胞内 cGMP 含量的药物是

【C 型题】

A. 维拉帕米
B. 硝苯地平
C. 二者均是
D. 二者均否

1. 负性传导作用强的是
2. 扩血管作用较强的是
3. 可用于治疗室上性心律失常的是
4. 能治疗高血压的是
5. 能治疗充血性心力衰竭的是

A. 钠通道
B. 钙通道
C. 二者均是
D. 二者均否

6. 具有电压依赖性的是
7. 激活和失活速度均较慢的是
8. 苯妥英钠的膜稳定作用是通过阻断哪种通道而发挥作用的
9. 局麻药是通过阻断哪一种离子通道产生麻醉作用的

【X 型题】

1. 关于电压依赖性钠通道的叙述，正确的有
A. 激活和失活速度快
B. 膜电压的变化控制通道开闭
C. 有特异性激活剂
D. 有特异性阻滞剂

E. 钠通道阻滞药分别有局部麻醉、抗癫痫和抗心律失常作用

2. 关于钾通道的叙述，正确的有
A. 种类多，功能广泛
B. 磺酰脲类降糖药能阻滞 ATP 敏感性钾通道
C. 索他洛尔等钾通道阻滞药可用于抗心律失常
D. 钾通道开放药可治疗心绞痛和心肌梗死
E. 钾通道开放药可治疗高血压及充血性心衰

3. 钙拮抗药临床主要用于
A. 心绞痛
B. 心律失常
C. 防治脑血栓形成
D. 高血压
E. 外周血管痉挛性疾病

4. 钙拮抗药的作用有
A. 松弛支气管平滑肌
B. 松弛胃肠道平滑肌
C. 减少支气管黏液分泌
D. 减少组胺的释放
E. 松弛输尿管及子宫平滑肌

5. 钙拮抗药对心脏的作用是
A. 阻滞 Ca^{2+} 内流
B. 降低细胞内 Ca^{2+} 浓度
C. 减弱心肌收缩力
D. 间接减慢心率和传导
E. 使心肌的兴奋-收缩脱偶联

6. 治疗变异型心绞痛的首选药物是
A. 硝酸甘油
B. 硝苯地平
C. 维拉帕米
D. 地尔硫䓬
E. β 受体阻断药

7. 维拉帕米的作用及应用是
A. 增加冠脉血流量
B. 扩张血管，降低血压
C. 减慢房室传导
D. 用于高血压及心绞痛
E. 治疗阵发性室上性心动过速

8. 维拉帕米的不良反应有
A. 心率减慢
B. 低血压
C. 便秘
D. 传导阻滞
E. 心收缩力减弱

9. 硝苯地平的药理作用有
A. 选择性阻滞钙通道
B. 选择性扩张动脉
C. 选择性扩张静脉
D. 舒张冠心血管
E. 选择性扩张脑血管

10. 硝苯地平的不良反应有
A. 面部潮红
B. 低血压
C. 头痛
D. 踝部水肿
E. 心率加快，引起心悸

11. 钾通道开放药的药理作用有
A. 高选择性扩张阻力血管，降低心脏前、后负荷
B. 高选择性扩张正常及病变冠状血管

C. 减轻 Ca^{2+} 超载和自由基损伤，保护心脏
D. 降低心室负荷，增加心衰者的心排血量
E. 扩张脑血管，还可能有镇咳作用

12. 钾通道开放药在临床上可用于
A. 高血压
B. 保护心肌
C. 扩张脑血管
D. 心绞痛和心肌梗死
E. 充血性心力衰竭

13. 关于维拉帕米的叙述，正确的有
A. 可用于高血压患者
B. 不能用于治疗心房颤动
C. 可用于肥厚性心肌病
D. 不能用于治疗严重心衰
E. 阵发性室上性心动过速的首选药

三、问答题

1. 试述钙通道阻滞药的分类及各类的代表药。
2. 试比较硝苯地平、维拉帕米、地尔硫䓬对心血管作用的特点。
3. 简述钙通道阻滞药的临床用途。

参 考 答 案

一、填空题

1. ①钠通道 ②钙通道 ③钾通道 ④氯通道
2. ①硝苯地平 ②尼莫地平 ③尼群地平 ④尼卡地平 ⑤氨氯地平 ⑥维拉帕米 ⑦加洛帕米
3. ①负性肌力 ②负性频率 ③负性传导
4. ①心律失常 ②心绞痛 ③高血压 ④脑血管疾病 ⑤外周血管痉挛性疾病 ⑥肌源性心脏病
5. ①Ca^{2+}内流 ②心肌细胞 ③Ca^{2+}超负荷对细胞的损伤
6. ①硝苯地平 ②尼卡地平 ③非洛地平 ④尼莫地平 ⑤氟桂利嗪
7. ①钾通道调控药 ②钾通道阻滞药 ③钾通道开放药

二、选择题

【A 型题】

1. A 2. C 3. B 4. E 5. C 6. B 7. A 8. C 9. B 10. D

【B 型题】

1. E 2. A 3. D 4. C 5. A 6. D 7. A 8. B 9. A 10. D

11. D　12. A　13. E　14. D　15. A　16. B　17. A　18. D　19. E　20. A
21. A　22. B

【C 型题】

1. A　2. C　3. A　4. C　5. D　6. C　7. B　8. C　9. A

【X 型题】

1. ABCDE　2. ABCDE　3. ABCDE　4. ABCDE　5. ABCDE　6. ABCD
7. ABCDE　8. ABCDE　9. ABCD　10. ABCDE　11. ABCDE　12. ABCDE
13. ACDE

三、问答题

1. 钙通道阻滞药分为选择性钙通道阻滞药和非选择性钙通道阻滞药两大类，选择性钙通道阻滞药又分为Ⅰ类维拉帕米类，代表药维拉帕米、加洛帕米等；Ⅱ类硝苯地平类，代表药硝苯地平、尼莫地平等；Ⅲ类地尔硫䓬类，代表药地尔硫䓬。非选择性钙通道阻滞药分为Ⅳ类氟桂利嗪类，代表药氟桂利嗪；Ⅴ类普尼拉明类，代表药普尼拉明；Ⅵ类其他类，代表药派克西林等。

2. 硝苯地平负性肌力和负性频率作用比较弱，扩张血管作用较强；维拉帕米和地尔硫䓬对心脏的负性频率和负性传导作用最强，三者的冠脉扩张作用均比较强。

3. 钙通道阻滞药临床主要用于心绞痛、心律失常、防止脑血栓形成、高血压、外周血管痉挛性疾病等。

（艾　静）

第二十二章　抗心律失常药

学习要求

1. 重点掌握抗心律失常药的分类、代表药及各类代表药的药理作用与临床应用。
2. 熟悉心律失常的发生机制。
3. 熟悉抗心律失常药的作用机制。
4. 了解心肌细胞的电生理特性。

学习导图

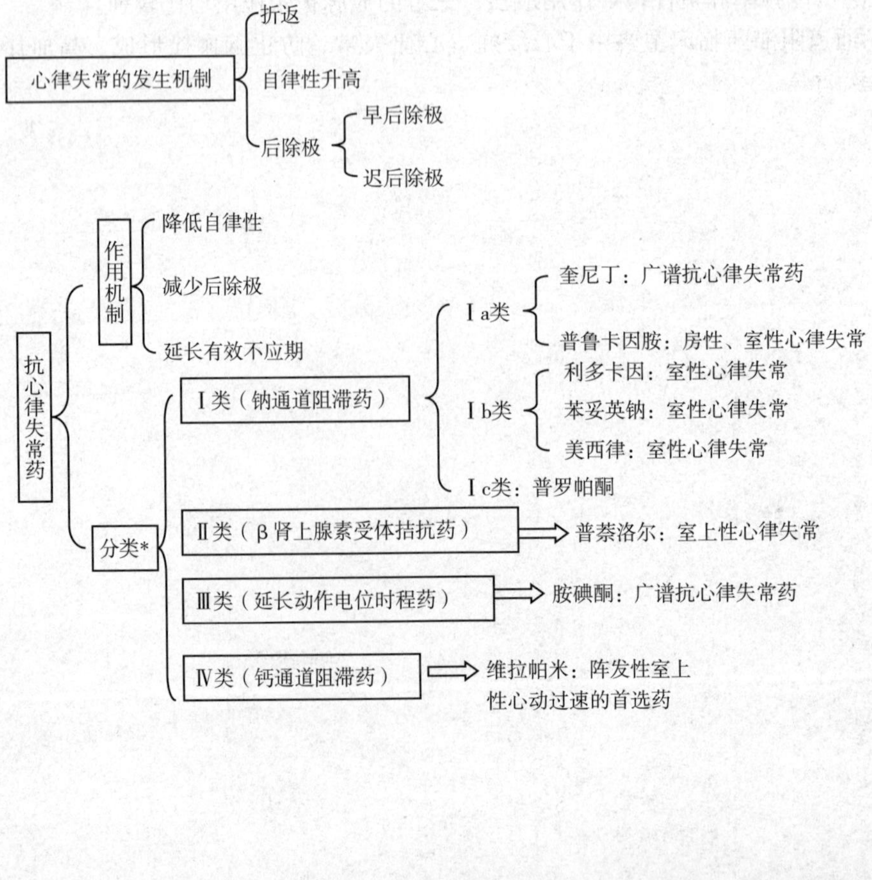

【名词解释】

名　词	英文名	定义或概念
心律失常	arrhythmia	心动节律和频率异常
膜反应性	membrane responsiveness	是指心肌细胞在不同静息电位水平受到刺激时所表现的除极化反应，即0相上升最大速率与膜电位水平之间的关系。静息膜电位负值愈小，0相上升速率愈慢心肌传导速度愈慢，即膜反应性愈低
折返	reentry	一次冲动下传后，又沿着另一环形通路折回，再次兴奋已兴奋过的心肌，是引发快速性心律失常的重要机制之一
早后除极	early after depolarization	一种发生在完全复极之前的后除极，常发生在动作电位复极的第2或第3期，动作电位时程过度延长时易于发生
迟后除极	delayed after depolarization	细胞内钙超载时发生在动作电位完全或接近完全复极时的一种短暂性的震荡性除极
触发激动	triggered activity	如果后除极时的振荡性除极幅度升高达到阈电位水平，即可引起异常的冲动发放，此称为触发激动

【知识图解】

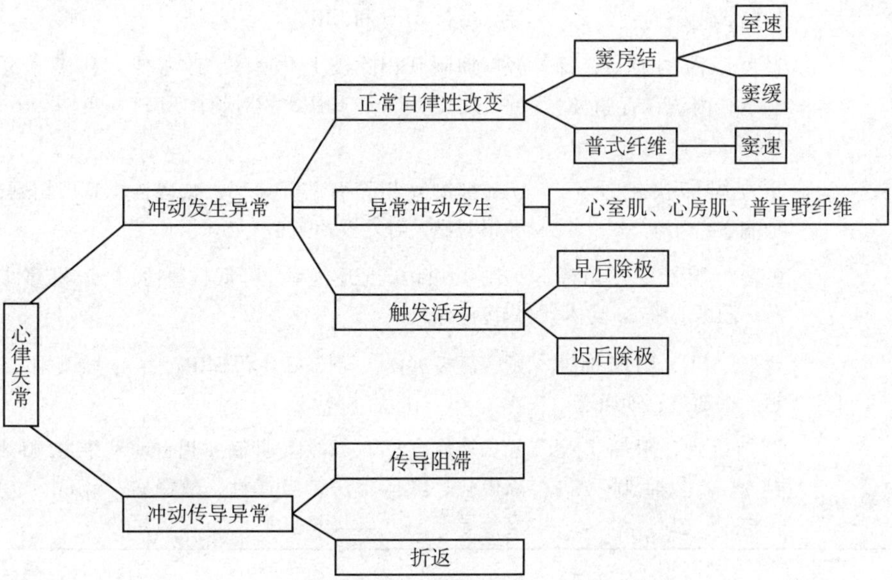

图22-1　心律失常的发生机制

表 22-1 抗心律失常药的作用机制

作用机制	说明
1. 降低自律性	药物通过抑制快反应 Na^+内流或慢反应 Ca^{2+}，促进 K^+外流而减慢4相自动除极速度或增大最大复极电位，或上移阈电位等均可降低自律性
2. 减少后除极及触发活动	使用钙拮抗药或钠通道阻滞药
3. 改变膜反应性而改变传导性	（1）苯妥英钠促进 K^+外流，使膜反应性增强，取消折返、改善传导
	（2）奎尼丁抑制 Na^+内流，使膜反应性减弱，使单向阻滞变为双向阻滞，也使折返取消
4. 改变 ERP 及 APD 而减少折返	（1）延长 APD 及 ERP，但延长 ERP 更明显（奎尼丁）
	（2）缩短 APD 及 ERP，但缩短 APD 更明显（利多卡因）
	（3）促使邻近细胞 ERP 的不均一（长短不一），使之趋向均一，也可防止折返发生

表 22-2 抗心律失常药的分类

类 别	作用机制	电生理学特点	代表药物
Ⅰ类	钠通道阻滞药	降低自律性	
$Ⅰ_a$	适度阻滞快钠通道，抑制 Na^+内流	中度抑制0相除极上升速率，减慢传导，延长 APD 和 ERP	奎尼丁，普鲁卡因胺
$Ⅰ_b$	轻度阻滞钠通道，抑制 Na^+内流，促进 K^+外流	轻度抑制0相除极上升速率，改善传导，缩短 APD 和 ERP，相对延长 ERP	利多卡因，苯妥英钠
$Ⅰ_c$	重度阻滞快钠通道，抑制 Na^+内流	明显抑制0相除极上升速率，减慢传导很明显，对复极影响小	普罗帕酮，氟卡尼
Ⅱ类	β肾上腺素受体阻断药，阻断心脏 $β_1$ 受体	抑制0相除极上升速率，降低自律性，减慢传导	普萘洛尔，阿替洛尔
Ⅲ类	延长 APD，阻断钾通道、钠通道、钙通道	延缓复极过程，延长 APD 和 ERP	胺碘酮，索他洛尔
Ⅳ类	钙拮抗药，阻断 L-型钙通道，抑制 Ca^{2+}内流	延长动作电位1、2相，抑制4相自动除极化，降低窦房结自律性，减慢房室传导	维拉帕米，地尔硫䓬

表 22-3　抗心律失常药物的药理作用比较

分类	代表药	药理作用				
		V_{max}	APD	ERP	房室传导	心肌收缩力
Ⅰa	奎尼丁	↓↓	↑	↑	↓↓	↓
	普鲁卡因胺	↓↓	↑	↑	↓↓	↓
	丙吡胺	↓↓	↑	↑	↓↓	↓↓
Ⅰb	利多卡因	↓	↓	↑↑	–	–
Ⅰc	氟卡尼	↓↓↓	–	–	↓↓	↓↓
Ⅱ	普萘洛尔	–	–	–	↓	↓↓
Ⅲ	胺碘酮	–	↑↑↑	↑↑↑	↓	–
Ⅳ	索他洛尔	–	↑↑↑	↑↑↑	↓	↓↓
	维拉帕米	–	↓↓	–	↓↓	↓↓↓

表 22-4　常用抗心律失常药物对心肌电生理特性的影响

类型	代表药物	自律性	传导速度	不应期
Ⅰa	奎尼丁、普鲁卡因胺	↓	↓	↑
Ⅰb	利多卡因、苯妥英钠	↓	↑↓	↓
Ⅰc	英卡胺、普罗帕酮	↓	↓	↑↓
Ⅱ	普萘洛尔、艾司洛尔	↓	↓	↑↓
Ⅲ	胺碘酮、索他洛尔	–	↓	↑
Ⅳ	维拉帕米、地尔硫䓬	↓	↓	↑

表 22-5　常用抗心律失常药的作用

药物	钙通道阻滞作用		不应期		钙通道阻滞作用	异位起搏活动	抗交感作用
	正常细胞	除极细胞	正常细胞	除极细胞			
奎尼丁	+	++	↑	↑↑	+	↓↓	+
普鲁卡因胺	+	+++	↑	↑↑↑	0	↓	+
利多卡因	0	+++	↓	↑↑	0	↓↓	0
普罗帕酮	+	++	↑	↑↑	+	↓↓	+
氟卡尼	+	+++	↑	↑	0	↓↓	0
普萘洛尔	0	+	↓	↑↑	0	↓↓	+++
胺碘酮	+	+++	↑↑	↑↑	+	↓↓	+

续 表

药 物	钙通道阻滞作用		不应期		钙通道阻滞作用	异位起搏活动	抗交感作用
	正常细胞	除极细胞	正常细胞	除极细胞			
索他洛尔	0	0	↑↑	↑↑↑	0	↓↓	++
维拉帕米	0	+	0	↑	+++	↓↓	+
腺苷	0	0	0	0	0	0	+

普萘洛尔无直接阻滞钙通道的作用，但抑制交感神经兴奋所致的钙电流增加

表 22-6 常用抗心律失常药的临床药理特征

药 物	窦房结自律性	房室结不应期	PR 间期	QRS 时程	QT 间期	心律失常的治疗	
						室上性	室 性
奎尼丁	↑↓[1,2]	↑↓[2]	↑↓[2]	↑↑	↑↑	+	+++
普鲁卡因胺	↓[1]	↑↓[2]	↑↓[2]	↑↑	↑↑	+	+++
利多卡因	0[1]	0	0	0	0	0[3]	+++
普罗帕酮	0	↑	↑	↑↑↑	0	+	+++
氟卡尼	0	↑	↑	↑↑↑	0	+[4]	++++
普萘洛尔	↓↓	↑↑	↑↑	0	0	+	+
胺碘酮	↓↓[1]	↑↑	↑↑	↑	↑↑↑↑	+++	+++
索他洛尔	↓↓	↑↑	↑↑	0	↑↑↑	+++	+++
维拉帕米	↓↓	↑↑	↑↑	0	0	+++	+[5]
腺苷	很小	↑↑↑	↑↑↑	0	0	++++	未定

①抑制病窦；②抗胆碱作用和直接抑制作用；③对地高辛引起的房性心律失常有作用；④预激综合征；⑤交感神经兴奋所致的迟后除极

经 典 试 题

一、填空题

1. 心律失常的发生机制主要是由于①________和②________。

2. 抗心律失常药物的基本作用机制包括①________、②________和③________。

3. Ⅰ$_a$类抗心律失常药对心肌电生理的影响包括适度阻滞①________通道而降低②________相上升速率；抑制心肌细胞膜对③________、④________的通透性；延长复极以延长⑤________为主。

4. Ⅰ$_a$类抗心律失常药有①________、②________等；Ⅰ$_b$类抗心律失常药有

③________、④________等；I_c类抗心律失常药有⑤________、⑥________等。

5. 急性心肌梗死的室性心律失常可选①________和②________。

6. 阵发性室上性心动过速优先选用①________、②________。

7. 可用于治疗心房纤颤的药物有①________、②________、③________、④________等。

二、选择题

【A 型题】

1. 下列药物中，能选择性延长复极过程的是
   A. 利多卡因
   B. 胺碘酮
   C. 奎尼丁
   D. 维拉帕米
   E. 氟卡尼

2. 胺碘酮抗心律失常的作用机制是
   A. 阻滞钠通道
   B. 阻滞 β 受体
   C. 促 K^+外流
   D. 缩短心房 APD 和 ERP
   E. 阻滞钾、钠、钙通道

3. 在角膜上发生褐色微粒沉积的药物是
   A. 利多卡因
   B. 氟卡尼
   C. 胺碘酮
   D. 普鲁卡因胺
   E. 奎尼丁

4. 应用奎尼丁治疗心房纤颤时常合用强心苷，因为后者能
   A. 减慢心室频率
   B. 提高奎尼丁的血药浓度
   C. 对抗奎尼丁的心脏抑制作用
   D. 对抗奎尼丁的血管扩张作用
   E. 增加奎尼丁的抗心房颤动作用

5. 利多卡因常用于治疗
   A. 心房扑动
   B. 心房纤颤
   C. 室性心律失常
   D. 室上性心动过速
   E. 以上都不是

6. 窦性心动过缓可选用
   A. 氯化钾
   B. 氨茶碱
   C. 吗啡
   D. 阿托品
   E. 肾上腺素

7. 治疗剂量即可产生明显心脏毒性的药物是
   A. 苯妥英钠
   B. 维拉帕米
   C. 奎尼丁
   D. 利多卡因
   E. 胺碘酮

8. 可用于治疗地高辛引起的窦性心动过缓和轻度房室传导阻滞的药物为
   A. 苯妥英钠
   B. 阿托品
   C. 氯化钾
   D. 胺碘酮

E. 维拉帕米

9. 胺碘酮主要通过阻滞哪一种离子通道延长心室肌的 APD
A. 钙通道
B. 氯通道
C. 钾通道
D. 铁通道
E. 镁通道

10. 首选用于强心苷类药物引起的室性早搏的药物为
A. 利多卡因
B. 胺碘酮
C. 氯化钾
D. 维拉帕米
E. 苯妥英钠

【B 型题】
A. 普萘洛尔
B. 利多卡因
C. 奎尼丁
D. 维拉帕米
E. 苯妥英钠
1. 治疗心房纤颤最好选用
2. 心室纤颤时选用的治疗药物是
3. 治疗室性早搏选用的药物是
4. 治疗窦性心动过速的首选药物是
5. 治疗阵发性室上性心动过速的最佳药物是
6. 治疗急性心肌梗死引起的室性心动过速的首选药是
7. 治疗强心苷中毒所致快速型心律失常的最佳药物是
8. 能引起“金鸡纳反应”的药物是
9. 适度阻滞钠通道，适度减慢传导的药物是
10. 可能引起栓塞危险的药物是
11. 具有抗癫痫作用的抗心律失常药物是
12. 具有治疗外周神经痛的抗心律失常药是
13. 缩短 APD 及 ERP 的药物是
14. 甲亢并伴有心律失常的患者宜选用
15. 首关效应显著，不宜口服给药的药物是

【C 型题】
A. 阻滞 Na^+ 内流
B. 阻滞 Ca^{2+} 内流
C. 二者均是
D. 二者均否
1. 氟卡尼
2. 维拉帕米
3. 普罗帕酮
4. 普鲁卡因胺

A. 降低自律性
B. 相对延长 ERP
C. 二者均是
D. 二者均否
5. 美西律
6. 维拉帕米
7. 普鲁帕酮
8. 苯妥英钠

A. 多非利特
B. 胺腆酮
C. 二者均是
D. 二者均否
9. 对各型心律失常均有效的是
10. 对钾通道有阻滞作用的是
11. 易诱发尖端扭转型室性心动过速的是
12. 能拮抗 α 和 β 受体，扩张血管平滑肌，增加冠脉血流量、减少心肌耗氧量的是

【X 型题】
1. 抗心律失常药的主要作用是

A. 降低自律性
B. 减少后除极及触发活动
C. 改变膜反应性而改变传导速度
D. 改变 ERP 及 APD 而减少折返
E. 均作用于细胞膜受体而改变离子通道的功能

2. 抗心律失常药消除心脏折返激动的可能方式有
A. 增强膜反应性
B. 减弱膜反应性
C. 延长 APD、ERP
D. 缩短 APD、ERP
E. 促使相邻细胞 ERP 趋向均一

3. 关于抗心律失常药物的不良反应的叙述，正确的是
A. 奎尼丁可引起金鸡纳反应
B. 氟卡尼可致心律失常
C. 普鲁卡因胺静脉注射引起低血压
D. 胺碘酮引起甲状腺功能亢进或减退
E. 利多卡因引起肌震颤为早期中毒信号

4. $Ⅰ_a$ 类抗心律失常药的特点是
A. 速度阻滞钠通道
B. 能抑制 K^+ 外流
C. 能抑制 Ca^{2+} 内流
D. 延长 APD 及 ERP
E. 降低 4 相 Na^+ 内流，降低自律性

5. 奎尼丁引起的“金鸡纳反应”可表现为
A. 耳鸣
B. 恶性、呕吐
C. 血压上升
D. 头痛
E. 视力及听力减退

6. 奎尼丁的不良反应有
A. 金鸡纳反应
B. 奎尼丁晕厥
C. 胃肠道反应
D. 低血压
E. 致尖端扭转型室性心动过速

7. 普萘洛尔的抗心律失常作用机制是
A. 阻断心脏 β 受体
B. 降低窦房结自律性
C. 延长房室结 ERP
D. 大剂量时有膜稳定作用
E. 降低儿茶酚胺所致的迟后除极及触发活动

8. 普萘洛尔可用于治疗
A. 心房纤颤
B. 室性早搏
C. 窦性心动过速
D. 心房扑动
E. 阵发性室上性心动过速

9. 利多卡因可治疗
A. 心室纤颤
B. 室性心动过速
C. 室性早搏
D. 手术所致室性心律失常
E. 强心苷所致的室性心律失常

10. 胺碘酮的作用有
A. 阻滞钾、钠、钙通道
B. 阻断心脏 β 受体
C. 减慢房室传导
D. 延长心房和普肯耶纤维 APD、ERP
E. 降低窦房结和普肯耶纤维自律性

11. 索他洛尔的作用特点及临床用途有

A. 阻断β受体，降低自律性
B. 延长心肌细胞的 APD 和 ERP
C. 口服吸收快，无首关效应，生物利用度高
D. 可用于各种严重的心律失常
E. 可治疗阵发性室上性心动过速及心房颤动

12. 关于利多卡因的叙述，正确的有
A. 对心房颤动无效
B. 不能用于治疗室上性心动过速
C. 急性心肌梗死引起的室性心动过速的首选药
D. 对心室颤动有效
E. 可用于室性期前收缩

三、问答题

1. 试述抗心律失常药的作用机制。
2. 试述抗心律失常药的分类及各类的代表药。
3. 抗心律失常药消除心脏折返激动的方式有哪些?
4. 奎尼丁的不良反应有哪些?
5. 试述普萘洛尔抗心律失常作用机制及用途。
6. 利多卡因可治疗哪些类型的心律失常?
7. 试述索他洛尔的作用特点及临床用途。

参 考 答 案

一、填空题

1. ①冲动起源异常　②冲动传导异常
2. ①降低自律性　②减少后除极　③消除兴奋折返
3. ①钠　②0　③K^+　④Ca^{2+}　⑤有效不应期（ERP）
4. ①奎尼丁　②普鲁卡因胺　③利多卡因　④苯妥英钠　⑤氟卡尼　⑥普罗帕酮
5. ①利多卡因　②普鲁卡因胺
6. ①维拉帕米　②普萘洛尔
7. ①奎尼丁　②普萘洛尔　③胺碘酮　④索他洛尔

二、选择题

【A 型题】

1. B　2. E　3. C　4. A　5. C　6. D　7. C　8. B　9. C　10. E

【B 型题】

1. C　2. B　3. B　4. A　5. D　6. B　7. E　8. C　9. C　10. C

11. E　12. E　13. B　14. A　15. B

【C 型题】

1. A　2. B　3. C　4. A　5. C　6. A　7. A　8. C　9. B　10. C
11. A　12. B

【X 型题】

1. ABCD　2. ABCDE　3. ACDE　4. ABCDE　5. ABDE　6. ABCDE
7. ABCDE　8. ABCDE　9. ABCDE　10. ABCDE　11. ABCDE　12. ACDE

三、问答题

1. ①降低自律性；②减少后除极及触发活动；③改变膜反应性而改变传导性；④改变 ERP 及 APD 而减少折返。

2. Ⅰ类钠通道阻滞药，又分为 $Ⅰ_a$ 类适度阻滞钠通道，代表药物奎尼丁，$Ⅰ_b$ 类轻度阻滞钠通道，代表药物利多卡因，$Ⅰ_c$ 类重度阻滞钠通道，代表药物普罗帕酮；Ⅱ类 β 肾上腺素受体阻断药，代表药物普萘洛尔；Ⅲ类延长动作电位时程药，代表药物胺碘酮；Ⅳ钙通道阻滞药，代表药维拉帕米。

3. ①增强膜反应性；②减弱膜反应性；③延长 APD、ERP；④缩短 APD、ERP；⑤促使相邻细胞 ERP 趋向均一。

4. ①金鸡纳反应；②奎尼丁眩晕；③胃肠道反应；④低血压；⑤致尖端扭转型室性心动过速。

5. 作用机制：阻断心脏 β 受体、降低窦房结自律性、延长房室结 ERP、大剂量时有膜稳定作用、降低儿茶酚所致的迟后除极及触发活动。

用途：心房颤动、窦性心动过速、心房扑动、阵发性室上性心动过速。

6. 利多卡因可治疗：心室颤动、室性心动过速、室性期前收缩、手术所致室性心律失常、强心苷所致的室性心律失常。

7. 作用特点：①阻断 β 受体、降低自律性；②延长心肌细胞的 APD 和 ERP；③口服吸收快、无首关效应、生物利用度高。

临床用途：可用于各种严重的心律失常，可治疗阵发性室上性心动过速及心房颤动。

（艾　静）

第二十三章　肾素-血管紧张素系统药理

学习要求

1. 重点掌握常用 ACEI 和 AT_1 受体拮抗药的药理作用，主要临床应用和不良反应。

2. 熟悉 ACEI 和 AT_1 受体拮抗药的不良反应的异同。

3. 了解肾素-血管紧张素系统和血管紧张素转换酶抑制药的化学结构与分类。

学习导图

肾素-血管紧张素-醛固酮系统

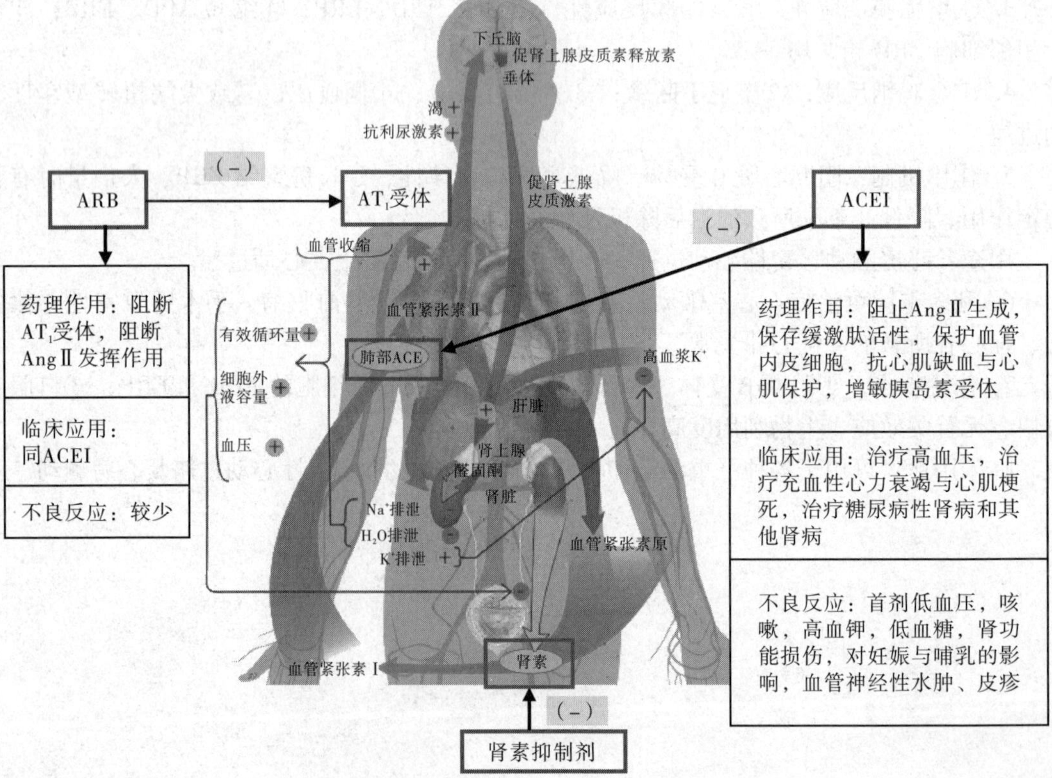

【名词解释】

名　词	英文名	定义或概念
肾素-血管紧张素系统	renin-angiotensin system	是由血管紧张素原、肾素、血管紧张素转换酶、血管紧张素及其受体构成的重要体液系统，在调节心血管系统的正常生理功能与高血压、心肌肥大、充血性心力衰竭等的病理过程中具有重要作用。RAS 不仅存在于体液系统，而且在肾脏、心脏、血管与脑组织中也有，协同激肽系统调节局部的生理病理过程
血管紧张素转换酶（激肽酶Ⅱ）	angiotensin-converting enzyme，ACE（kinase Ⅱ）	肽基二肽水解酶，是由 1306 个氨基酸构成的含锌的金属蛋白水解酶。ACE 对底物的选择性不高，不但降解血管紧张素 I 为血管紧张素Ⅱ，也能降解缓激肽、P 物质与内啡肽，使之失活
肾素	renin	是一种酸性蛋白水解酶，主要来自肾脏。它水解血管紧张素原，生成血管紧张素 I

【知识图解】

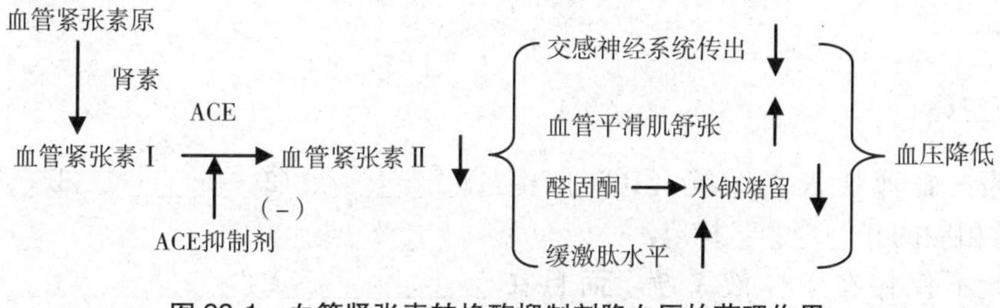

图 23-1　血管紧张素转换酶抑制剂降血压的药理作用

表 23-1　血管紧张素转换酶抑制药的作用、用途及不良反应

作用	临床应用	不良反应
阻止 Ang Ⅱ的生成及其作用	治疗高血压	首剂低血压
保存缓激肽的活性	治疗心衰	咳嗽
保护血管内皮细胞，抗动脉粥样硬化	治疗心肌梗死	高血钾
增加胰岛素敏感性	治疗糖尿病性肾病	肾功能损伤
阻止心血管病理性重构	治疗其他肾病	妊娠与哺乳可致畸
抗心肌缺血，保护心肌		低血糖，血管神经性水肿、皮疹等

表 23-2 血管紧张素转换酶抑制药之比较

药名	药效学及药动学特点	用途及用法
卡托普利（captopril）	含有-SH 基团，有直接抑制 ACE 的作用，其降压作用起效快。通过肝、肾消除	用于抗高血压：口服，每次 25~50mg，3 次/日
赖诺普利（lisinopril）	是依那普利的赖氨酸衍生物，抑制 ACE 作用稍强于依那普利。主要通过肾消除	用于抗高血压：口服，每次 10~20mg，1 次/日
培哚普利（perindopril）	其活性代谢物培哚普利拉对 ACE 的抑制作用稍强于赖诺普利，降压作用持效时间可达 24h 以上。主要通过肾消除	用于抗高血压：口服，每次 4~8mg，1 次/日
贝那普利（benazepril）	其活性代谢物为强效、长效 ACE 抑制药，抑制 ACE 作用比培哚普利强；降压作用持效时间在 24h 以上。随尿液及胆汁排出体外	用于抗高血压：口服，每次 10~20mg，1 次/日
福辛普利（fosinopril）	其活性代谢物对 ACE 的抑制作用比卡托普利强。肝肾双通道排泄	用于抗高血压：口服，每次 10~20mg，1 次/日

经典试题

一、填空题

1. 肾素-血管紧张素系统（RAS）由①________、②________、③________、④________及相应的⑤________构成。

2. RAS 不仅存在于体液系统，而且在①________、②________、③________、④________中也有。

3. ACE 抑制药（ACEI）长期应用能抑制和逆转心血管重构，表现为减轻①________、改善②________及心脏的③________和④________功能，增加⑤________血流量。

4. ACEI 的药理作用有①________、②________、③________、④________、⑤________、⑥________。

5. ACEI 的作用机制是①________、②________、③________、④________。

6. 目前临床上使用的血管紧张素Ⅱ受体阻断药有①________、②________、③________、④________等。

7. 局部组织 RAS 产生的血管紧张素Ⅱ可通过①________分泌、②________分泌或③________分泌等方式发挥作用。

二、选择题

【A 型题】

1. 对伴有心衰或糖尿病、肾病的高血压患者，应首选
   A. 利尿药
   B. β 受体阻断药
   C. ACE 抑制药
   D. α 受体阻断药
   E. 钙通道阻滞药

2. 下列关于卡托普利的说法，不正确的是
   A. 它是含巯基的 ACE 抑制药，故易发生味觉障碍、皮疹和白细胞缺乏等不良反应
   B. 口服吸收快，且不受食物影响，餐前或餐后服药均可
   C. 血中肾素水平越高，此药的降压作用越好
   D. 禁用于治疗双侧肾动脉狭窄患者
   E. 可用于治疗轻中度高血压、充血性心衰、心肌梗死、糖尿病性肾病等

3. 决定 ACE 抑制药作用强度和持续时间的是
   A. 含巯基基团的数量
   B. 阻止 Ang Ⅱ的生成速度
   C. 对缓激肽活性的保护作用
   D. 激活 NO 合酶的 NO 的生成量
   E. 受体与 Zn^{2+} 的亲和力和附加结合点的结合数

4. ACE 抑制药引起高血钾的原因是
   A. 阻断 AT_1 受体
   B. 直接抑制醛固酮生成
   C. 有排钾保钠作用
   D. 加速醛固酮的灭活
   E. Ang Ⅱ形成减少，致使醛固酮减少

5. ACE 抑制药引起咳嗽、支气管痉挛的原因是
   A. 刺激上呼吸道
   B. 兴奋副交感神经
   C. 直接收缩支气管
   D. 激活 NO 合酶，NO 合成增多
   E. 使缓激肽、PG、P 物质在肺中蓄积

6. 用 ACE 抑制药治疗无效的是
   A. 肾性高血压
   B. 原发生高血压
   C. 糖尿病并发肾病
   D. 急性肾小球肾炎
   E. 间质性肾病

7. 用 ACE 抑制药特别有效的病症是
   A. 肾血管性高血压
   B. 原发性高血压
   C. 充血性心力衰竭
   D. 心肌梗死
   E. 肾小球肾病

8. 氯沙坦具有
   A. 减少缓激肽降解的作用
   B. 直接扩张血管作用
   C. 选择性 AT_1 受体拮抗作用
   D. ACE 抑制作用
   E. 选择性 AT_2 受体拮抗作用

9. 长效、强效 AT_1 受体拮抗药是
   A. 缬沙坦
   B. 依普沙坦

C. 伊白沙坦
D. 氯沙坦
E. 依那普利

10. ACEI 与下列哪个不良反应的高发生率相关
A. 肝炎
B. 低血钾症
C. 粒细胞缺乏症
D. 蛋白尿
E. 多毛症

【B 型题】
A. 卡托普利
B. 贝那普利
C. 氯沙坦
D. 福辛普利
E. 依那普利

1. 既能降血压、抗心衰，又能增加肾血流，改善肾功能，对多种慢性肾功能衰竭有效的药物是
2. 分布于心、脑较多，对心、脑的 ACE 抑制作用强而持久的药物是
3. 有清除自由基，能防治心肌缺血再灌注损伤的药物是
4. 对血糖和脂质代谢影响较小，但引起干咳发生率较高的药物是
5. 对高血压、糖尿病合并肾功能不全患者有保护作用，且能促进尿酸排泄作用的药物是
6. 哺乳妇女禁用的药物是
7. 引起味觉异常或丧失的药物是
8. 避免与保钾利尿药合用的药物是
9. 第一个口服有效的 ACE 抑制药是
10. 上述哪一种 ACE 抑制药的亲脂性最高

【C 型题】
A. ACE 抑制药
B. AT_1 受体拮抗药
C. 二者均是
D. 二者均否

1. 具有胰岛素增敏作用的是
2. 具有抗心肌细胞肥大增生的是
3. 不产生咳嗽等不良反应的是
4. 适用于抗心律失常的药物是
5. 禁用于双侧肾动脉狭窄患者的是
6. 缺乏经缓激肽-NO 途径的心肌保护作用的是
7. 治疗高血压、充血性心力衰竭的是

A. 伊白沙坦
B. 坎地沙坦
C. 二者均是
D. 二者均否

8. 强效、长效 AT_1 受体拮抗药是
9. 能逆转左室肥厚并保护肾脏的药物是

【X 型题】
1. 卡托普利的降压机制是
A. 抑制循环中的 RAAS
B. 抑制局部组织中的 RAAS
C. 直接扩张血管平滑肌
D. 降低缓激肽（BK）的降解，增加 BK 量
E. 促进 BK 的合成，增加 BK 量

2. ACEI 与其他降压药相比，其特点有
A. 适用于各型高血压
B. 降低死亡率
C. 不引起脂质代谢紊乱
D. 逆转血管和心肌增生
E. 能改善高血压患者的生活质量

3. 卡托普利的主要不良反应有
A. 低血压

B. 血锌降低
C. 咳嗽
D. 高血钾
E. 常用对胎儿有影响

4. 卡托普利的临床用途有
A. 治疗高血压
B. 治疗心肌梗死
C. 治疗糖尿病性肾病
D. 治疗充血性心力衰竭
E. 治疗缺血再灌注损伤及其引起的心律失常

5. ACEI 的药理作用有
A. 阻止 AngⅡ的生成及其作用
B. 保存缓激肽的活性
C. 阻止心血管病理性重构
D. 增加胰岛素敏感性
E. 保护心脏和血管，抗动脉粥样硬化

6. 氯沙坦的作用特点有
A. 选择性拮抗 AT_1 受体
B. 促进尿酸排泄
C. 拮抗 Ang Ⅱ对肾入球及出球小动脉的收缩作用
D. 增加肾血流量和肾小球滤过率
E. 长期应用可抑制左心室肌肥厚的血管壁增厚

三、问答题

1. ACEI 有哪些药理作用？有什么用途？
2. ACEI 有哪些不良反应？
3. 简述 ACEI 的降压机制。
4. 卡托普利的临床用途有哪些？
5. 氯沙坦的作用特点有哪些？
6. AT_1 受体拮抗药与 ACEI 联合应用有什么优点？

参考答案

一、填空题

1. ①肾素　②血管紧张素原　③血管紧张素转换酶　④血管紧张素　⑤受体
2. ①血管　②心脏　③肾脏　④脑组织
3. ①左室重量　②心肌硬度　③收缩　④舒张　⑤冠状动脉
4. ①降压作用　②改善血流动力学　③逆转心血管重构　④保护血管内皮细胞　⑤保护肾脏　⑥抗动脉粥样硬化作用
5. ①抑制循环及局部组织中的 ACE　②减少缓激肽的降解　③抑制交感神经递质的释放　④清除自由基
6. ①氯沙坦　②缬沙坦　③厄贝沙坦（伊白沙坦 ）　④坎地沙坦
7. ①自　②旁　③神经

二、选择题

【A 型题】

1. C 2. B 3. E 4. E 5. E 6. D 7. A 8. C 9. C 10. D

【B 型题】

1. B 2. D 3. A 4. E 5. C 6. D 7. A 8. C 9. A 10. D

【C 型题】

1. A 2. C 3. B 4. D 5. C 6. B 7. C 8. C 9. C

【X 型题】

1. ABD 2. ABCDE 3. ABCDE 4. ABCDE 5. ABCDE 6. ABCDE

三、问答题

1. ACEI 的药理作用包括阻止 Ang Ⅱ的生成及其作用，保存缓激肽的活性，保护血管内皮细胞，抗动脉粥样硬化，增加胰岛素敏感性，阻止心血管病理性重构，抗心肌缺血，保护心肌。用途包括治疗高血压，充血性心力衰竭，心肌梗死，糖尿病性肾病等。答题要点参阅表 23-1。

2. ACEI 的不良反应包括首剂低血压，咳嗽，高血钾，肾功能损伤，妊娠与哺乳可致畸，低血糖，血管神经性水肿，皮疹等。答题要点参阅表 23-1。

3. ACEI 的降压机制是抑制 ACE 活性，使血管紧张素Ⅱ的生成减少以及缓激肽的降解减少，扩张血管，降低血压。答题要点参阅 X 型选择题第 1 题。

4. 卡托普利的临床用途有治疗高血压，治疗心肌梗死，治疗糖尿病性肾病，治疗充血性心力衰竭，治疗缺血再灌注损伤及其引起的心律失常。答题要点参阅 X 型选择题第 4 题。

5. 氯沙坦的作用特点有选择性拮抗 AT_1 受体，促进尿酸排泄，拮抗 Ang Ⅱ对肾入球及出球小动脉的收缩作用，增加肾血流量和肾小球滤过率，长期应用可抑制左心室肌肥厚的血管壁增厚。答题要点参阅 X 型选择题第 6 题。

6. 答：AT_1 受体拮抗药和 ACEI 各有优缺点，二者合用可取长补短，增强疗效。AT_1 受体拮抗药不抑制 ACE，不产生缓激肽，故不引起咳嗽，还能对抗通过糜酶旁路产生的 Ang Ⅱ，其作用比 ACEI 更完全。但 AT_1 受体拮抗药缺乏 ACEI 的缓激肽-NO 途径的心血管保护作用，也无增敏胰岛素和降低血浆纤维蛋白原作用。而 ACEI 则可补偿 AT_1 受体拮抗药的不足之处。

（李铁军）

第二十四章 利 尿 药

学习要求

1. 重点掌握袢利尿药、噻嗪类利尿药、保钾利尿药（螺内酯）和碳酸酐酶抑制药（乙酰唑胺）的药理作用、临床应用及不良反应。
2. 掌握渗透性利尿药（甘露醇）的药理作用及临床应用。
3. 熟悉利尿药的作用部位与分类，有利于理解其效能及特点。
4. 了解利尿药作用的生理学基础。

学习导图

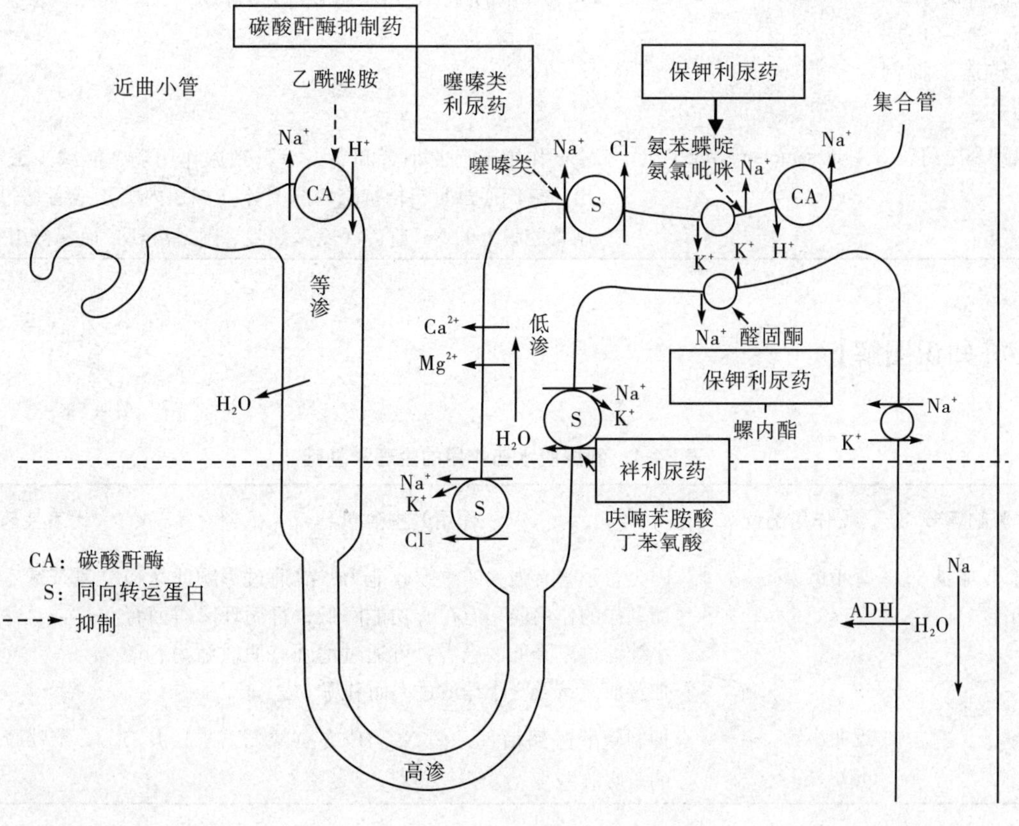

【名词解释】

名词	英文名	定义或概念
利尿药	diuretics	作用于肾脏，增加 Na^+、Cl^- 等电解质和水的排出，产生利尿作用
碳酸酐酶抑制药	carbonic anhydrase inhibitors	主要作用于近曲小管，抑制碳酸酐酶活性，利尿作用弱，代表药物为乙酰唑胺
渗透性利尿药（脱水药）	osmotic diuretics	主要作用于髓袢及肾小管其他部位，代表药为甘露醇。这些药物通过肾脏时，不易被重吸收，使水在髓袢升支和近曲小管的重吸收减少，增加水和部分离子的排出，产生渗透性利尿作用
袢利尿药（高效能利尿药，Na^+-K^+-$2Cl^-$ 同向转运子抑制药）	loop diuretics (high efficacy diuretics)	主要作用于髓袢升支粗段，抑制 Na^+-K^+-$2Cl^-$ 同向转运子，选择性地抑制 NaCl 的重吸收，利尿作用强，代表药为呋塞米
噻嗪类利尿药（中效能利尿药，Na^+-Cl^- 同向转运子抑制药）	thiazide diuretics (moderate efficacy diuretics)	主要作用于远曲小管近端，抑制 Na^+-Cl^- 同向转运子，增强 NaCl 和水的排出，产生温和持久的利尿作用，如氢氯噻嗪
保钾利尿药	potassium-sparing diuretics	主要作用于远曲小管和集合管，利尿作用弱，能减少 K^+ 排出。它们通过直接拮抗醛固酮受体（如螺内酯）或者通过抑制管腔膜上的 Na^+ 通道（氨苯蝶啶、阿米洛利）而起作用

【知识图解】

表 24-1　利尿脱水药作用的生理学基础

影响环节	作用部位	作用的主要机制	代表性药物
肾小球滤过功能	肾小球	因为肾小管有强大的重吸收能力，故通过影响此途径而利尿的作用弱。但在心功能降低，肾循环障碍而肾小球滤过率降低的患者，可通过增强心肌收缩力、增加肾血流量及肾小球滤过率而利尿	氨茶碱
	近曲小管	抑制碳酸酐酶活性，使 Na^+-H^+ 交换减弱，Na^+、H_2O 的重吸收减少	乙酰唑胺

续 表

影响环节	作用部位	作用的主要机制	代表性药物
	髓袢升支粗段	抑制 Na^+-K^+-$2Cl^-$ 同向转运子，抑制 NaCl 的重吸收，使髓质渗透压梯度不能建立，既降低肾的稀释功能又降低肾的浓缩功能。是高效能利尿药	依他尼、呋塞米
	升支粗段的皮质部及远曲小管	抑制 Na^+-Cl^- 同向转运子，抑制 NaCl 的主动重吸收。是中效能利尿药 抑制碳酸酐酶活性，减少 Na^+-H^+ 交换，阻断 Na^+ 通道，抑制 Na^+ 的重吸收，使 Na^+-H^+ 交换减弱。是低效能利尿药	噻嗪类药物 乙酰唑胺 阿米洛利
肾小球重吸收与分泌功能	集合管	与醛固酮竞争细胞质中的相应受体，阻断醛固酮诱导蛋白的形成，抑制 Na^+ 的重吸收，使 Na^+-K^+ 交换减弱。是低效能利尿药	螺内酯
	肾小管、集合管	某物质从肾小球滤过后，肾小球不能重吸收或不能完全重吸收该物质，小管液中溶质浓度增加，渗透压升高，H_2O 的重吸收减少	甘露醇、高渗葡萄糖（大量）

表 24-2 利尿药的分类、用途和主要不良反应

药物	用途	不良反应
袢利尿药	充血性心力衰竭和肺水肿，腹水	低钾血症，耳毒性
噻嗪类利尿药	高血压，充血性心力衰竭，肾结石	低钾血症，高血糖，高尿酸血症，高脂症
保钾利尿药	相比其他利尿药减少钾离子浪费	低钾血症
螺内酯	治疗与醛固酮升高有关的顽固性水肿，充血性心力衰竭	抗雄性激素样副作用并导致男子乳房女性化
抗利尿激素	垂体性尿崩症	低钠血症
碳酸酐酶抑制药	青光眼，急性高山病，碱化尿液，纠正代谢性碱中毒	过敏反应，代谢性酸中毒，尿结石，失钾
渗透性利尿药	增加尿流量，降低颅内压	少见

表 24-3 常用利尿药作用的比较

	呋塞米（高效）	氢氯噻嗪（中效）	螺内酯（低效）	氯苯蝶啶（低效）
达峰时间（h）	口服 1~2，静脉注射 15~20min	4	48~72	6
维持时间（h）	口服 6~8，静脉注射 1~3	6~12	72~92	7~9
排泄电解质				
Na^+	+++	++	+	+
K^+	+	+	–	–
Cl^-	++++	+++	+	+
HCO_3^-	–	+	–	–
利尿作用主要作用部位	髓袢升支粗段髓质和皮质部	髓袢升支粗段皮质部（远曲小管开始部位）	远曲小管及集合管	远曲小管及集合管
主要作用机制	抑制 Na^+-K^+-$2Cl^-$ 同向转运子	抑制 Na^+-Cl^- 同向转运子	醛固酮拮抗剂，影响 K^+-Na^+交换，减少 Na^+再吸收	抑制 Na^+的重吸收和 K^+的分泌，导致 K^+-Na^+ 交换减少
主要临床应用	严重水肿、急性肺水肿和脑水肿，急、慢性肾衰竭，高钙血症，加速毒物排泄等	轻中度水肿、高血压、尿崩症等	醛固酮升高的顽固性水肿及肝硬化腹腔积液，充血性心力衰竭	常与排钾利尿药合用，治疗顽固性水肿
主要不良反应	①水与电解质紊乱；②耳毒性；③高尿酸血症、胃肠道反应；④过敏反应	①电解质紊乱；②高尿酸血症与升高血尿素氮；③代谢变化；④过敏反应	久用高血钾	①长期服用易致高血钾；②氨苯蝶啶可抑制二氢叶酸还原酶引起叶酸缺乏

表 24-3 不同利尿药对常见疾病的作用比较

疾 病	高效利尿药	噻嗪类	保钾利尿药	其 他
心性水肿	+	+++	++	–
肾性水肿	+	+++	++	以限水、限钠为主要治疗，不易使用高效利尿药

续 表

疾 病	高效利尿药	噻嗪类	保钾利尿药	其 他
肝性水肿	±	++	+++	
急性肺水肿、脑水肿	+++	–	–	
高血压	+	+++	–	
尿崩症	–	+++	–	垂体性尿崩症用加压素治疗
急性肾衰竭	++++++	–	–	
高血钙	++	–	–	
毒物中毒	+++	–	–	
特发性高尿钙血症	–	+++	–	

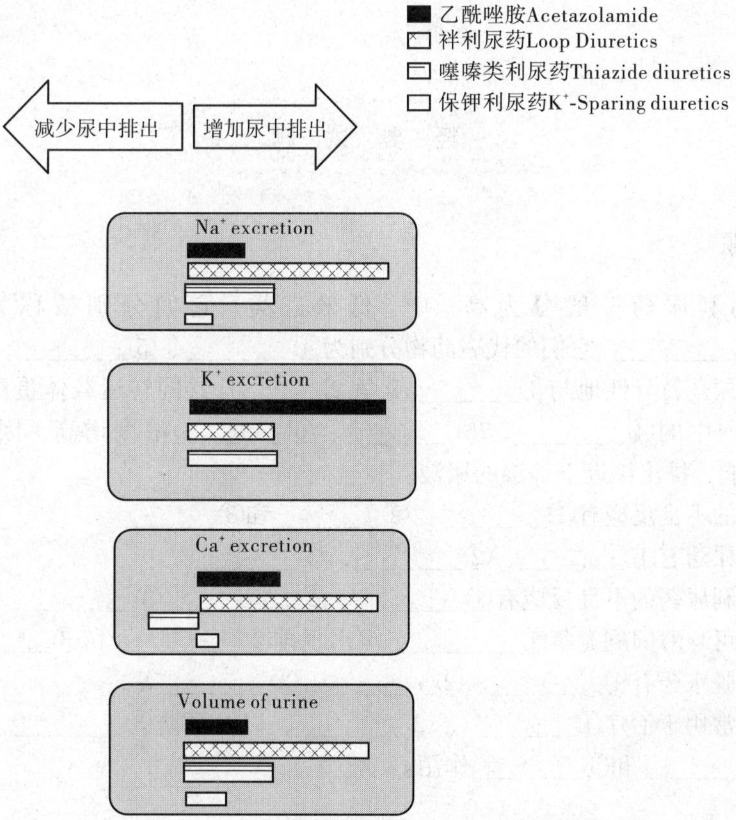

图 24-1 利尿药引起尿组成的相对变化小结

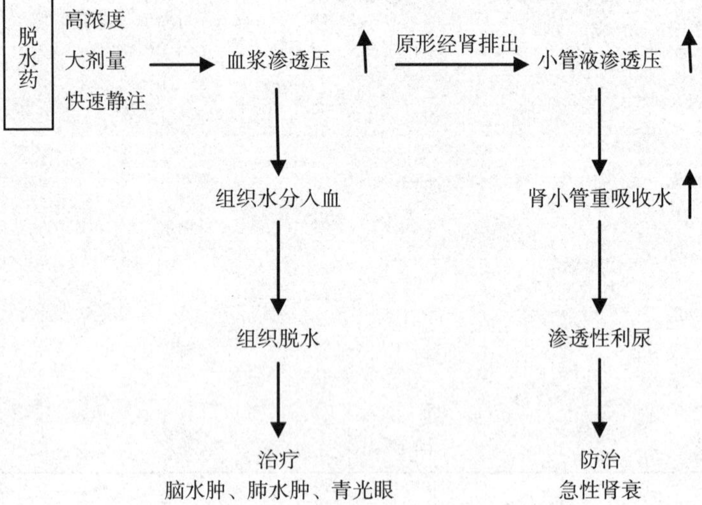

图 24-2 脱水药的作用和用途

经 典 试 题

一、填空题

1. 常用的利尿药一般分为高、中、低效三类，它们分别被称为①________、②________、③________，它们的代表药物分别为④________、⑤________、⑥________。

2. 高效利尿药特异性地与①________竞争②________共同转运载体蛋白的③________结合部位，使尿中的④________、⑤________、⑥________浓度增高，因而降低了肾的⑦________功能，排出接近于等渗的尿液。

3. 呋塞米的不良反应有①________、②________和③________。

4. 保钾利尿药有①________、②________、③________。

5. 噻嗪类利尿药的不良反应有①________、②________、③________。

6. 螺内酯可与醛固酮竞争①________，可出现排②________及留③________。

7. 常用的脱水药有①________、②________、③________等。

8. 甘露醇常用于治疗①________、②________，以及预防③________，因为静脉注射甘露醇具有④________和⑤________作用。

二、选择题

【A 型题】

1. 最易引起暂时性或永久性耳聋的利尿药是
   A. 依他尼酸
   B. 布美他尼
   C. 呋塞米
   D. 氢氯噻嗪
   E. 氯噻酮

2. 与依他尼酸合用可增强耳毒性的抗生素是
   A. 青霉素
   B. 氨苄青霉素
   C. 四环素
   D. 链霉素
   E. 红霉素

3. 可拮抗高效能利尿药作用的药物是
   A. 吲哚美辛
   B. 链霉素
   C. 青霉素
   D. 头孢唑啉
   E. 卡那霉素

4. 治疗脑水肿的首选药物是
   A. 氢氯噻嗪
   B. 甘露醇
   C. 乙酰唑胺
   D. 氨苯蝶啶
   E. 呋塞米

5. 可引起高血钾的利尿药是
   A. 乙酰唑胺
   B. 氢氯噻嗪
   C. 呋塞米
   D. 阿米洛利
   E. 环戊噻嗪

6. 噻嗪类利尿药的利尿作用机制是
   A. 增加肾小球滤过率
   B. 抑制远曲小管 K^+-Na^+交换
   C. 抑制远曲小管近端 Na^+-Cl^- 的共同转运体
   D. 抑制近端小管碳酸酐酶，减少 H^+-Na^+交换
   E. 抑制髓袢升支粗段髓质部 Cl^- 的主动重吸收

7. 乙酰唑胺预防性给药能有效预防
   A. 急性青光眼突发失明
   B. 急性高山病
   C. 巴比妥类药物中毒
   D. 急性肾功能衰竭
   E. 急性充血性心力衰竭

8. 氢氯噻嗪可产生下列哪个作用
   A. 高血钾症
   B. 高尿酸血症
   C. 升高血压
   D. 引起糖尿病患者低血糖
   E. 高血钙症

9. 氨苯蝶啶作用的特点是
   A. 产生低氯碱血症
   B. 具有抗醛固酮作用
   C. 产生高血糖反应
   D. 产生高钾血症
   E. 产生低钠血症

10. 可引起男子乳房女性化和妇女多毛症的药物是
A. 甘露醇
B. 螺内酯
C. 呋塞米
D. 糖皮质激素
E. 氢氯噻嗪

【B型题】
A. 螺内酯
B. 氨苯蝶啶
C. 乙酰唑胺
D. 呋塞米
E. 氢氯噻嗪
1. 作用于髓袢升支粗段
2. 作用于远曲小管近端
3. 作用于远曲小管末端和集合管
4. 与醛固酮竞争受体
5. 抑制肾小管上皮细胞中碳酸酐酶
6. 治疗急性肺水肿选用
7. 治疗尿崩症选用
8. 治疗急性肾功能衰竭早期的少尿
9. 治疗青光眼可选用
10. 治疗高钙血症可选用
11. 治疗高尿钙和钙结石可选用
12. 可加速毒物排泄的药物是
13. 排钠效能最高的利尿药是
14. 可引起高尿酸血症的利尿药是
15. 伴有糖尿病水肿的患者不宜选用下列哪种利尿药

【C型题】
A. 氢氯噻嗪
B. 甘露醇
C. 二者均是
D. 二者均否
1. 具有利尿作用的是
2. 可用于心源性水肿的是
3. 可用于治疗青光眼的是
4. 可用于纠正代谢性碱中毒的是
5. 可用于肾性尿崩症和垂体性尿崩症的是

A. 高效能利尿药
B. 噻嗪类利尿药
C. 二者均可
D. 二者均否
6. 可引起耳毒性的是
7. 可引起高尿酸血症的是
8. 可引起高血糖、高血脂的是
9. 可引起高血钾、高血氯的是

下表列出了利尿药对尿中排泄电解质的影响。分别选出相对应的利尿药

药物	Na^+	Cl^-	K^+	Ca^{2+}	HCO_3^-	Mg^{2+}
A	+	+	+	−	±	+
B	+	+	+	−	0	+
C	+	+	+	+	0	+
D	+	+	−	0	+	0
E	+	−	+	0	+	0

+：增加；−：减少；0：不变；±：依赖剂量增加

10. 氨苯蝶啶
11. 呋塞米
12. 氢氯噻嗪

【X型题】
1. 噻嗪类利尿药的临床应用有
A. 消除水肿
B. 治疗高血压
C. 肾性尿崩症
D. 治疗慢性心衰
E. 特发性高尿钙血症和钙结石，并加速排毒

2. 呋塞米临床应用于
   A. 各种水肿
   B. 治疗心衰
   C. 高钙血症
   D. 加速某些毒物排泄
   E. 急慢性肾衰

3. 脱水药的特点有
   A. 无明显药理作用
   B. 在体内不易被代谢
   C. 易经肾小球滤过
   D. 不易被肾小管重吸收
   E. 静脉注射后不易经过毛细血管进入组织

4. 高效利尿药的不良反应有
   A. 高尿酸血症
   B. 耳毒性
   C. 胃肠道反应
   D. 高氮质血症
   E. 水及电解质紊乱

5. 螺内酯的不良反应有
   A. 高血钾
   B. 精神紊乱
   C. 妇女多毛症
   D. 高血钙
   E. 性激素样作用

6. 碳酸酐酶抑制药乙酰唑胺的特殊用途有
   A. 治疗青光眼
   B. 抢救急性高山病
   C. 癫痫的辅助用药
   D. 纠正代谢性碱中毒
   E. 碱化尿液，促进尿酸、胱氨酸等的排泄

三、问答题

1. 简述利尿药的分类及代表药药名。
2. 简述利尿药的临床用途。
3. 试述高效利尿药的作用、应用和不良反应。
4. 试述噻嗪类中效利尿药的作用、应用和不良反应。
5. 试述脱水药的作用和用途。
6. 乙酰唑胺有哪些特殊用途？

参考答案

一、填空题

1. ①袢利尿药 ②噻嗪类利尿药 ③保钾利尿药 ④呋塞米 ⑤氢氯噻嗪 ⑥螺内酯
2. ①NaCl ②K^+-Na^+-2Cl^- ③Cl^- ④Na^+ ⑤K^+ ⑥Cl^- ⑦稀释与浓缩
3. ①水电解质紊乱 ②高尿酸血症 ③耳毒性
4. ①螺内酯 ②氨苯蝶啶 ③阿米洛利
5. ①水电解质紊乱 ②高尿酸血症 ③高血糖

6. ①醛固酮受体 ②钠 ③钾

7. ①甘露醇 ②山梨醇 ③高渗葡萄糖

8. ①脑水肿 ②青光眼 ③急性肾功能衰竭 ④脱水 ⑤利尿

二、选择题

【A 型题】

1. A 2. D 3. A 4. B 5. D 6. C 7. B 8. B 9. D 10. B

【B 型题】

1. D 2. E 3. B 4. A 5. C 6. D 7. E 8. D 9. C 10. D
11. E 12. D 13. D 14. D 15. E

【C 型题】

1. C 2. A 3. B 4. D 5. A 6. A 7. C 8. B 9. C 10. D
11. C 12. A

【X 型题】

1. ABCDE 2. ABCDE 3. ABCDE 4. ABCDE 5. ABCE 6. ABCDE

三、问答题

1. 利尿药按利尿作用部位分为以下 5 类：①碳酸酐酶抑制剂，如乙酰唑胺。②渗透性利尿药：又称脱水药，如甘露醇。③Na^+-K^+-2Cl^-同向转运子抑制剂：如呋塞米。④ Na^+-Cl^-同向转运子抑制剂：如噻嗪类。⑤作用于肾脏上皮细胞 Na^+通道：氨苯蝶啶。⑥盐皮质激素受体拮抗剂：如螺内酯。答题要点参阅表 24-2。

2. 利尿药的临床用途有消除水肿，治疗高血压，肾性尿崩症，治疗慢性心衰，急性高钙血症，加速某些毒物的排泄。答题要点参阅表 24-3，X 型选择题第 1 题。

3. 高效利尿药的作用是抑制髓袢升支粗段髓质和皮质部的 Na^+-K^+-2Cl^-同向转运子，因而抑制 NaCl 的重吸收，降低肾的稀释与浓缩功能，排出大量接近等渗的尿液。应用包括治疗严重水肿、急性肺水肿和脑水肿，急、慢性肾衰竭，高钙血症，加速毒物排泄等。不良反应包括水与电解质紊乱，耳毒性，高尿酸血症等。答案参阅表 24-2，表 24-3。

4. 噻嗪类中效利尿药的作用是抑制远曲小管近端 Na^+-Cl^-同向转运子，抑制 NaCl 的重吸收。应用包括治疗轻中度水肿、高血压、尿崩症等。不良反应包括电解质紊乱；高尿酸血症与升高血尿素氮；代谢变化；过敏反应。答案参阅表 24-2，表 24-3。

5. 脱水药的作用包括①静注后能迅速提高血浆渗透压，使组织间液水分向血浆扩散，产生脱水作用。②大部分从肾小球滤过，在肾小管不被重吸收，引起管腔液高渗，妨碍水和电解质在髓袢的重吸收。血容量增加使醛固酮和抗利尿激素分泌减少，髓袢降支和集合管对 Na^+、H_2O 的重吸收减少，形成低渗尿。答题要点参阅图 24-2。

6. 乙酰唑胺的特殊用途有治疗青光眼，抢救急性高山病，癫痫的辅助用药，纠正代谢性碱中毒，碱化尿液，促进尿酸、胱氨酸等的排泄。答题要点参阅 X 型选择题第 6 题。

（李铁军）

第二十五章 抗高血压药

学习要求

1. 重点掌握常用抗高血压药：利尿药，钙拮抗药，β 受体阻断药，血管紧张素转换酶抑制药（ACEI），AT_1 受体拮抗药。

2. 熟悉抗高血压药物的分类及各类代表药，其他经典抗高血压药物的应用特点。

3. 了解新型抗高血压药物的作用机制及特点。

学习导图

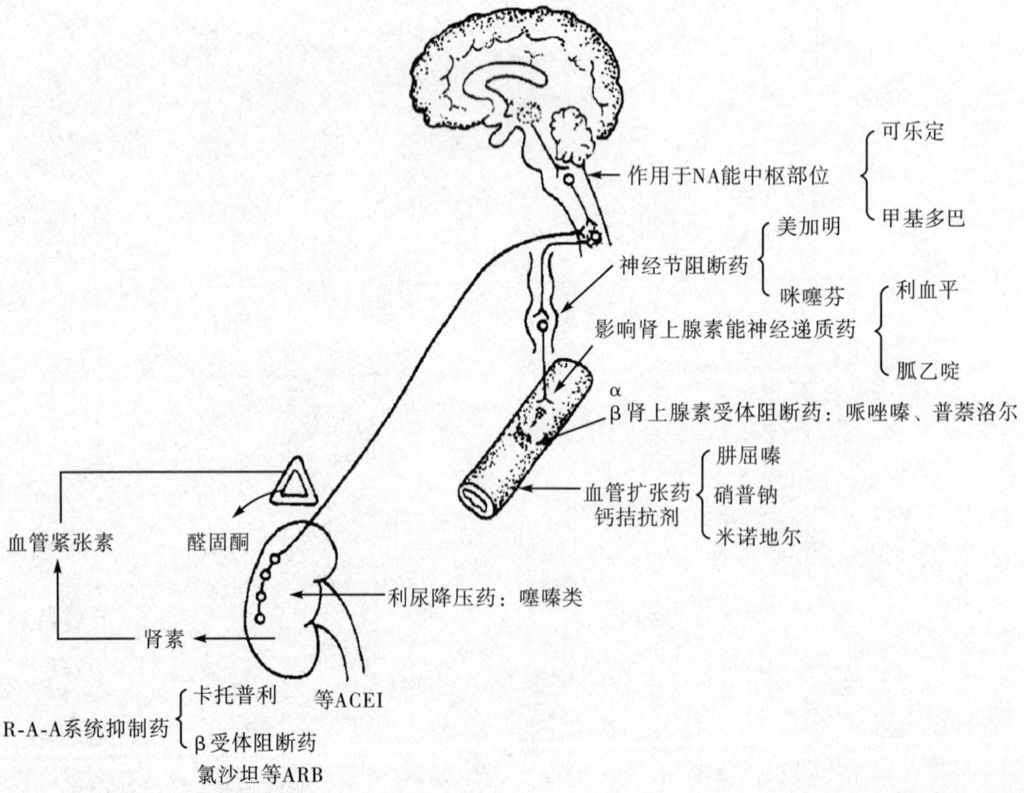

【名词解释】

名　词	英 文 名	定义或概念
抗高血压药	antihypertensive drugs	凡能降低血压而用于高血压治疗的药物称为抗高血压药
钾通道开放药	potassium channel openers	钾通道开放，钾外流增多，细胞膜超极化，膜兴奋性降低，Ca^{2+}内流减少，血管平滑肌舒张，血压下降
血压波动性	blood pressure variability，BPV	血压在24h内存在自发性波动，这种自发性波动被称为血压波动性

【知识图解】

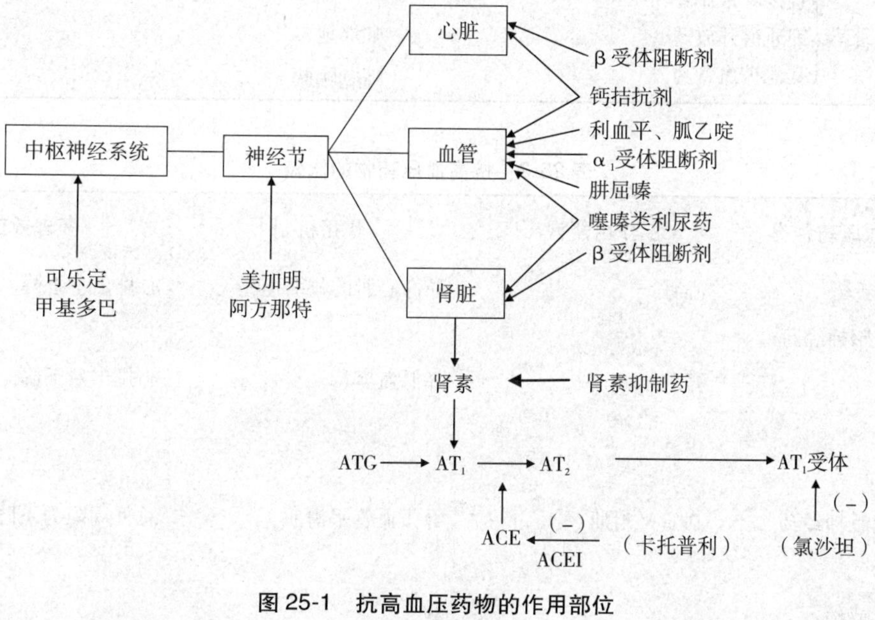

图25-1　抗高血压药物的作用部位

ATG：血管紧张素原；AT_1：血管紧张素；AT_1受体阻断药；ACE：血管紧张素转换酶

表25-1　抗高血压药物的分类

分类		代表药
1. 利尿药		氢氯噻嗪
2. 交感神经抑制药	中枢性降压药	可乐定
	神经节阻断药	美加明、樟磺咪芬

续　表

分类		代表药
NA 神经末梢阻断药		利血平、胍乙啶
肾上腺素受体阻断药	阻断 α 受体	酚妥拉明
	阻断 α_1 受体	哌唑嗪
	阻断 α、β 受体	拉贝洛尔
	阻断 β 受体	普萘洛尔
3. 肾素-血管紧张素系统抑制药	ACEI	卡托普利
	ARB	氯沙坦
	肾素抑制药	雷米克林
4. 钙通道阻滞药		硝苯地平
5. 血管扩张药	直接舒张血管药	硝普钠、肼屈嗪
	钾通道开放药	吡那地尔
	其他扩血管药	吲哒帕胺

表 25-2　抗高血压药物的比较

抗高血压药种类	作用器官	作用机制	药理效应
β 受体阻断药	心脏	降低心肌的收缩速率	心排出量下降
外周抗交感神经药			
利尿药	肾脏	降低血容量	心排出量下降
ACEI			
β 受体阻断药			
外周抗交感神经药	血管平滑肌	舒张血管平滑肌	总外周阻力下降
钙拮抗药			
钾通道开放药			
中枢性降压药	中枢神经	抑制交感神经中枢的传出冲动	外周血管扩张

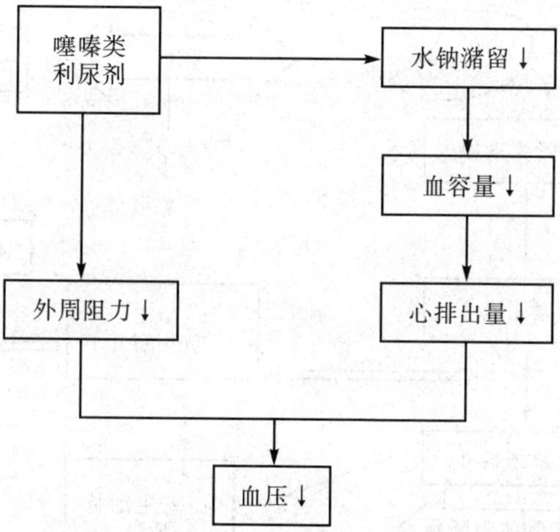

图 25-2 利尿剂降压作用

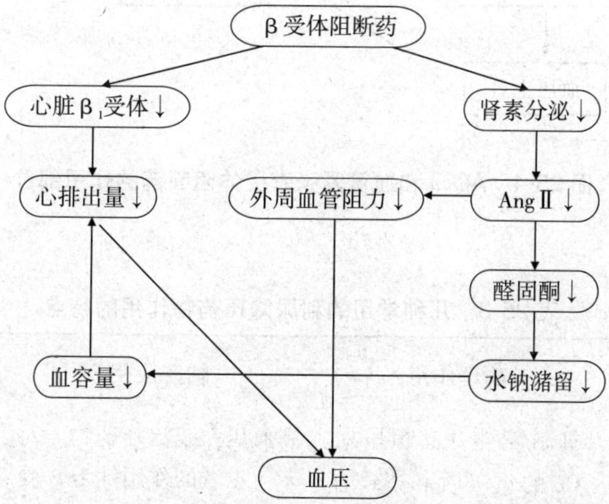

图 25-3 β受体阻断药治疗高血压的作用环节

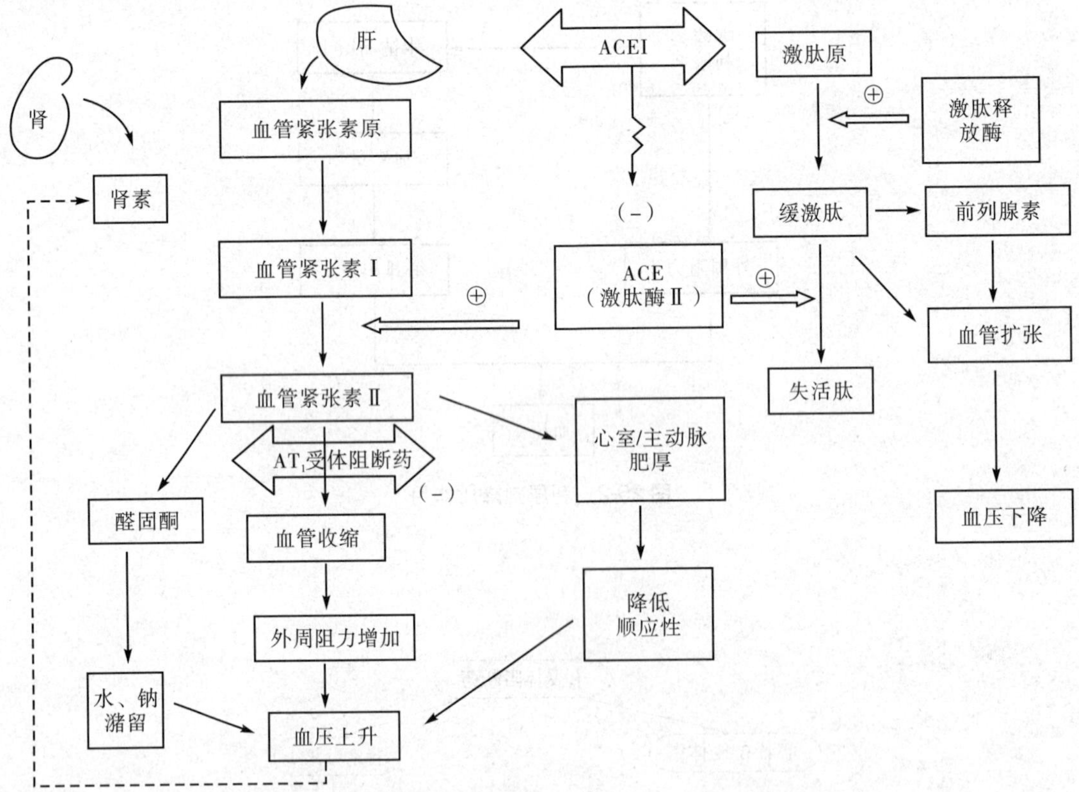

图 25-4 ACEI 和血管紧张素受体阻断药的作用部位

表 25-3 几种常用的利尿降压药物作用的特点

常用药物	药理作用	临床应用	不良反应
氢氯噻嗪 (hydrochlorothiazide)	抑制髓袢升支粗段对 Cl^- 的重吸收和 Na^+ 的被动重吸收而利尿。降压是由于初期可减少细胞外液容量及心输出量；长期使用可降低血管阻力	高血压一线治疗药物。对老年患者的作用优于β受体阻断药。可与β受体阻断药、ACEI 联合应用于抗高血压	易发生低血钾、高尿酸血症和高血糖。合并有糖尿病、高脂血症的高血压患者应避免使用噻嗪类利尿药
呋塞米 (furosemide)	作用于髓袢升支粗段，抑制 Cl^- 再吸收，降压作用机制同氢氯噻嗪	高血压伴肾功能损害时，不能应用噻嗪类利尿药而用呋塞米。高血压急症时，可用本药	水、电解质紊乱，血钙降低

续 表

常用药物	药理作用	临床应用	不良反应
氨苯蝶啶（triamterene）	作用于远曲小管，使钠、氯排泄增加，钾排出减少，而利尿降压	多与噻嗪类利尿药合用，可治疗高血压，以纠正后者引起的低钾血症	高血钾，其他不良反应还有恶心、呕吐、腹泻、头痛、口干、皮疹、血尿素氮（BUN）增加，巨幼红细胞贫血、酸中毒、过敏反应、光过敏、血小板减少性紫癜

表 25-4 AT_1 受体阻断药与 ACE 抑制药的药理作用及不良反应比较

	AT_1 受体阻断药	ACE 抑制药
AT_1 受体	直接阻断	间接阻断
ACE	无影响	直接抑制
血浆肾素水平	↑	↑
血浆 Ang Ⅱ水平	↑	↓
AT_2 受体	间接激动	间接抑制
缓激肽	→	↑
干咳	−	+

注：↑增加；→不变；↓减少

表 25-5 几种新型抗高血压药物

药物类型	作用机制	代表药
钾通道开放药	促进 K^+ 外流，降低血管平滑肌兴奋性，血管舒张，外周阻力降低	米诺地尔、尼可地尔
前列环素合成药	增加前列环素合成，直接松弛血管平滑肌	沙克太宁
肾素抑制药	抑制 RAAS 活性，使缩血管物质血管紧张素及醛固酮分泌减少	依拉克林、雷米克林
5-HT 受体阻断药	阻断 5-HT_{2A} 受体，抑制交感神经放电	酮色林
内皮素受体阻断药	抑制内皮素收缩血管的作用	波生坦

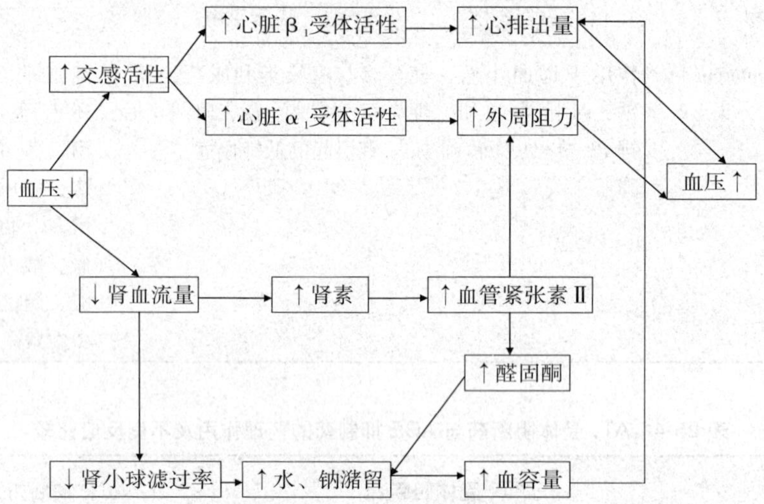

图 25-5 自主神经系统和血管紧张素系统对血压下降的反应

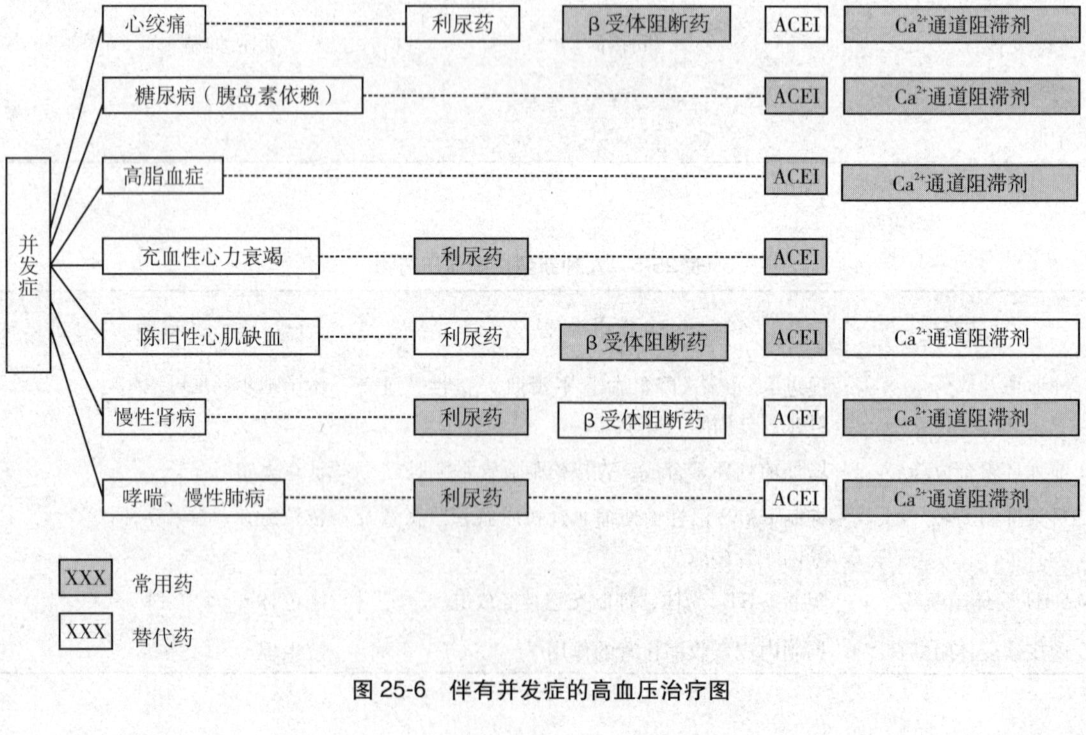

图 25-6 伴有并发症的高血压治疗图

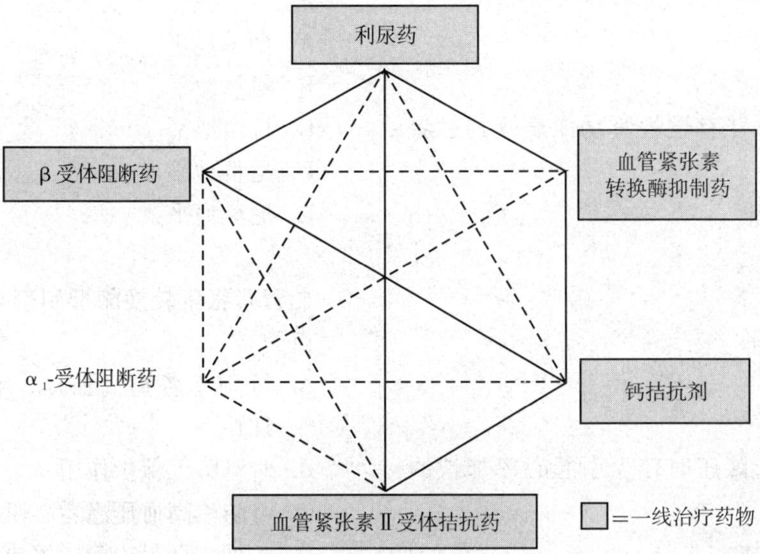

图 25-7　降压药物的联合应用

经　典　试　题

一、填空题

1. 抗高血压药可分为以下 6 类：①________、②________、③________、④________、⑤________和⑥________。

2. 常用的抗高血压药有①________、②________、③________、④________和⑤________。

3. 新型抗高血压药有①________、②________、③________、④________和⑤________。

4. 单独应用噻嗪类利尿药作降压治疗时，剂量应①________，不宜超过②________。

5. 可乐定可用于①________、②________、③________和④________。

6. 硝普钠可直接扩张①________，一般静脉给药用于②________和③________。

7. 普萘洛尔的降压机制有①________、②________、③________和④________。

8. 卡托普利可使血管紧张素Ⅱ形成①________，缓激肽水解②________，使血管平滑肌③________，从而血压④________。

9. 拉贝洛尔可阻断①________受体、②________受体和③________受体。

二、选择题

【A 型题】

1. 高血压危象伴有慢性肾功能衰竭的患者宜选用
   A. 氢氯噻嗪
   B. 可乐定
   C. 呋塞米
   D. 硝苯地平
   E. 螺内酯

2. 哌唑嗪引起降压时较少引起心率加快的原因是
   A. 抗 β 受体
   B. 抗 α_1、α_2 受体
   C. 抗 α_1 受体
   D. 抗 α_2 受体
   E. 抗 α_1 及 β 受体

3. 高血压伴心绞痛及哮喘患者，出现肾功能不全时，下列最适合的治疗药是
   A. 卡托普利
   B. 普萘洛尔
   C. 硝苯地平
   D. 氢氯噻嗪
   E. 哌唑嗪

4. 直接扩张血管的降压药是
   A. 肼屈嗪
   B. 噻吗洛尔
   C. 哌唑嗪
   D. 可乐定
   E. 卡托普利

5. 降压效果确实、价格低廉的中效钙通道阻滞药是
   A. 硝苯地平
   B. 氨氯地平
   C. 拉西地平
   D. 尼群地平
   E. 尼莫地平

6. 血管紧张素转换酶抑制剂（ACEI）的特点为
   A. 可用于各型高血压，有反射性心率加快
   B. 对肾脏无保护作用
   C. 可防治高血压患者心肌细胞肥大
   D. 长期用药易引起电解质紊乱
   E. 对高血压患者的血管壁增厚无防治作用

7. AT_1 受体阻断药是
   A. 氯沙坦
   B. 硝普钠
   C. 硝苯地平
   D. 肼屈嗪
   E. 依那普利

8. 通过 NO 介导而发挥舒张血管作用的药物是
   A. 哌唑嗪
   B. 沙克太宁
   C. 利血平
   D. 氯沙坦
   E. 卡托普利

9. 选择性舒张冠状动脉、胃肠道及脑组织的血管的药物是
   A. 钙通道阻滞药
   B. β 受体阻断药

C. ACEI
D. 钾通道开放药
E. AT_1 受体阻断药

10. 非选择性内皮素受体阻断药是
A. 依那克林
B. 酮色林
C. 波生坦
D. 雷米克林
E. 沙克太宁

11. 增加 PGI_2 合成并有阻断 H_1 受体作用的降压药是
A. 沙克太宁
B. 雷米克林
C. 酮色林
D. 依那克林
E. 波生坦

12. α_1 受体阻断药的最大优点是
A. 不增加血浆肾素活性
B. 长期使用仍有扩血管作用
C. 可降低血浆肾素活性
D. 对血脂代谢有良好作用
E. 对轻、中、重度高血压均有明显疗效

13. 下列哪个药物可引起动脉和静脉平滑肌均显著舒张
A. 肼屈嗪
B. 米诺地尔
C. 二氮嗪
D. 硝普钠
E. 尼非地平

14. 一高血压的糖尿病患者，用胰岛素治疗糖尿病时，再服用下列哪个药物时要特别注意
A. 肼屈嗪
B. 哌唑嗪
C. 胍乙啶
D. 普萘洛尔
E. 甲基多巴

15. 下列除了哪个药物外都能显著降低外周阻力
A. 利尿剂（长期给药）
B. 肼屈嗪
C. 普萘洛尔
D. 卡托普利
E. 可乐定

16. 下列哪个降压药不宜用于怀孕的妇女
A. 氢氯噻嗪
B. α-甲基多巴
C. 普萘洛尔
D. 维拉帕米
E. 赖诺普利

17. 下列降压药物中便秘发生率最高的药物是
A. 硝苯地平
B. 维拉帕米
C. 氯沙坦
D. 普萘洛尔
E. 卡托普利

18. ACEI 的作用机制不包括
A. 减少血液缓激肽水平
B. 减少血液血管紧张素Ⅱ水平
C. 减少血液儿茶酚胺水平
D. 减少血液加压素水平
E. 增加细胞内 cAMP 水平

【B 型题】

A. 可乐定
B. 硝普钠
C. 甲基多巴
D. 肼屈嗪
E. 莫索尼定

1. 只激动孤束核 α_2 受体的降压药是
2. 只激动延髓咪唑啉受体的降压药是
3. 对 α_2 受体和咪唑啉受体都有激动作用的降压药是
4. 遇光易破坏，应用前需新鲜配制并避光的降压药是

A. 硝普钠
B. 硝苯地平
C. ACEI
D. 可乐定
E. 尼莫地平

5. 高血压合并消化性溃疡者，宜选用
6. 高血压危象伴有严重心衰的患者，宜选用
7. 可治疗脑血管病的抗高血压药是
8. 哪种抗高血压药物易引起踝部水肿
9. 具有中枢降压作用的药物是
10. 亦可作为治疗吗啡类镇痛药成瘾者的戒毒药是

A. 普萘洛尔
B. 硝普钠
C. 哌唑嗪
D. 氢氯噻嗪
E. 可乐定

11. 可产生首剂现象的是
12. 可引起高血糖、高血脂的是
13. 有明显中枢抑制作用的是
14. 可诱发或加剧支气管哮喘的是
15. 高血压合并心衰、心脏扩大者，不宜选用的药物是

【C 型题】

A. 氢氯噻嗪
B. 普萘洛尔
C. 二者均是
D. 二者均否

1. 兼有降压和利尿作用的是
2. 能治疗伴有窦性心动过速的抗高血压药是
3. 可反射性引起心动过速的药物是
4. 可引起糖、脂质代谢紊乱的药物是
5. 伴有痛风及潜在性糖尿病的高血压患者宜选用

【X 型题】

1. 可乐定的降压机制是
   A. 激动突触前膜 α_2 受体
   B. 激动突触前膜 I_1-咪唑啉受体
   C. 激动血管平滑肌 α_2 受体
   D. 激动中枢 α_2 受体
   E. 激动延髓腹外侧嘴部的 I_1-咪唑啉受体

2. 普萘洛尔的降压机制可能有
   A. 阻断心脏 β_1 受体
   B. 阻断突触前膜 α_2 受体
   C. 阻断突触前膜 β_2 受体
   D. 阻断肾近球器 β_1 受体
   E. 阻断延髓、下丘脑 β 受体

3. 直接扩张血管的降压药，其不良反应有
   A. 心率加快
   B. 心排血量增加
   C. 诱发心绞痛
   D. 醛固酮分泌增多

E. 循环中血管紧张素Ⅱ增多

4. 卡托普利的降压机制
A. 直接扩张血管平滑肌
B. 抑制循环中的 RAAS
C. 抑制局部组织中的 RAAS
D. 降低缓激肽的降解，增加 BK 量
E. 促进缓激肽的合成，增加 BK 量

5. 与其他降压药相比，ACEI 的特点有
A. 能降低死亡率
B. 适用于各型高血压
C. 不引起脂质代谢紊乱
D. 能逆转血管增生和心肌增生
E. 改善高血压患者的生活质量

6. ACEI 的主要不良反应有
A. 咳嗽
B. 腹泻
C. 味觉、嗅觉缺失
D. 血中 Zn^{2+} 下降
E. 血管神经性水肿

7. 钙拮抗药抑制 Ca^{2+} 内流的结果是
A. 不改变葡萄糖耐受量
B. 不引起脂质代谢的改变
C. 对缺血心肌产生保护作用
D. 松弛血管平滑肌，使血压下降
E. 降压时不降低重要器官的血流量

8. 关于硝苯地平的叙述，正确的有
A. 扩张冠脉血管
B. 逆转左心室肥厚
C. 反射性加快心率
D. 松弛血管平滑肌而降压
E. 可治疗各型高血压

9. 卡托普利的作用及临床用途有
A. 抑制循环及局部 RAAS
B. 有轻、中度降压作用
C. 降低外周血管阻力
D. 增加肾血流量
E. 不伴有反射性心率加快

三、问答题

1. 试述抗高血压药物的分类及各类的代表药。
2. 简述利尿剂降压作用的机制。
3. 简述 β 受体阻断剂治疗高血压的作用环节。
4. 简述 ACEI 和血管紧张素受体阻断药的作用机制。
5. 简述新型抗高血压药的种类及各类的代表药。
6. 直接扩张血管的降压药有哪些不良反应？
7. 简述卡托普利的降压机制、作用及临床用途。
8. 简述可乐定的降压机制。

参考答案

一、填空题

1. ①利尿药 ②血管紧张素转换酶抑制药 ③β 受体阻断药 ④钙通道阻滞药 ⑤交感神经抑制药 ⑥扩张血管药

2. ①利尿药 ②钙通道阻滞药 ③β 受体阻断药 ④ACEI ⑤AT_1 受体阻断药

3. ①钾通道开放药 ②前列环素合成促进药 ③肾素抑制药 ④5-HT 受体阻断药 ⑤内皮素受体阻断药

4. ①尽量小 ②25mg

5. ①降血压 ②预防偏头痛 ③吗啡类镇痛有成瘾者的戒毒 ④开角型青光眼

6. ①小动脉和静脉平滑肌 ②高血压急症 ③手术麻醉时的控制性低血压

7. ①减少心排出量 ②抑制肾素释放 ③抑制交感神经系统活性 ④增加前列环素的合成

8. ①减少 ②减少 ③松弛 ④下降

9. ①β_1 ②β_2 ③α_1

二、选择题

【A 型题】

1. C 2. C 3. A 4. A 5. D 6. C 7. A 8. B 9. D 10. C
11. A 12. D 13. D 14. D 15. D 16. E 17. B 18. A

【B 型题】

1. C 2. E 3. A 4. B 5. D 6. A 7. E 8. B 9. D 10. D
11. C 12. D 13. E 14. A 15. A

【C 型题】

1. A 2. B 3. D 4. C 5. D

【X 型题】

1. ABDE 2. ACDE 3. ABCDE 4. BCD 5. ABCDE 6. ACDE
7. ABCDE 8. ABCDE 9. ABCDE

三、问答题

1. 抗高血压药物根据其作用和作用部位分为下列几类：利尿药，如氢氯噻嗪。β 受体阻断药，如普萘洛尔。钙通道阻滞药，如硝苯地平。肾素-血管紧张素系统抑制药包括血管紧张素转换酶抑制剂，如卡托普利；血管紧张素Ⅱ受体阻断药，如氯沙坦；肾素抑制药，如雷米克林。交感神经抑制药包括中枢性降压药，如可乐定；神经节阻断药，如美加明；去甲肾上腺素能神经末梢阻滞药，如利血平；肾上腺素受体阻断药，α受体阻断药，如哌唑嗪；α和β受体阻断药，如拉贝洛尔。血管扩张药，如肼屈嗪。答题要点参阅表 25-1。

2. 一般认为利尿药初期降压机制是排钠利尿，造成体内 Na^+、水负平衡，使细胞外液和血容量减少之故。长期应用利尿药，当血容量及心输出量已逐渐恢复至正常时，血压仍可持续降低，其可能机制如下：①因排钠而降低动脉壁细胞内 Na^+ 的含量，并通过 Na^+-Ca^{2+} 交换机制，使胞内 Ca^{2+} 量减少；②降低血管平滑肌对血管收缩剂如去甲肾上腺素的反应性；③诱导动脉壁产生扩血管物质，如激肽、前列腺素等。答题要点参阅图 25-2。

3. β受体阻断药治疗高血压的作用环节：①阻断心脏 $β_1$ 受体，抑制心肌收缩性并减慢心率，使心输出量减少，因而降低血压；②阻断肾 $β_1$ 受体，抑制肾素分泌，从而降低血压；③能阻断某些支配血管的去甲肾上腺素能神经突触前膜的 $β_2$ 受体，抑制其正反馈作用而减少去甲肾上腺素的释放。答题要点参阅图 25-3。

4. ACEI 的降压机制是抑制 ACE 活性，使血管紧张素Ⅱ的生成减少以及缓激肽的降解减少，扩张血管，降低血压。血管紧张素受体阻断药的作用机制是阻断血管紧张素Ⅱ的作用起到降压作用。答题要点参阅图 25-4。

5. 新型抗高血压药可分为以下几类：钾通道开放药，如米诺地尔；前列环素合成药，如沙克太宁；肾素抑制药，如雷米克林；5-HT 受体阻断药，如酮色林；内皮素受体阻断药，如波生坦。答题要点参阅表 25-5。

6. 直接扩张血管的降压药的不良反应有心率加快，心排血量增加，诱发心绞痛，醛固酮分泌增多，循环中血管紧张素Ⅱ增多。答题要点参阅 X 型选择题第 3 题。

7. 卡托普利的降压机制包括抑制 ACE 活性，使血管紧张素Ⅱ的生成减少以及缓激肽的降解减少，扩张血管，降低血压。卡托普利的作用包括抑制循环及局部 RAAS，有轻、中度降压作用，降低外周血管阻力，增加肾血流量，不伴有反射性心率加快。卡托普利的临床应用包括治疗各型高血压，治疗心肌梗死，治疗糖尿病肾病，治疗充血性心力衰竭，治疗缺血再灌注损伤及其引起的心律失常。答题要点参阅 X 型选择题第 4，9 题。

8. 可乐定的降压机制包括激动突触前膜 $α_2$ 受体，激动突触前膜 I_1-咪唑啉受体，激动中枢 $α_2$ 受体，激动延髓腹外侧嘴部的 I_1-咪唑啉受体。答题要点参阅 X 型选择题第 1 题。

（李铁军）

第二十六章　治疗心力衰竭的药物

学习要求

1. 重点掌握治疗心力衰竭药物的分类及各类的代表药；血管紧张素转换酶抑制药与β受体阻断药治疗心力衰竭的作用机制与临床应用；强心苷类正性肌力药的药理作用、临床应用与不良反应。

2. 熟悉β受体阻断药使用过程中的注意事项。

3. 了解心力衰竭的发病机制及病理生理学特点。

学习导图

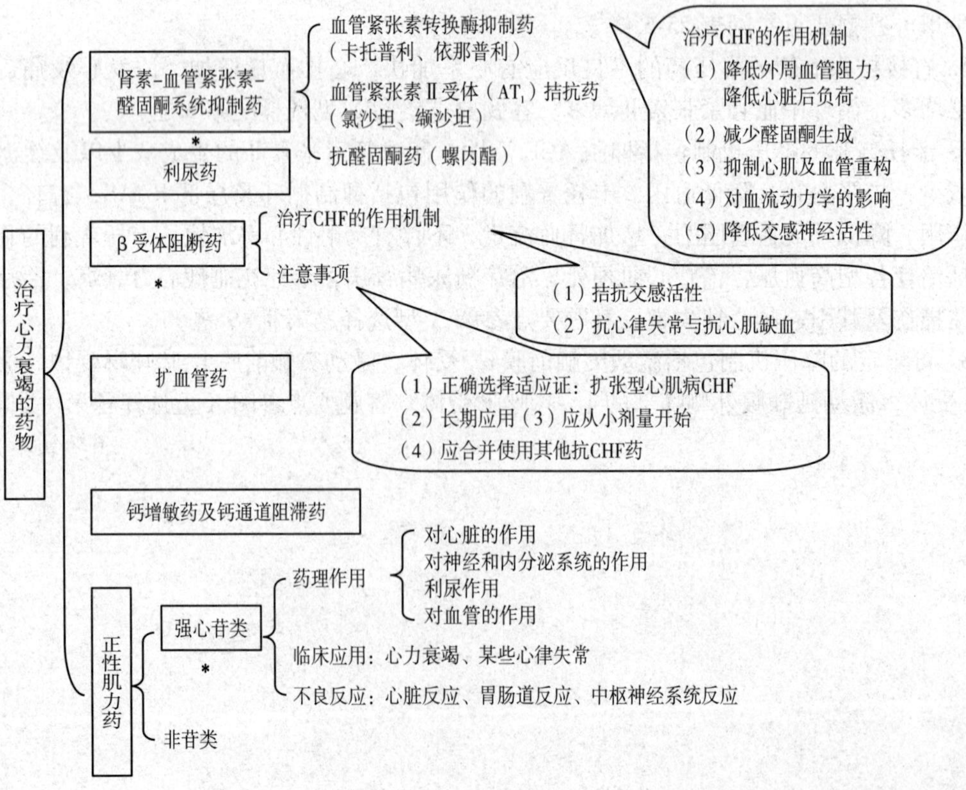

【名词解释】

名 词	英 文 名	定义或概念
正性肌力药物	positive inotropic drugs	是能够加强心肌收缩力，用于治疗充血性心力衰竭的药物
强心苷	cardiac glycosides	是具有正性肌力作用的苷类
心脏重构	cardiac remodeling	是心脏损伤或在血流动力学的应激反应时，由于分子和基因表达的变化，导致心脏形态结构和功能发生变化

【知识图解】

卡托普利
依那普利
西拉普利
培哚普利
雷米普利
贝那普利
⇒
1. 舒张血管 → 降低外周阻力 → 降低心脏后负荷
2. 减少醛固酮生成 → 减轻水钠潴留 → 降低心脏前负荷
3. 抑制心肌及血管重构 → 预防和逆转心肌肥厚
4. 降低全身血管阻力 → 改善心脏舒张功能
5. 降低交感神经活性 → 减轻心肌负荷和心肌损伤

图 26-1 血管紧张素转换酶抑制药治疗 CHF 的作用机制

表 26-1 β 受体阻滞药治疗心力衰竭的作用及使用注意事项

作用机制	临床应用	使用注意事项	慎用或禁忌证
(1) 拮抗交感活性 (2) 抗心律失常 (3) 抗心肌缺血	(1) 扩张型心肌病 CHF (2) 缺血性 CHF	(1) 以扩张型心肌病 CHF 疗效最好 (2) 长期应用，至少使用 3 个月 (3) 应从小剂量开始 (4) 应合并应用其他抗 CHF 药	(1) 严重心动过缓 (2) 严重左心室功能减退 (3) 明显房室传导阻滞 (4) 低血压 (5) 支气管哮喘

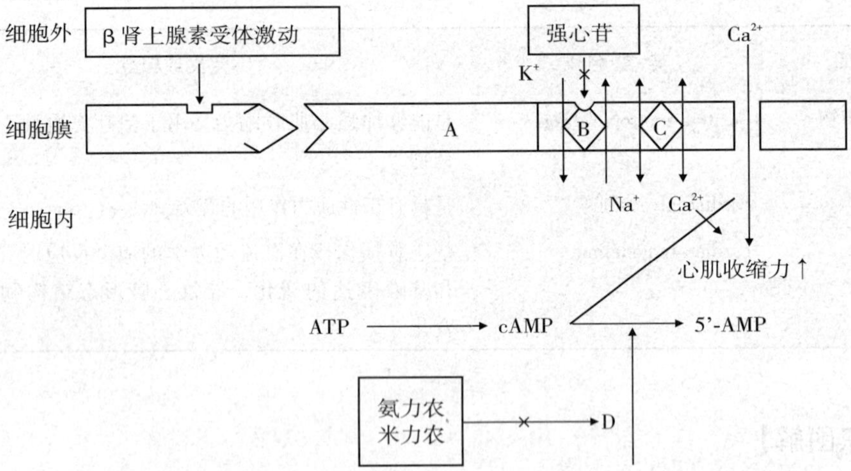

图 26-2 正性肌力药物治疗心功能不全的作用机制

A：腺苷酸环化酶；B：Na^+-K^+-ATP 酶；C：钠-钙交换；D：磷酸二酯酶

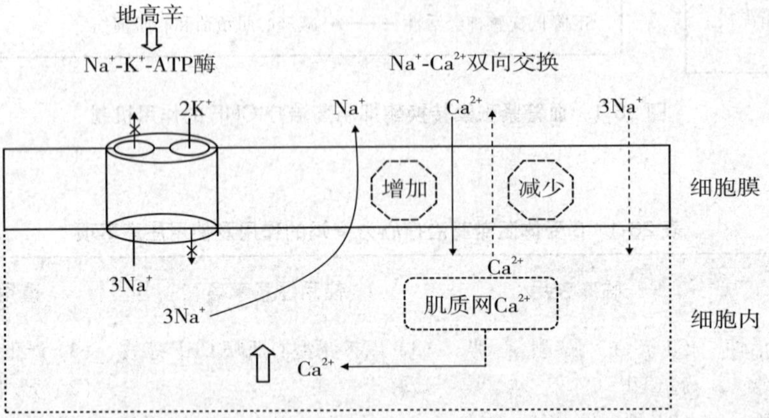

图 26-3 地高辛正性肌力作用机制示意图

当 Na^+-K^+-ATP 酶受到强心苷抑制后，钠钾泵的作用受到明显抑制，导致心肌细胞内 Na^+ 量增加而 K^+ 量减少。此时细胞内 Na^+ 量的增加正是强心苷得以发挥正性肌力作用的关键所在。细胞内 Na^+ 量的增加促进了双向性 Na^+-Ca^{2+} 交换，使 Na^+ 内流减少，而 Ca^{2+} 外流减少，或者 Na^+ 外流增加，而 Ca^{2+} 内流增加，增加的细胞内 Ca^{2+} 还能激活肌质网上的 Ca^{2+} 依赖性 Ca^{2+} 通道的开放，使肌质网内储存的 Ca^{2+} 进入心肌细胞内，最终导致心肌细胞内 Ca^{2+} 量的增加，心肌收缩力增强

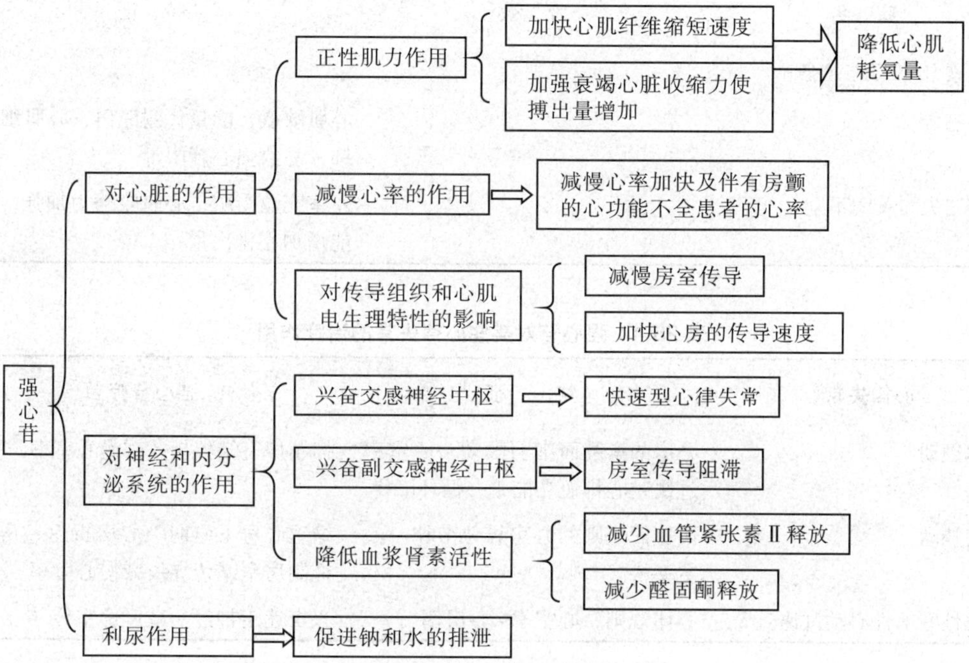

图 26-4　强心苷的药理作用

表 26-2　治疗量强心苷对心电图的影响

心电图	改变
P-R 间期	延长
S-T 段	↓呈鱼钩状
T 波	低平、倒置
Q-T 间期	缩短
P-P 间期	延长

表 26-3　强心苷对各种心功能不全的疗效比较

病　名	疗　效	特　征
心瓣膜病		加强心肌收缩力
先天性心脏病	好	增加心排出量
高血压性心脏病	+++	改善症状
严重贫血性心脏病	差	心肌细胞代谢障碍

续 表

病 名	疗 效	特 征
维生素 B_1 缺乏性心脏病	+	
肺心病	差	心肌缺氧，能量代谢障碍，心肌细胞缺钾，易致强心苷中毒
严重二尖瓣关闭不全		左室充盈受阻，心肌收缩力加强，并不能增加心排出量

表 26-4 强心苷对某些心律失常的治疗作用

心律失常	特 征	强心苷疗效
心房颤动	心房的紊乱而细弱颤动→心室率过快→心排血功能↓→循环障碍	抑制房室结传导→减慢心室率
心房扑动	快速而规则的心房异位节律→心室率快	缩短心房不应期→心房折返→房颤→抑制房室结传导→减慢心室率
阵发性室上性心动过速	心律规则，心室率=心房率	兴奋迷走神经→减慢房室传导

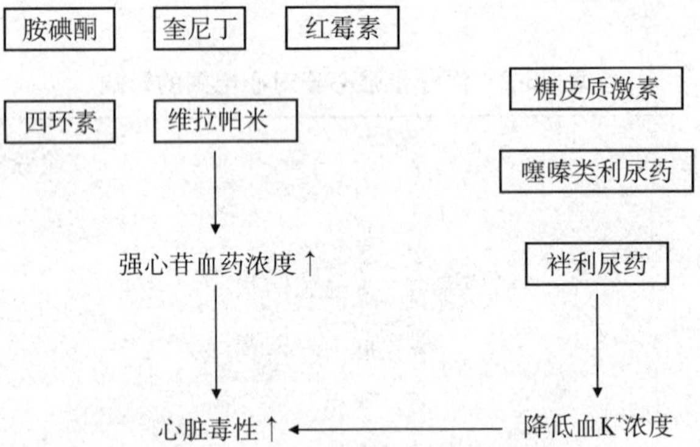

图 26-5 影响强心苷毒性的药物

表 26-5 强心苷不同剂型作用时间及剂量

药 物	方 法	全效量	每日维持量	显效时间	毒性消失时间
洋地黄	口服	0.8~1.28mg	0.18mg	4h	2~7d
洋地黄毒苷	口服	0.7~1.2mg	0.1mg	2h	3~10d

续　表

药　物	方　法	全效量	每日维持量	显效时间	毒性消失时间
地高辛	口服	1.25～1.5mg	0.25～0.5mg	1～2h	1～2d
毛花苷丙	静注	0.25～0.5mg	–	5～10min	6h
毒毛花苷K	静注	1～1.2mg	–	10～30min	1～1.5d

表 26-6　强心苷的不良反应及其防治

<table>
<tr><th></th><th>系统器官反应</th><th colspan="2">主要症状表现</th></tr>
<tr><td rowspan="4">不良反应</td><td>胃肠道反应</td><td colspan="2">早期毒性：厌食，恶心，呕吐，腹痛和腹泻</td></tr>
<tr><td>神经系统反应</td><td colspan="2">头痛，头晕，失眠，疲倦，谵妄等</td></tr>
<tr><td>视觉异常</td><td colspan="2">黄视，绿视，视物模糊（即中毒先兆和停药指征）</td></tr>
<tr><td>心脏反应</td><td colspan="2">各种类型心律失常：期前收缩，二联律，三联律，室性心动过速，室颤，窦性心动过缓均为停药指征</td></tr>
<tr><td></td><td>诊　断</td><td>预　防</td><td>治　疗</td></tr>
<tr><td>不良反应的防治</td><td>1. 临床症状：停药→症状变好（中毒）；症状加重（强心苷用量不足）
2. 心电图改变：见前表26-2
3. 血药浓度：地高辛>3ng/ml（中毒）
洋地黄毒苷>45ng/ml（中毒）</td><td>1. 去除诱因：低 K^+，高 Ca^{2+}，低 Mg^{2+}；老年患者肾功能不全；心肌缺氧
2. 观察先兆中毒表现：频发性室性期前收缩、窦性心动过缓（心率<60次/分），视觉障碍</td><td>①钾盐；②苯妥英钠，利多卡因；③地高辛抗体Fab片段；④阿托品；⑤中毒解救</td></tr>
</table>

表 26-7　强心苷中毒引起的心律失常的解救

心律失常的类型	用　药	作用点
轻症期前收缩、二联律	氯化钾口服	阻止强心苷与 Na^+-K^+-ATP 酶的结合
房性、结性、室性心动过速	氯化钾静滴	同上
室性期前收缩、窦性心动过速	苯妥英钠	使强心苷-Na^+-K^+-ATP 酶解离
室性心动过速、室颤	利多卡因	对希-普系统抑制 Na^+内流，促进 K^+外流
传导阻滞、窦性心动过缓	阿托品	抑制迷走神经兴奋

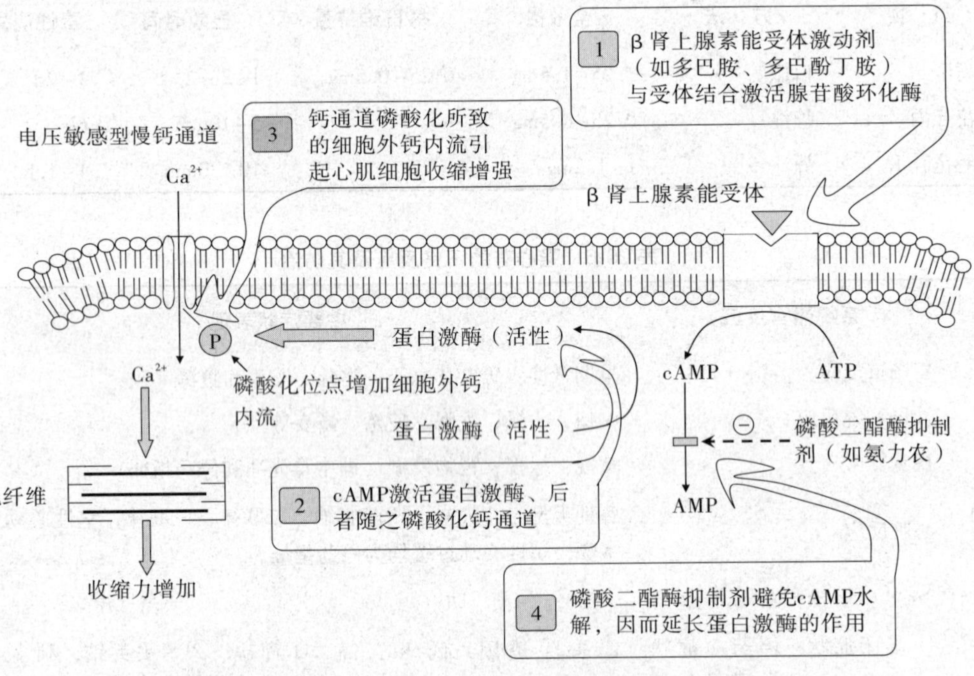

图 26-6 非苷类正性肌力药在心肌细胞上的作用位点

表 26-8 其他常用药物及其特点

药 物	特 点
硝酸甘油（MW=227.1）	1. 扩张静脉，减少回心血量，改善肺淤血症状 2. 可反射性引起血压降低，心动过速
肼屈嗪（MW=160.2）	1. 扩张小动脉，降低外周阻力，降低后负荷 2. 能反射性激活交感神经和 RAAS
钙拮抗药 硝苯地平（MW=346.3）	1. 扩张动脉，降低外周阻力 2. 抑制心肌收缩，导致 CHF 恶化
α受体阻断药 哌唑嗪（MW=383.5）	扩张动、静脉，降低心脏前后负荷，增加心排出量
硝普钠（MW=298）	1. 舒张动、静脉，降低外周阻力，减少静脉回流，降低前后负荷 2. 对急性心肌梗死及高血压所致左室功能衰竭效果好

MW：分子量，RAAS：肾素-血管紧张素-醛固酮系统

表 26-9　常用血管扩张剂治疗 CHF 作用比较

药　物	作用机制	作用特点			
		动脉	静脉	前负荷	后负荷
卡托普利	抑制 AngⅡ的生成	+	+	↓	↓
硝普钠	释放 NO，扩血管	+	+	↓	↓
硝酸甘油	同上	±	+	↓	-/↓
肼屈嗪	直接舒张血管	+	-	-	↓
哌唑嗪	α 受体阻断	+	+	↓	↓
硝苯地平	钙通道阻断	+	±	-/↓	↓

表 26-10　常用治疗心功能不全的药物总结

代表药物	作用机制	药理作用	临床应用	不良反应
地高辛	抑制心肌细胞膜 Na^+-K^+-ATP 酶，增加细胞内 Ca^{2+}的含量	正性肌力，负性频率	收缩功能障碍的 CHF，房颤、房扑和室上性心动过速	消化道、中枢神经系统和心脏反应
维司力农	选择性抑制 PDE Ⅲ，细胞内 cAMP↑	正性肌力	收缩功能障碍的 CHF	心律失常
卡托普利	抑制血管紧张素转换酶	扩张血管，降低心脏负荷，逆转心肌重构	治疗 CHF 的基础药物，可用于各种类型的 CHF	少，可出现低血压、咳嗽等
氯沙坦	拮抗 AT_1 受体	扩张血管，降低心脏负荷，逆转心肌肥厚	治疗 CHF 的基础药物，可用于各种类型的 CHF	少，无咳嗽不良反应
卡维地洛	阻断 β_1，β_2，α 受体	拮抗交感活性	扩张型心肌病 CHF	初期应用可使心功能恶化，严重 CHF 患者慎用

经 典 试 题

一、填空题

1. 治疗 CHF 除了使用强心苷类正性肌力药外，还可应用①________、②________、③________和④________等。

2. 治疗充血性心力衰竭的正性肌力药有①________、②________和③________。

3. 强心苷的不良反应有①________、②________、③________。

4. 常用的强心苷有①________、②________、③________、④________。

5. 强心苷可以治疗的心律失常类型有①________、②________、③________。

6. 强心苷中毒时可使用①________、②________、③________进行治疗。

7. 治疗 CHF 的扩血管药中，扩张静脉的药物是①________，扩张动脉的药物是②________，扩张小动脉、小静脉的药物是③________，阻断 α_1 受体而扩张动脉和静脉的药物是④________。

8. 能预防和逆转心血管重构的药物有①________、②________和③________3 类药物。

9. 对轻度 CHF 患者单独应用①________多能收到良好效果。

二、选择题

【A 型题】

1. 强心苷治疗心力衰竭的原发作用是
   A. 增加心脏工作效力
   B. 选择性地增加心肌收缩力
   C. 减慢心率
   D. 使已扩大的心室容积缩小
   E. 降低室壁肌张力及心肌耗氧量

2. 地高辛最佳的适应证是
   A. 严重贫血引起的心力衰竭
   B. 伴有心房颤动的心力衰竭
   C. 肺源性心脏病引起的心力衰竭
   D. 严重二尖瓣病引起的心力衰竭
   E. 甲状腺功能亢进引起的心力衰竭

3. 强心苷治疗心房纤颤的机制主要是
   A. 缩短心房有效不应期
   B. 延长心房有效不应期
   C. 抑制窦房结
   D. 降低普肯耶纤维自律性
   E. 抑制房室结的传导作用

4. 关于 β 受体阻断药治疗 CHF 时的注意事项，下列哪种情况是错误的
   A. 以扩张型心肌病 CHF 疗效最好
   B. 长期应用，至少使用 3 个月
   C. 应从小剂量开始
   D. 应合并应用其他抗 CHF 药
   E. 单独用药效果优于联合用药

5. 下列药物中能增加地高辛的血药浓度的是
   A. 螺内酯
   B. 考来烯胺
   C. KCl
   D. 奎尼丁
   E. 苯妥英钠

6. 强心苷中毒时，下列哪种情况不应给钾盐
   A. 房室传导阻滞
   B. 室性早搏
   C. 心房颤动
   D. 室性心动过速
   E. 室上性阵发性心动过速

7. 强心苷引起传导阻滞时，可选用
   A. 氯化钾
   B. 吗啡
   C. 肾上腺素
   D. 氨茶碱

E. 阿托品

8. 强心苷中毒引起室性心动过速或心室颤动时，应选用
A. 维拉帕米
B. 毛花苷丙
C. 氯化钾
D. 利多卡因
E. 阿托品

9. 血管扩张药治疗心力衰竭的药理学基础是
A. 改善冠脉血流量
B. 降低心输出量
C. 增强心肌收缩力
D. 降低血压
E. 扩张动、静脉，降低心脏的前、后负荷

10. 利尿药在心力衰竭尤为适用的适应证是当心力衰竭伴有
A. 心肌炎时
B. 糖尿病时
C. 心房颤动时
D. 高血压时
E. 水肿及明显淤血时

11. 下列各情况宜静脉注射呋塞米的是
A. 轻度心力衰竭
B. 慢性心力衰竭急性发作
C. 中度心力衰竭
D. 高血压引起的心力衰竭
E. 伴有心房颤动的 CHF 患者

12. 下列中属于儿茶酚胺类的正性肌力药是
A. 维司力农
B. 依诺昔酮
C. 异布帕明
D. 米力农
E. 匹莫苯

13. 治疗心力衰竭有开发前景的钙增敏药是
A. 米力农
B. 多巴胺
C. 非洛地平
D. 匹莫苯
E. 维司力农

14. 下列哪一种措施不能用于强心苷类药物引起的心动过速
A. 服用氯化钾
B. 服用苯妥英钠
C. 应用呋塞米
D. 服用强心苷类药物的抗体
E. 立即停用药物

15. 慢性心功能不全的心室肥厚患者可以服用
A. 卡托普利
B. 氯沙坦
C. 普萘洛尔
D. 地高辛
E. 氨力农

16. 对先天性心脏病所致的慢性心功能不全疗效较好的药物是
A. 利尿药
B. β 肾上腺素受体阻断药
C. 扩血管药
D. 强心苷类
E. 钙通道阻滞药

【B 型题】

A. 地高辛

B. 米力农
C. 卡维地洛
D. 硝普钠
E. 多巴酚丁胺

1. 抑制 Na^{+}-K^{+}-ATP 酶，使心肌细胞内 Ca^{2+}增加的药物是
2. 抑制磷酸二酯酶Ⅲ，提高细胞内 cAMP 含量，增加心肌细胞内 Ca^{2+} 浓度的药物是
3. 扩张小动脉和小静脉，降低心脏的前、后负荷的药物是
4. 激动心脏 β 受体，增强心肌收缩力，增加心排血量的药物是
5. 阻断心脏的 β 受体，拮抗交感神经对心脏的作用的药物是
6. 临床最常用的强心苷是
7. 能显著改善 CHF 症状，明显降低死亡率的 β 受体阻断药是

A. 硝普钠
B. 硝酸甘油
C. 肼屈嗪
D. 哌唑嗪
E. 氨氯地平

8. 阻断 α_1 受体而治疗心力衰竭的药物是
9. 扩张动脉而治疗心力衰竭的药物是
10. 扩张静脉而治疗心力衰竭的药物是
11. 扩张小动脉，又扩张小静脉而治疗心力衰竭的药物是
12. 阻滞钙通道而治疗心力衰竭的药物是

【C 型题】

A. 氨力农
B. 地高辛
C. 二者均是
D. 二者均否

1. 能增加细胞内 cAMP 含量的是
2. 具有正性肌力作用的是
3. 治疗慢性心力衰竭的正性肌力药是
4. 具有负性频率作用及正性肌力作用的是
5. 可治疗心房颤动的药物是

A. 降低前负荷
B. 降低后负荷
C. 二者均是
D. 二者均否

6. 心功能不全使用硝酸甘油的理论依据是
7. 心功能不全使用硝普钠的理论依据是

【X 型题】

1. 强心苷的正性肌力作用表现为
A. 心收缩最大张力提高
B. 加强心脏每搏作功
C. 心肌收缩敏捷、有力
D. 增加心输出量
E. 心收缩最大缩短速度加快

2. 下列属于 ACEI 类药物的是
A. 卡托普利
B. 培哚普利
C. 氯沙坦
D. 螺内酯
E. 西拉普利

3. ACEI 类药物作为心衰治疗的一线药物是因为
A. 能缓解心衰的症状
B. 降低心衰患者的病死率
C. 毒副作用小，用药依从性好
D. 提高患者运动耐力
E. 延缓心功不全患者心力衰竭的发生

4. 治疗量强心苷对心电图的影响有
A. P-R 间期延长

B. P-P 间期延长
C. Q-T 间期缩短
D. T 波幅度变小
E. S-T 段降低呈鱼钩状

5. 地高辛临床可用于
A. 室性心动过速
B. 心房纤颤
C. 心房扑动
D. 窦性心动过缓
E. 阵发性室上性心动过速

6. 能增加地高辛毒性的药物有
A. 利多卡因
B. 胺碘酮
C. 奎尼丁
D. 维拉帕米
E. 苯巴比妥钠

7. 能增加强心苷对心肌毒性的因素有
A. 低血钾
B. 低血镁
C. 心肌缺血
D. 高血钙
E. 合用高效利尿药

8. 强心苷中毒时可引起心律失常的类型为
A. 窦性过缓
B. 室颤
C. 房室传导阻滞
D. 室性期前收缩
E. 室性心动过速

9. 非强心苷类的正性肌力药有
A. 氨力农
B. 米力农
C. 异布帕明
D. 匹莫苯
E. 扎莫特罗

10. 可用于治疗心衰的血管扩张药有
A. 硝酸甘油
B. 卡托普利
C. 硝普钠
D. 硝苯地平
E. 肼屈嗪

11. ACEI 治疗心力衰竭的作用机制有
A. 抑制 ACE 活性，降低 Ang Ⅱ含量
B. 抑制缓激肽降解，提高血中缓激肽水平
C. 促进 NO 和 PGI_2 生成，发挥扩管降压作用
D. 减弱 Ang 的缩血管作用，抑制心血管肌细胞增生
E. 抑制交感活性，增加心排血量和肾血流量

12. β 受体阻断药治疗心衰的机制有
A. 抗交感作用
B. 改善心肌重构
C. 抗心律失常和心肌缺血
D. 抑制 RAAS，减轻心脏负荷
E. 改善心脏功能和血流动力学

三、问答题

1. 以地高辛为例，试述强心苷类药物正性肌力作用的机制。
2. 强心苷类药物能治疗哪些类型心律失常？其作用机制如何？

3. 强心苷类药物有哪些不良反应？如何防治？
4. 如何解救强心苷中毒引起的心律失常？
5. 非强心苷类的正性肌力药有哪些？
6. 试述 ACEI 治疗心力衰竭的作用机制。
7. 试述 β 受体阻断药治疗心力衰竭的机制。
8. 治疗慢性心功能不全的药物有几类？主要代表药有哪些？

参考答案

一、填空题

1. ①RAAS 抑制药 ②β 受体阻断药 ③利尿药 ④扩血管药
2. ①强心苷 ②拟交感神经药 ③磷酸二酯酶抑制剂
3. ①胃肠道反应 ②中枢神经反应和视觉障碍 ③心脏毒性
4. ①洋地黄毒苷 ②地高辛 ③毛花苷丙 ④毒毛花苷 K
5. ①心房纤颤 ②心房扑动 ③阵发性室上性心动过速
6. ①钾盐 ②苯妥英钠 ③利多卡因
7. ①硝酸甘油 ②肼屈嗪 ③硝普钠 ④哌唑嗪
8. ①ACE 抑制药 ②AT_1 受体阻断药 ③长效钙通道阻滞药
9. ①噻嗪类利尿药

二、选择题

【A 型题】

1. B 2. B 3. E 4. E 5. D 6. A 7. E 8. D 9. E 10. E
11. B 12. C 13. D 14. C 15. A 16. D

【B 型题】

1. A 2. B 3. D 4. E 5. C 6. A 7. C 8. D 9. C 10. B
11. A 12. E

【C 型题】

1. A 2. C 3. C 4. B 5. B 6. A 7. C

【X 型题】

1. ABCDE 2. ABE 3. ABCDE 4. ABCDE 5. BCE 6. BCD
7. ABCDE 8. ABCDE 9. ABDE 10. ABCE 11. ABCDE 12. ABCDE

三、问答题

1. 地高辛与心肌细胞膜上的强心苷受体 Na^+-K^+-ATP 酶结合并抑制其活性，导致钠泵失灵，使细胞内 Na^+量增多，K^+减少，细胞内 Na^+量增多后，又通过 Na^+-Ca^{2+}双向交换机制，或使 Na^+内流减少，Ca^{2+}外流减少，或使 Na^+外流增加，Ca^{2+}内流增加，最终导致心肌细胞内 Ca^{2+}增加，心肌的收缩加强。

2. 可以治疗：心房扑动、心房颤动、阵发性室上性心动过速。

作用机制：治疗心房扑动时机制为缩短心房不应期、抑制房室结传导进而减慢心室率；治疗心房颤动时机制为抑制房室结传导、减慢心室率；治疗阵发性室上性心动过速的机制为兴奋迷走神经、减慢房室传导。

3. 不良反应有：胃肠道反应、神经系统反应、视觉异常、心脏反应（最严重最危险的不良反应）。

预防：①去除诱因：低 K^+，高 Ca^{2+}，低 Mg^{2+}；老年患者肾功能不全；心肌缺氧。②观察先兆中毒表现：频发性室性期前收缩、窦性心动过缓（心率<60 次/分），视觉障碍。

4. ①轻症期前收缩、二联律，口服氯化钾；②房性、结性、室性心动过速，静滴氯化钾；③室性期前收缩、窦性心动过速，服用苯妥英钠；④室性心动过速、室颤，服用利多卡因；⑤传导阻滞、窦性心动过缓，服用阿托品。

5. 非强心苷类正性肌力药有氨力农、米力农、异布帕明、匹莫苯、扎莫特罗。

6. ①降低外周血管阻力，降低心脏后负荷；②减少醛固酮生成；③抑制心肌及血管重构；④对血流动力学的影响；⑤降低交感神经活性。

7. ①拮抗交感活性；②抗心律失常；③抗心肌缺血。

8. 治疗慢性心功不全的药物有强心苷类，代表药地高辛；非苷类正性肌力药，代表药维司力农；血管紧张素转换酶抑制药，代表药卡托普利；AT_1 受体拮抗药，代表药氯沙坦；α 受体阻断药，代表药卡托普利。

（艾　静）

第二十七章 调血脂药与抗动脉粥样硬化药

学习要求

1. 通过比较掌握他汀类、胆汁酸结合树脂、ACAT抑制剂、烟酸及贝特类调血脂药的药理特性及目前发展和应用的情况。
2. 熟悉血脂与动脉粥样硬化的关系，动脉粥样硬化的发病及在心血管系统疾病中的意义，从而充分认识调血脂药与抗动脉粥样硬化药的定义分类及其在防治心脑血管病中的重要意义。
3. 了解低密度脂蛋白氧化修饰与动脉粥样硬化的关系，熟悉抗氧化药作用机制及发展近况。
4. 了解多烯脂肪酸的类型及其抗动脉粥样硬化作用的机制及发展前景。
5. 了解其他发展中的抗动脉粥样硬化药。

学习导图

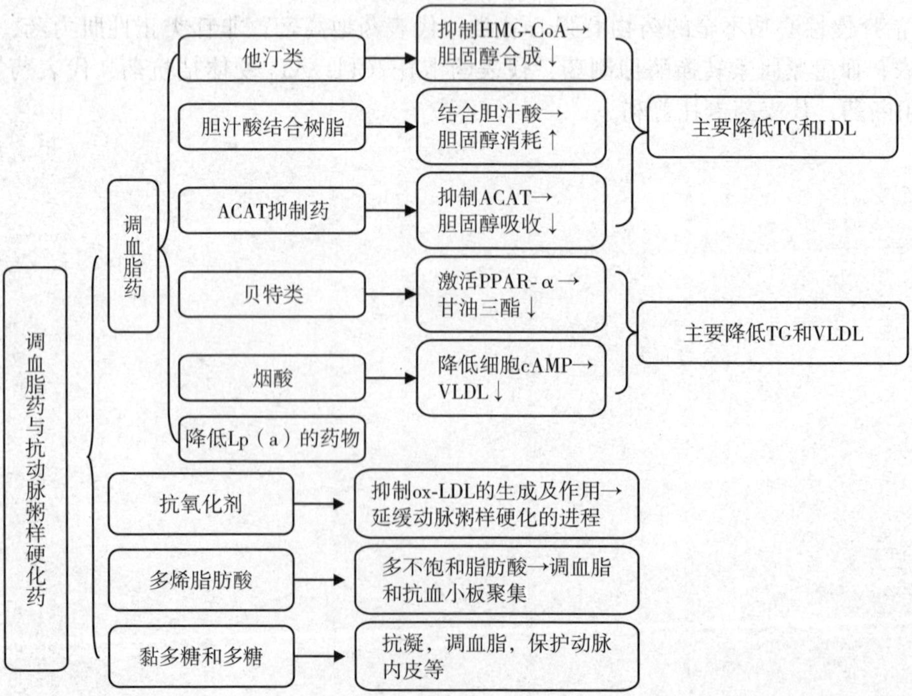

【名词解释】

名　词	英 文 名	定义或概念
动脉粥样硬化	atherosclerosis	是以受累动脉内膜脂质沉积、单核细胞和淋巴细胞浸润以及血管平滑肌增殖，形成泡沫细胞和纤维斑块为主要表现的病变，是心脑血管病的主要病理学基础
调血脂药	lipid regulators	通过调整血浆脂蛋白或脂质的紊乱，治疗高脂血症及产生抗动脉粥样硬化作用的药物
他汀类	statins	又名羟甲基戊二酸甲酰辅酶 A（HMG-CoA）还原酶抑制剂，通过抑制 HMG-CoA 还原酶活性，阻断肝细胞合成胆固醇，使胆固醇含量减少，临床用于治疗高胆固醇血症
横纹肌溶解症	rhabdomyolysis	指肌细胞受损伤分解，将内容物释放入血浆，而导致肾脏损害（肾衰）的一种疾病，临床表现为肌肉痉挛性疼痛、压痛、关节疼痛和疲劳、肌无力等。患者尿色异常（黑色、红色），全身不适、发热、恶心、呕吐等

【知识图解】

表 27-1　正常人空腹时血脂的组成和含量

组成	血浆含量	
	(mg/dl)	(mmol/L)
总胆固醇（TC）	100~250（200）	2.59~6.47（5.17）
胆固醇（CE）	70~200（145）	1.81~5.17（3.75）
游离胆固醇（FC）	40~55（55）	1.03~1.81（1.42）
三酰甘油（TG）	10~150（100）	0.11~1.69（1.13）
磷脂（PL）	150~250（200）	48.44~80.73（64.58）
游离脂肪酸（FFA）	8~25（15）	0.30~0.90（0.50）

注：括号内为平均值

表 27-2　高脂蛋白血症的分型和主要治疗药物

类型	脂蛋白变化	脂质变化		动脉粥样硬化的危险	治疗药物
		Ch	TG		
Ⅰ	CM↑	+	+++	-	无
Ⅱa	LDL↑	++	-	高度	他汀类±树脂

续 表

类型	脂蛋白变化	脂质变化		动脉粥样硬化的危险	治疗药物
		Ch	TG		
Ⅱb	LDL、VLDL↑	++	++	高度	贝特类，他汀类，烟酸
Ⅲ	VLDL↑	++	++	中度	贝特类
Ⅳ	VLDL↑	+	++	中度	贝特类（±鱼油）
Ⅴ	CM、VLDL↑	+	++	-	无（±鱼油）

Ch：Cholesterol；TG：triglyceride；+：浓度增加；-：无变化

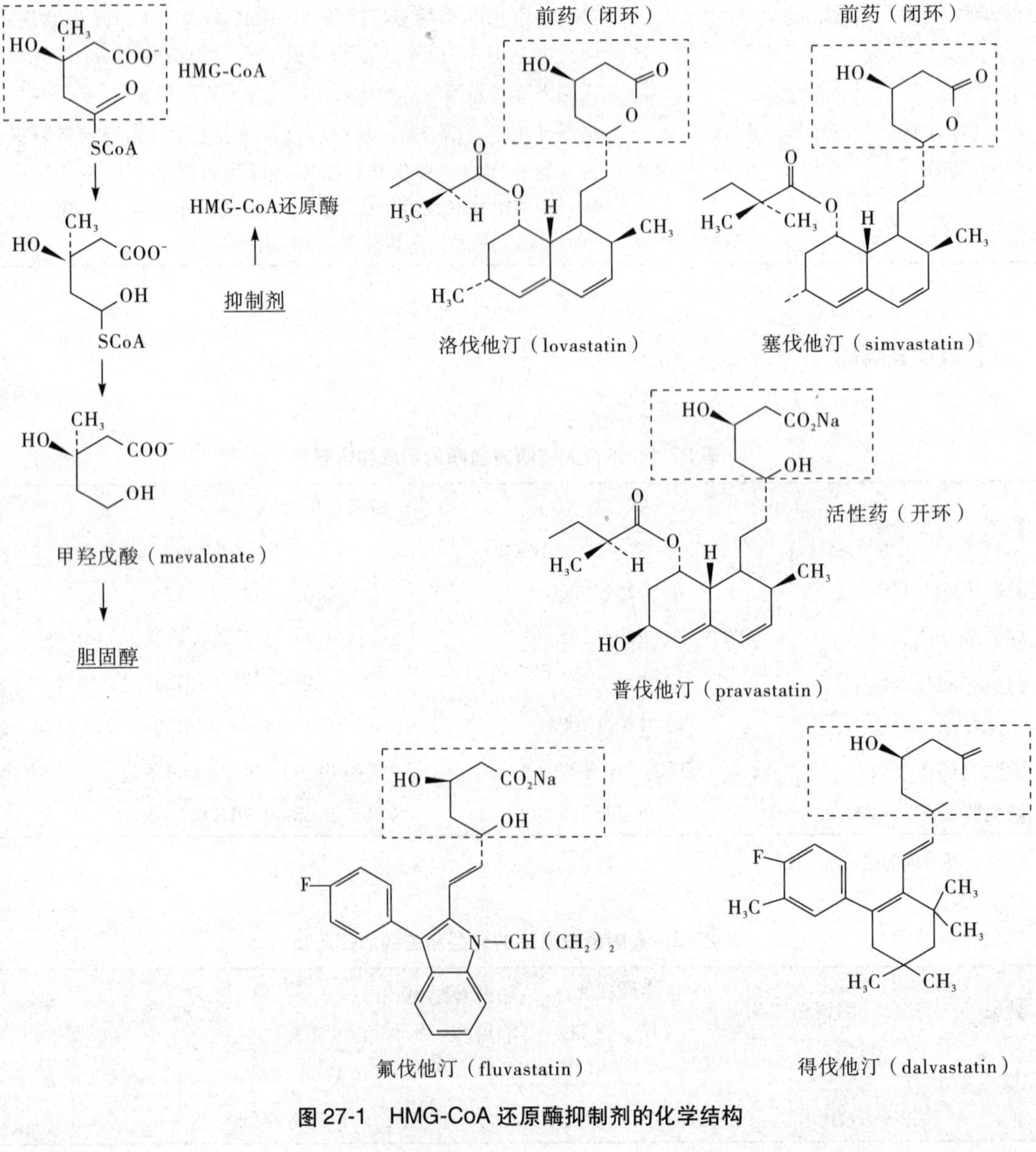

图 27-1 HMG-CoA 还原酶抑制剂的化学结构

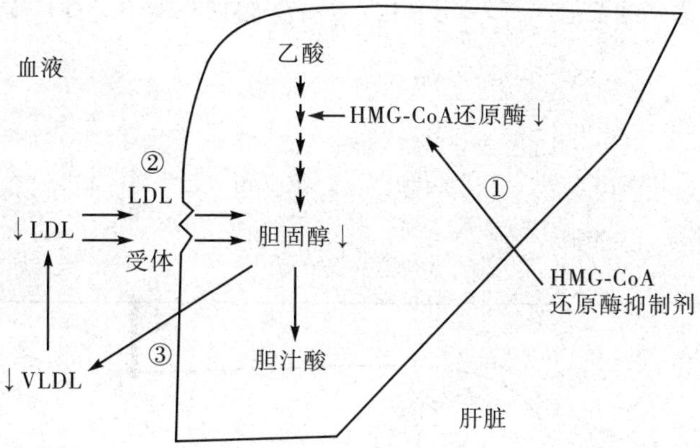

①抑制HMG-CoA还原酶
②增加LDL液体数量及活性
③减少VLDL的合成及释放

图 27-2　HMG-CoA 还原酶抑制剂调血脂作用机制

表 27-3　他汀类药物调血脂作用特点

药物及剂量（mg/d）	血脂及脂蛋白变化（%）			
	LDL-C	HDL-C	TC	TG
洛伐他汀（20）	−25	+7	−17	−10
辛伐他汀（10）	−34	+7	−27	−15
普伐他汀（20）	−25	+6	−23	−11
阿托他汀（20）	−43	+9	−34	−26
氟伐他汀（40）	−23	+2	−21	−5
瑞舒伐他汀（20）	−40	+9	−35	−26

注：+升高，−降低

表 27-4　他汀类调血脂药药代学特点

	洛伐他汀	辛伐他汀	普伐他汀	氟伐他汀	阿托伐他汀	瑞舒伐他汀
口服吸收（%）	30	60~85	35	>98	12	20
t_{pzk}（h）	2~4	1.2~2.4	1~1.5	0.6	1~2	3~5
血浆蛋白结合率（%）	≥95	>95	50	≥98	≥98	88
肝摄取率（%）	≥70	≥80	45	≥70		
排泄途径：尿（%）	<10	13	20	5	<2	10

续 表

	洛伐他汀	辛伐他汀	普伐他汀	氟伐他汀	阿托伐他汀	瑞舒伐他汀
粪（%）	85	60	70	>90	>95	90
$t_{1/2}$（h）	3	1.9	1.5~2	1.2	14	19
剂量范围（mg/d）	10~80	5~40	10~40	20~40	10~80	5~40
食物对生物利用度的影响（%）	+50	0	-30	0	0	-20

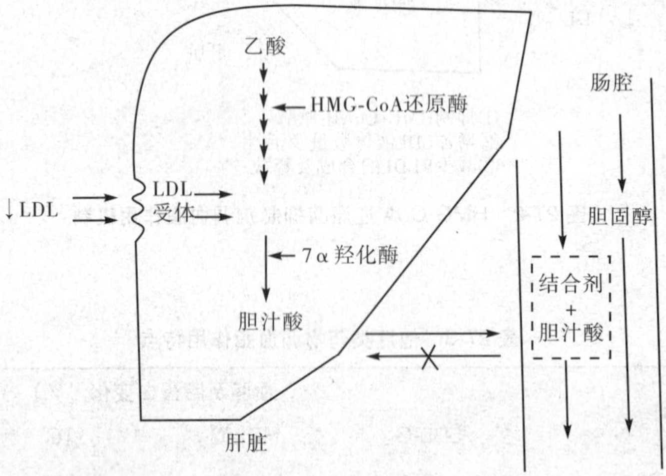

图 27-3 胆汁酸结合树脂调血脂作用机制

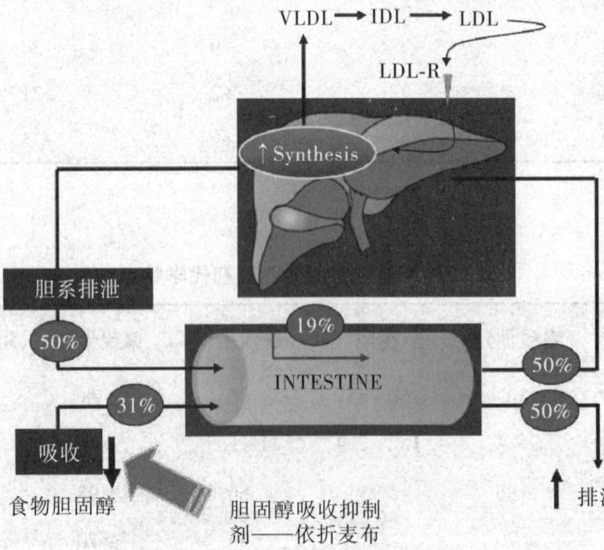

图 27-4 依折麦布调血脂作用机制

表 27-5　降低 Lp（a）的药物

药品	剂量（日）	降 Lp（a）率（%）
烟酸	4g	33.3
烟酸戊四醇酯	1.5g	22.6
维生素 E 烟酸酯	0.6g	30.4
阿西莫司	0.75g	32.3
新霉素	2g	24.0
多沙唑嗪	1mg	8.3
雌激素+黄体酮		50.0
司坦唑醇	6mg	65.0
乙酰半胱氨酸	300mg	35.8

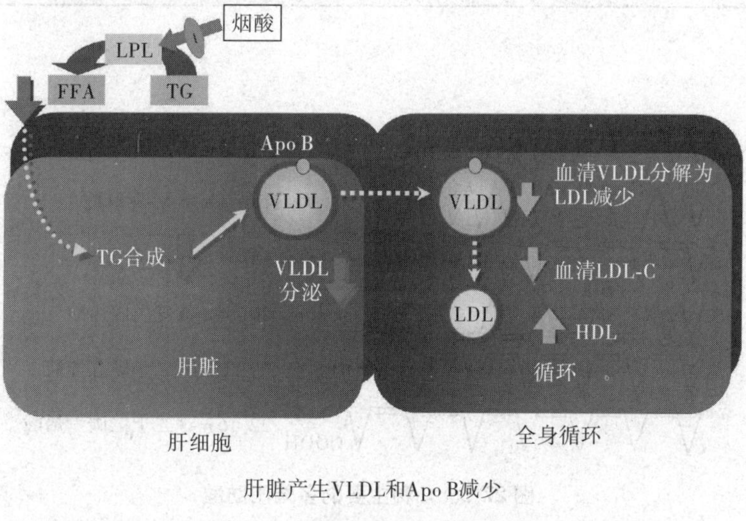

图 27-5　烟酸的调血脂作用机制

表 27-6　调血脂药药理学特征总结表

分类	代表药物	机制	调血脂作用	临床应用	不良反应
他汀类	洛伐他汀	抑制 HMG-CoA 还原酶，胆固醇合成减少	LDL-C>TC>TG	Ⅱa，Ⅱb，Ⅲ型高脂蛋白血症	少而轻，注意肌病及肝功损害

续 表

分类	代表药物	机制	调血脂作用	临床应用	不良反应
胆汁酸结合树脂	考来烯胺，考来替泊	结合胆汁酸，胆固醇消耗增多	TC，LDL-C	Ⅱa，Ⅱb及家族性杂合子高脂蛋白血症	胃肠道刺激
酰基辅酶A胆固醇酰基转移酶抑制药	亚甲油酰胺	抑制ACAT，减少外源性胆固醇吸收	胆固醇	Ⅱ型高脂蛋白血症	轻，胃肠道反应
贝特类	氯贝丁酯	激活PPAR-α受体	TG	原发性高TG血症	消化道反应，注意肌病
烟酸类	烟酸	降低细胞内cAMP	TG，VLDL	广谱调血脂药	血管扩张，消化道刺激
降低Lp（a）的药物	烟酸戊四醇酯	降低血浆Lp（a）水平，防治动脉粥样硬化			

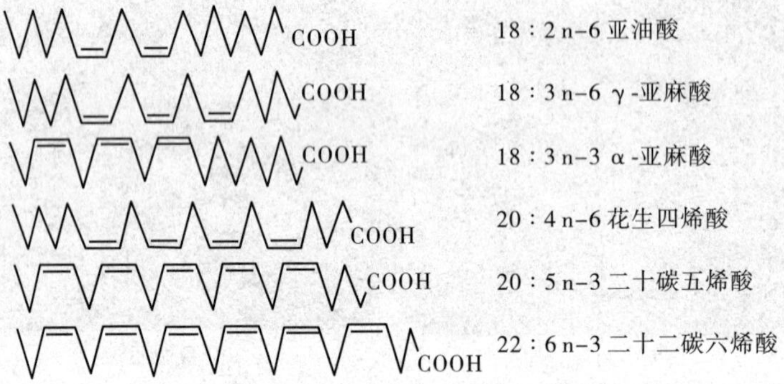

图 27-6 几种主要的多烯脂肪酸

经 典 试 题

一、填空题

1. 调血脂药按作用的脂蛋白不同可分为①________、②________和③________三类。
2. 主要降低TC和LDL的药物包括①________、②________和③________三类。
3. 主要降低三酰甘油的药物有①________和②________。

4. 他汀类与胆汁酸结合树脂合用可增强降低血浆①________和②________的效应，与贝特类或烟酸合用，可增强降低③________的效应，但也增加④________的危险。

5. 贝特类药物的非调血脂作用包括①________、②________和③________，与调血脂作用共同发挥④________的效应。

6. 烟酸属①________调血脂药，主要降低②________和③________，还可降低④________，升高⑤________。

7. 普罗布考的作用包括①________、②________和③________。

8. 根据不饱和键在脂肪酸链中开始出现的位置，多烯脂肪酸类分为①________和②________多烯脂肪酸。

二、选择题

【A型题】

1. 与动脉粥样硬化有关的高脂蛋白血症指的是血浆中
   A. HDL降低
   B. HDL升高
   C. CM升高
   D. VLDL、IDL降低
   E. LDL、VLDL、IDL和Lp（a）升高

2. 下列关于他汀类药物不良反应的叙述，错误的是
   A. 肝脏损害
   B. 横纹肌溶解症
   C. 恶性肿瘤
   D. 皮疹、脱发
   E. 恶心、腹泻

3. 能增加肝HMG-CoA还原酶活性的药物是
   A. 考来烯胺
   B. 烟酸
   C. 氯贝丁酯
   D. 洛伐他汀
   E. 普罗布考

4. 下列各类药物中降低LDL-C作用最强的是
   A. 贝特类
   B. 烟酸
   C. 甲亚油酰胺
   D. 他汀类
   E. 胆汁酸结合树脂

5. 治疗原发性高TG血症宜首选
   A. 贝特类
   B. 他汀类
   C. 烟酸类
   D. 胆汁酸结合树脂
   E. 抗氧化剂

6. 具有保护动脉内皮作用的抗动脉粥样硬化药是
   A. 甲亚油酰胺
   B. 吉非贝齐
   C. 烟酸
   D. 低分子量肝素
   E. 考来烯胺

7. 下列药物中抗氧化作用最强的是
   A. 洛伐他汀
   B. 普罗布考

C. 苯扎贝特
D. 非诺贝特
E. 考来烯胺

8. 治疗原发性高胆固醇血症，应首选
A. 普罗布考
B. 烟酸
C. 阿昔莫司
D. 洛伐他汀
E. 吉非贝齐

9. 通过抗炎作用减少心血管疾病的他汀类药是
A. 洛伐他汀
B. 阿伐他汀
C. 氟伐他汀
D. 普伐他汀
E. 辛伐他汀

10. 能提高 HDL 的广谱调血脂药是
A. 不饱和脂肪酸
B. 烟酸
C. 考来烯胺
D. 硫酸软骨素 A
E. 氯贝丁酯

11. 贝特类治疗效果最好的高脂血症是
A. Ⅱb 型
B. Ⅱ型
C. Ⅳ型
D. Ⅴ型
E. 家族性Ⅲ型

12. 适合于Ⅱ型高脂蛋白血症的 ACAT 抑制药是
A. 维生素 E
B. 亚油酸
C. 考来烯胺
D. 甲亚油酰胺
E. 阿西莫司

【B 型题】
A. 洛伐他汀
B. 考来烯胺
C. 烟酸
D. 吉非贝齐
E. 甲亚油酰胺

1. 降低脂肪酶活性，使肝脏合成 TG 的原料不足
2. 与胆汁酸结合阻滞胆汁酸的肠肝循环和反复利用，从而消耗大量胆固醇
3. 抑制 HMG-CoA 还原酶，减少内源性胆固醇的合成
4. 抑制酰基辅酶 A 胆固醇酰基转移酶，阻滞细胞内胆固醇的转化，减少外源性胆固醇的吸收
5. 减少肝脏摄取脂肪酸，抑制 TG 和 VLDL 在肝脏合成

A. 氯贝丁酯
B. 普罗布考
C. 洛伐他汀
D. 烟酸
E. 考来烯胺

6. 有特殊臭味和刺激性的药物是
7. 可引起肌病和横纹肌溶解症的药物是
8. 久用可诱发胆结石的药物是
9. 可引起 QT 间期延长的药物是
10. 长期应用可引起皮肤干燥、色素沉着或棘皮症的药物是

【C 型题】
A. 普罗布考
B. 氟伐他汀

C. 二者均是
D. 二者均否
1. 抑制 HMG-CoA 还原酶，使胆固醇合成减少
2. 阻断脂质过氧化，减少脂质过氧化物的产生
3. 降低 TG 和 VLDL，升高 HDL
4. 改善胰岛素抵抗
5. 具有降血脂作用

【X 型题】

1. 他汀类的药理作用包括
A. 降 LDL-C、TC
B. 减轻炎症反应
C. 改变血管内皮功能
D. 抑制血管平滑肌增殖
E. 抑制单核巨噬细胞和血小板活性，提高纤溶活性

2. 不属于 HMG-CoA 还原酶抑制剂的药物有
A. 非诺贝特
B. 普伐他汀
C. 氯贝丁酯
D. 普罗布考
E. 辛伐他汀

3. 考来烯胺降血脂的作用机制是
A. 增加胞内 cAMP 含量
B. 减少胞内 cAMP 含量
C. 影响胆固醇的吸收
D. 促进胆固醇转化为胆酸
E. 与胆汁酸结合而中断胆汁酸的肠肝循环

4. 贝特类降血脂的作用包括
A. 抗血小板聚集
B. 增加 HDL 的浓度
C. 明显降低血浆 TG、VLDL、LDL 含量
D. 增加脂蛋白酯酶的活性，促进 TG 代谢
E. 降低血浆纤维蛋白浓度，增加抗凝作用

5. 烟酸类调血脂、抗动脉粥样硬化的机制包括
A. 减少细胞内 cAMP，从而降低血清 TG 含量
B. 增加 HDL 的含量
C. 使 VLDL 合成减少
D. 降低 Lp（a）
E. 抑制 HMG-CoA 还原酶

6. 烟酸的不良反应有
A. 皮肤潮红、瘙痒
B. 胃肠道刺激
C. 减少尿酸排泄，诱发痛风
D. 降低糖耐量，血糖升高
E. 便秘

7. 普罗布考的药理作用包括
A. 降低 VLDL
B. 提高 HDL-C
C. 降低 LDL-C
D. 降低总胆固醇
E. 抗氧化作用

8. 具有抗血管内皮细胞损伤的抗动脉粥样硬化药包括
A. 调血脂药
B. 抗血小板药
C. 多烯脂肪酸类
D. 抗氧化药
E. 多糖和黏多糖类

9. 天然类肝素抗动脉粥样硬化的机制有
A. 降低 TC、LDL、TG、VLDL，升高 HDL
B. 保护动脉内皮
C. 抗血管平滑肌细胞增殖
D. 促进微血管形成及抗血栓形成
E. 抑制白细胞向血管内皮黏附、转移

10. 与肝素相比，低分子量肝素抗动脉粥样硬化的优点有
A. 生物利用度高
B. 抗血栓形成作用强
C. 与血浆亲和力低
D. 抗凝血作用弱
E. 抗凝血因子Ⅹa 活力大于抗凝血因子Ⅱa 活力

三、问答题

1. 常用抗动脉粥样硬化药有哪些？其主要药理作用机制是什么？
2. 简述他汀类的调血脂作用机制。
3. 简述考来烯胺的调血脂作用机制。
4. 简述普罗布考抗动脉粥样硬化的机制。
5. 肝素类为什么能抗动脉粥样硬化？低分子肝素有哪些优点？

参 考 答 案

一、填空题

1. ①主要降低 TC 和 LDL 的药物 ②主要降低 TG 和 VLDL 的药物 ③降低 Lp（a）的药物
2. ①他汀类 ②胆汁酸结合树脂 ③酰基辅酶 A 胆固醇酰基转移酶抑制药
3. ①贝特类 ②烟酸
4. ①TC ②LDL-C ③TG ④肌病
5. ①抗凝血 ②抗血栓 ③抗炎 ④抗动脉粥样硬化
6. ①广谱 ②TG ③VLDL ④Lp（a） ⑤HDL
7. ①抗氧化作用 ②调血脂作用 ③延缓动脉粥样硬化病变发展
8. ①n-3 型 ②n-6 型

二、选择题

【A 型题】

1. E　2. C　3. A　4. D　5. A　6. D　7. B　8. D　9. D　10. B　11. E　12. D

【B 型题】

1. C　2. B　3. A　4. E　5. D　6. E　7. C　8. A　9. B　10. D

【C 型题】

1. C　2. A　3. D　4. B　5. C

【X 型题】

1. ABCDE　2. ACD　3. CDE　4. ABCDE　5. ABCD　6. ABCD
7. BCDE　8. ABCDE　9. ABCDE　10. ABCDE

三、问答题

1. 答题要点参阅本章学习导图。

调血脂药：①他汀类：又名羟甲基戊二酸甲酰辅酶 A（HMG-CoA）还原酶抑制剂，通过抑制胆固醇合成过程的关键酶 HMG-CoA 还原酶，减少内源性胆固醇的合成。②胆汁酸结合树脂：进入肠道后不被吸收，与胆汁酸牢固结合阻滞胆汁酸的肝肠循环和反复利用，从而大量消耗胆固醇。③酰基辅酶 A 胆固醇酰基转移酶抑制药：阻滞细胞内胆固醇向胆固醇脂的转化，减少外源性胆固醇的吸收。④贝特类：通过激活类固醇激素受体类的核受体-过氧化物酶体增殖激活受体 α（PPAR-α），调节 LPL、Apo CⅢ、ApoAⅠ等基因的表达，同时促进肝脏摄取脂肪酸，抑制 TG。⑤烟酸：降低细胞内 cAMP 水平，肝脏合成 TG 原料不足，减少 VLDL 的合成和释放；升高 HDL；降低 Lp（a）。⑥抗氧化剂：抑制 ox-LDL 的生成及其引起的一系列病变过程。⑦多烯脂肪酸：抑制肝脏合成 TG 和 ApoB，并提高 LPL 活性促进 VLDL 分解。

2. 答题要点参阅本章图 27-2。

（1）他汀类的化学结构与胆固醇合成过程的关键酶 HMG-CoA 还原酶相似，且对该酶的亲和力高于 HMG-CoA，抑制酶活性，使胆固醇合成受阻。

（2）通过负反馈调节导致肝细胞表面 LDL 受体代偿性增加或活性增强，使血浆 LDL 降低，继而导致 VLDL 代谢加快。

（3）肝合成及释放 VLDL 减少，也导致 VLDL 及 TG 相应下降。

3. 答题要点参阅本章图 27-3。

考来烯胺在肠道不吸收，通过离子交换与胆汁酸结合后发生下列作用：

（1）被结合的胆汁酸失去活性，减少食物中脂类（包括胆固醇的吸收）。

（2）阻滞胆汁酸在肠道的重吸收。

（3）由于胆汁酸大量丢失，肝内胆固醇经 7α-羟化酶的作用转化为胆汁酸。

（4）由于肝细胞中胆固醇减少，导致肝细胞表面 LDL 受体增加或活性增强。

（5）LDL-Ch 经受体进入肝细胞，使血浆 TC 和 LDL-Ch 水平降低。

4. 答题要点参阅本章 X 型选择题第 7 题。

（1）抗氧化作用：抑制 ox-LDL 的生成及其引起的一系列病变过程。

（2）调血脂作用：可使血浆 TC 和 LDL-C 下降，HDL-C 及 Apo-A 同时下降。

（3）对动脉粥样硬化病变的影响：长期使用可使冠心病发病率降低，已形成的动粥病变停止发展或消退。

5. 答题要点参阅本章 X 型选择题第 9、10 题。

（1）肝素抗动脉粥样硬化的机制有：①降低 TC、LDL、TG、VLDL，升高 HDL；②保护动脉内皮；③抗血管平滑肌细胞增殖；④促进微血管形成及抗血栓形成；⑤抑制白细胞向血管内皮黏附、转移。

（2）与肝素相比，低分子量肝素抗动脉粥样硬化的优点有：①生物利用度高；②抗血栓形成作用强；③与血浆、血小板、血管壁蛋白结合力低；④抗凝血因子Ⅹa 活力大于抗凝血因子Ⅱa 活力；⑤抗凝血作用弱，抗血栓形成作用强。

（张岫美）

第二十八章　抗心绞痛药

学习要求

1. 重点掌握抗心绞痛药的分类、各类的代表药及药理作用与临床应用。

2. 熟悉各类抗心绞痛药的适应证、优缺点。

3. 了解心绞痛的发病机制及其病理生理学基础。

学习导图

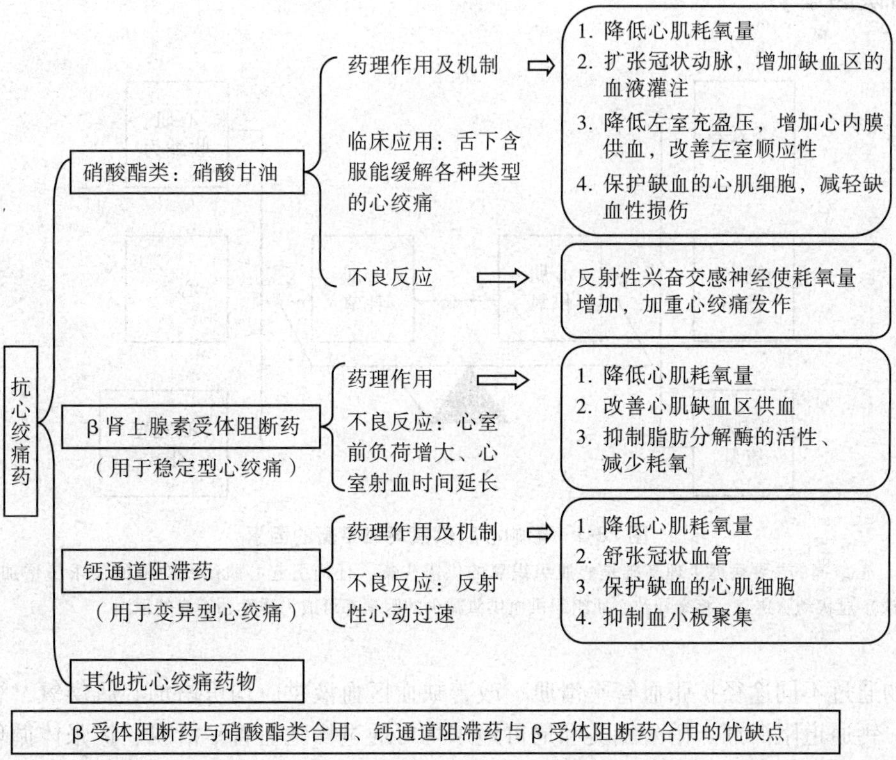

【名词解释】

名　词	英文名	定义或概念
心绞痛	angina pectoris	是因冠状动脉供血不足引起的心肌急剧的、暂时的缺血与缺氧综合征，其典型临床表现为阵发性的胸骨后压榨性疼痛并向左上肢放散
劳累性心绞痛	angina of effort	由劳累、情绪波动或其他增加心肌耗氧量的因素所诱发，休息或舌下含服硝酸甘油可缓解。根据病程、发病频率及转归，又可分为稳定型心绞痛、初发型心绞痛及恶化型心绞痛
自发性心绞痛	angina pectoris at rest	心绞痛发作与心肌耗氧量无明显关系，多发生于安静状态，发作时症状重、持续时间长，且不易被硝酸甘油缓解，包括：卧位型（休息或熟睡时发生）、变异型（为冠脉痉挛所诱发）、中间综合征和梗死后心绞痛
变异型心绞痛	variant angina pectoris	是冠状动脉痉挛所诱发的自发性心绞痛的一种类型。其特点是疼痛发生与心肌需氧增加无明显关系，而与冠状动脉血流贮备量的减少有关。疼痛时间长且重，不易被硝酸甘油缓解

【知识图解】

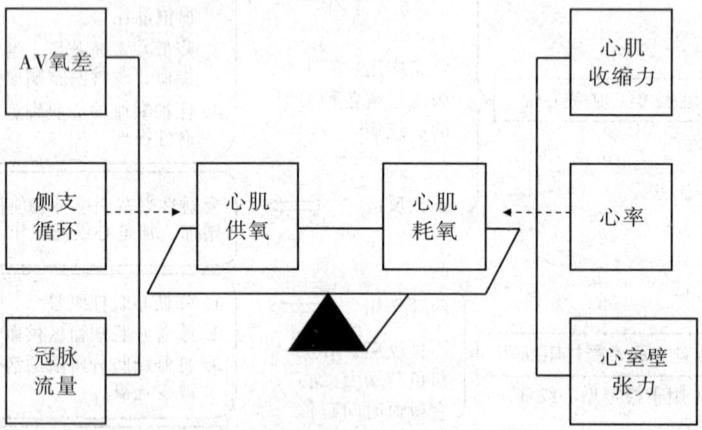

图 28-1　影响心肌供氧耗氧平衡的因素

心绞痛的主要病理生理基础是心肌组织氧的供需失衡，任何引起心肌组织对氧的需求量增加和（或）冠状动脉狭窄、痉挛导致心肌组织供血供氧减少的因素都可成为诱发心绞痛的诱因

药物通过不同途径扩张血管平滑肌、改善缺血区血液供应均可增加心肌供氧，缓解心绞痛症状。钙通道阻滞剂、硝酸酯类和尼可地尔均可通过松弛血管平滑肌、扩张体循环及冠状血管，发挥抗心绞痛作用。其机制总结如下：

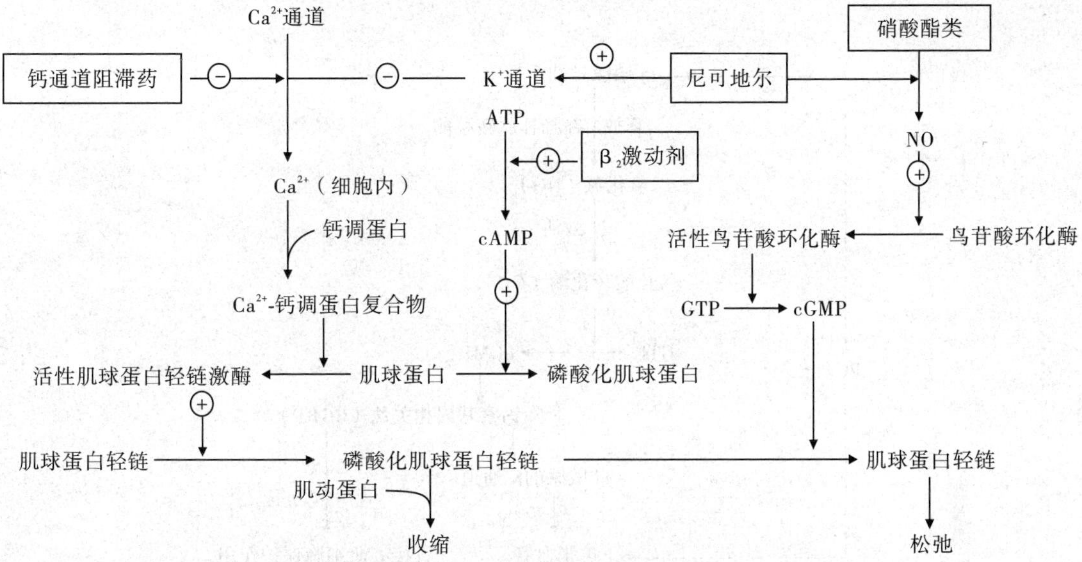

图 28-2　影响血管平滑肌细胞收缩与松弛的因素和药物的作用机制

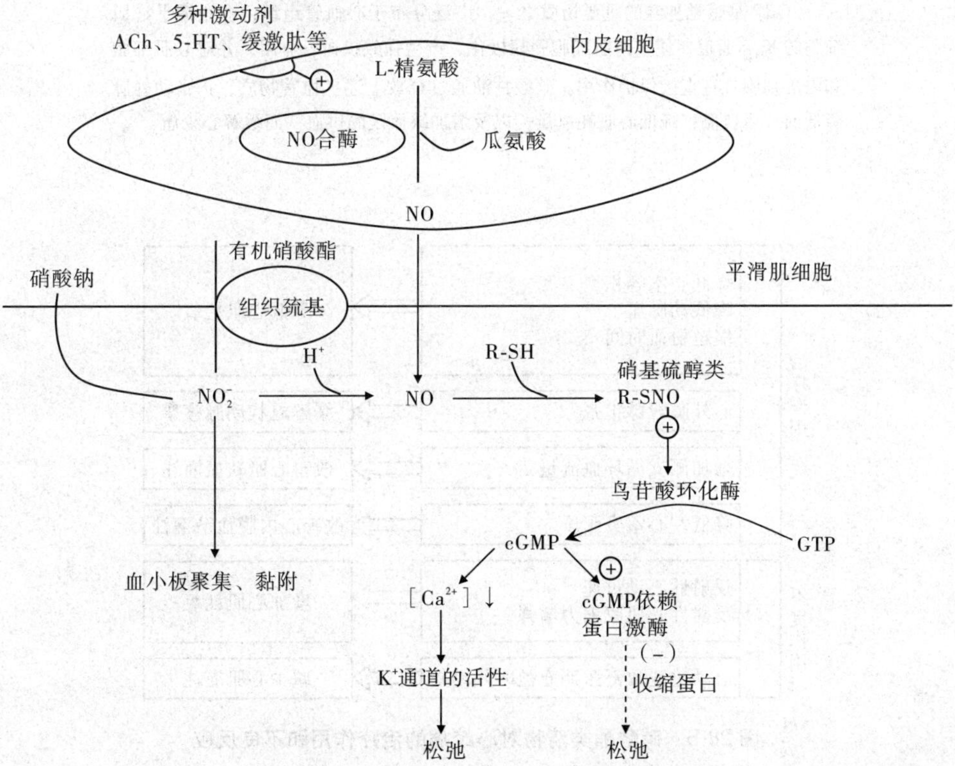

图 28-3　硝酸酯类药物作用机制模式图

一氧化氮（NO）是内源性的舒张血管活性物质。硝酸酯类药物进入血管内皮细胞和平滑肌细胞并释放出 NO_2^-，与胞内 SH-反应生成 NO，后者激活鸟苷酸环化酶，使 cGMP 生成增多，从而激活依赖于 cGMP 的蛋白激酶，促使肌球蛋白轻链去磷酸化而松弛血管平滑肌

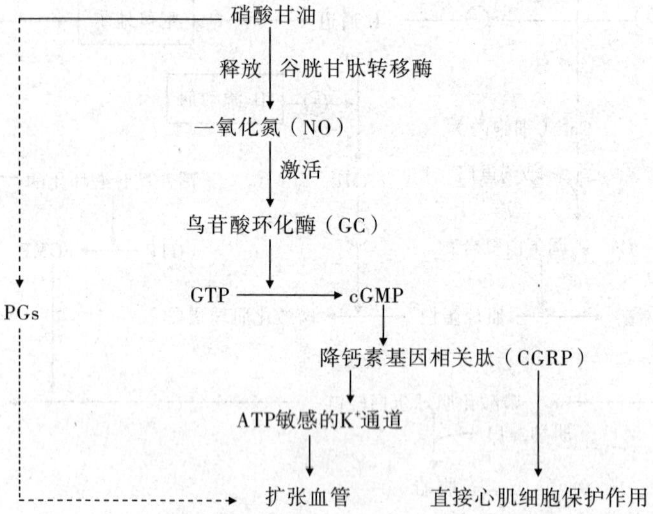

图 28-4 降钙素基因相关肽介导硝酸甘油的心血管作用

CGRP 是感觉神经的重要物质之一，广泛分布于心血管组织，能激活平滑肌细胞的 K_{ATP} 通道，使平滑肌细胞膜超极化，产生强效扩血管作用，并对心肌细胞和内皮细胞具有直接保护作用。硝酸甘油通过释放上述扩血管物质，扩张动静脉降低前、后负荷，降低心肌耗氧量，以及增加缺血区的供血从而缓解心绞痛

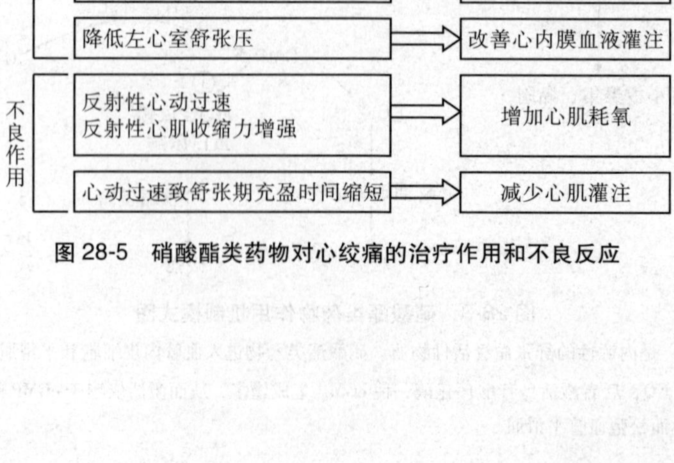

图 28-5 硝酸酯类药物对心绞痛的治疗作用和不良反应

表 28-1 硝酸酯类药物的比较

药物	给药方法	一次用量(mg)	起效时间(min)	持续时间(min)	$t_{1/2}$(min)	给药次数(次/日)
硝酸甘油	舌下	0.3~0.6	1~3	30~60	4.4	-
	含服	2.5	40	180~360	-	2
硝酸异山梨酯	舌下	5~10	2~5	60~120	45	-
	口服	10	20~40	240~360	-	3
戊四硝酯	口服	5~10	5~30	4~6	480	3

表 28-2 常用β受体阻断药的药理作用特点

药名	受体选择性	膜稳定性	内在交感活性
普萘洛尔	$\beta_1\beta_2$	++	-
阿替洛尔	β_1	-	-
美托洛尔	β_1	±	-
噻吗洛尔	$\beta_1\beta_2$	-	-
吲哚洛尔	$\beta_1\beta_2$	±	+++
拉贝洛尔	$\beta_1\beta_2$	+	-

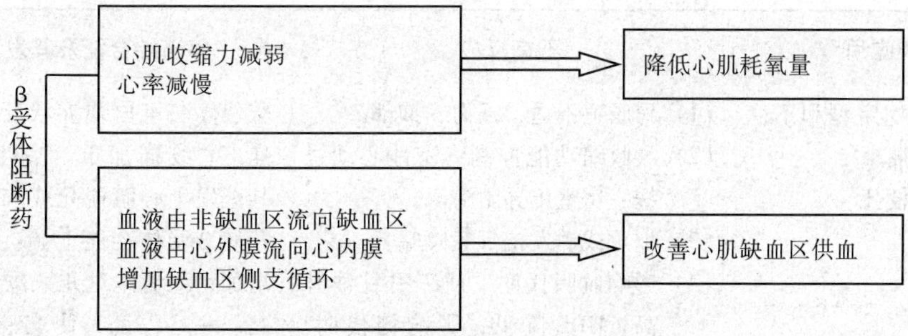

图 28-6 β受体阻断药对心绞痛的治疗作用

表 28-3 抗心绞痛药的种类及其作用机制

分　类	药理作用	代表药
硝酸酯类	1. 降低心肌耗氧量 2. 扩张冠状动脉增加缺血区的血液灌注 3. 降低左心室充盈压，增加心内膜供血，改善左心室顺应性 4. 保护缺血心肌细胞，减轻缺血性损伤	硝酸甘油、硝酸异山梨酯等
β肾上腺素受体阻断药	1. 降低心肌耗氧量 2. 改善缺血区心肌的供血	普萘洛尔、阿替洛尔等
钙通道阻滞药	1. 降低心肌耗氧量 2. 舒张冠状血管 3. 保护缺血心肌细胞 4. 抑制血小板聚集	硝苯地平、维拉帕米、地尔硫䓬等
其他		
卡维地洛	为去甲肾上腺素能神经受体阻断药，能扩张冠状血管，改善心肌供血	
尼可地尔	扩张血管	
吗多明	作用与硝酸酯类相似	

表 28-4 常用β受体阻断药的临床应用、不良反应及停药综合征发生机制

临床应用	不良反应	停药综合征及其发生机制
1. 用于治疗稳定型和不稳定型心绞痛 2. 急性心肌梗死	(1) 胃肠道不适，乏力，抑郁 (2) 心收缩功能抑制，窦性心动过缓，房室传导阻滞 (3) 加重或诱发支气管哮喘 (4) 影响血脂代谢，使三酰甘油升高，HDL 降低；影响糖代谢，产生低血糖	骤然停药可出现症状反跳，心动过速，心绞痛加重，室性心律失常，甚至发生心肌梗死或猝死。长期用药使β受体功能上调：①受体数目增加；②受体对儿茶酚胺敏感性增高。一旦停药，使交感活性增高，心血管功能加强，心肌耗氧量增加，血小板聚集增强

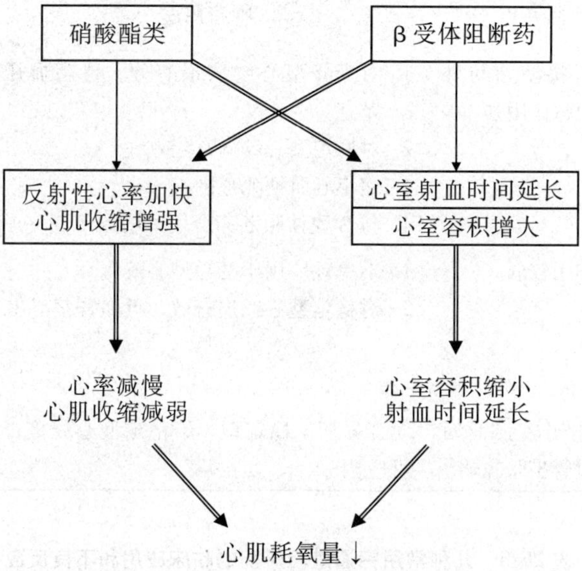

图 28-7　硝酸酯类和β受体阻断药的相互作用

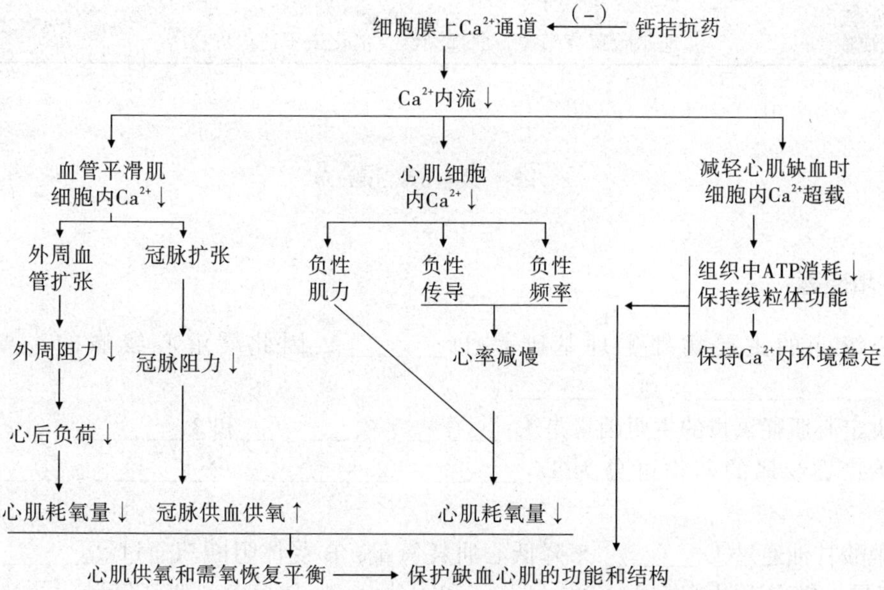

图 28-8　钙拮抗药抗心肌缺血的药理学基础

表 28-5 几种常用钙通道阻滞药抗心绞痛作用比较

药　物	作用特点	临床用途	不良反应
硝苯地平	扩张冠状动脉与外周小动脉作用强	1. 对变异型心绞痛最有效，伴高血压尤宜 2. 对稳定型心绞痛有疗效 3. 缩小心肌梗死范围 4. 与β受体阻断药合用可增效	1. 直立性低血压 2. 头痛、眩晕、恶心
维拉帕米	扩张作用较弱	1. 不单独应用于变异型心绞痛 2. 对稳定型心绞痛有效，近似普萘洛尔	1. 抑制心肌收缩力，抑制窦房结传导 2. 可引起 HR↓，AVB
地尔硫䓬	扩张作用较强而对外周血管扩张较弱	对变异型、稳定型、不稳定型心绞痛都可应用	1. 抑制心肌收缩力 2. 抑制心功能

表 28-6 几种常用钙通道阻滞药的临床应用和不良反应

临床应用	不良反应
变异型和稳定型心绞痛	硝苯地平有头痛，面部潮红，眩晕，消化道不适，乏力，水钠潴留
无症状心肌缺血	维拉帕米有胃肠道不适，面部潮红，头痛，眩晕，皮疹，窦性心动过缓，房室传导阻滞
急性心肌缺血	地尔硫䓬有头痛，面部潮红，消化道不适，皮疹等

经　典　试　题

一、填空题

1. 心绞痛的主要病理生理基础是①________，因此缓解心绞痛的主要对策是②________、③________、④________。

2. 决定心肌耗氧量的主要因素是①________、②________和③________。

3. 治疗心绞痛的药物可分为①________、②________、③________、④________等四类。

4. 硝酸甘油通过①________来降低心肌耗氧量；β受体阻断药通过②________来降低心肌耗氧量；钙通道阻滞药通过③________和④________来降低心肌耗氧量。

5. 硝酸酯类抗心绞痛药包括①________、②________、③________。

二、选择题

【A 型题】

1. 硝酸甘油作用最强的血管组织是
   A. 小静脉
   B. 小动脉
   C. 中静脉
   D. 中动脉
   E. 冠状动脉阻力血管

2. 硝酸酯类舒张血管的机制是
   A. 释放一氧化氮
   B. 促进前列腺素生成
   C. 阻滞 Ca^{2+} 通道
   D. 阻断 α 受体
   E. 直接作用于血管平滑肌

3. 硝酸甘油、普萘洛尔、地尔硫䓬、硝苯地平治疗心绞痛的共同作用机制是
   A. 抑制心肌收缩性
   B. 扩张冠脉
   C. 降低心肌耗氧量
   D. 减慢心率
   E. 缩小心室容积

4. 硝酸酯类治疗心绞痛的不利因素是
   A. 室壁张力降低
   B. 心率加快
   C. 心脏体积缩小
   D. 心室压力降低
   E. 心室容积缩小

5. 普萘洛尔、维拉帕米的共同禁忌证是
   A. 轻、中度高血压
   B. 甲亢伴有窦性心动过速
   C. 变异型心绞痛
   D. 严重心功能不全
   E. 强心苷中毒时的心律失常

6. 钙通道阻滞药的最佳适应证是
   A. 变异型心绞痛
   B. 劳累型心绞痛
   C. 混合型心绞痛
   D. 心肌缺血伴有支气管哮喘
   E. 心肌缺血伴有外周血管痉挛

7. 具有一定抗氧化作用的抗心绞痛药物是
   A. 硝酸甘油
   B. 普萘洛尔
   C. 吗多明
   D. 卡维地洛
   E. 尼可地尔

8. 对于变异型心绞痛，有效的钾通道开放药是
   A. 尼可地尔
   B. 吗多明
   C. 普萘洛尔
   D. 硝酸甘油
   E. 卡维地洛

9. 下述哪种不良反应与硝酸甘油扩张血管的作用无关
   A. 心率加快
   B. 高铁血红蛋白血症
   C. 直立性低血压
   D. 升高眼压
   E. 搏动性头痛

10. 首选地尔硫䓬用于治疗
    A. 恶性心绞痛

B. 混合型心绞痛
C. 变异型心绞痛
D. 稳定型心绞痛
E. 各种类型的心绞痛

【B 型题】
A. 硝酸甘油
B. 普萘洛尔
C. 硝苯地平
D. 维拉帕米
E. 哌唑嗪
1. 变异型心绞痛宜选用
2. 伴有心律失常的心绞痛宜选用
3. 伴有心率增快、高血压的心绞痛宜选用
4. 伴有高血压及支气管哮喘的心绞痛宜选用
5. 伴有外周血管痉挛性疾病的心绞痛宜选用
6. 舌下含化起效迅速的抗心绞痛药物是
7. 伴有支气管哮喘的心绞痛不宜选用
8. 伴有充血性心力衰竭的心绞痛宜选用
9. 可增高眼压的抗心绞痛药是
10. 急性呼吸衰竭可选用的抗心绞痛药是
11. 易导致冠状动脉收缩的抗心绞痛药是
12. 长期应用治疗心绞痛后不能突然停药的药物是
13. 常用于防治心绞痛急性发作的药物是
14. 久用后易产生耐受的药物是
15. 可导致心率加快的抗心绞痛药是

【C 型题】
A. 普萘洛尔
B. 硝酸甘油
C. 二者均是
D. 二者均否
1. 抗心律失常
2. 抗血小板聚集
3. 改善心肌缺血区供血
4. 通过释放 NO 产生扩血管作用

A. 硝酸甘油
B. 硝苯地平
C. 二者均是
D. 二者均否
5. 治疗变异型心绞痛
6. 扩张血管，加快心率
7. 保护缺血区心肌细胞

【X 型题】
1. 服用硝酸甘油可以引起
A. 室壁肌张力降低
B. 心率加快，心室容积缩小
C. 交感神经活性降低
D. 治疗量降低后负荷
E. 扩张静脉，降低前负荷

2. 硝酸甘油的给药途径有
A. 舌下
B. 吸入
C. 静脉注射
D. 口服
E. 经皮给药（贴剂）

3. 普萘洛尔的作用有
A. 抗交感作用
B. 抗心绞痛
C. 抗高血压
D. 抗心律失常
E. 抑制 RAAS

4. 维拉帕米可用于治疗
A. 稳定型心绞痛
B. 脑血管病
C. 高血压

D. 不稳定型心绞痛
E. 变异型心绞痛

5. 硝酸甘油与普萘洛尔合用治疗心绞痛的结果是
A. 缩短射血时间
B. 协同降低心肌耗氧量
C. 延长射血时间
D. 缩小增加的左室容积
E. 消除反射性心率加快

6. 哮喘伴有心绞痛患者，宜选用
A. 硝酸甘油
B. 地尔硫䓬
C. 噻吗洛尔
D. 硝苯地平
E. 单硝酸异山梨醇

7. 可用于变异型心绞痛的药物有
A. 硝苯地平
B. 地尔硫䓬
C. 普萘洛尔
D. 维拉帕米
E. 硝酸甘油

三、问答题

1. 试述抗心绞痛药的分类及代表药。
2. 简述硝酸酯类药抗心绞痛的作用机制。
3. 简述β受体阻断药抗心绞痛的作用机制。
4. 简述钙通道阻滞药抗心绞痛的作用机制。
5. 试述硝酸酯类药物对心绞痛的治疗作用与不良作用。
6. 与β受体阻断药相比较，钙通道阻滞药抗心绞痛有什么优点？

参 考 答 案

一、填空题

1. ①心肌组织氧的供需失衡　②降低心肌耗氧量　③扩张冠状动脉　④改善冠脉供血
2. ①心室壁张力　②心率　③心肌收缩力
3. ①硝酸酯类　②β受体阻断药　③钙通道阻滞药　④其他（卡维地洛等）
4. ①扩张血管　②减慢心率　③减弱心肌收缩力　④松弛血管平滑肌
5. ①硝酸甘油　②硝酸异山梨酯　③戊四硝酯

二、选择题

【A型题】

1. C　2. A　3. C　4. B　5. E　6. E　7. D　8. A　9. B　10. D

【B型题】

1. C　2. D　3. B　4. C　5. C　6. A　7. B　8. A　9. A　10. A

11. B　12. B　13. A　14. A　15. A

【C 型题】

1. A　2. C　3. C　4. B　5. C　6. C　7. C

【X 型题】

1. ABDE　2. ABCDE　3. ABCDE　4. ACDE　5. ABDE　6. ABDE
7. ABE

三、问答题

1. 答：抗心绞痛药分为硝酸酯类，代表药硝酸甘油；β 肾上腺素受体阻断药，代表药普萘洛尔、阿替洛尔等；钙通道阻滞药，代表药维拉帕米、地尔硫䓬等；其他类如卡维地洛、尼可地尔。

2. 答：硝酸甘油进入体内后，在相关酶的作用下释放出 NO，激活鸟苷酸活化酶，增加细胞内第二信使 cGMP 的含量，进而激活 cGMP 依赖性蛋白激酶，使细胞内 Ca^{2+} 的浓度减少而松弛血管平滑肌。其还具有降低心肌耗氧量、扩张冠状动脉增加缺血区的血液灌注、降低左心室充盈压、增加心内膜供血、改善左心室顺应性、保护缺血心肌细胞、减轻缺血性损伤的药理作用。

3. 答：β 肾上腺素受体阻断药可以降低心肌耗氧量、改善心肌缺血区供血、抑制脂肪分解酶的活性、减少缺血区的耗氧、增加组织供氧。

4. 答：钙通道阻滞药通过阻滞 L 型 Ca^{2+} 通道，抑制 Ca^{2+} 内流而产生降低心肌耗氧量、舒张冠状血管、保护缺血心肌细胞、抑制血小板聚集的药理作用。

5. 答：硝酸酯类药物可以降低心肌耗氧量、缓解冠状动脉痉挛、改善心肌缺血区的血液灌注、改善心内膜血液灌注。不良反应有反射性心率加快和心肌收缩力加强，增加心肌耗氧量，减少心肌灌注。

6. 答：①β 受体阻断药不能用于支气管哮喘患者，而钙通道阻滞药因能松弛支气管，故更适用于心肌缺血伴支气管哮喘者；②钙通道阻滞药有强大扩冠脉作用，尤适用于变异型心绞痛；③β 受体阻断药易诱发心衰，钙通道阻滞药则较少诱发心衰；④心肌缺血伴外周血管痉挛性疾病患者禁用 β 受体阻断药，而可用钙通道阻滞药。

（艾　静）

第二十九章　作用于血液和造血器官的药物

学习要求

1. 掌握肝素、LMWH 的作用特点与应用及不良反应的防治。
2. 掌握口服抗凝药的作用机制及与肝素的异同点。
3. 掌握不同的促纤溶药作用特点及使用注意事项。
4. 掌握各类抗血小板药物的作用机制。
5. 掌握铁剂、叶酸和维生素 B_{12} 的作用与应用，注意影响铁吸收的因素和恶性贫血的治疗依据。
6. 熟悉造血生长因子的作用及适应证。
7. 了解凝血过程和体内抗凝系统以帮助理解药物的分类与主要作用。
8. 了解营养性贫血的类型和病因。
9. 了解血容量扩充药的药理作用及应用。

学习导图

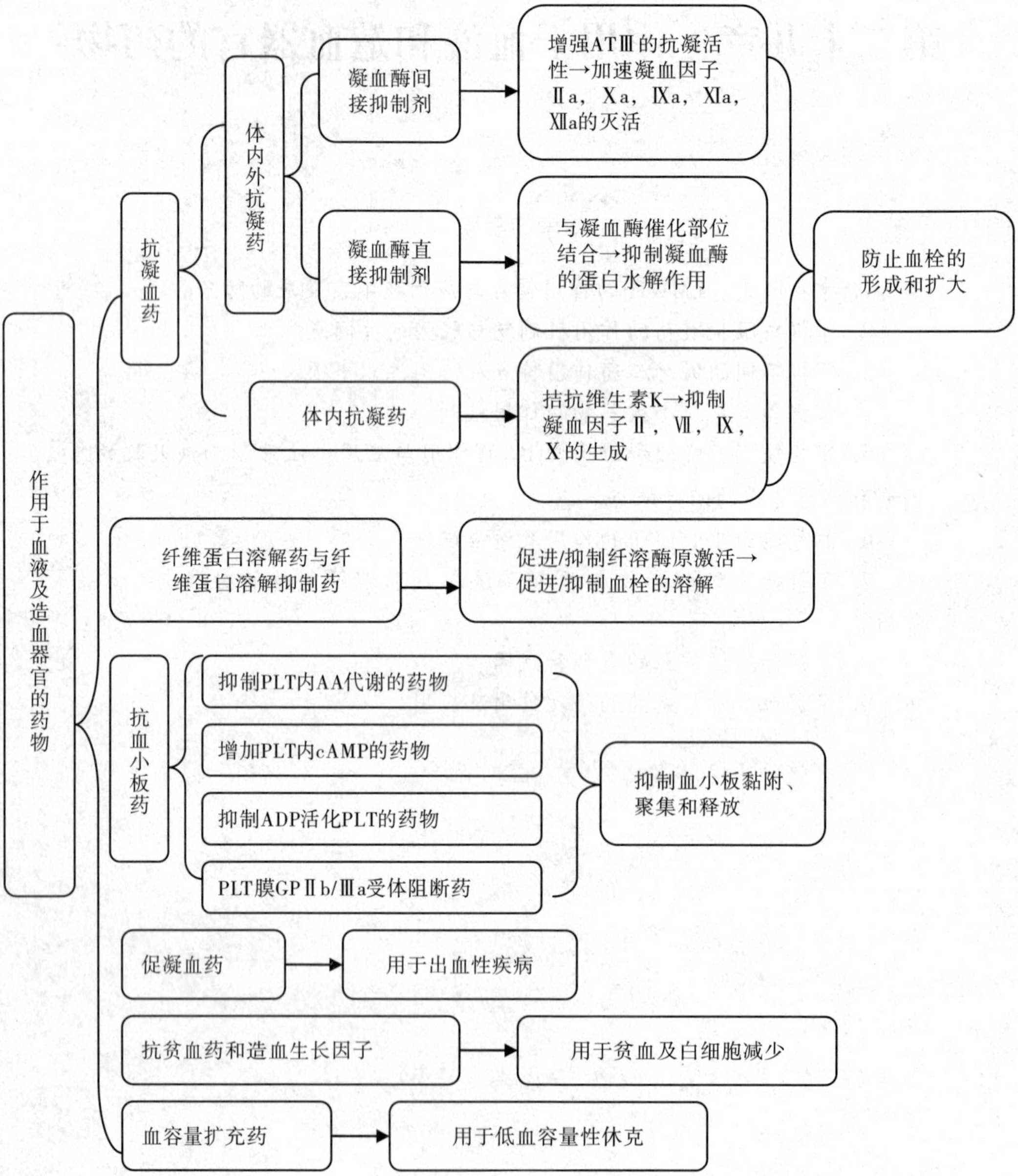
作用于血液及造血器官的药物
抗凝血药
体内外抗凝药
凝血酶间接抑制剂
增强ATⅢ的抗凝活性→加速凝血因子Ⅱa，Ⅹa，Ⅸa，Ⅺa，Ⅻa的灭活
凝血酶直接抑制剂
与凝血酶催化部位结合→抑制凝血酶的蛋白水解作用
体内抗凝药
拮抗维生素K→抑制凝血因子Ⅱ，Ⅶ，Ⅸ，Ⅹ的生成
防止血栓的形成和扩大
纤维蛋白溶解药与纤维蛋白溶解抑制药
促进/抑制纤溶酶原激活→促进/抑制血栓的溶解
抗血小板药
抑制PLT内AA代谢的药物
增加PLT内cAMP的药物
抑制ADP活化PLT的药物
PLT膜GPⅡb/Ⅲa受体阻断药
抑制血小板黏附、聚集和释放
促凝血药
用于出血性疾病
抗贫血药和造血生长因子
用于贫血及白细胞减少
血容量扩充药
用于低血容量性休克

【名词解释】

名　词	英 文 名	定义或概念
抗凝血药	anticoagulants	通过影响凝血因子从而阻止血液凝固的药物
低分子量肝素	low molecular weight heparin, LMWH	分子量低于6.5kD的肝素，可由普通肝素直接分离或由普通肝素降解后再分离而得
口服抗凝药	oral anticoagulants	香豆素类抗凝药需口服吸收后参与体内代谢发挥抗凝作用，又称口服抗凝药
抗血小板药	antiplatelet drugs	抑制血小板黏附、聚集及释放，阻抑血小板血栓形成的药物
促红细胞生成素	erythropoietin, EPO	是由肾脏合成和分泌的特殊蛋白质，能刺激红系干细胞生成，促进红细胞成熟，使网质红细胞从骨髓中释放出来，并提高红细胞抗氧化功能，从而增加红细胞数量和提高血红蛋白含量的粒细胞集落
粒细胞集落刺激因子	granulocyte colony stimulating factor	又称为非格司亭（filgrastim），是一种糖蛋白，能增加中性粒细胞的生成，也能增强中性粒细胞的趋化及吞噬等功能

【知识图解】

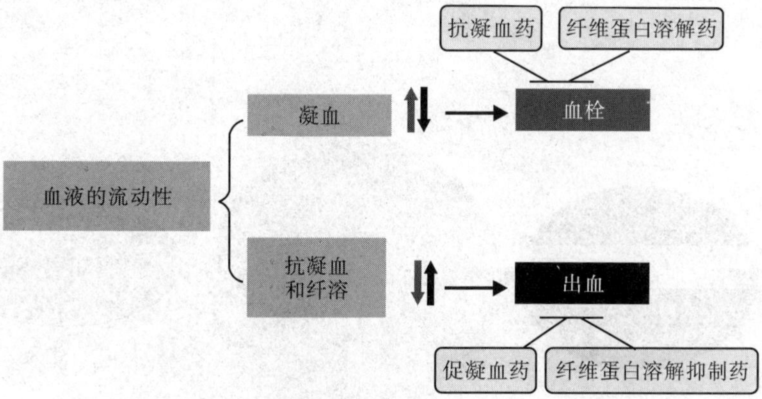

图29-1　体内凝血和抗凝系统平衡及药物应用

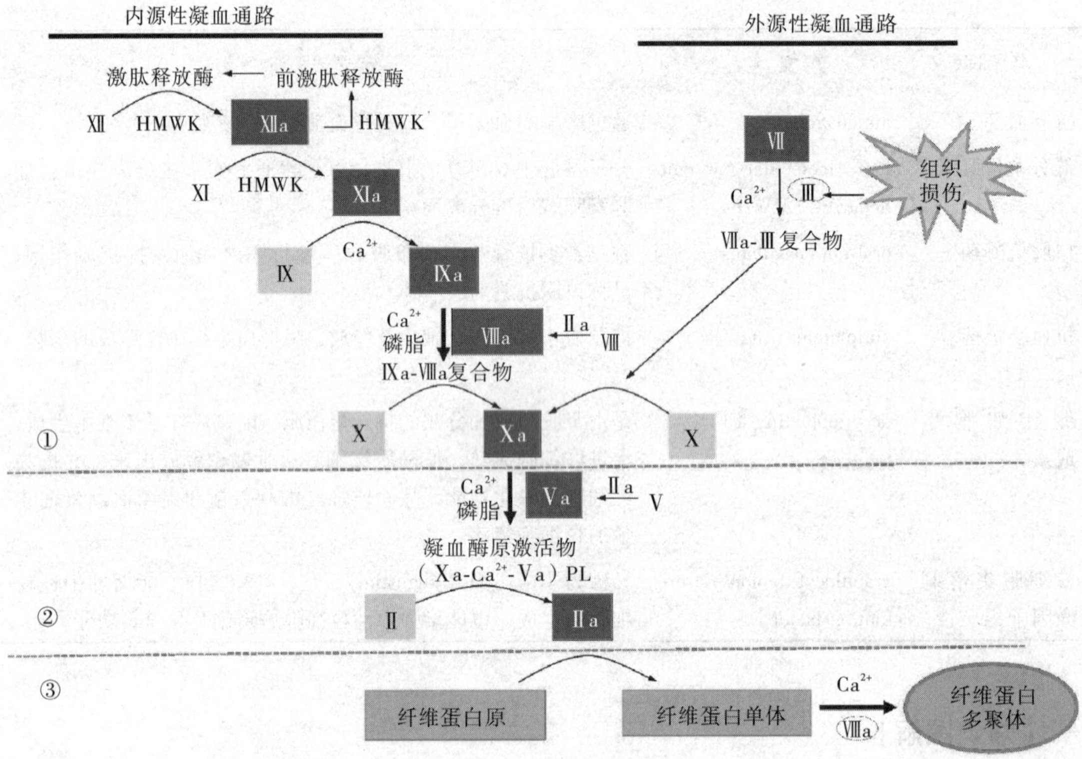

图 29-2　血液凝固过程

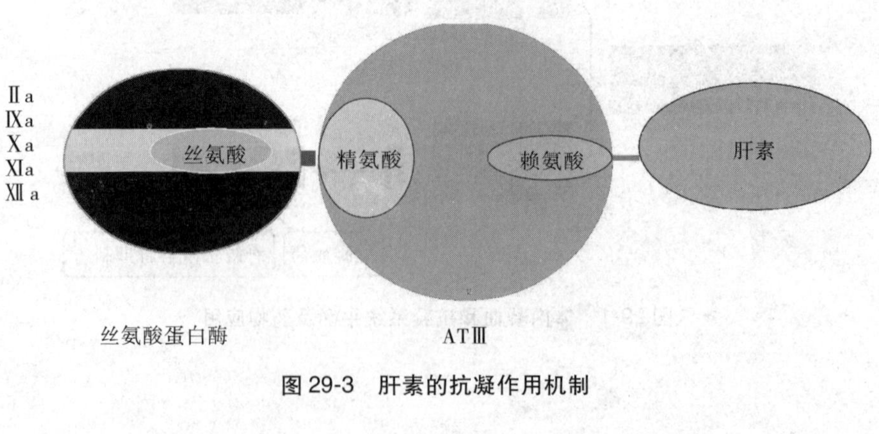

图 29-3　肝素的抗凝作用机制

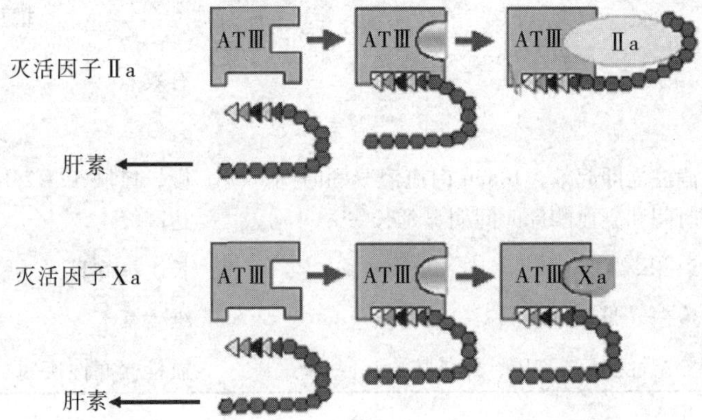

图 29-4　肝素灭活凝血因子Ⅱa 和Ⅹa 的作用

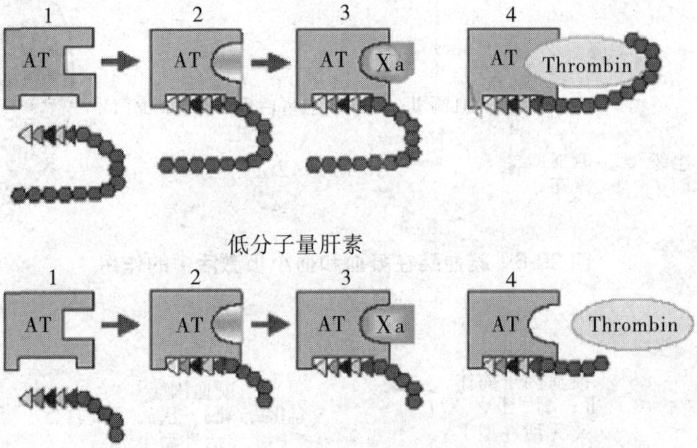

图 29-5　肝素与低分子量肝素作用比较

表 29-1　肝素与香豆素类药理学特性比较表

	肝　　素	香豆素类
基本结构	黏多糖硫酸酯（带大量阴电荷）	4-羟基香豆素
口服	不吸收（常静脉给药）	吸收完全
抗凝机制	促进 AT-Ⅲ灭活Ⅱa、Ⅸa、Ⅹa、Ⅺa、Ⅻa 因子	结构似维生素 K，抑制维生素 K 环氧还原酶，阻止Ⅱ、Ⅶ、Ⅸ、Ⅹ因子合成

续 表

	肝　素	香豆素类
体内抗凝	有效	有效
体外抗凝	有效	有效
起效	快，静注立即起效，10min 内血液凝固时间，凝血酶时间和凝血酶原时间明显延长	慢，口服 12~24h 起效，1~3 日作用达高峰
作用时间	短，3~4h	长，2~5 日
中毒解救	鱼精蛋白（带阳电荷）	维生素 K
临床应用	血栓栓塞性疾病、DIC、体外抗凝	血栓栓塞性疾病

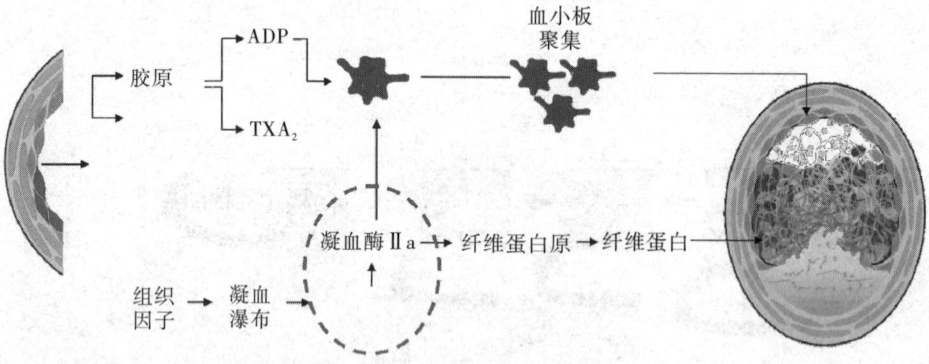

图 29-6　凝血酶在凝血和血小板激活中的作用

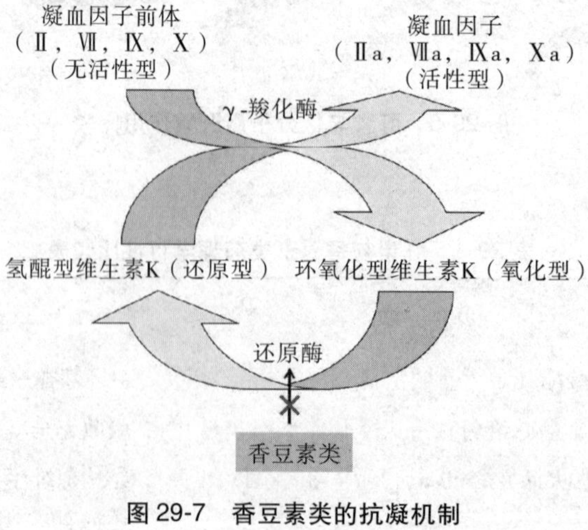

图 29-7　香豆素类的抗凝机制

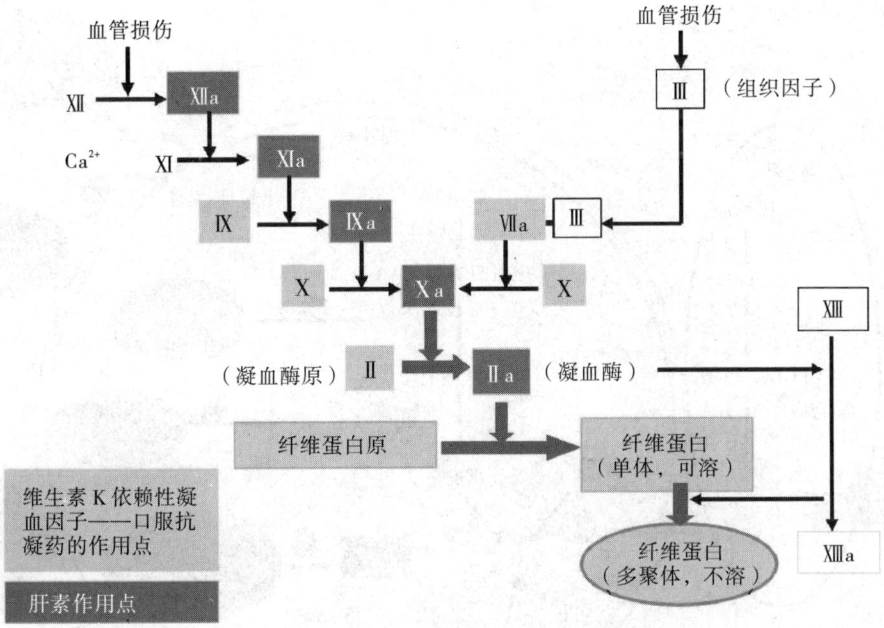

图 29-8　肝素与香豆素类的抗凝作用点

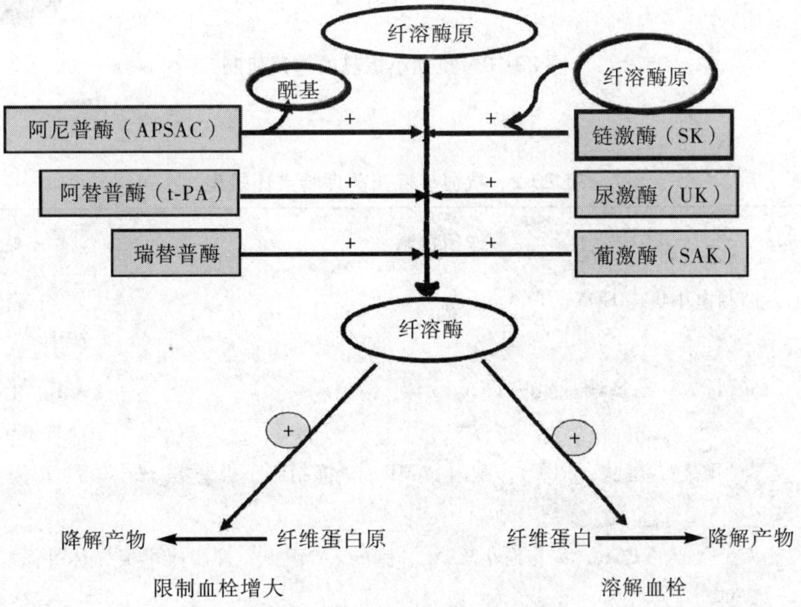

图 29-9　纤维蛋白溶解药的作用机制

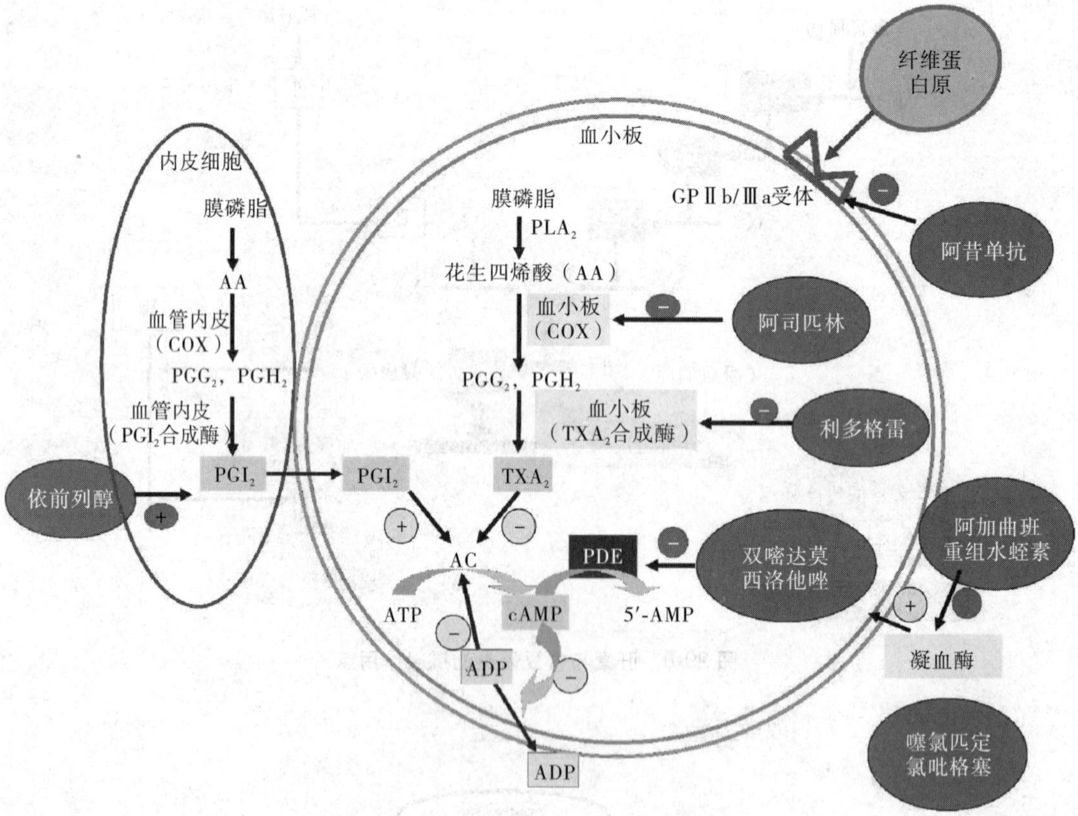

图 29-10　抗血小板药的作用机制

表 29-2　抗血小板药药理特点比较表

药物	作用机制	临床应用
阿司匹林	抑制血小板内 COX，TXA_2 合成	心绞痛，心梗及脑卒中
利多格雷	抑制 TXA_2 合成酶；阻断 TXA_2 受体	AMI、心绞痛、缺血性脑卒中
双嘧达莫	抑制磷酸二酯酶（PDE），胞内 cAMP↑，抑制血小板聚集	人工瓣膜、周围血管病
依前列醇	人工合成的 PGI_2，兴奋血小板 AC，胞内 cAMP↑，抑制血小板聚集	体外循环
噻氯匹定	广谱，特异性、不可逆地抑制 ADP 介导的血小板活化（黏附、分泌、聚集）	血栓栓塞性疾病，外周血管闭塞性疾病

续　表

药物	作用机制	临床应用
氯吡格雷	与噻氯匹定相似	与噻氯匹定相似
阿加曲班	与凝血酶的催化部位结合，抑制凝血酶的蛋白水解作用，抑制凝血酶诱导的血小板聚集及分泌作用	与阿司匹林合用于临床，还可局部用于移植物防止血栓形成
阿昔单抗	竞争性、特异性阻断纤维蛋白原与 GPⅡb/Ⅲa 结合，抗血小板聚集	不稳定型心绞痛

表 29-3　凝血因子制剂的成分及用途

药　名	成　分	用　途
凝血酶原复合物	凝血因子Ⅱ、Ⅶ、Ⅸ、Ⅹ	乙型血友病、肝脏疾病、维生素 K 依赖性凝血因子缺乏所致出血
凝血因子Ⅷ	凝血因子Ⅷ和少量纤维蛋白原	甲型血友病、凝血因子Ⅷ缺乏所致出血

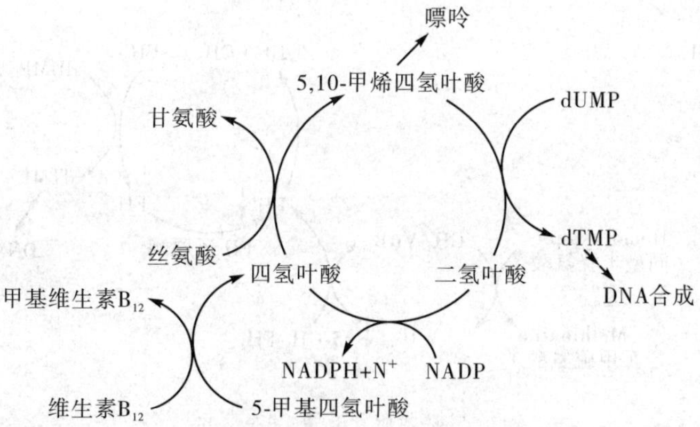

图 29-11　叶酸的作用机制

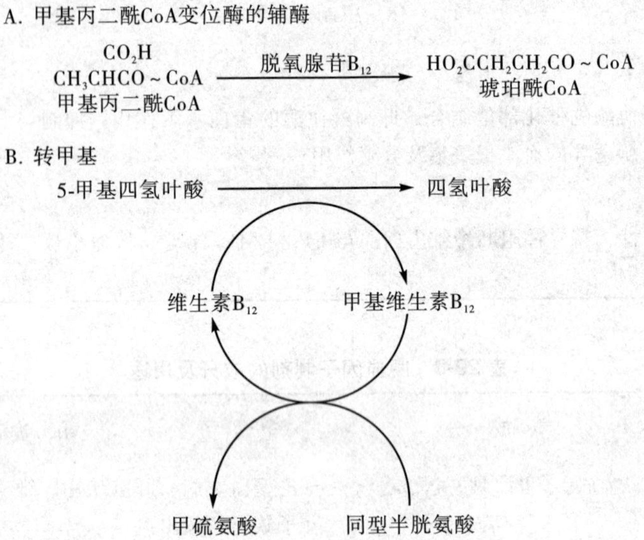

图 29-12 维生素 B_{12}的作用机制

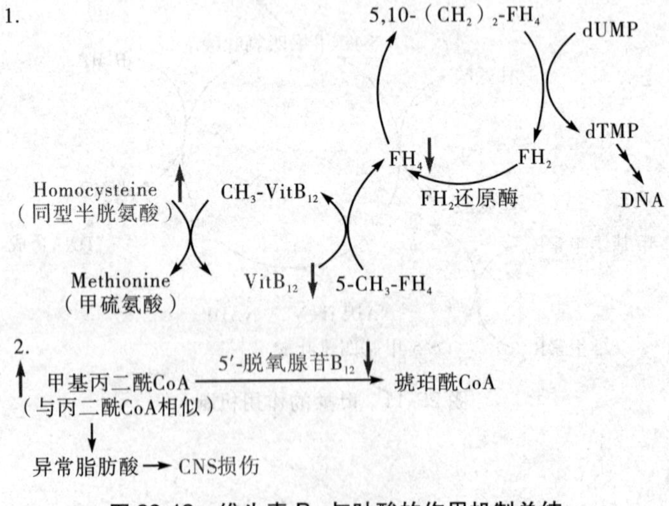

图 29-13 维生素 B_{12}与叶酸的作用机制总结

经典试题

一、填空题

1. 肝素的抗凝血作用主要是增强血浆中①________的活性，使凝血因子②________、③________、④________、⑤________、⑥________灭活；主要用于防治⑦________和⑧________等；主要不良反应是过量导致⑨________。

2. 除抗凝作用外，肝素还具有①________、②________、③________和④________等作用。

3. 肝素过量所致出血可用①________解救，其原理是②________。

4. 抗纤溶药通过①________产生止血作用，临床上主要用于②________。

5. 维生素 K 作为羧化酶的辅酶参与肝脏对凝血因子①________、②________、③________和④________的合成过程。

6. 铁剂用于治疗①________贫血；叶酸和维生素 B_{12}主要用于②________贫血。

7. 按作用机制抗血小板药物可分为①________、②________、③________和④________等四类。

8. 理想的血容量扩充剂具有以下特点：①________、②________、③________、④________，最常用的药物为⑤________，主要用于⑥________。

二、选择题

【A 型题】

1. 体内、体外均具有抗凝血作用的药物是
   A. 华法林
   B. 阿司匹林
   C. 维生素 K
   D. 肝素
   E. 链激酶

2. 氨甲苯酸（PAMBA）的作用是
   A. 抑制纤溶酶原
   B. 对抗纤溶酶原激活因子
   C. 增加血小板聚集
   D. 促进毛细血管收缩
   E. 促进肝脏合成凝血酶原

3. 肝素过量出血时可选用的拮抗药物是
   A. 维生素 K
   B. 氨甲苯酸
   C. 硫酸鱼精蛋白
   D. 垂体后叶素
   E. 维生素 C

4. 华法林过量出血时可选用的拮抗药物是
   A. 维生素 K
   B. 氨甲苯酸
   C. 硫酸鱼精蛋白
   D. 垂体后叶素
   E. 维生素 C

5. 链激酶过量出血时可选用的拮抗药是
   A. 维生素 K

B. 氨甲环酸
C. 硫酸鱼精蛋白
D. 垂体后叶素
E. 维生素 C

6. 下列抗凝血药中，口服生物利用度最高的是
A. 重组水蛭素
B. 双香豆素
C. 肝素
D. 华法林
E. 阿加曲班

7. 下列抗凝血药中，能直接抑制凝血酶的是
A. 重组水蛭素
B. 肝素
C. 双香豆素
D. 尿激酶
E. 阿司匹林

8. 通过抑制磷酸二酯酶发挥抗血小板作用的药物是
A. 阿昔单抗
B. 双嘧达莫
C. 阿司匹林
D. 前列环素
E. 利多格雷

9. 抗冠状动脉血栓较阿司匹林更有效的 TXA_2 合成酶抑制药是
A. 利多格雷
B. 双嘧达莫
C. 噻氯匹定
D. 阿加曲班
E. 重组水蛭素

10. 预防新生儿出血宜选用
A. 氨甲苯酸
B. 维生素 K
C. 维生素 C
D. 鱼精蛋白
E. 垂体后叶素

11. 改善恶性贫血患者的神经症状，宜采用
A. 口服维生素 B_{12}
B. 口服铁剂
C. 注射叶酸
D. 注射维生素 B_{12}
E. 注射亚叶酸钙

12. 治疗新生儿营养性巨幼红细胞性贫血，最佳治疗方案是
A. 铁剂
B. 叶酸
C. 维生素 B_{12}
D. 维生素 B_6
E. 叶酸+维生素 B_{12}

13. 抗肿瘤药甲氨蝶呤所致巨幼红细胞性贫血宜选用
A. 双香豆素
B. 叶酸
C. 亚叶酸钙
D. 维生素 K
E. 肝素

14. 能妨碍铁剂在肠道吸收的物质是
A. 维生素 C
B. 果糖
C. 食物中半胱氨酸
D. 稀盐酸
E. 食物中高磷、高钙、高鞣酸

15. 可促进白细胞增生的药物是
   A. 维生素 B_{12}
   B. 粒细胞集落刺激因子
   C. 叶酸
   D. 促红细胞生成素
   E. 噻氯匹定

【B 型题】

A. 肝素
B. 阿司匹林
C. 氨甲苯酸
D. 链激酶
E. 中分子右旋糖酐

1. 心肌梗死的早期治疗应选用
2. 预防心肌梗死后血栓再形成应选用
3. 休克需补充血容量应选用
4. 休克弥散性血管内凝血早期可选用
5. 预防子宫、前列腺手术出血应选用

A. 维生素 B_{12}
B. 硫酸亚铁
C. 叶酸
D. 促红细胞生成素
E. 粒细胞集落刺激因子

6. 治疗恶性贫血，宜选用
7. 治疗慢性肾功能衰竭所致的贫血，应选用
8. 治疗妊娠期所致的营养性巨幼红细胞性贫血，宜选用
9. 治疗慢性失血（如月经过多）所引起的贫血，宜选用
10. 治疗肿瘤化疗后期所致的严重中性粒细胞缺乏症，宜选用

A. 阿司匹林
B. 噻氯匹定
C. 双嘧达莫
D. 氯吡格雷
E. 阿昔单抗

11. 抑制磷酸二酯酶活性的药物是
12. 抑制 ADP 活化血小板的药物是
13. 抑制环氧酶减少 TXA_2 生成的药物是
14. 抑制 TXA_2 合成酶的药物是
15. 阻断血小板膜糖蛋白Ⅱb/Ⅲa 受体的药物是

A. 抑制血小板聚集
B. 加速抗凝血酶Ⅲ的作用
C. 阻止维生素 K 再利用
D. 激活纤溶酶
E. 直接抑制凝血酶

16. 肝素的抗凝血机制是
17. 华法林的抗凝血机制是
18. 重组水蛭素的抗凝血机制是

【C 型题】

A. 肝素
B. 华法林
C. 二者均是
D. 二者均否

1. 在体内、外均有抗凝血作用的是
2. 用于防治血栓栓塞性疾病的药物是
3. 在体外有抗凝血作用的是
4. 在体内有抗凝血作用的是
5. 不良反应为自发性出血的药物是
6. 过量可用硫酸鱼精蛋白对抗的是
7. 过量可注射大量维生素 K 对抗的是
8. 口服无效的是
9. 起效慢而作用时间长的是

【X 型题】

1. 有关肝素的描述正确的是
   A. 在体内、外均有抗凝作用
   B. 可用于 DIC 各期

C. 可用于血栓栓塞性疾病
D. 其抗凝作用主要依赖于抗凝血酶Ⅲ
E. 过量引起出血时可用硫酸鱼精蛋白解救

2. 肝素的禁忌证包括
A. 活动性溃疡病
B. 孕妇
C. DIC 各期
D. 有出血倾向者
E. 严重高血压

3. 肝素的药理作用包括
A. 抗炎
B. 调血脂
C. 溶解血栓
D. 抑制血小板聚集
E. 抑制血管内膜增生

4. 以下属于肝素适应证的是
A. 心肌梗死
B. 产后出血
C. 弥散性血管内凝血早期
D. 脑栓塞
E. 肺梗死

5. 与肝素相比，低分子量肝素
A. 作用于凝血因子Ⅹa
B. 出血并发症少
C. 半衰期长
D. 较少引起血小板释放 PF4
E. 对凝血酶作用强

6. 用于防治血栓栓塞性疾病的药物有
A. 阿司匹林
B. 噻氯匹定
C. 肝素
D. 双香豆素
E. 维生素 K

7. 关于华法林的叙述，正确的是
A. 口服吸收完全
B. 抗凝作用出现慢
C. 只在体内抗凝
D. 西咪替丁可增强其作用
E. 过量发生出血时可用维生素 K 对抗

8. 具有抗血小板作用的药物有
A. 噻氯匹定
B. 阿司匹林
C. 双嘧达莫
D. 阿昔单抗
E. 氯吡格雷

9. 维生素 K 可用于
A. 新生儿出血
B. 胆瘘患者的出血
C. 梗阻性黄疸患者的出血
D. 肝素过量所致出血
E. 双香豆素类过量所致出血

10. 口服铁剂的主要不良反应有
A. 恶心
B. 呕吐
C. 腹泻
D. 上腹部不适
E. 便秘

11. 关于维生素 B_{12} 的叙述，正确的是
A. 内因子可促进其吸收
B. 可促进同型半胱氨酸转变为甲硫氨酸
C. 为维持神经髓鞘完整所必需
D. 正常人肝内贮存有大量维生素 B_{12}
E. 治疗恶性贫血需注射给药

三、问答题

1. 比较肝素与双香豆素的抗凝血作用的异同点。
2. 比较肝素与低分子量肝素的抗凝血作用机制及特点。
3. 简述抗血小板药的分类及作用机制。
4. 简述促纤溶药的分类及作用机制。
5. 简述维生素 K 的临床应用。

参考答案

一、填空题

1. ①抗凝血酶Ⅲ　②Ⅱa　③Ⅸa　④Ⅹa　⑤Ⅺa　⑥Ⅻa　⑦血栓栓塞性疾病　⑧弥散性血管内凝血（DIC）　⑨自发性出血
2. ①调血脂　②抗炎　③抑制血管平滑肌细胞增殖　④抑制血小板聚集
3. ①硫酸鱼精蛋白　②与肝素中和使之失活
4. ①抑制纤维蛋白溶解　②纤溶亢进所致出血
5. ①Ⅱ　②Ⅶ　③Ⅸ　④Ⅹ
6. ①缺铁性　②巨幼红细胞性
7. ①抑制血小板内花生四烯酸代谢的药物　②增加血小板内 cAMP 的药物　③抑制 ADP 活化血小板的药物　④血小板膜糖蛋白Ⅱb/Ⅲa 受体阻断药
8. ①能维持血浆胶体渗透压　②作用持久　③无毒　④无抗原性　⑤右旋糖酐　⑥低血容量性休克

二、选择题

【A 型题】

1. D　2. B　3. C　4. A　5. B　6. D　7. A　8. B　9. A　10. B
11. D　12. E　13. C　14. E　15. B

【B 型题】

1. D　2. B　3. E　4. A　5. C　6. A　7. D　8. C　9. B　10. E
11. C　12. B　13. A　14. D　15. E　16. B　17. C　18. E

【C 型题】

1. A　2. C　3. A　4. C　5. C　6. A　7. B　8. A　9. B

【X 型题】

1. ACDE　2. ABDE　3. ABDE　4. ACDE　5. ABCD　6. ABCD

7. ABCDE　8. ABCDE　9. ABCE　10. ABCDE　11. ABCDE

三、问答题

1. 答题要点参阅本章表 29-1。

(1) 相同点：①均为抗凝血药；②用于血栓栓塞性疾病，防治血栓的形成和扩大；③易引起出血。

(2) 不同点：①给药途径不同：肝素需注射给药，双香豆素必须口服；②作用机制不同：肝素为加强抗凝血酶Ⅲ的抗凝活性，双香豆素为拮抗维生素 K 的作用；③影响的凝血因子不同：肝素加速凝血因子Ⅱa、Ⅹa、Ⅸa、Ⅺa、Ⅻa 的灭活，双香豆素抑制凝血因子Ⅱ、Ⅶ、Ⅸ、Ⅹ的合成；④抗凝作用部位不同：肝素体内外均有效，双香豆素仅体内抗凝有效；⑤起效及抗凝作用维持时间不同：肝素起效快，作用时间短，双香豆素起效慢，作用时间长；⑥出血后解救药物不同：肝素用硫酸鱼精蛋白，双香豆素应用维生素 K 解救。

2. 答题要点参阅本章图 29-5。

(1) 机制：肝素对凝血酶发挥作用，必须与 AT-Ⅲ和凝血酶同时结合形成三元复合物，而对Ⅹa 灭活只需与 AT-Ⅲ结合；低分子量肝素由于分子量低，分子链较短，不能与 AT-Ⅲ和凝血酶同时结合形成复合物，主要对 Ⅹa 发挥作用。

(2) 与肝素相比，低分子量肝素的特点包括：①作用于凝血因子Ⅹa，出血并发症少；②抗凝剂量易掌握，一般不需要实验室监测抗凝活性；③半衰期长，每日只需给药一次；④较少引起血小板释放 PF4，较少引起血小板减少。

3. 答题要点参阅本章图 29-10 及表 29-2。

(1) 抑制血小板花生四烯酸的代谢的药物：①环氧酶抑制剂：如阿司匹林，抑制血小板内环氧酶，使 TXA_2 合成减少；② TXA_2 合酶抑制药和 TXA_2 受体阻断药：如利多格雷，抑制 TXA_2 合成酶，阻断 TXA_2 受体。

(2) 增加血小板内 cAMP 的药物：如双嘧达莫，抑制磷酸二酯酶，cAMP 降解减少。

(3) 抑制 ADP 活化血小板的药物：如噻氯匹定，干扰 ADP 介导的血小板活化。

(4) 血小板膜糖蛋白Ⅱb/Ⅲa 受体阻断药：如阿昔单抗，阻碍配体与Ⅱb/Ⅲa 受体结合。

4. 答题要点参阅本章图 29-9。

促纤溶药又名纤维蛋白溶解药，可使纤溶酶原转变为纤溶酶，后者通过降解纤维蛋白和纤维蛋白原限制血栓增大和溶解血栓。

(1) 链激酶：与内源性纤溶酶原结合成复合物，后者激活纤溶酶原，溶解血栓。

(2) 尿激酶：直接激活纤溶酶原。

(3) 阿尼普酶：又称茴酰化纤溶酶原链激酶激活剂复合物，在体内缓慢激活，具有一定选择性，出血少。

(4) 阿替普酶：又名组织型纤溶酶原激活剂，激活内源性纤溶酶原，出血并发症少。

5. 答题要点参阅本章 X 型选择题第 9 题。

（1）预防早产儿、新生儿出血。

（2）阻塞性黄疸、胆瘘出血。

（3）长期使用广谱抗菌药物出现的出血。

（4）口服抗凝药过量解救。

（张岫美）

第三十章　影响自体活性物质的药物

学习要求

1. 掌握作用于5-HT受体药物的作用和应用；H_1受体阻断药的药理作用、临床应用及不良反应。

2. 熟悉PGs、LTs及PAF及其拮抗药的作用与应用；不同组胺受体亚型的分布和激动后效应。

3. 了解多肽类物质及其受体阻断药的作用和临床应用前景；低密度脂蛋白氧化修饰与动脉粥样硬化的关系；NO在心脑血管疾病中的作用及影响NO药物的发展前景；腺苷与药理性预适应的研究进展。

学习导图

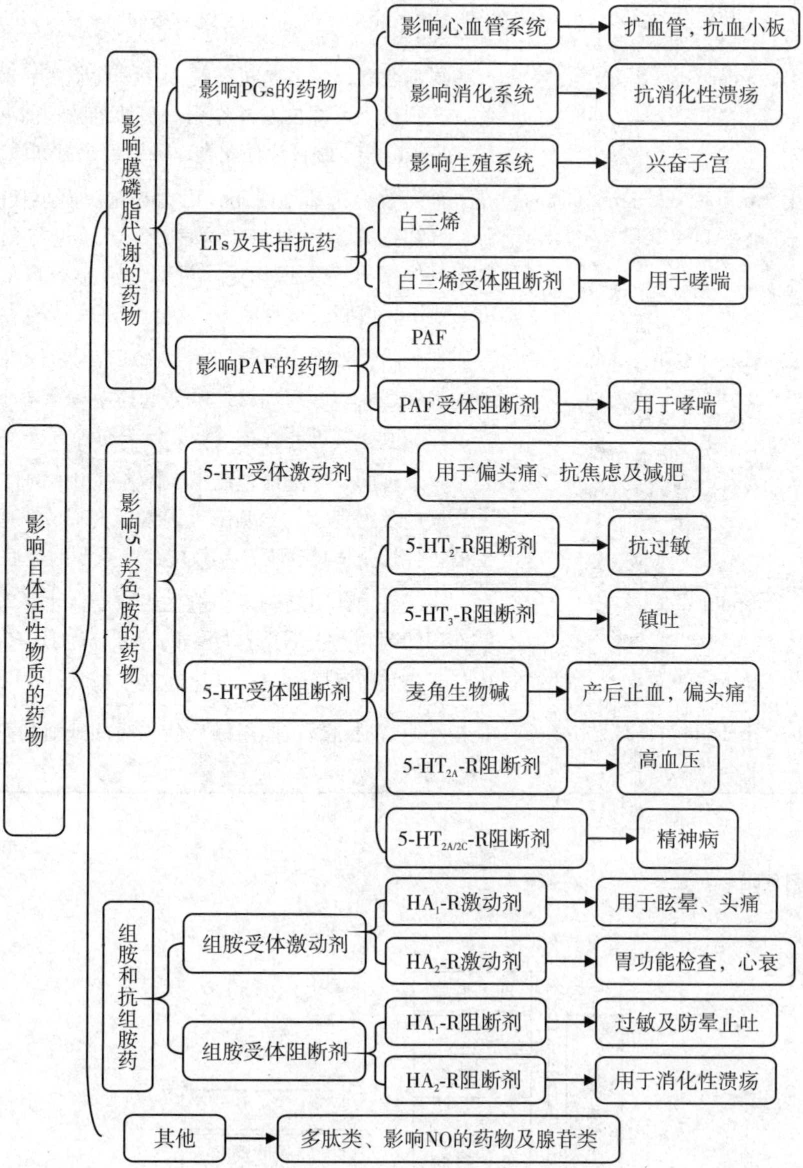
影响自体活性物质的药物
影响膜磷脂代谢的药物
影响PGs的药物
影响心血管系统
扩血管，抗血小板
影响消化系统
抗消化性溃疡
影响生殖系统
兴奋子宫
LTs及其拮抗药
白三烯
白三烯受体阻断剂
用于哮喘
影响PAF的药物
PAF
PAF受体阻断剂
用于哮喘
影响5-羟色胺的药物
5-HT受体激动剂
用于偏头痛、抗焦虑及减肥
5-HT受体阻断剂
5-HT$_2$-R阻断剂
抗过敏
5-HT$_3$-R阻断剂
镇吐
麦角生物碱
产后止血，偏头痛
5-HT$_{2A}$-R阻断剂
高血压
5-HT$_{2A/2C}$-R阻断剂
精神病
组胺和抗组胺药
组胺受体激动剂
HA$_1$-R激动剂
用于眩晕、头痛
HA$_2$-R激动剂
胃功能检查，心衰
组胺受体阻断剂
HA$_1$-R阻断剂
过敏及防晕止吐
HA$_2$-R阻断剂
用于消化性溃疡
其他
多肽类、影响NO的药物及腺苷类

【名词解释】

名 词	英文名	定义或概念
自体活性物质	autacoids	又称局部激素，多数是机体受到伤害性刺激后产生，以旁分泌方式到达邻近部位发挥作用。包括组胺、前列腺素、白三烯、5-羟色胺、血管活性肽类以及一氧化氮和腺苷等
血小板活化因子	platelet activating factors (PAF)	是一种强效生物活性磷脂，由白细胞、血小板、内皮细胞、肺、肝和肾等多种细胞和器官产生，通过与靶细胞膜上的PAF受体结合而发挥作用。可引起血小板聚集、支气管收缩、过敏反应和炎症反应等，参与许多疾病的病理生理过程
5-羟色胺	5-hydroxytryptamine (5-HT)	主要在肠嗜铬细胞合成与储存，在刺激因素作用下释放入血，作为神经递质，参与痛觉、睡眠和体温调节等生理过程，其含量及功能异常可能与精神病、偏头痛等有关
组胺	histamine	是最早发现的，广泛地存在于人体各组织中的自身活性物质，变态反应及物理、化学刺激等因素促其释放，通过与靶细胞上的特异性受体结合而产生效应，是重要的炎症、过敏介质
抗组胺药	antihistamines	又称为组胺受体阻断药，指能在组胺受体水平竞争性阻断组胺作用的药物，根据选择性不同，可分为 H_1-R 阻断药、H_2-R 阻断药及新发展的 $H_{3/4}$-R 阻断药
缺血预适应作用	ischemic preconditioning	是指经短暂缺血后，能对随后较长时间缺血的耐受性明显增强的现象

【知识图解】

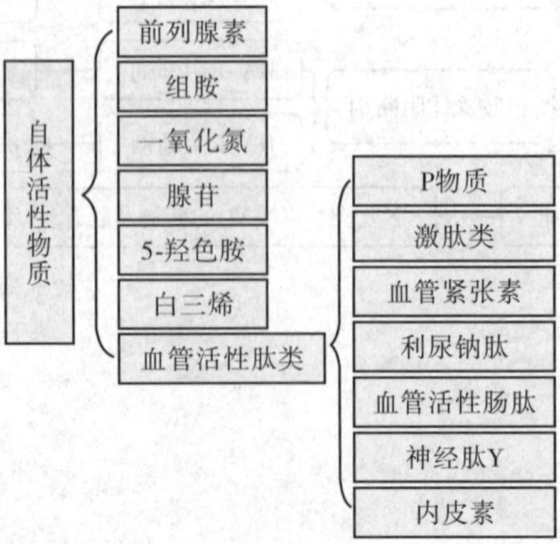

图 30-1 自体活性物质的组成

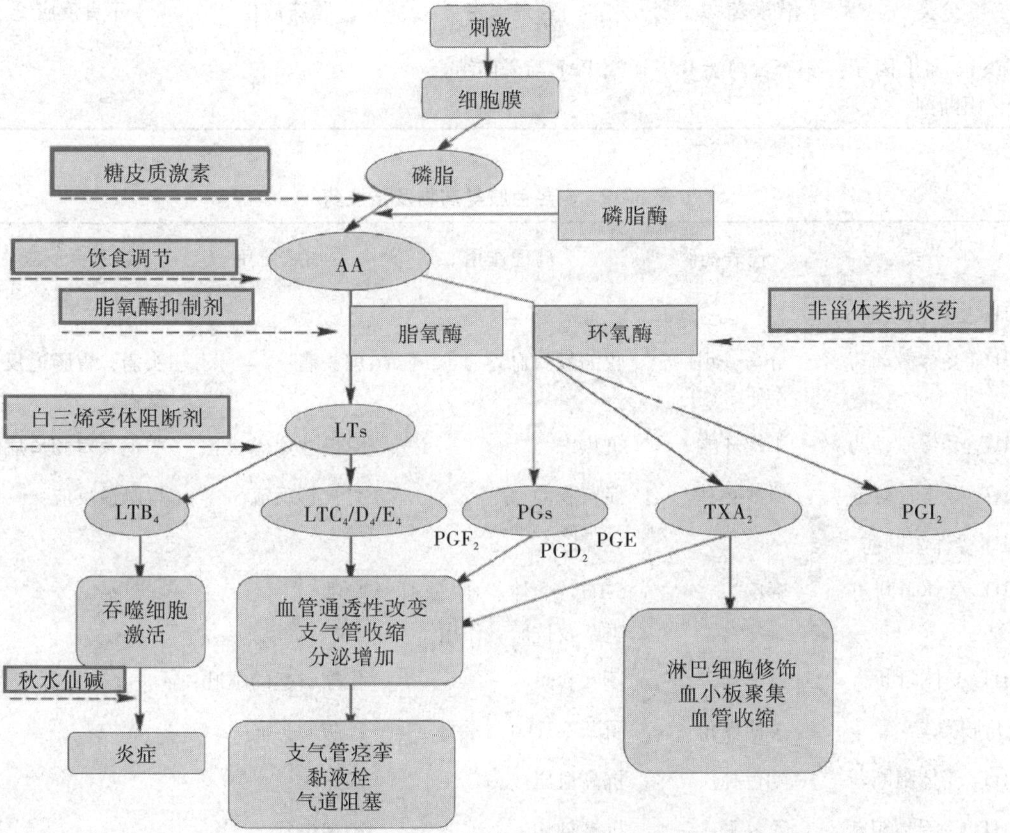

图 30-2　膜磷脂及花生四烯酸代谢途径及药物作用点

表 30-1　影响膜磷脂代谢的药物总结表

分类	代表药物	药理作用	临床应用	不良反应
PGs 类药物				
作用于心血管系统的 PGs	前列地尔	扩血管，抑制血小板聚集	抗凝，阳痿	头痛，胃肠道反应，低血压
作用于消化系统的 PGs	米索前列醇	抑制胃酸分泌，保护胃黏膜	消化性溃疡	胃肠道刺激，子宫收缩
作用于生殖系统的 PGs	地诺前列酮	兴奋子宫平滑肌	引产，流产	胃肠道反应
白三烯拮抗药	孟鲁司特	抑制 CysLT 与受体结合	过敏性鼻炎，哮喘	

续　表

分类	代表药物	药理作用	临床应用	不良反应
血小板活化因子受体阻断剂	银杏苦内酯 B	阻断 PAF 与受体结合	哮喘	

表 30-2　5-羟色胺类药物及拮抗药

分类	代表药物	药理作用	临床应用	不良反应
5-HT 受体激动药				
5-HT_{1D}受体激动药	舒马普坦	收缩颅内血管	偏头痛	头痛，胃肠道反应，低血压
5-HT_{1A}受体激动药	丁螺环酮	抗焦虑	急慢性焦虑状态	中枢及胃肠道症状
5-HT_4 受体激动药	西沙必利	促胃肠动力	胃食管反流	胃肠道反应
5-HT 受体阻断药				
5-HT_2 受体阻断药	赛庚啶	5-HT_2 受体、H_1 受体阻断及抗胆碱作用	哮喘	
5-HT_3 受体阻断药	昂丹司琼	镇吐	化疗引起的呕吐	
麦角胺类	美西麦角	阻断 5-$HT_{2A/2c}$受体	预防偏头痛	
5-HT_{2A}受体阻断药	酮色林	抗高血压	高血压	
5-$HT_{2A/2c}$受体阻断药	氯氮平	抗精神病	精神失常	

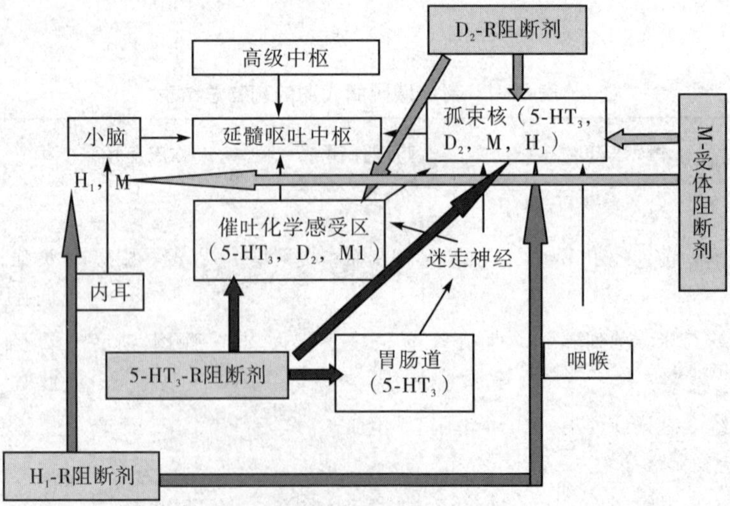

图 30-3　呕吐的发生机制及镇吐药的作用环节

（5-HT_3-R：5-羟色胺 3 受体；H_1-R：组胺 1 受体；M-R：乙酰胆碱 M 受体；D_2-R：多巴胺 2 受体）

表 30-3 常用镇吐药比较表

药物	作用靶点及作用特点	临床应用
苯海拉明	H_1 受体：中枢镇静和镇吐作用	预防和治疗晕动病，眩晕病
东莨菪碱	中枢 M 胆碱受体：抑制前庭神经、内耳、大脑皮质功能	防治晕动病、妊娠及放射性呕吐
甲氧氯普胺（胃复安）	多巴胺 D_2 受体： 阻断中枢 CTZ 的 D_2 受体→镇吐 阻断胃肠 D_2 受体→加速胃肠排空	肿瘤放化疗及胃肠功能障碍引起的呕吐
多潘立酮（吗丁啉）	胃肠多巴胺 D_2 受体：促进胃排空，协调胃肠运动	同上，尤其用于消化不良、恶心呕吐
昂丹司琼（枢复宁）	5-HT_3 受体：镇吐作用强而快	放化疗恶心呕吐

表 30-4 组胺受体的分布及效应

分类	分　布	效应	激动剂	阻断剂
H_1 受体	支气管、胃肠、子宫平滑肌 皮肤血管、小动静脉、毛细血管 血小板	收缩 舒张 促进聚集	培他司汀	苯海拉明
H_2 受体	支气管、胃肠、子宫平滑肌 皮肤血管、小动静脉、毛细血管 心室 窦房结 胃壁细胞 血小板	收缩 舒张 收缩 心率加快 胃酸分泌 抑制聚集	英普咪定	西咪替丁
H_3 受体	中枢、神经末梢	调节组胺合成与释放	（R）α-甲基组胺	thioperamide
H_4 受体	炎症组织、造血细胞	介导炎细胞的分化及趋化		

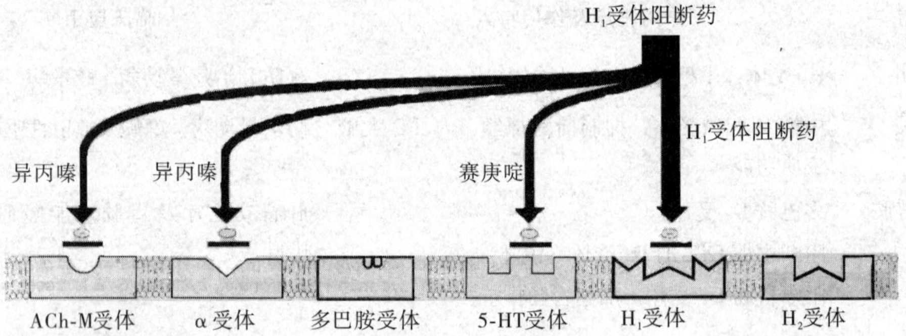

图 30-4　H_1 受体阻断药对组胺受体及肾上腺素能和胆碱能受体的阻断作用

表 30-5　常用 H_1 受体阻断药的比较

药物	H_1 阻滞	镇静催眠	抗晕镇吐	抗胆碱	维持时间(h)	口服剂量(mg)
苯海拉明 Diphenhydramine	++	+++	++	+++	4~6	25~50
异丙嗪（非那根）Promethazine	+++	+++	++	+++	4~6	12.5~25
吡苄明 Pyribenzamine	++	++			4~6	25~50
氯苯那敏（扑尔敏）Chlorphenamine	+++	+	+	++	4~6	4
布克利嗪（安其敏）Buclizine	+++	+	+++	+	16~18	25~50
苯茚胺 Phenindamine		略兴奋	-	++		25~50
赛庚啶 Cyproheptadine	+++	++	+	++		4
吡咯醇胺 Mecloprodine	++++（哮喘有效）		-		12	2

续 表

药物	H_1 阻滞	镇静催眠	抗晕镇吐	抗胆碱	维持时间（h）	口服剂量（mg）
阿司咪唑（息斯敏）Astemizole	+++	-		-	>24	10
氯草司汀 Azelastine	++++			+	24	2

表 30-6 常用 H_2 受体阻断药的比较

	第一代	第二代	第三代		第四代
	西咪替丁	雷尼替丁	法莫替丁	尼扎替丁	罗沙替丁
作用强度	中	较强	较强	最强	最强
生物利用度	60%~80%	50%~60%	40%~50%	90%~95%	90%~100%
半衰期（h）	2	2~2.5	3~3.5	1.6	1.5~2.5
抗雄激素作用	有	较弱	无	无	无
抑制肝药酶作用	有	较弱	无	无	无
剂量 qd（或 bid）	800mg	300mg	40mg	300mg	150mg

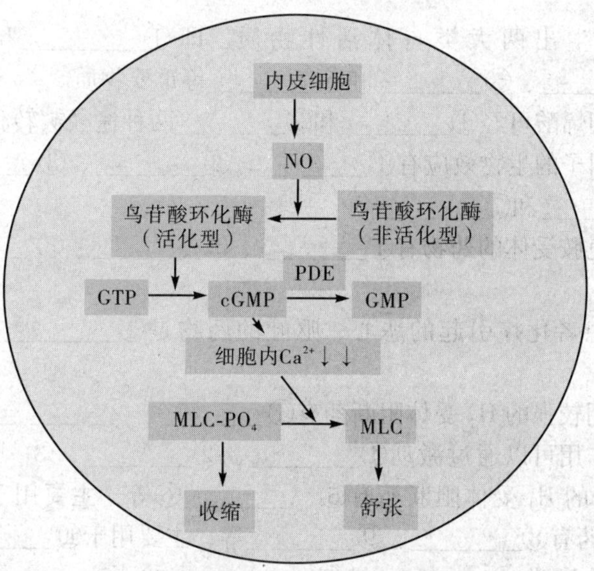

图 30-5 NO 舒张血管平滑肌的机制

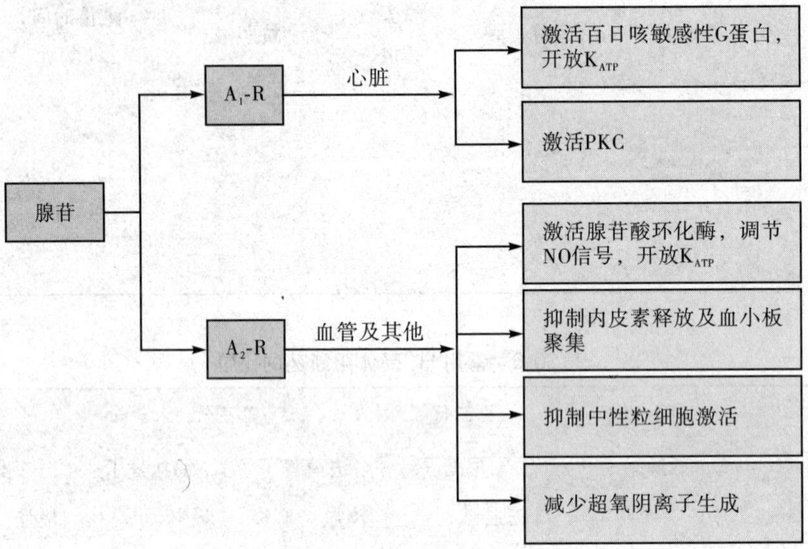

图 30-6 腺苷的作用机制图

经 典 试 题

一、填空题

1. 膜磷脂可衍生出两大类自体活性物质，即①________和②________，包括③________、④________、⑤________和⑥________等重要物质。

2. 游离的花生四烯酸可经①________和②________两种途径被转化。

3. 血小板活化因子的生物效应有①________、②________、③________、④________、⑤________、⑥________和⑦________等。

4. 作用于5-羟色胺受体的药物有①________、②________、③________、④________、⑤________等。

5. 常用于癌症患者化疗引起的恶心、呕吐的药物是①________，属于②________类药物。

6. 抗晕镇吐作用较强的 H_1 受体阻断药有①________、②________和③________。

7. 组胺的生理作用可以通过激动①________、②________、③________及④________等受体来实现。常用的 H_1 受体阻断药有⑤、________⑥等，主要用于⑦________等疾病；常用的 H_2 受体阻断药有⑧________、⑨________等，主要用于⑩________等疾病。

8. 利尿钠肽可分为①________、②________、③________，具有④________和⑤________等作用。

9. 缺血预适应是指①________后，对随后的②________的③________有明显增强现象。

10. 腺苷通过激动腺苷受体调节①________，对随后的缺血损伤产生②________，发挥③________作用。

二、选择题

【A 型题】

1. 用于催产或引产的 PGs 药是
   A. 地诺前列酮
   B. 前列地尔
   C. 恩前列素
   D. 吲哚美辛
   E. 依前列醇

2. 可用于预防或减轻支气管哮喘发作的 LTs 受体拮抗药是
   A. 赛庚啶
   B. 扎鲁司特
   C. 舒马普坦
   D. 齐留通
   E. 前列地尔

3. 西沙必利具有的作用是
   A. 阻断 5-HT 受体
   B. 激动 $5\text{-}HT_{1D}$受体
   C. 激动 $5\text{-}HT_{1A}$受体
   D. 促神经末梢释放 NA
   E. 选择性激动 $5\text{-}HT_4$ 受体及促进 ACh 释放

4. 几乎无中枢神经抑制作用的 H_1 受体阻断药是
   A. 苯海拉明
   B. 异丙嗪
   C. 阿司咪唑
   D. 氯苯那敏
   E. 以上都不是

5. 美西麦角是
   A. H_1 受体阻断药
   B. $5\text{-}HT_{1A}$和 $5\text{-}HT_{1C}$受体阻断药
   C. $5\text{-}HT_{1A}$受体阻断药
   D. $5\text{-}HT_{1C}$受体阻断药
   E. $5\text{-}HT_4$ 受体阻断药

6. 昂丹司琼的作用是
   A. 阻断 $5\text{-}HT_2$ 受体，用于治疗偏头痛
   B. 阻断 $5\text{-}HT_1$ 受体，产生长时间降压作用
   C. 激动 $5\text{-}HT_2$ 受体，兴奋胃肠道平滑肌
   D. 选择性阻断 $5\text{-}HT_3$ 受体，用于镇吐
   E. 小剂量激动而大剂量阻断 5-HT 受体

7. 氯氮平是
   A. 5-HT 受体阻断药
   B. H_1 受体阻断药
   C. PGs 受体阻断药
   D. H_2 受体阻断药
   E. LTs 受体阻断药

8. 临床研究证明银杏苦内酯 B 治疗败血症休克有效，其机制为
   A. 阻断白三烯受体
   B. 阻断血小板活化因子受体
   C. 阻断 5-羟色胺受体
   D. 阻断组胺受体
   E. 阻断内皮素受体

9. 具有中枢兴奋作用的 H_1受体阻断药是
   A. 苯海拉明

B. 异丙嗪
C. 苯茚胺
D. 赛庚啶
E. 阿司咪唑

10. H_1受体阻断药多有中枢抑制作用，是因为
A. 麻醉中枢内的兴奋性神经元
B. 扩张脑血管，改善脑循环
C. 收缩脑血管，使脑组织缺氧
D. 增强中枢GABA能神经元的功能
E. 通过血脑屏障拮抗组胺介导的觉醒反应

11. H_3受体阻断剂对下列哪种疾病有良好应用前景
A. 精神分裂症
B. 多动症
C. 抑郁症
D. 晕动症
E. 阿尔茨海默病

12. 目前已知的收缩血管作用最强的内源性物质是
A. 肾上腺素
B. 内皮素
C. 5-HT
D. 血管紧张素Ⅱ
E. 血管升压素

【B型题】
A. 前列地尔
B. 白三烯
C. 地诺前列酮
D. 依前列醇
E. 米索前列醇
1. 临床用于诊断和治疗阳痿的药物是
2. 作用最强的内源性抗凝血药是
3. 治疗溃疡，防止溃疡复发的是
4. 主要作为阴道栓剂催产药，可用于引产与流产的是

A. 苯海拉明
B. 特非那定
C. 阿司咪唑
D. 组胺
E. 雷尼替丁
5. 用于诊断真性胃酸缺乏症的药物是
6. 用于十二指肠溃疡、胃溃疡的药物是
7. 能引起尖端扭转型室速的药物是
8. H_1受体阻断作用时间最长的药物是
9. 对中枢神经镇静作用最强的药是

【C型题】
A. H_1受体
B. H_2受体
C. 二者均是
D. 二者均否
1. 介导血管扩张的组胺受体是
2. 介导支气管平滑肌收缩的组胺受体是
3. 介导胃酸分泌的组胺受体是
4. 影响血小板功能的组胺受体是
5. 介导钙内流的组胺受体是

A. 依前列醇
B. 前列地尔
C. 二者均是
D. 二者均否
6. 用于诊断、治疗阳痿的是
7. 有扩张血管和抗血小板聚集作用的是
8. 能代替肝素用于肾透析预防血栓形成的是

A. 恩前列素

B. 米索前列醇
C. 二者均是
D. 二者均否

9. 能抑制基础胃酸分泌的是
10. 能抑制胃酸分泌，并有细胞保护作用的是
11. 可用于药物流产的是

【X 型题】

1. H_1 受体激动时产生的效应表现为
A. 皮肤血管扩张
B. 支气管平滑肌收缩
C. 房室传导减慢
D. 胃肠平滑肌收缩
E. 毛细血管壁通透性增高

2. 苯海拉明的药理作用有
A. 镇静催眠
B. 抗晕镇吐
C. 抗胆碱作用
D. 抑制胃酸分泌作用
E. 对抗组胺 H_1 受体效应

3. H_1 受体阻断药的不良反应包括
A. 烦躁、失眠
B. 镇静、嗜睡
C. 消化道反应
D. 心脏不良反应
E. 血液系统不良反应

4. H_2 受体阻断药的作用有
A. 抑制基础胃酸分泌
B. 抑制组胺引起的胃酸分泌
C. 抑制胃泌素引起的胃酸分泌
D. 部分对抗组胺引起的血管扩张
E. 阻断组胺引起的支气管、胃肠平滑肌收缩

5. H_2 受体阻断药的不良反应有
A. 头痛、头晕
B. 乏力
C. 腹泻
D. 皮疹
E. 大剂量可致精神紊乱、有抗雄激素作用

6. NO 的作用与用途是
A. 通过 GC-cGMP 途径产生扩管降压作用
B. 降低肺动脉压、扩张支气管平滑肌
C. 可作为神经递质或调质发挥作用
D. 舒张血管、保护内皮细胞
E. 抗血小板聚集、抑制动脉粥样硬化的形成

三、问答题

1. 简述作用于 5-HT 受体药物的作用和应用。
2. 简述组胺受体的分型、效应及相应的激动药和阻断药。
3. 简述 H_1 受体阻断药的受体阻断作用。
4. 比较 H_1 受体阻断药的药理学特点。
5. 简述 H_2 受体阻断药的作用及不良反应。
6. 简述 NO 的作用与用途。

参考答案

一、填空题

1. 廿碳烯酸类 ②血小板活化因子 ③前列腺素类（PGs） ④血栓素（TXA_2）⑤白三烯（LTs）⑥血小板活化因子（PAF）

2. ①环氧酶 ②脂氧酶

3. ①低血压 ②血管通透性增加 ③肺动脉高压 ④支气管收缩 ⑤呼吸抑制 ⑥过敏反应 ⑦炎症反应

4. ①赛庚啶 ②昂丹司琼 ③麦角生物碱类 ④酮色林 ⑤氯氮平

5. ①昂丹司琼 ②5-HT_3 受体阻断剂

6. ①苯海拉明 ②异丙嗪 ③布克利嗪

7. ①H_1 ②H_2 ③H_3 ④H_4 ⑤苯海拉明 ⑥异丙嗪 ⑦皮肤黏膜变态反应性疾病 ⑧西咪替丁 ⑨雷尼替丁 ⑩消化性溃疡

8. ①心房钠尿肽（ANP） ②脑钠尿肽（BNP） ③C 型钠尿肽（CNP） ④排钠利尿 ⑤舒张血管

9. ①短暂缺血 ②较长时间缺血 ③耐受性

10. ①细胞代谢 ②保护作用 ③缺血预适应

二、选择题

【A 型题】

1. A 2. B 3. E 4. C 5. B 6. D 7. A 8. B 9. C 10. E 11. E 12. B

【B 型题】

1. A 2. D 3. E 4. C 5. D 6. E 7. B 8. C 9. A

【C 型题】

1. C 2. A 3. B 4. C 5. D 6. B 7. C 8. A 9. C 10. A 11. B

【X 型题】

1. ABCDE 2. ABCE 3. ABCDE 4. ABCD 5. ABCDE 6. ABCDE

三、问答题

1. 答题要点参阅本章表 30-2。

（1）5-HT 受体激动药：①$5\text{-}HT_{1D}$受体激动药如舒马普坦，药理作用是收缩颅内血管，主要用于偏头痛；②$5\text{-}HT_{1A}$受体激动药如丁螺环酮，具有抗焦虑作用，主要用于急慢性焦虑状态；③$5\text{-}HT_4$受体激动药如西沙必利，具有促胃肠动力作用，用于胃食管反流。

（2）5-HT 受体阻断药：①$5\text{-}HT_2$受体阻断药如赛庚啶，具有$5\text{-}HT_2$受体、H_1受体阻断及抗胆碱作用，主要用于哮喘；②$5\text{-}HT_3$受体阻断药如昂丹司琼，具有镇吐作用，主要用于化疗引起的呕吐；③麦角胺类如美西麦角，具有阻断$5\text{-}HT_{2A/2C}$受体作用，主要用于偏头痛的预防；④$5\text{-}HT_{2A}$受体阻断药如酮色林，具有抗高血压作用，用于高血压；⑤$5\text{-}HT_{2A/2C}$受体阻断药如氯氮平，具有抗精神病作用，主要用于精神失常。

2. 答题要点参阅本章表 30-4。

（1）H_1受体，激动后引起支气管、胃肠、子宫等平滑肌收缩；皮肤血管、小动静脉及毛细血管舒张和血小板聚集；激动药为培他司汀；阻断药为苯海拉明等。

（2）H_2受体，激动后引起支气管、胃肠、子宫等平滑肌收缩；皮肤血管、小动静脉及毛细血管舒张；心肌收缩力增强，心率加快；胃酸分泌和抑制血小板聚集；激动药为英普咪定；阻断药为西咪替丁等。

（3）H_3受体，主要调节组胺合成与释放；激动药为（R）α-甲基组胺；阻断药为 thioperamide。

（4）H_4受体，主要介导炎细胞的分化及趋化。

3. 答题要点参阅本章图 30-4。

（1）所有的H_1受体阻断药均可阻断组胺H_1受体，对抗组胺引起的支气管、胃肠道平滑肌的收缩等作用。

（2）多数药物可通过血脑屏障，阻断中枢的H_1受体，出现中枢抑制作用。

（3）某些药物具有抗胆碱作用，如苯海拉明、异丙嗪，阻断乙酰胆碱 M 受体，表现为防晕镇吐作用。

（4）某些药物可阻断肾上腺素 α 受体，如异丙嗪。

（5）某些药物可阻断 5-HT 受体，如赛庚啶，可用于哮喘。

4. 答题要点参阅本章表 30-5。

（1）H_1受体阻断作用：以氯苯司汀、吡咯醇胺作用最强，苯海拉明、异丙嗪、氯苯那敏、布克利嗪、赛庚啶、阿司咪唑作用较强，苯茚胺作用较弱。

（2）镇静催眠作用：多数药物可通过血脑屏障，阻断中枢的H_1受体，出现镇静催眠作用，以苯海拉明、异丙嗪最强，赛庚啶、吡苄明较强，氯苯那敏、布克利嗪较弱，阿司咪唑几无中枢抑制作用，苯茚胺有较弱的兴奋作用。

（3）抗晕镇吐作用：布克利嗪最强，苯海拉明、异丙嗪较强，氯苯那敏、赛庚啶较弱，其他无。

（4）作用维持时间：阿司咪唑、氯苯司汀作用持久，布克利嗪、吡咯醇胺中效，苯海拉明、异丙嗪、氯苯那敏、布克利嗪为短效。

5. 答题要点参阅本章 X 型选择题第 4、第 5 题。

（1）作用：①抑制基础胃酸分泌；②抑制组胺引起的胃酸分泌；③抑制胃泌素引起的

胃酸分泌；④部分对抗组胺引起的血管扩张。

（2）不良反应：①中枢症状：头痛、头晕、乏力，大剂量可致精神紊乱；②胃肠道反应：腹泻；③皮疹；④抗雄激素作用。

6. 答题要点参阅本章 X 型选择题第 6 题。

（1）通过 GC-cGMP 途径产生扩血管降压作用，用于妊高征或先兆子痫。

（2）降低肺动脉压、扩张支气管平滑肌，可用于呼吸窘迫综合征。

（3）可作为神经递质或调质发挥作用，可用于改善学习记忆功能。

（4）舒张血管、保护内皮细胞，用于保护缺血再灌注对动脉内皮造成的损伤。

（5）抗血小板聚集、抑制动脉粥样硬化的形成。

（王姿颖　张岫美）

第三十一章 作用于呼吸系统的药物

学习要求

1. 重点掌握平喘药的分类，各类平喘药的药理作用、作用机制、临床应用及主要不良反应。

2. 熟悉可待因、右美沙芬、喷托维林的镇咳作用特点及临床应用。

3. 了解外周性镇咳药、祛痰药的药理主要特点及临床应用。

学习导图

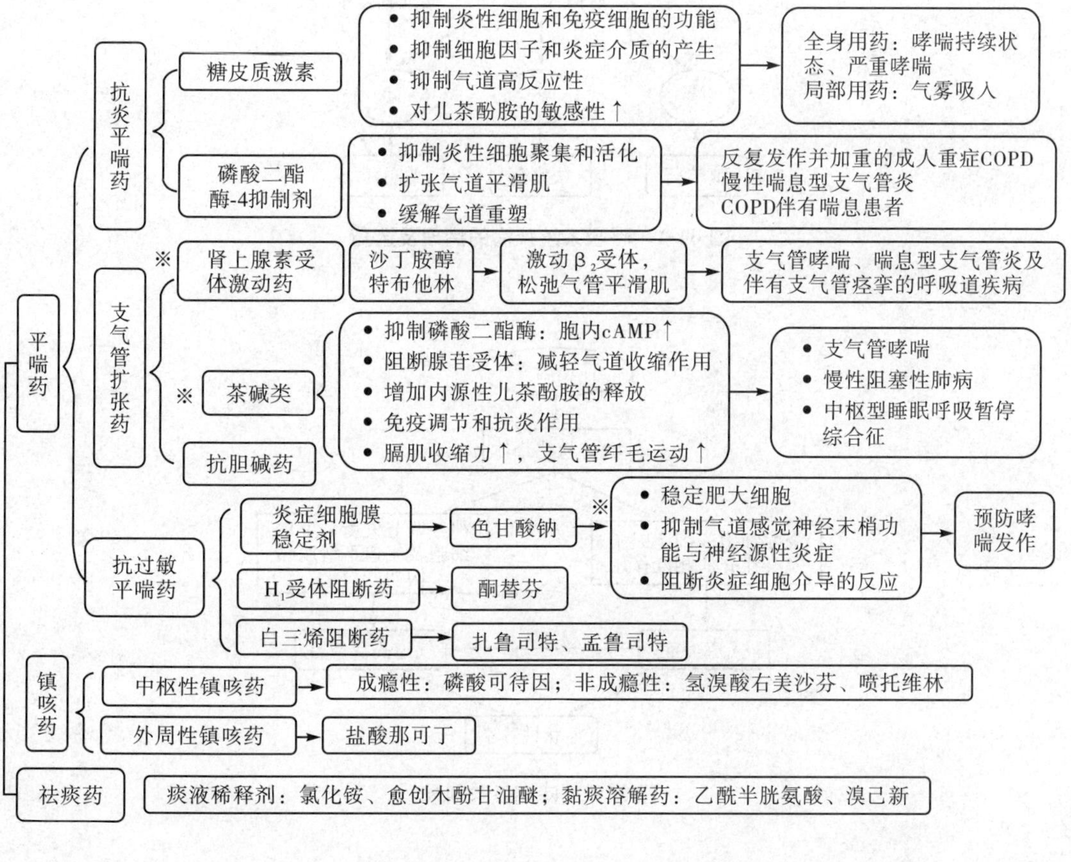

【名词解释】

名　词	英文名	定义或概念
支气管哮喘	bronchial asthma	常发生于幼儿和青少年，是一种慢性变态反应性炎症性疾病。慢性支气管哮喘反复发作可引起肺部和气道炎症、超敏感型、支气管平滑肌痉挛和气道重塑等
慢性阻塞性肺疾病	chronic obstructive pulmonary diseases，COPD	伴有喘息常发生于中老年，是由于感染或肺感染因素引起支气管黏膜及其周围组织的慢性非特异性炎症

【知识图解】

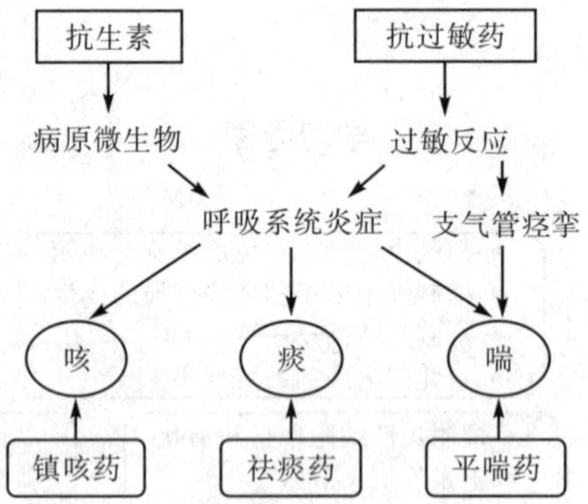

图 31-1　呼吸系统疾病的病理及选药

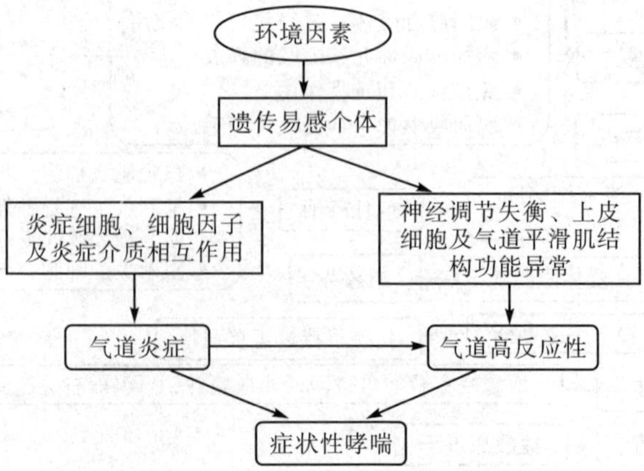

图 31-2　哮喘发作机制

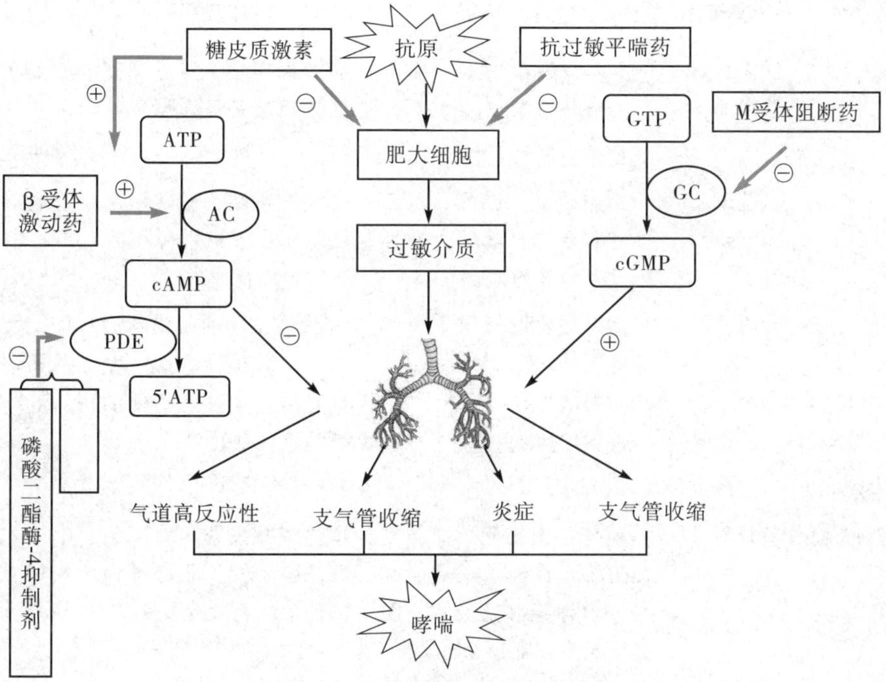

图 31-3 控制哮喘药物的主要作用机制

ATP：三磷酸腺苷；AC：腺苷酸环化酶；cAMP：环磷酸腺苷；GTP：三磷酸鸟苷；GC：鸟苷酸环化酶；cGMP：环磷酸鸟苷；PDE：磷酸二酯酶

表 31-1 常用平喘药作用机制、临床应用及不良反应比较

药物分类	代表药物	作用机制	临床应用	不良反应
抗炎平喘药				
糖皮质激素（GCs）	丙酸倍氯米松 布地奈德 丙酸氟替卡松	GCs 和糖皮质激素受体结合调控核内炎症相关靶基因的转录	全身用药：哮喘持续状态、严重哮喘 局部用药：气雾吸入	偶有声音嘶哑、喉部不适、口腔和咽部白色念珠菌感染等
磷酸二酯酶-4 抑制剂（PDE-4）	罗氟司特	抑制 PDE-4 的活性，增加胞内 cAMP 的水平发挥作用	反复发作并加重的成人重症 COPD；慢性喘息型支气管炎；COPD 伴有喘息患者	腹泻、体重减轻、恶心、头痛、头晕、食欲缺乏
支气管扩张药				

续 表

药物分类	代表药物	作用机制	临床应用	不良反应
β肾上腺素受体激动药	沙丁胺醇 特布他林	激动气道 β_2 受体，胞内 cAMP↑，$[Ca^{2+}]_i$↓，松弛支气管平滑肌	支气管哮喘、喘息型支气管炎、支气管痉挛的呼吸道疾病	心脏反应、肌肉震颤、代谢紊乱
茶碱类	氨茶碱 胆茶碱	抑制磷酸二酯酶；阻断腺苷受体；增加内源性儿茶酚胺的释放等	支气管哮喘；慢性阻塞性肺病；中枢性睡眠呼吸暂停综合征	胃肠道不良反应；中枢兴奋；急性中毒
抗胆碱药	异丙托溴铵	选择性阻断气道平滑肌M受体，抑制鸟苷酸环化酶活性，$[Ca^{2+}]_i$↓，气道平滑肌松弛	β_2 受体激动药耐受哮喘患者；老年性哮喘，尤其对高迷走神经活性的哮喘患者有效	口干、干咳、喉部不适；青光眼患者禁用
抗过敏平喘药				
炎症细胞膜稳定剂	色甘酸钠	稳定肥大细胞；抑制气道感觉神经末梢功能与气道神经源性炎症；阻断炎症细胞介导的反应	预防哮喘发作，对过敏性、运动性、非特异性的外源性刺激效果较好	咽喉与气管刺痛感或支气管痉挛
H_1 受体阻断药	酮替芬	阻断 H_1 受体，预防并逆转 β_2 受体的“向下调节”，加强平喘作用	防治轻中度哮喘	短暂的嗜睡、疲倦、头晕、口干
白三烯阻断药	扎鲁司特 孟鲁司特	阻断白三烯的作用发挥平喘作用	儿童支气管哮喘的长期治疗和预防	轻度头痛、咽炎、鼻炎等

表 31-2　呼吸道β受体激动药的效应

效应细胞	受体类型	效　应
呼吸道平滑肌细胞	β_2	平滑肌松弛、支气管扩张
肥大细胞	β_2	抑制组胺、SRS-A 等过敏介质释放
黏膜下腺体细胞	β_1	促进黏液分泌
纤毛上皮细胞	β_2	增强纤毛运动、激动氯离子泵、促进氯离子和黏液转运
Clara 细胞	β_2	促进分泌
血管平滑肌细胞	β_1	平滑肌松弛
血管内皮细胞	β_2	缩小裂隙，降低通透性，抑制组胺引起的蛋白质和水分从肺血管外渗
杯状细胞	β_1、β_2	促进黏液分泌，增加黏液中黏蛋白含量和水分
杯状Ⅱ型细胞	β_2	促进表面活性物质的合成和分泌

表 31-3　常用平喘药的分类及作用机制

药物作用	β受体激动药			茶碱		异丙托溴铵	糖皮质激素			色甘酸钠	酮替芬
	吸入	口服	注射	口服	注射	吸入	吸入	口服	注射	吸入	口服
缓解慢性症状	++++	+++	0	+++	0	+++	+++	++++	0	++	++
缓解急性症状	++++	++	+	+	+	+	−	±	−	−	−
哮喘持续状态	++++	+	++++	+	+++	++	−	+++	++++	−	−
预防发作	+++	+++	0	+++	0	++	+++	++++	0	+++	+++
预防运动哮喘	++++	++	0	+++	0	±	−	−	0	++++	++
减轻气道炎症	+	+	0	++	0	±	++++	++++	0	++++	0

−无作用；+~ ++++作用强度大小；0 未做比较

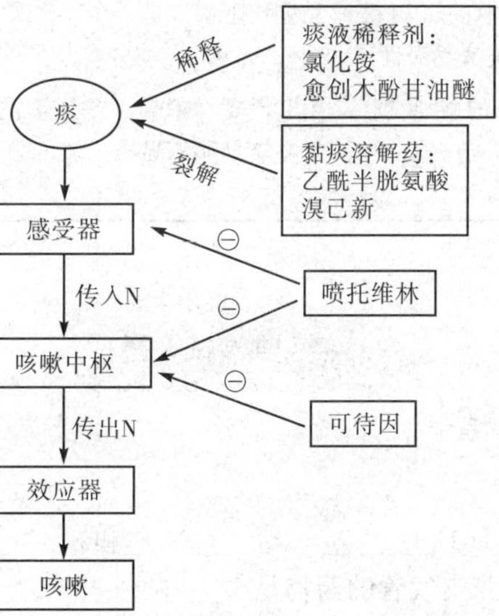

图 31-4　咳嗽反射及镇咳药与祛痰药的作用环节

表 31-4　咳嗽与镇咳治疗

咳嗽发生环节	治疗药物	作用特点
咳嗽中枢兴奋	中枢性镇咳药：可待因等	作用强，有依赖性，用于干咳，有痰者慎用
外周咳嗽反射途径激活	外周性镇咳药：盐酸那可丁	作用较弱，可用于多种原因引起的咳嗽
痰液刺激	祛痰药：氯化铵、溴己新	通过消除痰液而减轻咳嗽

表 31-5 镇咳药特点的比较

药物	作用部位	作用特点	适应证	不良反应
可待因	咳嗽中枢	镇咳、镇痛	刺激性干咳	成瘾、中枢兴奋
右美沙芬	咳嗽中枢	镇咳、无阵痛、无成瘾	干咳	中枢抑制
喷托维林	咳嗽中枢、平滑肌	镇咳、阿托品样作用、局麻作用	急性咳嗽	头痛、头晕、口干、便秘

表 31-6 常用祛痰药作用的比较

药物	作用机制	适应证	不良反应
氯化铵	反射性刺激呼吸道分泌，使痰液变稀	急、慢性呼吸道炎症，痰多不易咳出者；酸化尿液	溃疡病；肝肾功能不良者慎用
乙酰半胱氨酸	痰液黏蛋白中的二硫键断裂，降低痰液黏滞性	黏稠痰阻塞气道	恶心、呕吐、支气管哮喘
溴己新	裂解黏痰中的黏多糖，抑制黏多糖合成	用于慢支、哮喘、支气管扩张的痰液黏稠不易咳出者	胃部不适；转氨酶升高；消化性溃疡；肝功能不良者慎用

经典试题

一、填空题

1. 常用的平喘药可分为①________、②________和③________3 类。

2. 目前常用的 3 类扩张支气管的药物是①________、②________和③________。

3. ①________是抗炎平喘药中抗炎作用最强，并有抗过敏作用的药物，其最常用的是②________。

4. 对 β_2 受体有较强选择性的拟肾上腺素药是①________，非选择性拟肾上腺素药是②________。

5. 色甘酸钠的抗喘作用机制主要是稳定①________，阻止肥大细胞释放②________，主要用于③________，使用时应采用④________。

6. 常用的镇咳药有①________、②________、③________、④________。

7. 祛痰药可分为①________和②________。

二、选择题

【A 型题】

1. 糖皮质激素治疗哮喘的主要机制是
   A. 阻断 M 受体
   B. 激活腺苷酸环化酶
   C. 抗炎、抗过敏作用
   D. 提高中枢神经系统的兴奋性
   E. 激活支气管平滑肌上的 β_2 受体

2. 沙丁胺醇的突出优点是
   A. 作用强大而持久
   B. 适于口服药物
   C. 气雾吸收作用比异丙肾上腺素快
   D. 对 β_2 受体的作用明显大于 β_1 受体
   E. 兴奋心脏的作用与异丙肾上腺素相似

3. 治疗老年性哮喘特别有效的药是
   A. 沙丁胺醇
   B. 倍氯米松
   C. 色甘酸钠
   D. 异丙托溴铵
   E. 异丙肾上腺素

4. 常用于抗哮喘的 M 受体阻断剂是
   A. 山莨菪碱
   B. 丙胺太林
   C. 后马托品
   D. 阿托品
   E. 异丙托溴铵

5. 可待因主要用于
   A. 肺炎引起的咳嗽
   B. 黏痰引起的剧咳
   C. 感冒致轻度咳嗽
   D. 剧烈刺激性干咳
   E. 支气管哮喘

6. 能刺激胃黏膜，反射性引起呼吸道分泌，使痰液变稀易于咳出的药物是
   A. 溴己新
   B. 氯化铵
   C. 氨茶碱
   D. 可待因
   E. 乙酰半胱氨酸

7. 福莫特罗的作用机制是
   A. 选择性阻断 β_2 受体
   B. 抑制炎症介质释放
   C. 选择性激动 β_2 受体
   D. 抗炎、抗过敏
   E. 稳定肥大细胞的细胞膜

【B 型题】

A. 沙丁胺醇
B. 色甘酸钠
C. 倍氯米松
D. 氨茶碱
E. 异丙托溴铵

1. 能选择性激动肾上腺 β_2 受体的是
2. 能对抗乙酰胆碱作用的是
3. 能松弛支气管平滑肌，同时兴奋心肌的是
4. 肥大细胞膜稳定药是
5. 能减少炎症介质的产生和炎症反应的是

A. 喷托维林
B. 沙丁胺醇
C. 盐酸那可丁
D. 氨茶碱
E. 可待因

6. 中枢性镇咳药，有成瘾性及镇痛作用的是
7. 外周性镇咳药，有兴奋呼吸中枢作用的是
8. 人工合成的非成瘾性中枢镇咳药是

A. 氯化铵
B. 色甘酸钠
C. 氨茶碱
D. 溴己新
E. 乙酰半胱氨酸

9. 属于黏痰溶解药并使痰液中的二硫键裂解的是
10. 属于痰液稀释剂的是

【C 型题】

A. 松弛支气管平滑肌
B. 抑制肥大细胞释放过敏递质
C. 二者均有
D. 二者均无

1. 沙丁胺醇
2. 氨茶碱
3. 色甘酸钠

A. 可待因
B. 氢溴酸右美沙芬
C. 二者均是
D. 二者均否

4. 久用有成瘾性的是
5. 用于刺激性干咳的药物是
6. 用于呼吸道炎症，痰多不易咳出者是

【X 型题】

1. 肾上腺素受体激动药平喘作用的特点有
A. 平喘作用强大
B. 可以口服
C. 心脏的不良反应少见
D. 作用持久
E. 兴奋支气管平滑肌 β_2 受体而起作用

2. 异丙肾上腺素的禁忌证有
A. 休克
B. 心肌炎
C. 房室传导阻滞
D. 甲亢
E. 心绞痛

3. 氨茶碱的不良反应有
A. 尿量减少
B. 惊厥
C. 局部刺激大
D. 血压骤降
E. 心率加快等心律失常

4. 氯化铵的药理作用有
A. 具有利尿作用
B. 酸化体液及尿液
C. 口服，可反射性使痰液稀释
D. 注射，可反射性使痰液稀释
E. 从呼吸道排出部分稀释痰液

5. 多痰的咳嗽不宜使用
A. 可待因
B. 喷托维林
C. 盐酸那可丁
D. 氯化铵
E. 乙酰半胱氨酸

6. 平喘药的适应证正确的是
A. 倍氯米松用于重症哮喘
B. 沙丁胺醇用于夜间发作
C. 严重慢性哮喘应联合用药
D. 色甘酸钠治疗轻症哮喘或预防发作

E. 异丙托溴铵治疗慢性喘息性支气管炎

7. 选择性 β_2 受体激动药的特点是
A. 特布他林有可口服及注射的特点
B. 克仑特罗为强效 β_2 受体激动药
C. 福莫特罗是长效 β_2 受体激动药
D. 异丙肾上腺素对 β_1 和 β_2 受体均有明显作用
E. 沙丁胺醇对 β_2 受体作用强于 β_1 受体

8. 色甘酸钠适用于
A. 溃疡性结肠炎
B. 支气管哮喘的预防性治疗
C. 过敏性鼻炎
D. 肺水肿
E. 预防运动引起的速发性哮喘

9. 茶碱类药物平喘的机制有
A. 直接舒张气道平滑肌
B. 阻断腺苷受体
C. 抑制磷酸二酯酶
D. 促进内源性儿茶酚胺释放
E. 免疫调节及抗炎作用

10. 糖皮质激素的平喘作用及吸入给药的优点是
A. 抗炎作用强
B. 抗过敏作用
C. 改善症状，提高生活质量
D. 吸入给药局部浓度高
E. 吸入给药充分发挥局部抗炎作用，减少药物不良反应

三、问答题

1. 试述平喘药的分类及各类的代表药。
2. 简述糖皮质激素平喘作用的机制以及吸入给药的优点。
3. 简述沙丁胺醇药理作用和临床应用。
4. 简述茶碱类的药理作用、作用机制及临床应用。
5. 简述色甘酸钠的药理作用及临床应用。

参 考 答 案

一、填空题

1. ①抗炎平喘药 ②支气管扩张药 ③抗过敏平喘药
2. ①β 肾上腺素受体激动药 ②茶碱类 ③抗胆碱药
3. ①糖皮质激素 ②吸入型糖皮质激素
4. ①沙丁胺醇 ②异丙肾上腺素
5. ①肥大细胞的细胞膜 ②过敏递质 ③预防哮喘发作 ④粉剂定量雾化器
6. ①可待因 ②右美沙芬 ③喷托维林 ④盐酸那可丁
7. ①痰液稀释剂 ②黏痰溶解药

二、选择题

【A 型题】

1. C　2. D　3. D　4. E　5. A　6. B　7. C

【B 型题】

1. A　2. E　3. D　4. B　5. C　6. E　7. C　8. A　9. E　10. A

【C 型题】

1. A　2. A　3. B　4. A　5. C　6. D

【X 型题】

1. ABCDE　2. BDE　3. BCDE　4. ABCE　5. ABC　6. ABCDE
7. ABCDE　8. ABCE　9. ABCDE　10. ABCDE

三、问答题

1. 答题要点参阅本章图 31-3、表 31-5、表 31-6 及学习导图。

平喘药分为：

(1) 抗炎平喘药：糖皮质激素，代表药：倍氯米松、布地奈德

磷酸二酯酶-4 抑制剂：罗氟司特

(2) 支气管扩张药：β 肾上腺素受体激动药，代表药：特布他林、沙丁胺醇

茶碱类，代表药：氨茶碱

抗胆碱药，代表药：异丙托溴铵

(3) 抗过敏平喘药：炎症细胞膜稳定剂，代表药：色甘酸钠

H_1 受体阻断剂，代表药：酮替芬

白三烯阻断剂，代表药：扎鲁司特

2. 答题要点参阅本章图 31-3、表 31-3 及学习导图。

平喘作用机制：

(1) 抑制多种参与哮喘发病的炎性细胞和免疫细胞功能。

(2) 抑制细胞因子和炎症介质的产生。

(3) 抑制气道高反应性。

(4) 增强支气管以及血管平滑肌对儿茶酚胺的敏感性。

吸入给药的优点：抗炎活性强，减少激素用量，避免全身用药的不良反应。

3. 答题要点参阅本章学习导图。

药理作用：沙丁胺醇为选择性 β_2 受体激动药，兴奋 β_2 受体时，气道平滑肌松弛、抑制肥大细胞与中性粒细胞释放炎性介质、增强气道纤毛运动等，缓解或消除支气管痉挛和气道狭窄。

临床应用：主要用于哮喘、其他原因的支气管痉挛，喘息型支气管炎及 COPD 伴喘息的治疗。

4. 答题要点参阅本章图 31-3 及学习导图。

药理作用与作用机制：

（1）抑制磷酸二酯酶：茶碱为非选择性 PDE 抑制剂，使细胞内 cAMP 水平升高而舒张支气管平滑肌。

（2）阻断腺苷受体：茶碱在治疗浓度时阻断腺苷受体，减轻内源性腺苷所致的气道收缩作用。

（3）增加内源性儿茶酚胺的释放：治疗浓度茶碱可使肾上腺髓质释放儿茶酚胺，间接舒张支气管作用。

（4）免疫调节和抗炎作用：茶碱在低浓度时可抑制肥大细胞、嗜酸性粒细胞等的功能，减少炎症介质的释放，降低血管通透性而降低气道炎症反应。

（5）增加膈肌收缩力并促进支气管纤毛运动：增加膈肌收缩有利于慢性阻塞性肺病的治疗，促进纤毛运动而加速纤毛清除痰液，有助于哮喘治疗。

临床应用：①支气管哮喘；②慢性阻塞性肺病；③中枢性睡眠呼吸暂停综合征。

5. 答题要点参阅本章图 31-1 及学习导图。

药理作用：①稳定肥大细胞；②抑制气道感觉神经末梢功能与气道神经源性炎症；③阻断炎症细胞介导的反应。

临床应用：色甘酸钠为预防哮喘发作药物，需在抗原和刺激物接触前 7~10 天给药，对过敏性、运动性、非特异的外源性刺激效果较好。

（牛慧芳　张美侠）

第三十二章　消化系统药物

学习要求

1. 掌握治疗消化性溃疡的药物分类及常用药物的作用、作用机制、临床应用、不良反应以及助消化药、镇吐药与增强胃肠动力药、止泻药、利胆药的作用特点。

2. 熟悉胃酸分泌的机制来阐明治疗消化性溃疡药物的作用环节及助消化药、镇吐药与增强胃肠动力药、止泻药、利胆药的临床应用。

3. 了解消化系统药物分类及代表性药物。

学习导图

- 消化系统药物
  - 治疗消化性溃疡的药物
    - 抗酸药：氢氧化铝等
    - 抑制胃酸分泌药 →
      - H_2受体阻断药：雷尼替丁等
      - H^+-K^+-ATP酶（质子泵）抑制药：奥美拉唑等
      - M胆碱受体阻断药：哌仑西平等
      - 胃泌素受体阻断药：丙谷胺等
    - 增强胃黏膜屏障功能药：米索前列醇、硫糖铝、枸橼酸铋钾
    - 抗幽门螺杆菌药：阿莫西林、克拉霉素、甲硝唑、呋喃唑酮等
  - 消化功能调节药
    - 助消化药：胃蛋白酶、胰酶、乳酶生等
    - 镇吐药 →
      - H_1受体阻断药：苯海拉明、茶苯海明等
      - M胆碱受体阻断药：东莨菪碱、阿托品等
      - 多巴胺（D_2）受体阻断药：硫乙拉嗪、多潘立酮等
      - 5-HT_3受体阻断药：阿洛司琼、昂丹司琼等
    - 增强胃肠动力药：西沙必利等
    - 止泻药与吸附药
    - 泻药：包括刺激性泻药、渗透性泻药、润滑性泻药
    - 利胆药：鹅去氧胆酸、硫酸镁等

【名词解释】

名　词	英文名	定义或概念
抗酸药	Antacids	是一类弱碱性物质，口服后中和胃酸，并降低胃蛋白酶活性，发挥缓解疼痛和促进溃疡愈合作用的药物
泻药	Cathartic	能增加肠内水分，促进蠕动，软化粪便或润滑肠道促进排便的药物

【知识图解】

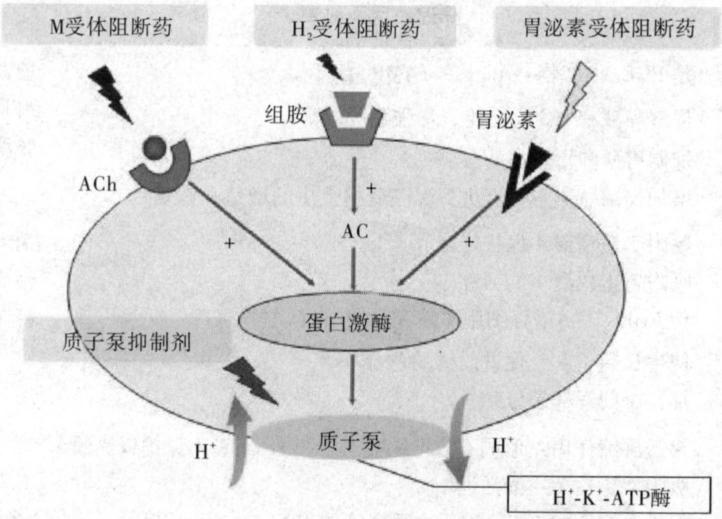

图 32-1　胃酸分泌抑制药的作用机制

表 32-1　常用胃酸分泌抑制药的归纳

药物	机制	药理作用	临床应用	不良反应
西咪替丁 雷尼替丁 法莫替丁	阻断胃壁细胞上的 H_2 受体	1. 抑制胃酸分泌 2. 增强免疫	胃、十二指肠溃疡 胃酸过多症 胃肠出血	轻度腹泻、眩晕、粒细胞减少、再障 男性乳腺增生、女性泌乳 西咪替丁是肝药酶抑制剂

续 表

药物	机制	药理作用	临床应用	不良反应
奥美拉唑 兰索拉唑	抑制胃壁细胞 H^+-K^+-ATP 酶	1. 抑制胃酸分泌 2. 保护胃黏膜 3. 抗幽门螺杆菌	胃、十二指肠溃疡 胃-食管反流 卓-艾综合征	头痛、嗜睡和胃肠道症状
哌仑西平	阻断 M_1 受体	明显抑制胃酸分泌	胃、十二指肠溃疡	不良反应少，较常用 口干、视物模糊等

表 32-2 增强胃黏膜屏障功能药物的药理作用、作用机制和临床应用

药物	药理作用及机制	临床应用
米索前列醇 （吸收作用）	是 PGE_1 类似物→AC↓ →cAMP ↓ 促进黏液和 HCO_3^- 分泌，增强黏膜屏障 抑制胃酸和胃蛋白酶分泌 增加局部血流量，促进胃黏膜受损上皮的增殖和修复	预防非甾体抗炎药引起的胃、十二指肠溃疡
硫糖铝 （局部作用）	黏附于溃疡面→保护屏障 吸附胃蛋白酶→酶活性↓ 使 PGE_2↑ →增强细胞屏障和黏液-碳酸氢盐屏障 使生长因子↑，促进溃疡的愈合 抑制幽门螺杆菌繁殖	消化道溃疡、反流性食管炎、幽门螺杆菌感染
枸橼酸铋钾 （局部作用）	渗透屏障作用：形成不溶性铋盐，防止 H^+ 回渗，保护胃黏膜 吸附胃蛋白酶→酶活性↓ 促进黏膜合成 PGE_2↑ →增强屏障作用 杀灭幽门螺杆菌	溃疡病、胃炎、十二指肠炎、消化功能不良等

常用的根治幽门螺杆菌药物
- 抗酸分泌药——H_2 受体阻断药、H^+-K^+-ATP 酶抑制药
- 铋盐——枸橼酸铋钾
- 硝基咪唑——甲硝唑
- 抗生素——克拉霉素、阿莫西林、四环素、呋喃唑酮

图 32-2 常用的根治幽门螺杆菌药物

表 32-3　镇吐药的分类、代表药物及临床作用

分类	代表药物	临床应用
H_1 受体阻断药	苯海拉明 茶苯海明 美克洛嗪	用于迷宫/前庭核刺激和肠道局部刺激造成的呕吐，对 CTZ 呕吐无效
M 胆碱受体阻断药	东莨菪碱 阿托品 苯海索	用于迷宫/前庭核刺激和肠道局部刺激造成的呕吐，对 CTZ 呕吐无效。主要用于晕动病造成的呕吐
多巴胺（D_2）受体阻断药	硫乙拉嗪 甲氧氯普胺 多潘立酮	对 CTZ 呕吐有效。对局部肠刺激造成的呕吐无效。主要用于尿毒症、放射治疗、胃肠道疾患、病毒性胃肠炎造成的呕吐
5-HT_3 受体阻断药	阿洛司琼 昂丹司琼 格拉司琼	对 CTZ 呕吐有效。对局部肠刺激造成的呕吐无效。主要用于癌症化疗、术后和放射治疗造成的呕吐

经 典 试 题

一、填空题

1. 目前临床上治疗消化性溃疡的药物主要分为①________、②________、③________和④________四大类。

2. 抑制胃酸分泌的药物种类包括①________、②________、③________和④________。

3. 奥美拉唑与壁细胞上①________结合，从而抑制②________分泌，治疗消化道溃疡。

4. 抗酸药是一类①________物质，中和②________，从而解除其对③________侵蚀，并降低④________活性，发挥缓解疼痛和促进愈合的作用。

5. 哌仑西平与①________受体结合，丙谷胺与②________受体结合，抑制胃酸的分泌。

6. 米索前列醇为①________衍生物，抑制②________分泌，增加③________和④________的分泌，主要治疗⑤________引起的消化道溃疡。

7. 昂丹司琼阻断①________发挥强大镇吐作用，临床应用于②________和③________引起的恶心和呕吐。

8. 泻药根据作用机制可分为①________、②________和③________三大类。

二、选择题

【A 型题】

1. 不具有抑制胃酸分泌作用的药物是

A. 法莫替丁

B. 阿托品

C. 丙谷胺

D. 氢氧化铝
E. 奥美拉唑

2. 氢氧化铝的主要作用是
A. 中和胃酸
B. 抑制胃酸分泌
C. 促进黏液合成
D. 阻断胃泌素受体
E. 阻断乙酰胆碱受体

3. 奥美拉唑的作用是
A. 中和胃酸
B. 加速食管和胃排空
C. 抑制胃酸和胃蛋白酶分泌
D. 促进黏液合成，起黏膜保护作用
E. 阻断胃泌素受体

4. 法莫替丁的作用是
A. 中和胃酸
B. 加速食管和胃排空
C. 抑制胃酸分泌
D. 促进黏液合成，起黏膜保护作用
E. 阻断胃泌素受体

5. 属于 H_2 受体拮抗剂的是
A. 生胃酮
B. 米索前列醇
C. 法莫替丁
D. 枸橼酸铋钾
E. 奥美拉唑

6. 能抑制幽门螺杆菌并保护胃黏膜的是
A. 生胃酮
B. 米索前列醇
C. 法莫替丁
D. 枸橼酸铋钾
E. 奥美拉唑

7. 具有润滑肠壁软化粪便且不被吸收的药是
A. 甘油
B. 硫酸镁
C. 酚酞
D. 液体石蜡
E. 开塞露

8. 下列药物属于胃黏膜保护剂的是
A. 氢氧化铝
B. 雷尼替丁
C. 奥美拉唑
D. 硫糖铝
E. 西咪替丁

9. 根据药物作用机制进行分析，奥美拉唑属于
A. 胃黏膜保护药
B. 胃泌素受体阻断药
C. 胃壁细胞 H^+-K^+-ATP 酶抑制药
D. H_2 受体阻断药
E. M 胆碱受体阻断药

10. 下列能抑制胃壁细胞 H^+-K^+-ATP 酶活性的药是
A. 奥美拉唑
B. 氯苯那敏
C. 呋塞米
D. 雷尼替丁
E. 普鲁卡因

11. 治疗反流性食管炎效果最好的药物是
A. 苯海拉明
B. 肾上腺皮质激素
C. 奥美拉唑
D. 雷尼替丁
E. 异丙嗪

12. 刺激性泻药作用特点是
 A. 促进肠蠕动
 B. 疏水性
 C. 等渗性
 D. 润湿性
 E. 润滑性

13. 奥美拉唑主要用于治疗
 A. 消化不良
 B. 慢性腹泻
 C. 慢性便秘
 D. 恶心、呕吐
 E. 胃溃疡

14. 多潘立酮的镇吐作用是通过阻断
 A. 5-HT_3 受体
 B. M_1 受体
 C. α_1 受体
 D. 多巴胺 D_2 受体
 E. H_2 受体

15. 下列何种抗酸药起效快、作用强、持续时间短且产气
 A. 氢氧化镁
 B. 三硅酸镁
 C. 碳酸氢钠
 D. 氢氧化铝
 E. 碳酸钙

16. 口服能引起碱血症的抗酸药物是
 A. 氢氧化镁
 B. 碳酸钙
 C. 氧化镁
 D. 氢氧化铝
 E. 碳酸氢钠

【B 型题】

A. 哌仑西平
B. 丙谷胺
C. 西咪替丁
D. 奥美拉唑
E. 三硅酸镁

1. 能阻断 M_1 胆碱受体而减少胃酸分泌的药物是
2. 能中和胃酸且能形成胶状保护膜，保护溃疡面的药物是
3. 能阻断 H_2 受体而减少胃酸分泌的药物是
4. 能阻断胃泌素受体而减少胃酸分泌的药物是
5. 能抑制 H^+-K^+-ATP 酶而减少胃酸分泌的药物是

【X 型题】

1. 具有抗幽门螺杆菌的药物有
 A. 硫糖铝
 B. 奥美拉唑
 C. 甲硝唑
 D. 米索前列醇
 E. 枸橼酸铋钾

2. 抗酸药具有的特点是
 A. 能中和胃酸
 B. 能缓解疼痛
 C. 促进溃疡愈合
 D. 降低胃蛋白酶活性
 E. 餐后服药可延长药物作用时间

3. 治疗胃、十二指肠溃疡可选用的药物有
 A. 哌仑西平
 B. 奥美拉唑
 C. 丙谷胺
 D. 三硅酸镁
 E. 米索前列醇

4. 米索前列醇具有的特点是

A. 减少胃蛋白酶分泌
B. 抑制胃酸分泌
C. 增加胃黏膜血流量
D. 细胞保护作用强
E. 对阿司匹林引起的消化性溃疡有特效

5. 奥美拉唑的作用特点有
A. 抑制质子泵
B. 抑制基础胃酸分泌
C. 缓解溃疡疼痛
D. 可降低幽门螺杆菌数量
E. 治疗消化性溃疡疗效高

6. 泻药临床主要应用于
A. 便秘
B. 胆结石
C. 服驱肠虫药后
D. 痔疮患者
E. 排出肠内容物

7. 硫糖铝的抗溃疡作用有
A. 保护胃、十二指肠黏膜
B. 增加胃、十二指肠黏膜的细胞屏障
C. 胃、十二指肠黏膜的黏液-HCO_3^- 屏障
D. 增强表皮生长因子等的作用，促进溃疡愈合
E. 抑制幽门螺杆菌增殖，阻止其对黏膜的损伤

三、问答题

1. 简述奥美拉唑的药理作用及临床应用。
2. 简述枸橼酸铋钾的药理作用及临床应用。
3. 简述镇吐药多潘立酮的药理作用及临床应用。
4. 简述增强胃肠动力药西沙必利的药理作用及临床应用。
5. 简述泻药的分类及临床应用。
6. 简述胃肠动力药的作用机制、特点及主要不良反应。
7. 简述抗幽门螺杆菌的药物。
8. 简述铋剂治疗消化道溃疡时注意事项。
9. 简述硫酸镁的药理作用及应用。
10. 胃酸分泌抑制药可分为几类？写出主要代表药物。
11. 简述常用抗消化性溃疡药物的分类及其代表药物。

参 考 答 案

一、填空题

1. ①抗酸药 ②胃酸分泌抑制药 ③增强胃黏膜屏障功能的药物 ④抗幽门螺杆菌药
2. ①H_2 受体阻断药 ②H^+-K^+-ATP 酶抑制药（或质子泵抑制药） ③M 胆碱受体阻断药 ④胃泌素受体阻断药
3. ①H^+-K^+-ATP 酶（或质子泵） ②胃酸

4. ①弱碱性 ②胃酸 ③胃、十二指肠黏膜和溃疡面 ④胃蛋白酶

5. ①M_1 胆碱 ②胃泌素

6. ①前列腺素 ②胃酸 ③胃黏液 ④碳酸氢盐 ⑤非甾体抗炎药

7. ①5-HT_3 受体 ②化疗 ③放疗

8. ①刺激性泻药 ②渗透性泻药 ③润滑性泻药

二、选择题

【A 型题】

1. D 2. A 3. C 4. C 5. C 6. D 7. D 8. D 9. C 10. A 11. C 12. A 13. E 14. D 15. C 16. E

【B 型题】

1. A 2. E 3. C 4. B 5. D

【X 型题】

1. ABCE 2. ABCDE 3. ABCDE 4. ABCDE 5. ABCDE 6. ACDE 7. ABCDE

三、问答题

1. 药理作用：①抑制胃酸分泌：和壁细胞上的质子泵结合，抑制各种原因所引起的胃酸分泌，大剂量可导致无酸状态；②促进溃疡愈合：抑制胃酸分泌后，反射性引起胃泌素的分泌，从而增加胃黏膜血流量和促进胃肠黏膜更新；③抑制幽门螺杆菌：和抗生素联合应用，具有协同作用。

临床应用：①胃、十二指肠溃疡；②反流性食管炎；③卓-艾综合征；④上消化道出血。

2. 药理作用：①保护溃疡面：药物在胃液中形成不溶性氧化铋胶体，沉着于溃疡面或基底肉芽组织，与蛋白质结合形成保护膜，从而防止胃酸、胃蛋白酶及酸性药物、食物对溃疡面的刺激。药物还可促进胃黏液的分泌，也参与保护溃疡面作用。②促进前列腺素的合成与释放：药物可刺激胃黏膜，促进前列腺素（主要是 PGE）的合成和释放，使胃黏膜局部的微循环得以改善，促进溃疡面上皮细胞的修复。③抗幽门螺杆菌：能抑制幽门螺杆菌，并延缓其对抗菌药物的耐药性，与抗菌药物合用可增强疗效。

临床应用：主要用于伴有幽门螺杆菌感染的消化性溃疡及慢性胃炎。

3. 药理作用：为外周多巴胺受体阻断剂，能阻断胃肠的多巴胺 D_2 受体，加强胃肠蠕动，促进胃的排空，防止食物反流，该药对结肠影响很小。

临床应用：用于治疗各种轻度胃瘫，加速胃排空，尤其用于治疗慢性食后消化不良、恶心、呕吐和胃潴留的患者，对偏头痛、颅外伤、放射治疗及肿瘤化疗药引起的恶心、呕吐

有效。

4. 药理作用：为5-羟色胺受体激动剂，能选择性激动肠壁神经节神经细胞上的5-羟色胺受体，促进神经末梢释放ACh。具有胃肠动力作用，能增强食管蠕动和食管下部括约肌张力；加强大、小肠运动并促进其转运；促进胆囊收缩及排空。

临床应用：用于胃食管反流病、反流性食管炎、术后肠麻痹、慢性功能性便秘以及假性肠梗阻等。

5. ①刺激性泻药：又称接触性泻药。如比沙可啶、番泻叶等，主要用于便秘、腹部X线、内镜检查及术前排空肠内容物等。②渗透性泻药：又称容积性泻药。如硫酸镁、硫酸钠，主要用于外科术前或结肠镜检查前排空肠内容物，排除肠内毒物，与驱虫药合用排除肠道寄生虫。③润滑性泻药：如液体石蜡、甘油等，主要适用于年老体弱、儿童、腹部或肛门术后及患高血压、动脉瘤、痔、疝等患者的便秘。

6. ①甲氧氯普胺：阻断中枢CTZ多巴胺受体发挥镇吐作用，高剂量也阻断5-HT_3受体，产生镇吐作用；阻断胃肠多巴胺受体，促进从食管到小肠上段平滑肌运动，发挥胃肠促进药作用。少数患者出现嗜睡、疲倦等；也可出现锥体外系反应、高泌乳素血症。②多潘立酮：阻断胃肠多巴胺受体，促进上消化道的运动。主要不良反应可见头痛，促进催乳素释放及胃酸分泌。③西沙必利：全胃肠动力药，无锥体外系、促催乳素释放和胃酸分泌等不良反应。

7. ①抗生素：阿莫西林、克拉霉素等。②人工合成抗菌药：甲硝唑等。③枸橼酸铋钾，一般和抗生素联合应用。④奥美拉唑，和抗生素联合应用具有协同作用。

8. ①在酸性环境下有效，不能和抗酸药联合应用。②和抗生素联合应用对幽门螺杆菌具有协同作用。③不能与食物、牛奶、钙剂同服，应间隔半小时到1小时。④疗程一般为2周，最长不超过4周，一年之内不能重复用药。⑤严重肾功能不全、孕妇和哺乳妇女忌用。

9. ①口服导泻作用，属于渗透性泻药；主要用于排除肠内毒物或与驱虫药合用促虫体的排出。②利胆作用，主要用于阻塞性黄疸、慢性胆囊炎。③抗惊厥作用，静脉注射给药后产生，主要通过Mg^{2+}拮抗Ca^{2+}作用和中枢抑制作用，引起骨骼肌松弛。用于破伤风、子痫、高热等引起的惊厥。

10. 胃酸分泌抑制药可分为四类：①H_2受体阻断药，如西咪替丁、雷尼替丁、法莫替丁等。②胃壁细胞质子泵（H^+-K^+-ATP酶）抑制药，如奥美拉唑、兰索拉唑等。③M胆碱受体阻断药，如哌仑西平。④胃泌素受体阻断药，如丙谷胺。

11. 临床常用抗消化性溃疡药分为四大类：①抗酸药：氢氧化铝、三硅酸镁等。②胃酸分泌抑制药，其中包括：H_2受体阻断药，雷尼替丁等；胃壁细胞质子泵（H^+-K^+-ATP酶）抑制药，奥美拉唑等；M胆碱受体阻断药，哌仑西平等；胃泌素受体阻断药，丙谷胺等。③增强胃黏膜屏障功能的药物：硫糖铝、米索前列醇等。④抗幽门螺杆菌药：甲硝唑、克拉霉素等。

（朱　蕾　叶菜英）

第三十三章　子宫平滑肌兴奋药和抑制药

学习要求

1. 掌握缩宫素的作用特点、药理作用、临床应用和不良反应。
2. 熟悉麦角生物碱的药理作用、临床应用、不良反应与禁忌证。
3. 了解子宫平滑肌抑制药的分类及临床应用。

学习导图

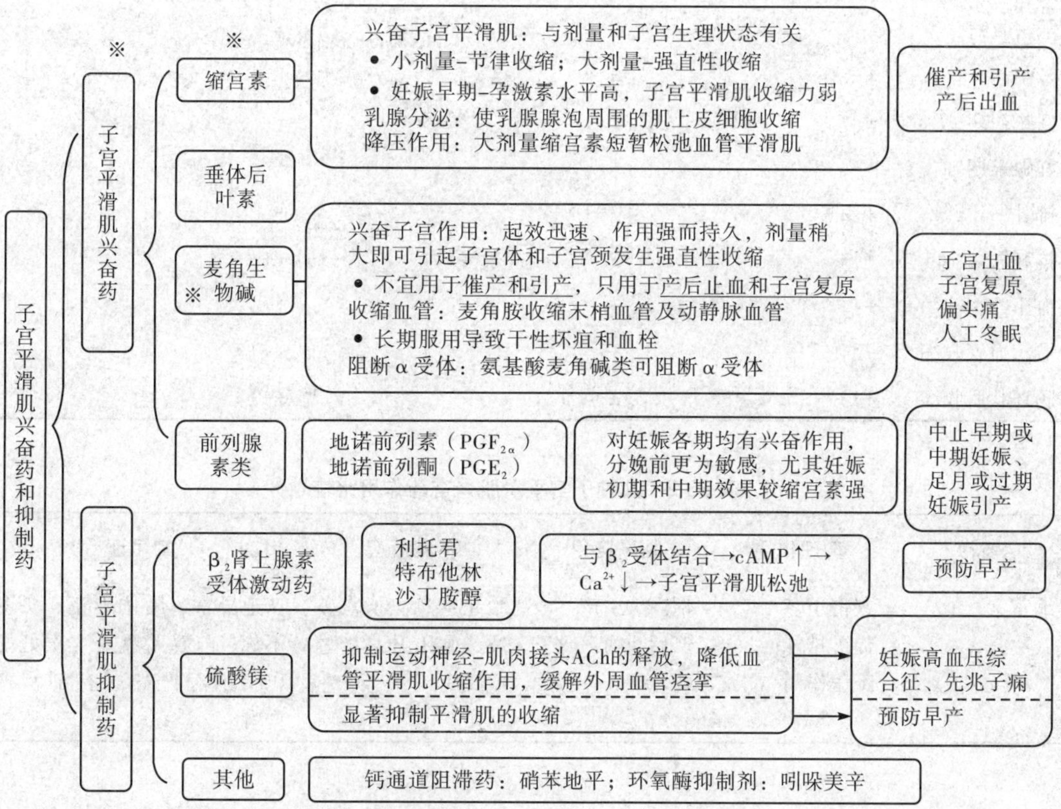

【名词解释】

名　词	英 文 名	定义或概念
子宫平滑肌兴奋药	oxytocics	是一类能促进子宫平滑肌收缩活动的药物，临床主要用于催产、引产、产后止血及产后子宫复原
子宫平滑肌抑制药	tocolytic drugs	又称为抗分娩药，可以抑制子宫平滑肌收缩，使子宫平滑肌的收缩力减弱，收缩节律减慢，临床上主要用于防治痛经和早产

【知识图解】

表 33-1　垂体后叶素、缩宫素和加压素作用比较

作用	垂体后叶素（含缩宫素 10 U /ml，加压素 10 U /ml）	缩宫素（含缩宫素 10 U /ml，加压素<10 U /ml）	加压素（含缩宫素<10 U /ml，加压素 10 U /ml）
子宫收缩			
未孕	++	±	++
妊娠初期	±	±	±
妊娠末期	++++	++++	+
排乳	++++	++++	+
抗利尿	+++	±	++++
血压	++	−	++
冠状血管收缩	+	−	++++
肠环状肌收缩	+++	±	+++

表 33-2　几种子宫平滑肌兴奋药作用比较

药物	药理作用	临床应用	不良反应	禁忌证
缩宫素	兴奋子宫 促进排乳 降压作用	催产、引产 产后止血	胎儿窒息、子宫破裂、血压升高、过敏反应	产道异常、胎位不正、头盆不称、前置胎盘及 3 次妊娠以上的经产妇或有剖宫产史者

续　表

药物	药理作用	临床应用	不良反应	禁忌证
垂体后叶素	催产、引产	催产、引产 肺出血的止血 尿崩症	面色苍白、心悸、胸闷、恶心 腹痛、过敏反应	冠心病患者
麦角生物碱	对妊娠各期子宫有兴奋作用	催产、引产 抗早孕	恶心、呕吐、腹痛	妊娠毒血症的产妇 血管硬化及冠心病患者
前列腺素	兴奋子宫 收缩血管 血压下降	子宫出血、子宫复原、偏头痛、人工冬眠	麦角新碱可致呕吐、血压升高、过敏反应	不宜用于支气管哮喘患者和青光眼患者，引产时的禁忌证与缩宫素相同

表 33-3　麦角生物碱的分类和作用受体

麦角生物碱	α 受体	DA 受体	5-HT 受体	子宫平滑肌	临床应用	剂量
麦角新碱	+	+	-（PA）	+++	产后出血	0.2 mg
甲基麦角酰胺	+/0	+/0	-（PA）	+/0	偏头痛	4~8 mg/d
麦角胺	-（PA）	0	+（PA）	+++	偏头痛	1 mg （加 100 mg 咖啡因）

注：+：表示激动作用；-：阻断作用；PA：部分激动作用；0：无作用

表 33-4　几种子宫平滑肌抑制药作用比较

药物	药理作用	临床应用	不良反应	禁忌证
沙丁胺醇	兴奋子宫平滑肌 β_2 受体	防止早产	心率加快、心悸、血压升高以及过敏反应	冠心病患者
利托君	兴奋子宫平滑肌 β_2 受体	防止早产	心率加快、心悸、血压升高以及过敏反应	严重心血管患者忌用
硫酸镁	拮抗 Ca^{2+} 作用，松弛子宫平滑肌	防止早产、妊娠高血压综合征、子痫发作	静脉注射后引起潮热、出汗、口干等	肾功不全患者慎用

经典试题

一、填空题

1. 缩宫素能直接兴奋①________，加强子宫②________和③________，小剂量时可产生节律性收缩，用于④________，大剂量可产生强直性收缩，用于⑤________。

2. 垂体后叶素内含①________和②________，主要用于③________和④________。

3. 麦角生物碱可分为①________和②________两类，前者对③________作用强，后者对④________的作用显著。

4. ①________激素可提高子宫对缩宫素的敏感性，而②________激素可降低子宫对缩宫素的敏感性。

5. 妊娠高血压禁用①________催产，需用②________催产；偏头痛选用③________。

6. 平滑肌抑制药又称为①________，主要用于②________和③________。

二、选择题

【A 型题】

1. 对子宫体和子宫颈兴奋作用最快最强的药物是
   A. 麦角新碱
   B. 麦角胺
   C. 麦角毒
   D. 缩宫素
   E. 垂体后叶素

2. 缩宫素兴奋子宫的作用特点是
   A. 收缩血管、升高血压
   B. 小剂量引起子宫强直性收缩
   C. 小剂量引起宫底收缩、宫颈松弛
   D. 大剂量引起宫底松弛、宫颈收缩
   E. 妊娠早期对药物的敏感性增强

3. 可用于流产的药物是
   A. 缩宫素
   B. 麦角新碱
   C. 垂体后叶素
   D. 利托君
   E. 地诺前列酮

4. 大剂量缩宫素禁用于催产是因为
   A. 患者血压升高
   B. 患者冠状血管收缩
   C. 子宫无收缩
   D. 子宫强直性收缩
   E. 子宫底部肌肉节律性收缩

5. 大剂量或久用会损伤血管内皮细胞的药物是
   A. 益母草
   B. 缩宫素
   C. 麦角胺
   D. 麦角新碱
   E. 前列腺素 E

6. 麦角胺治疗偏头痛的主要机制是
   A. 激动阿片受体
   B. 抑制前列腺素的合成

C. 激动α受体
D. 阻断α受体
E. 直接收缩血管

7. 麦角新碱不用于催产或引产的原因是
A. 作用弱
B. 起效缓慢
C. 子宫敏感性低
D. 使血压下降
E. 使宫颈宫体都强烈收缩

【B 型题】
A. 促进排乳
B. 收缩脑血管
C. 中枢抑制作用
D. 抗利尿作用和收缩血管作用
E. 对子宫体和子宫颈均有兴奋作用
1. 麦角胺的显著作用是
2. 缩宫素的作用是
3. 垂体后叶素的作用是

A. 缩宫素
B. 麦角新碱
C. 麦角碱
D. 麦角胺
E. 垂体后叶素
4. 肺结核咯血可用
5. 较大剂量可用于产后止血的是
6. 治疗尿崩症可用

A. 缩宫素
B. 麦角胺
C. 麦角毒
D. 利托君
E. 前列腺素 E_2
7. 防止早产应选用
8. 小剂量促进催产的是
9. 引产抗早孕应选用

【C 型题】
A. 麦角胺
B. 垂体后叶素
C. 二者均是
D. 二者均否
1. 治疗尿崩症选用
2. 治疗肺出血选用
3. 治疗偏头痛选用
4. 有收缩血管作用的是

A. 宫体收缩作用
B. 宫颈收缩作用
C. 二者均是
D. 二者均否
5. 利托君
6. 缩宫素
7. 麦角新碱

【X 型题】
1. 垂体后叶素的作用特点有
A. 对子宫平滑肌选择性高
B. 不收缩冠脉血管
C. 可收缩毛细血管和小动脉
D. 对未孕子宫有兴奋作用，但对妊娠子宫作用不强
E. 增加集合管对水的重吸收，使尿量减少

2. 应用缩宫素于催产和引产时应注意
A. 高血压禁用
B. 严格掌握剂量
C. 产道异常者禁用
D. 胎位不正者禁用
E. 有剖宫产史者禁用

3. 缩宫素的禁忌证有
   A. 产道异常
   B. 前置胎盘
   C. 头盆不称
   D. 有剖宫产史
   E. 三胎妊娠以上经产妇

4. 缩宫素引起的不良反应有
   A. 胎儿窒息
   B. 子宫破裂
   C. 血压升高
   D. 过敏反应
   E. 损害血管内皮细胞

三、问答题

1. 简述缩宫素和麦角生物碱的药理作用。
2. 试比较缩宫素和麦角新碱对子宫平滑肌的作用特点和临床应用有何不同。

参 考 答 案

一、填空题

1. ①子宫平滑肌 ②收缩力 ③收缩频率 ④催产或引产 ⑤产后止血或产后子宫复原
2. ①缩宫素 ②抗利尿激素 ③尿崩症 ④肺出血
3. ①胺生物碱类 ②肽生物碱类 ③子宫兴奋 ④血管
4. ①雌 ②孕
5. ①垂体后叶素 ②缩宫素 ③麦角胺
6. ①抗分娩药 ②痛经 ③防止早产

二、选择题

【A 型题】

1. A　2. C　3. E　4. D　5. C　6. E　7. E

【B 型题】

1. B　2. A　3. D　4. E　5. A　6. E　7. D　8. A　9. E

【C 型题】

1. B　2. B　3. A　4. C　5. D　6. A　7. C

【X 型题】

1. CE　2. BCDE　3. ABCDE　4. ABCD

三、问答题

1. 答题要点参阅本章学习导图。

缩宫素：①兴奋子宫平滑肌作用受给药剂量及子宫的生理状态以及性激素的影响；②乳腺分泌；③降压作用。

麦角生物碱：①兴奋子宫作用；②收缩血管；③阻断 α 受体。

2. 答题要点参阅本章学习导图。

缩宫素　作用特点：①缩宫素可直接兴奋子宫平滑肌，子宫平滑肌的收缩强度取决于缩宫素的剂量和子宫的生理状态。小剂量可使子宫平滑肌产生近似分娩的节律收缩，大剂量时可使子宫平滑肌发生持续性的强直性收缩。②子宫平滑肌对缩宫素的敏感性受性激素的影响，妊娠早期孕激素水平较高，缩宫素对子宫平滑肌的收缩作用较弱；妊娠后期，雌激素水平较高，缩宫素对子宫平滑肌的收缩作用较强，利于胎儿分娩。临床应用：②可用于催产和引产；②产后出血。

麦角新碱　作用特点：能选择性兴奋子宫平滑肌，作用迅速而强大，剂量稍大即可引起整个子宫平滑肌的强直性收缩。临床应用：①子宫出血；②产后子宫复原。

（牛慧芳　张美侠）

第三十四章 性激素类药及避孕药

学习要求

1. 重点掌握性激素类药的药理作用、临床应用和不良反应。
2. 熟悉避孕药的作用及特点并根据临床合理选药。
3. 了解性激素的作用和生理调节，从而帮助理解其药理作用和临床应用。

学习导图

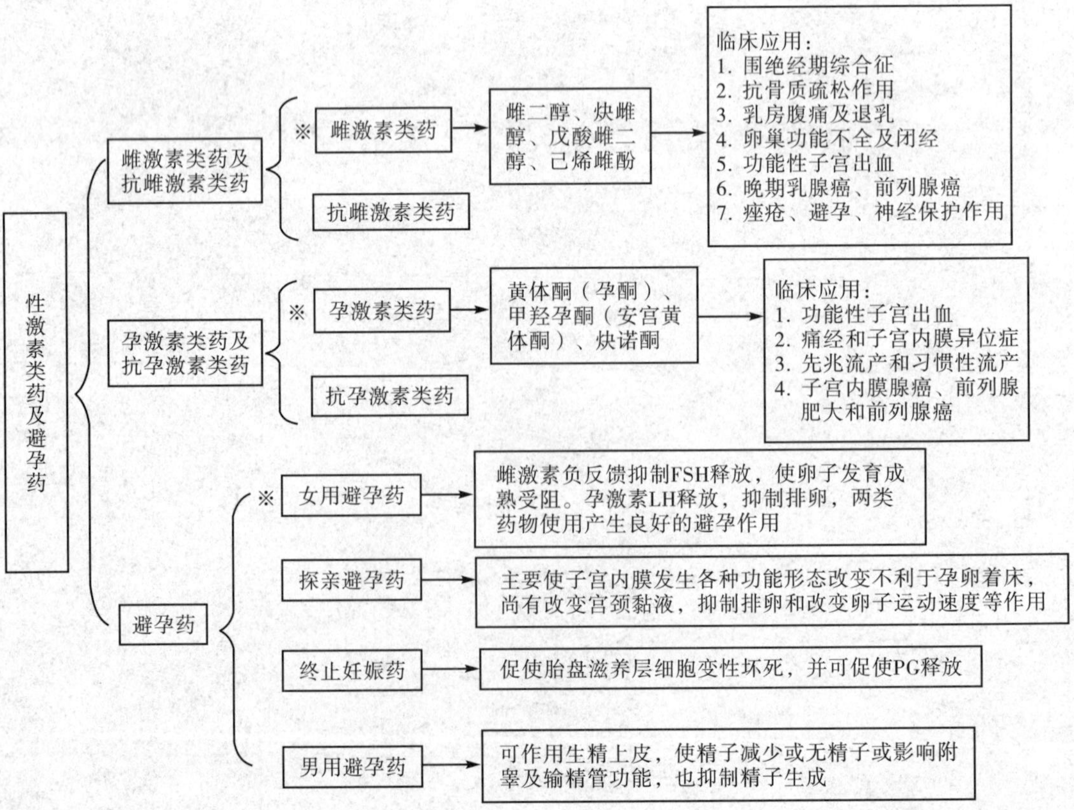

【名词解释】

名　词	英文名	定义或概念
性激素	sex hormone	由性腺分泌的激素，主要包括雌激素、雄激素和孕激素，属于甾体化合物。临床上主要用作避孕药物，还能治疗某些疾病
绝经期综合征	menopausal syndrome	也称为更年期综合征，妇女到了更年期，由于卵巢功能降低雌激素分泌不足，而垂体促性腺激素分泌增多，产生内分泌平衡失调现象，因而出现一系列症状，如面颈红热、恶心、失眠、情绪不安等
同化激素	anabolicsteroids	是一类同化作用较好，雄激素作用较弱的睾酮衍生物，临床主要用于蛋白质吸收不足或分解亢进或蛋白质损失过多的患者
抗着床避孕药	anti-implantation contraceptives	也称探亲避孕药，可使子宫内膜发生各种功能和形态变化，阻碍孕卵着床的药物

【知识图解】

表 34-1　性激素类药的比较

	雌激素类药	孕激素类药	雄激素类药
代表药	雌二醇、炔雌醇、戊酸雌二醇、己烯雌酚	黄体酮（孕酮）、甲羟孕酮（安宫黄体酮）、炔诺酮	睾酮、丙酸睾酮、美睾酮、氟甲睾酮
药理作用	1. 生殖系统：促进女性性器官和性征的发育和成熟，参与形成月经周期，提高子宫平滑肌对缩宫素的敏感性，使阴道上皮增生、角化，增强对感染的抵抗性 2. 较大剂量：抑制 GRH 分泌发挥抗排卵作用；抑制乳汁分泌；具有抗雄激素作用 3. 代谢方面：引起水钠潴留；增加骨骼钙盐沉积，加速骨骺闭合；大剂量可使甘油三酯和磷脂升高而胆固醇降低，糖耐量降低；促凝血	1. 生殖系统：维持月经周期，有利于孕卵着床和胚胎发育；抑制子宫收缩，降低子宫对缩宫素的敏感性；一定剂量可抑制腺垂体 LH 的分泌，从而抑制排卵可避孕；促进乳腺发育，为哺乳做好准备 2. 代谢方面：竞争性对抗醛固酮，促进水钠排泄而利尿 3. 升高体温作用	1. 生殖系统：促进男性性器官和副特征的发育和成熟，抑制腺垂体，减少女性卵巢分泌雌激素 2. 同化作用 3. 提高骨髓的造血功能 4. 心血管系统的调节作用

续 表

	雌激素类药	孕激素类药	雄激素类药
临床应用	1. 围绝经期综合征 2. 抗骨质疏松作用 3. 乳房胀痛及退乳 4. 卵巢功能不全及闭经 5. 功能性子宫出血 6. 晚期乳腺癌、前列腺癌 7. 痤疮、避孕、神经保护作用	1. 功能性子宫出血 2. 痛经和子宫内膜异位症 3. 先兆流产和习惯性流产 4. 子宫内膜腺癌、前列腺肥大和前列腺癌	1. 睾丸功能不全 2. 围绝经期综合征及功能性子宫出血 3. 晚期乳腺癌 4. 再生障碍性贫血 5. 预防良性前列腺增生
不良反应	常见恶心、厌食，长期大量应用可引起水钠潴留，可导致水肿，还可导致子宫内膜过度增生及子宫出血，故有子宫出血倾向或有子宫内膜炎者应慎用	偶见头晕、恶心及乳房胀痛，长期应用可引起子宫内膜萎缩，月经量减少、阴道易真菌感染	长期应用可引起女性患者男性化，如多毛、痤疮等，应停药；多数雄激素可干扰肝内毛细胆管排泄功能，致胆汁淤积性黄疸。肝功能不良者慎用

表 34-2　人工合成雌激素类药作用特点

	化学结构	给药途径	作用特点	主要用途
己烯雌酚（diaethylstilbestrol）	非甾体	口服	中效	与雌二醇相同
炔雌醇（ethinyl estradiol）	甾体	口服	高效、长效	女性避孕
尼尔雌醇（nilstriol）	甾体	口服	高效、长效	围绝经期综合征
炔雌醚（quinestrol）	甾体	口服	高效、长效	女性避孕
氯烯雌醚（chloritrianisne）	甾体	口服	弱效	围绝经期综合征

表 34-3　几种孕激素类药作用的比较

药名	作用时间	雌激素作用	雄激素作用	抗雌激素作用	抗雄激素作用	同化作用
黄体酮	1 天	-	-	+	-	-
己酸孕酮	8～14 天	微	微	-	-	-
甲羟孕酮	冲剂 1～3 天 注射剂 4～12 周	-	+	+	-	-
甲地孕酮	1～3 天	-	+	-	+	-
炔诺酮	1～3 天	±	+	+	-	+

续　表

药名	作用时间	雌激素作用	雄激素作用	抗雌激素作用	抗雄激素作用	同化作用
18-甲基炔诺酮	1~3天	-	+	+	-	+

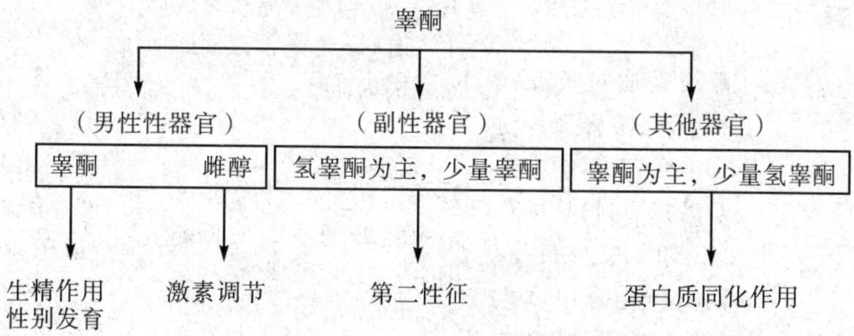

图 34-1　雄激素的作用示意

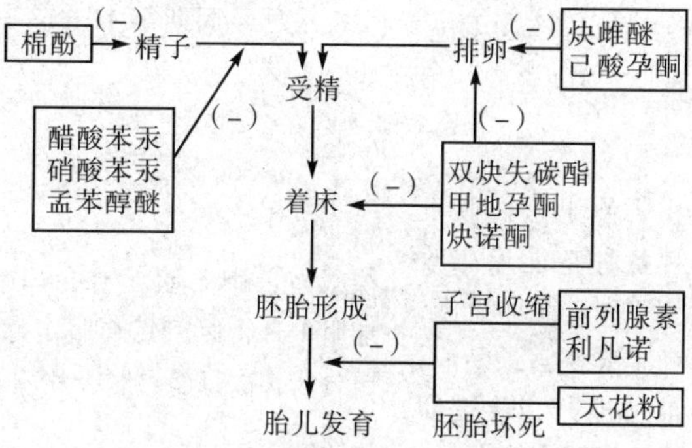

图 34-2　计划生育用药作用部位示意

(-)：抑制

表 34-4　避孕药的种类、作用、应用及不良反应

制剂名称	作　用	应用	不良反应
女用避孕药			
短效口服避孕药			

续 表

制剂名称	作　用	应用	不良反应
复方炔诺酮片（口服避孕药片Ⅰ号）	雌激素通过负反馈抑制FSH释放，使卵子发育成熟受阻。孕激素抑制LH的释放，抑制排卵过程，两类药物合用产生良好的避孕作用	从月经第5日起，每晚服1片，连服22天不间断，停药后2~4日发生撤退性出血（月经），下次服药仍在月经第5日起，若停药7日不来月经，应即服下一周期药。若漏服时，应于24小时内补服1片	1. 类早孕反应，如恶心、呕吐、头晕等 2. 子宫不规则出血和闭经 3. 凝血功能亢进 4. 少数妇女可引起血压升高、肝功异常 5. 少数哺乳妇女可发生乳汁减少
复方甲地孕酮片（口服避孕片Ⅱ号）			
复方炔诺孕酮甲片			
长效口服避孕药			
复方炔诺孕酮乙片（长效避孕药）		月经周期第5日服1片，以后每隔25日或28日服药1片	
复方氯地孕酮片			
复方次甲氯地孕酮片			
长效注射避孕药			
复方己酸孕酮注射液（避孕针1号）		于月经周期第5日深部肌内注射2支，以后每隔28日或于每次月经周期第11~12日注射1支	
复方甲地孕酮注射液			
探亲避孕药			
甲地孕酮片（探亲避孕1号片）	主要使子宫内膜发生各种功能形态改变不利于孕卵着床，尚有改变宫颈黏液，抑制排卵和改变卵子运行速度等作用	探亲当日中午服1片，当晚加服1片，以后每晚服1片，至分居，次日晨再服1片	有类早孕反应，如恶心、呕吐、头晕、困倦、乏力等
炔诺孕酮片（探亲避孕片）			
双炔失碳酯片（53号避孕针）			
终止妊娠药			
天花粉	促使胎盘滋养层细胞变性坏死，并可促使PG释放	主要用于中期妊娠引产，有效果好、出血少、方便等优点	有过敏反应需皮试，不良反应如发热、头痛、关节痛、皮疹、过敏休克等，大剂量对心、脑、肾有一定毒性
前列腺素			恶心、呕吐、腹痛、腹泻，少数有头痛、头晕、出汗、心跳快、体温升高等

续 表

制剂名称	作 用	应用	不良反应
男用避孕药			
棉酚	可作用生精上皮，使精子减少或无精子	每天 20mg 口服，2 个月有效率达 99%	恶心、呕吐、心悸、肝功能不良，少数有低血钾，肌无力
醋酸环甲氯孕酮	影响附睾及输精管功能，也抑制精子生成	5~30mg/d 连服 20 周左右可产生避孕效果	大剂量引起性功能减退或丧失

经典试题

一、填空题

1. 天然雌激素主要为①________，天然孕激素为②________。

2. 孕激素可与①________竞争受体，从而降低②________，抑制③________，起到④________作用。

3. 雄激素能明显地促进①________合成，称为②________作用；减少③________分解，称为④________作用；使⑤________增长，体重⑥________。

4. 甲睾酮可促进①________功能，用于再生障碍性贫血，可能与其促进肾脏分泌②________及直接刺激③________功能有关。

5. 抗着床避孕药的主要优点是其应用不受①________的限制，在②________期、③________期或④________期服用，都能有效避孕。

6. 抗着床避孕药又称为①________，可以使子宫内膜的②________和③________发生变化、不利于④________。

7. 棉酚在分类上是①________，其作用部位在②________，可以使③________，停药后功能④________。

二、选择题

【A 型题】

1. 雄激素的临床用途有
   A. 痛经镇痛
   B. 人工周期
   C. 先兆流产
   D. 不孕症
   E. 功能性子宫出血

2. 孕激素类药物常用于
   A. 再生障碍性贫血
   B. 老年性阴道炎
   C. 习惯性流产
   D. 晚期乳腺癌

E. 绝经期综合征

3. 雌激素的临床应用于
A. 痛经
B. 先兆流产
C. 子宫内膜异位症
D. 消耗性疾病
E. 功能性子宫出血

4. 老年性骨质疏松宜选用
A. 炔雌醇
B. 米非司酮
C. 他莫昔芬
D. 黄体酮
E. 苯丙酸诺龙

5. 黄体酮的特点是
A. 具有雄激素活性
B. 可抑制子宫收缩
C. 抗利尿作用
D. 可以口服
E. 是短效类口服避孕药的主要成分

6. 卵巢功能低下和闭经宜选用
A. 黄体酮
B. 雌二醇
C. 甲睾酮
D. 己烯雌酚
E. 泼尼松龙

7. 退乳可选用
A. 甲睾酮
B. 黄体酮
C. 炔诺酮
D. 大剂量己烯雌酚
E. 小剂量己烯雌酚

8. 患下列哪种病症时不宜口服甾体类避孕药
A. 支气管炎
B. 癫痫
C. 急、慢性肝炎
D. 震颤麻痹
E. 胃、十二指肠溃疡

9. 孕激素避孕的主要环节是
A. 抑制排卵
B. 杀灭精子
C. 影响子宫收缩
D. 抗孕卵着床
E. 影响胎盘功能

10. 抗着床避孕药是
A. 大剂量雌激素
B. 双炔失碳酯片
C. 复方炔诺酮片
D. 复方甲地孕酮片
E. 复方氯地孕酮片

【B 型题】

A. 雌三醇
B. 雌二醇
C. 他莫昔芬
D. 美雄酮
E. 苯乙酸睾酮

1. 由卵巢成熟滤泡分泌的雌激素为
2. 具有雌激素拮抗作用的药物为
3. 具有同化作用的激素是

A. 前列腺癌
B. 再生障碍性贫血
C. 骨折后营养不良
D. 终止早期妊娠
E. 绝经期前乳腺癌

4. 甲睾酮可用于
5. 甲睾酮不能用于
6. 己烯雌酚可用于
7. 苯丙酸诺龙可用于
8. 米非司酮可用于
9. 雌激素禁用于

A. 甲睾酮
B. 氯米芬
C. 炔雌醇
D. 甲地孕酮
E. 苯磺唑酮

10. 探亲避孕选用
11. 无睾症的替代治疗选用
12. 治疗绝经后骨质疏松选用

【C 型题】

A. 黄体酮
B. 甲睾酮
C. 二者均可
D. 二者均否

1. 治疗痛经选用
2. 治疗功能性子宫出血选用
3. 口服无效的是
4. 可以口服的是

A. 复方氯地孕酮
B. 大剂量甲地孕酮
C. 二者均是
D. 二者均否

5. 抗着床避孕药是
6. 长效口服避孕药是
7. 主要抑制排卵的避孕药是

【X 型题】

1. 雄激素的用途有
A. 睾丸功能不全
B. 月经不调
C. 晚期乳腺癌
D. 功能性子宫出血
E. 再生障碍性贫血

2. 雌激素类药物临床用于
A. 习惯性流产
B. 避孕
C. 前列腺癌
D. 功能性子宫出血
E. 再生障碍性贫血

3. 孕激素类药物临床用于
A. 先兆流产
B. 避孕
C. 骨质疏松
D. 痛经
E. 子宫内膜异位症

4. 黄体酮具有保胎作用的机制是
A. 抑制垂体前叶 LH 分泌
B. 降低子宫对缩宫素敏感性
C. 与缩宫素竞争受体
D. 抑制子宫收缩
E. 促进子宫内膜转化为分泌期，有利孕卵着床及胚胎发育

5. 口服避孕药的不良反应有
A. 子宫不规则出血
B. 闭经
C. 凝血功能亢进
D. 哺乳妇女乳汁减少
E. 恶心、呕吐等类早孕反应

三、问答题

1. 简述雌激素类药的作用及用途。
2. 简述孕激素类药的作用及用途。
3. 雄激素类药有哪些用途?
4. 口服避孕药可引起哪些不良反应?

参 考 答 案

一、填空题

1. ①雌二醇 ②黄体酮
2. ①缩宫素 ②子宫对缩宫素的敏感性 ③子宫收缩 ④保胎
3. ①蛋白质 ②同化 ③蛋白质 ④异化 ⑤肌肉 ⑥增加
4. ①骨髓造血 ②促红细胞生成素 ③骨髓造血
5. ①月经周期 ②排卵前 ③排卵 ④排卵后
6. ①探亲避孕药 ②功能 ③形态 ④孕卵着床
7. ①男用避孕药 ②睾丸细精管的生精上皮 ③精子数量减少至无精子 ④可恢复

二、选择题

【A 型题】

1. E 2. C 3. E 4. E 5. B 6. D 7. D 8. C 9. A 10. B

【B 型题】

1. B 2. C 3. D 4. B 5. A 6. A 7. C 8. D 9. E 10. D 11. A 12. C

【C 型题】

1. A 2. C 3. A 4. B 5. B 6. A 7. A

【X 型题】

1. ACDE 2. BCD 3. ABDE 4. ABCDE 5. ABCDE

三、问答题

1. 答题要点参阅表 34-1。

药理作用:

(1) 生殖系统：促进女性性器官和性征的发育和成熟，参与形成月经周期，提高子宫平滑肌对缩宫素的敏感性，使阴道上皮增生、角化，增强对感染的抵抗性。

（2）较大剂量：抑制 GRH 分泌发挥抗排卵作用；抑制乳汁分泌；有抗雄激素作用。

（3）代谢方面：引起水钠潴留；增加骨骼钙盐沉积，加速骨骺闭合；大剂量可使甘油三酯和磷脂升高而胆固醇降低，糖耐量降低；促凝血。

临床应用：

（1）围绝经期综合征。

（2）抗骨质疏松作用。

（3）乳房胀痛及退乳。

（4）卵巢功能不全及闭经。

（5）功能性子宫出血。

（6）晚期乳腺癌、前列腺癌。

（7）其他：痤疮、避孕、神经保护作用。

2. 答题要点参阅表 34-1。

药理作用：

（1）生殖系统：维持月经周期，有利于孕卵着床和胚胎发育；抑制子宫收缩，降低子宫对缩宫素的敏感性；一定剂量可抑制腺垂体 LH 的分泌，从而抑制排卵可避孕；促进乳腺发育，为哺乳做好准备。

（2）代谢方面：竞争性对抗醛固酮，促进水钠排泄而利尿。

（3）升高体温作用。

临床应用：

（1）功能性子宫出血。

（2）痛经和子宫内膜异位症。

（3）先兆流产和习惯性流产。

（4）子宫内膜腺癌、前列腺肥大和前列腺癌。

3. 答题要点参阅表 34-1。

雄激素类药的临床用途：

（1）睾丸功能不全。

（2）围绝经期综合征及功能性子宫出血。

（3）晚期乳腺癌。

（4）再生障碍性贫血。

（5）预防良性前列腺增生。

4. 答题要点参阅 X 型选择题第 5 题。

（1）子宫不规则出血。

（2）闭经。

（3）凝血功能亢进。

（4）哺乳妇女乳汁减少。

（5）恶心、呕吐等类早孕反应。

（崔红霞　刘吉成）

第三十五章　肾上腺皮质激素类药物

学习要求

1. 重点掌握糖皮质激素的药理作用、临床应用、不良反应、禁忌证。

2. 熟悉糖皮质激素药物的构效关系、作用机制以及用法。

3. 了解盐皮质激素类、促皮质激素及皮质激素抑制剂的作用特点和用途。

学习导图

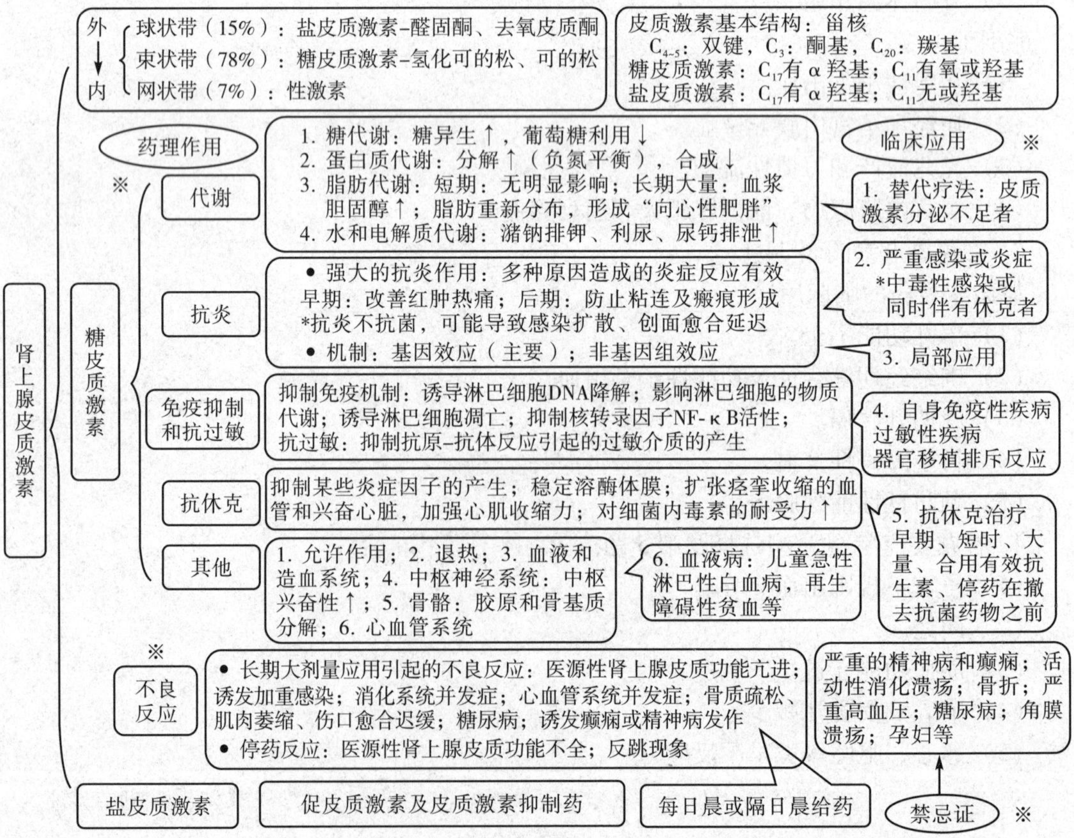

【名词解释】

名 词	英文名	定义或概念
允许作用	permissive action	糖皮质激素对某些组织细胞虽无直接活性，但可给其他激素发挥作用创造有利条件，称为允许作用
反跳现象	rebound phenomenon	长期用药因减量过快或突然停药所致原病复发或恶化的现象，称为反跳
医源性肾上腺皮质功能亢进	iatrogenic hyperadreno-corticism	又称类肾上腺皮质功能亢进综合征，这是过量激素引起的脂质代谢和水盐代谢紊乱的结果，表现为满月脸、水牛背、皮肤变薄、多毛、水肿、低血钾、高血压、糖尿等，停药后可自行消退
医源性肾上腺皮质功能不全	iatrogenic hypoadreno-corticism	长期大量应用糖皮质激素尤其是连日给药的患者，血中糖皮质激素水平超过正常，对下丘脑、腺垂体的负反馈抑制作用增强，ACTH 分泌减少，肾上腺皮质萎缩，分泌功能减退。当减量过快或突然停药，特别是当遇到感染、创伤、手术等严重应急情况时，可引起肾上腺皮质功能不全或危象，表现为恶心、呕吐、乏力、低血压和休克等，需及时抢救

【知识图解】

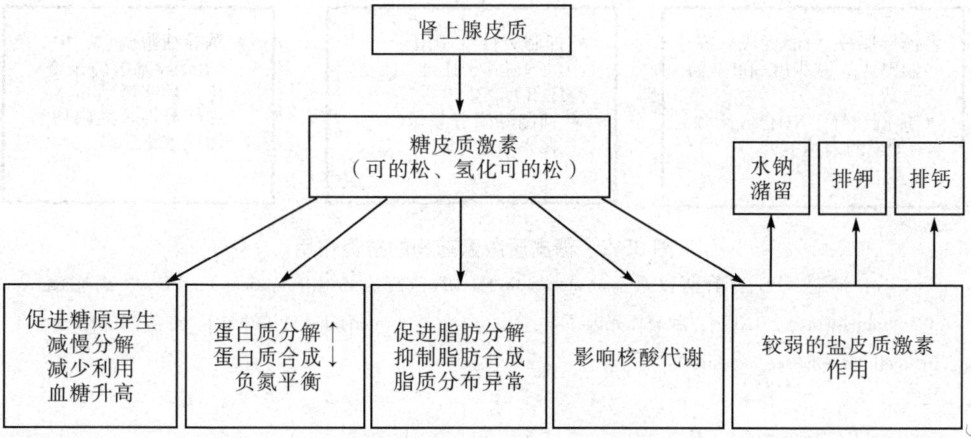

图 35-1 糖皮质激素对代谢的影响

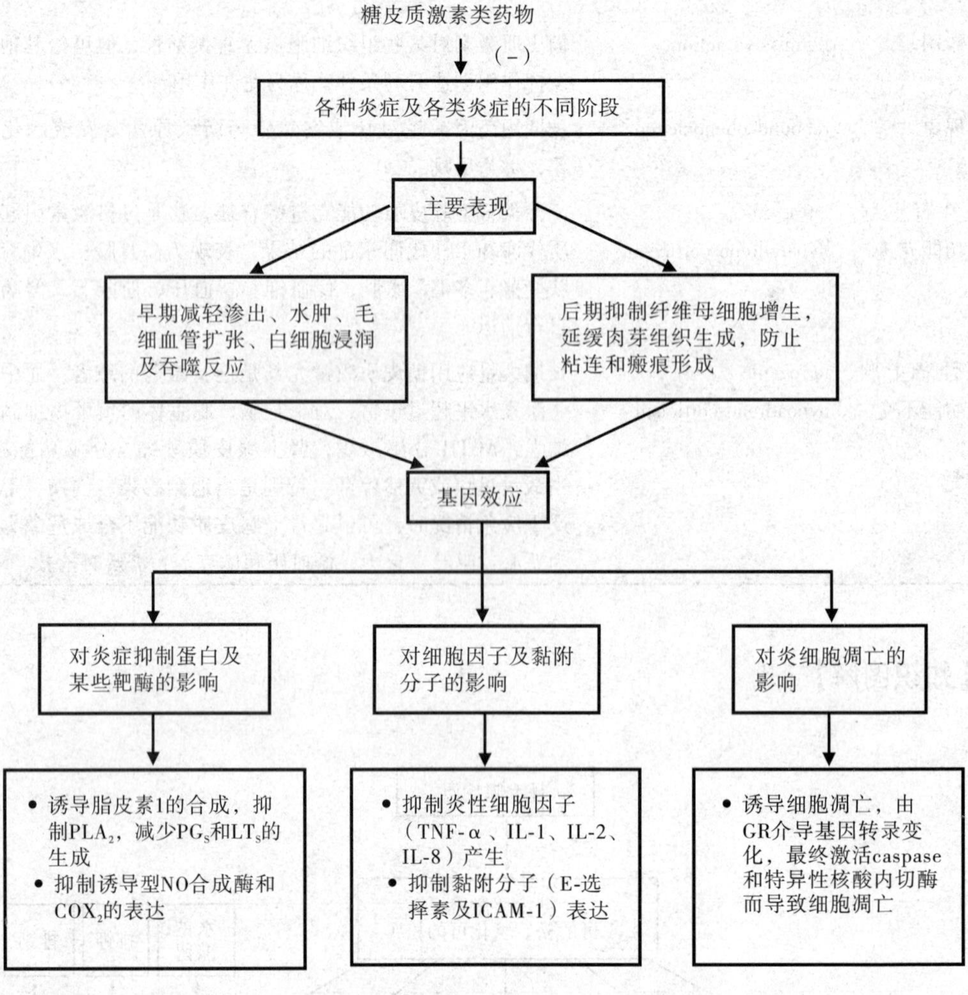

图 35-2 糖皮质激素药物的抗炎作用

（-）：抑制，PG_S：前列腺素（prostaglandin），LT_S：白三烯（leukotriene），PLA_2：磷脂酶 A_2（phospholipase A_2），TNF-α：肿瘤坏死因子-α，IL：白介素（interleukin），ICAM-I：细胞间黏附分子-1（intercellular adhesion molecule）

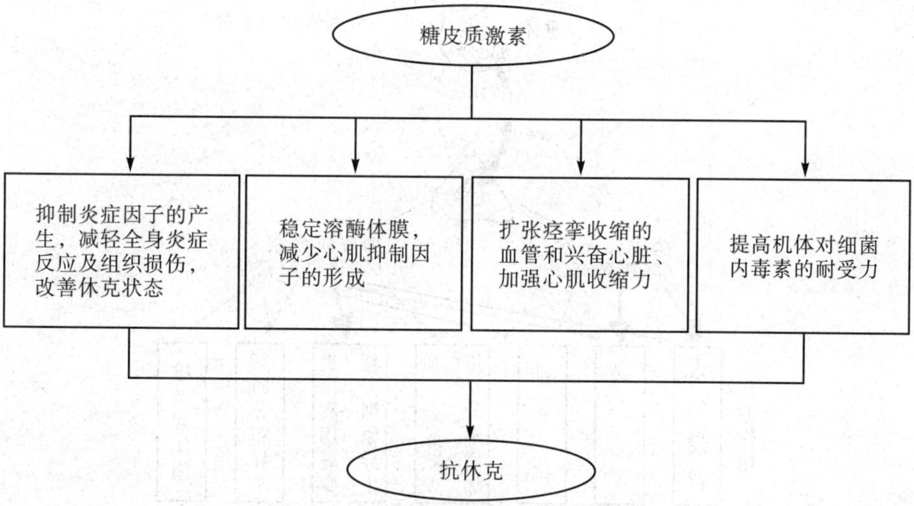

图 35-3　糖皮质激素抗休克作用机制

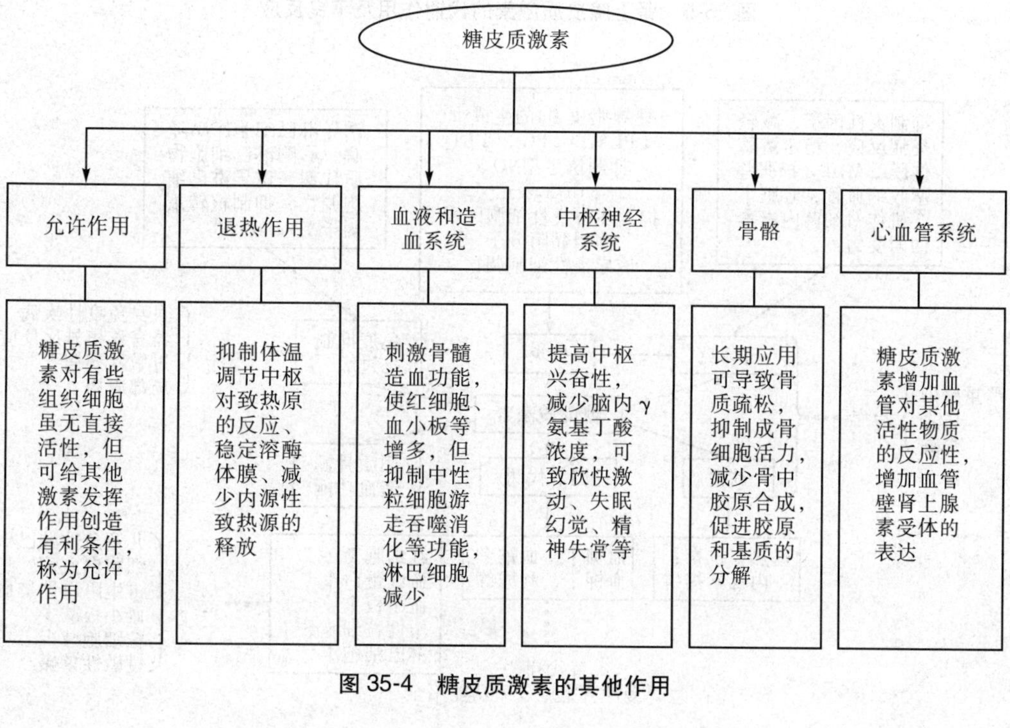

图 35-4　糖皮质激素的其他作用

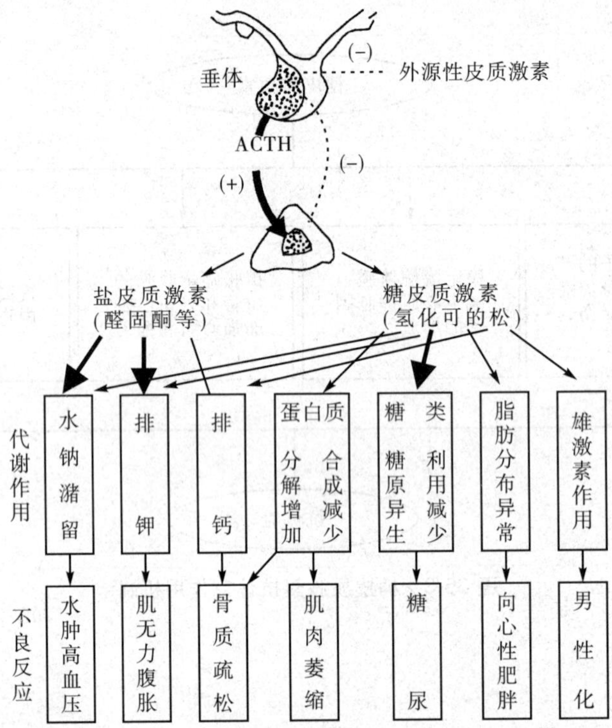

图 35-5 肾上腺皮质激素的代谢作用及不良反应

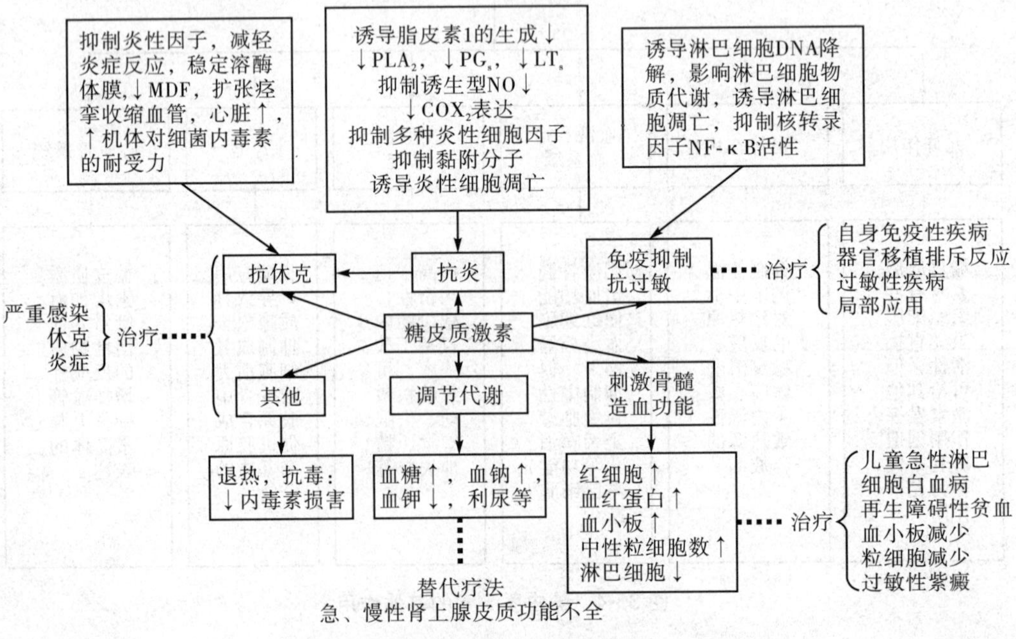

图 35-6 糖皮质激素类药物的作用和临床应用

↑：促进或增加；↓：抑制或减少

糖皮质激素类药物的不良反应可以概括为："一进，一退，六诱发；突然停药病复发"。

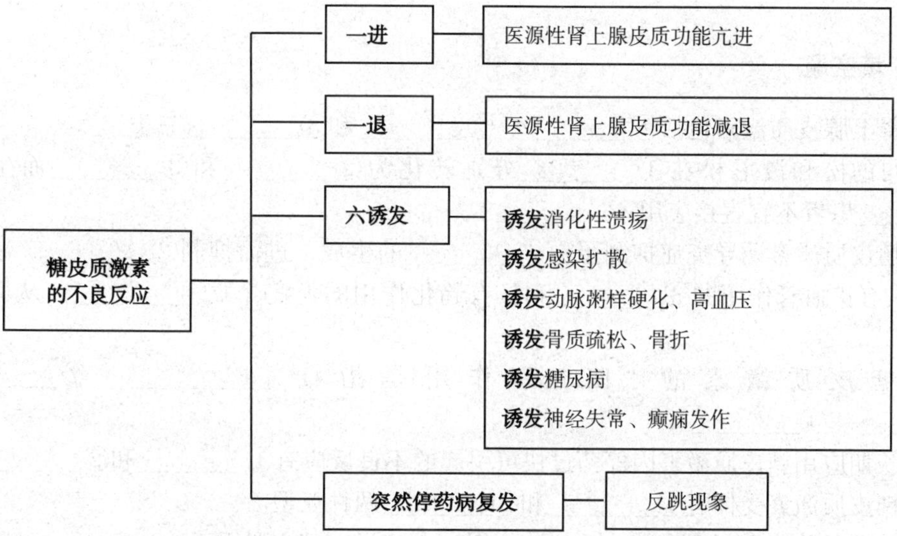

图 35-7　糖皮质激素的不良反应

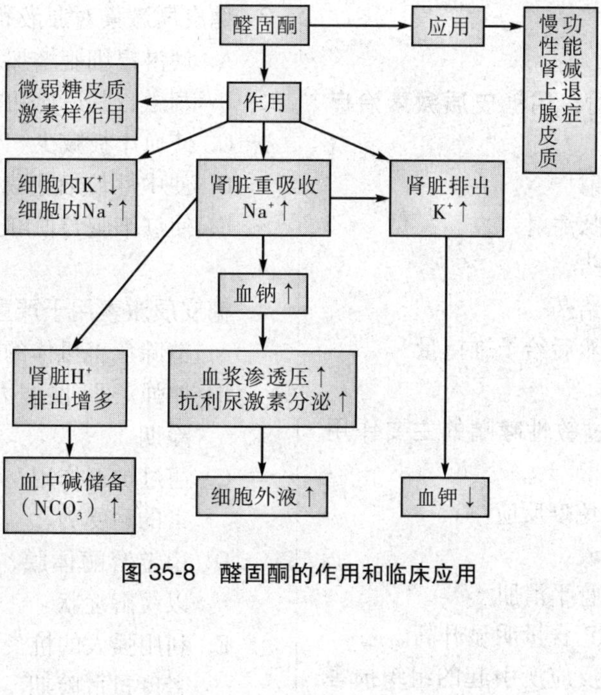

图 35-8　醛固酮的作用和临床应用

经 典 试 题

一、填空题

1. 肾上腺皮质激素包括①________、②________和③________ 三类。

2. 可的松和泼尼松在①________分别转化为②________和③________而生效，故④________患者不宜直接应用。

3. 糖皮质激素诱导炎症抑制蛋白①________的生成，进而抑制②________，减少炎症介质中具有扩血管作用的③________和具有趋化作用的炎症介质④________，从而产生抗炎作用。

4. 糖皮质激素的“四抗”作用是指①________、②________、③________、④________。

5. 长期应用糖皮质激素因停药过快可引起的不良反应有①________和②________。

6. 糖皮质激素受体有①________和②________两种亚型。

7. 常用的盐皮质激素有①________、②________；其主要用于③________。

8. 糖皮质激素的用法和疗程有①________、②________和③________。

二、选择题

【A 型题】

1. 严重中毒性感染时，用糖皮质激素治疗应采用
   A. 大剂量肌内注射
   B. 大剂量立即静脉注射
   C. 小剂量多次给药
   D. 较长时间大量给药
   E. 一次负荷量，然后给予维持量

2. 糖皮质激素治疗过敏性哮喘的主要作用机制是
   A. 干扰补体参与免疫反应
   B. 抑制抗体的生成
   C. 直接扩张支气管平滑肌
   D. 使细胞内 cAMP 含量明显升高
   E. 抑制抗原抗体反应所引起的组织损害与炎症过程

3. 糖皮质激素对血液和造血系统的作用是
   A. 使淋巴细胞增加
   B. 刺激骨髓造血功能
   C. 使血小板减少
   D. 使中性粒细胞减少
   E. 使红细胞与血红蛋白减少

4. 糖皮质激素用于严重感染的目的在于
   A. 消除危害机体的炎症和过敏反应
   B. 加强心肌收缩力，帮助患者度过危险期
   C. 通过抗毒作用，提高机体对细菌内毒素的耐受力
   D. 稳定溶酶体膜，减少致炎因子释放，以缓解症状
   E. 利用强大的抗炎作用，缓解症状使患者度过危险期

5. 糖皮质激素和抗生素合用治疗严重感染的目的是
   A. 增强机体防御功能
   B. 增加机体免疫功能
   C. 增强抗生素的抗菌作用
   D. 拮抗抗生素的某些副作用
   E. 用激素缓解症状，用抗生素控制感染

6. 接触性皮炎外用药推荐是
   A. 可的松
   B. 地塞米松
   C. 氟轻松
   D. ACTH
   E. 泼尼松

7. 长期应用糖皮质激素后，突然停药产生反跳现象是由于
   A. ACTH 分泌减少
   B. 对糖皮质激素产生耐药性
   C. 肾上腺皮质功能亢进
   D. 肾上腺皮质功能减退
   E. 患者对激素产生了依赖或病情未控制

8. 糖皮质激素长期应用的不良反应是引起
   A. 高血钾
   B. 低血糖
   C. 高血钙
   D. 低血压
   E. 向心性肥胖

9. 属于糖皮质激素的禁忌证是
   A. 湿疹
   B. 肺结核
   C. 局部炎症
   D. 水痘
   E. 严重支气管哮喘

10. 长期应用糖皮质激素的患者中断给药时间应逐渐减少糖皮质激素用量，以期恢复的是
   A. 抑制胰腺 β 细胞释放胰岛素
   B. 骨髓的造血功能
   C. 正常的造血细胞功能
   D. 抗利尿激素对水排泄的控制
   E. 下丘脑-垂体-肾上腺系统

11. 严重肝功能不良时，不宜选用何种糖皮质激素
   A. 氢化可的松
   B. 泼尼松
   C. 地塞米松
   D. 倍他米松
   E. 泼尼松龙

12. 糖皮质激素隔日疗法的给药时间是
   A. 隔日中午
   B. 隔日下午
   C. 隔日晚上
   D. 隔日午夜
   E. 隔日早上

【B 型题】

A. 氢化可的松
B. 泼尼松
C. 倍他米松
D. 地塞米松
E. 醛固酮

1. 抗炎作用弱，水钠潴留作用强的激素是
2. 抗炎作用强，几乎无潴钠作用的激素是
3. 无抗炎作用，水钠潴留作用最强的激素是
4. 抗炎作用最强的药物是
5. 短效糖皮质激素是

6. 全身用药的长效糖皮质激素是
7. 经体内转化后才有活性的糖皮质激素是
8. 治疗全身性红斑狼疮宜选用

A. 防止粘连和瘢痕形成
B. 增强机体防御功能
C. 刺激骨髓造血功能
D. 抑制免疫反应的多个环节
E. 缓解炎症的全身及局部症状

9. 糖皮质激素对急性炎症的作用是
10. 糖皮质激素对血液系统的作用是
11. 糖皮质激素对慢性炎症的作用是
12. 糖皮质激素的免疫抑制作用特点是

A. 各种感染性疾病
B. 严重支气管哮喘
C. 心源性哮喘
D. 急性淋巴性白血病
E. 严重感染及感染中毒性休克

13. 糖皮质激素抗免疫及抗炎作用，用于治疗
14. 糖皮质激素类抗休克作用，用于治疗
15. 糖皮质激素对血液及造血系统的作用，用于治疗

A. 肝损害
B. 尿毒症
C. 诱发溃疡、出血、穿孔
D. 只抗炎不抗菌，单用会加重感染
E. 因抗炎及抗免疫作用而降低了机体的防卫功能

16. 糖皮质激素诱发加重感染，是由于
17. 治疗严重感染需与抗菌药物合用，是因为
18. 长期应用糖皮质激素引起的严重不良反应是

【C 型题】

A. 泼尼松龙
B. 促皮质激素
C. 二者均是
D. 二者均否

1. 淋巴细胞性白血病可选用
2. 可用于诊断脑垂体前叶-肾上腺皮质功能水平的药物是
3. 局部外用治疗过敏性皮炎的是
4. 口服无效，必须注射给药的是

A. 地塞米松
B. 氢化可的松
C. 二者均是
D. 二者均否

5. 抗炎作用强，可用于严重感染的是
6. 潴钠作用最强，属于短效类皮质激素药物的是

【X 型题】

1. 糖皮质激素的药理作用有
A. 抑制各种炎症反应
B. 抗免疫
C. 抗休克
D. 抗过敏
E. 提高中枢神经系统兴奋性

2. 长期应用糖皮质激素使脂肪代谢紊乱，可引起
A. 血浆胆固醇升高
B. 腹部肥胖
C. 满月脸
D. 皮下脂肪分解
E. 背部脂肪堆积，呈水牛背

3. 长期应用糖皮质激素影响儿童生长发育

的原因是
A. 促进蛋白质分解
B. 增加钙的排泄
C. 抑制蛋白质合成
D. 增加磷的排泄
E. 抑制生长激素分泌

4. 用糖皮质激素治疗休克时应注意
A. 采用大剂量突击疗法
B. 见效后即停药
C. 对过敏性休克有效
D. 对心源性休克需结合病因治疗
E. 感染中毒性休克，需在有效抗生素治疗下应用

5. 糖皮质激素抗休克作用的药理学基础是
A. 使痉挛收缩的血管舒张，降低外周阻力
B. 降低血管对缩血管物质敏感性，改善微循环
C. 稳定溶酶体膜，防止蛋白水解酶释放
D. 抑制心肌抑制因子的释放，保护心脏的收缩活动
E. 提高机体对细菌内毒素的耐受力，减少全身中毒症状

6. 长期应用糖皮质激素引起的代谢紊乱有
A. 血糖升高
B. 蛋白质分解，负氮平衡
C. 向心性肥胖
D. 血浆胆固醇升高
E. 潴钠排钾，排钙，引起水肿、高血压、低钾、低钙

7. 糖皮质激素的用法及疗程有
A. 大剂量突击疗法
B. 隔日疗法
C. 外用给药
D. 小剂量替代疗程
E. 一般剂量长期疗法

三、问答题

1. 简述糖皮质激素对代谢的影响。
2. 试述糖皮质激素抗炎作用的机制。
3. 试述糖皮质激素抗休克作用的机制。
4. 论述长期应用糖皮质激素突然停药出现的状况及其原因。
5. 简述糖皮质激素的药理作用。
6. 试述糖皮质激素的临床用途。
7. 长期应用糖皮质激素为什么会影响儿童的生长发育？
8. 用糖皮质激素治疗休克时应注意什么问题？
9. 试述糖皮质激素的不良反应？

参考答案

一、填空题

1. ①糖皮质激素　②盐皮质激素　③性激素

2. ①肝脏 ②氢化可的松 ③泼尼松龙 ④严重肝功能不全
3. ①脂皮素 1 ②磷脂酶 A_2 ③前列腺素 ④白三烯类
4. ①抗炎作用 ②抗过敏作用 ③抗休克作用 ④抗免疫作用
5. ①医源性肾上腺皮质功能不全 ②反跳现象
6. ①GR_{α} ②GR_{β}
7. ①醛固酮 ②去氧皮质酮 ③慢性肾上腺皮质功能不全（艾迪生病）
8. ①大剂量突击疗法 ②一般剂量长期疗法 ③小剂量替代疗法

二、选择题

【A 型题】

1. B 2. E 3. B 4. E 5. E 6. C 7. E 8. E 9. D 10. E
11. B 12. E

【B 型题】

1. A 2. D 3. E 4. C 5. A 6. D 7. B 8. B 9. E 10. C
11. A 12. D 13. B 14. E 15. D 16. E 17. D 18. C

【C 型题】

1. A 2. B 3. D 4. B 5. A 6. B

【X 型题】

1. ABCDE 2. ABCDE 3. ABCDE 4. ABCDE 5. ABCDE 6. ABCDE
7. ABCDE

三、问答题

1. 答案要点参考学习导图以及图 35-1。

（1）糖代谢：增加肝糖原和肌糖原含量并升高血糖。①促进糖原异生；②减少机体组织对葡萄糖的利用，同时增加中间代谢产物合成葡萄糖，增加血糖的来源。

（2）蛋白质代谢：加速蛋白质分解代谢，造成负氮平衡；大剂量糖皮质激素抑制蛋白质合成。

（3）脂肪代谢：短期使用对脂肪代谢无明显影响，大剂量长期使用可增高血浆胆固醇，激活四肢皮下脂酶，促使皮下脂肪分解，使脂肪重新分布于面、胸、背及臀部，形成向心性肥胖。

（4）水和电解质代谢：有弱的盐皮质激素作用，潴钠、排钾、排钙。

2. 答题要点参阅图 35-2。

糖皮质激素（GCS）抗炎作用的机制有两方面：①基因效应；②非基因组效应。

（1）基因效应是主要的抗炎机制。糖皮质激素通过细胞膜与胞质内的糖皮质激素受体（GR）结合，HSP90 从受体结合部位解离，形成活化的 GCS-GR 复合物进入胞核，在细胞核内与特异性 DNA 位点结合，影响基因转录，改变介质相关蛋白的水平，进而对炎症细胞和分子产生影响而发挥抗炎作用。具体表现为：①对炎性抑制蛋白及某些靶酶的影响；②对细胞因子及黏附分子的影响；③对炎细胞凋亡的影响。

（2）非基因组效应：特点为起效迅速，对转录和蛋白质合成抑制剂不敏感。可能机制是：①细胞膜类固醇受体；②非基因的生化效应；③细胞质受体的受体外成分介导的信号通路。

3. 答题要点参阅图 35-3。

①抑制某些炎症因子的产生，减轻全身炎症反应综合征及组织损伤，使微循环血流动力学恢复正常，改善休克状态；②稳定溶酶体膜，减少心肌抑制因子的形成；③扩张痉挛收缩的血管和兴奋心脏，加强心脏收缩力；④提高机体对细菌内毒素的耐受力。

4. 答题要点参阅学习导图。

长期应用糖皮质激素停药反应有两种：①医源性肾上腺皮质功能不全：由于长期大剂量使用糖皮质激素，反馈性抑制垂体-肾上腺皮质轴致肾上腺皮质萎缩所致。长期应用尤其是每天给药的患者，减量过快或突然停药，特别是当遇到感染、创伤、手术等严重应激情况时，可引起肾上腺皮质功能不全或危象，表现有恶心、呕吐、乏力、低血压和休克等。②反跳现象：其发生原因可能是患者对激素形成了依赖性或病情尚未完全控制，突然停药或减量过快而致原病复发或恶化。

5. 答题要点参阅 X 型选择题第 1 题。

（1）对代谢的影响：对糖、蛋白质、脂肪以及水盐代谢有影响。

（2）抗炎作用。

（3）免疫抑制与抗过敏作用。

（4）抗休克作用。

（5）其他作用：①允许作用；②退热作用；③血液和造血系统；④中枢神经系统；⑤骨骼；⑥心血管系统。

6. 答题要点参阅图 35-6。

①严重感染或炎症；②自身免疫性疾病、过敏性疾病以及器官移植排斥反应；③抗休克；④血液病；⑤局部应用；⑥替代疗法：用于急、慢性肾上腺皮质功能不全者。

7. 答题要点参阅 X 型选择题第 3 题。

①促进蛋白质分解；②增加钙的排泄；③抑制蛋白质合成；④增加磷的排泄；⑤抑制生长激素分泌。

8. 答题要点参阅 X 型选择题第 4 题。

对感染中毒性休克，在有效的抗菌治疗下，可及早、短时间突击使用大剂量糖皮质激素；待微循环改善、脱离休克状态时停用，且尽可能在抗菌药物之后使用，停药则在撤去抗菌药物之前。

9. 答题要点参阅图 35-7。

（1）长期大剂量应用引起的不良反应：①医源性肾上腺皮质功能亢进；②诱发加重感染；③消化系统并发症；④心血管系统并发症；⑤骨质疏松、肌肉萎缩、伤口愈合迟缓；⑥糖尿病；⑦其他：有癫痫病或精神病史者禁用或慎用。

（2）停药反应：①医源性肾上腺皮质功能不全；②反跳现象。

（孙　超　牛慧芳　许　莉）

第三十六章　甲状腺激素及抗甲状腺药

学习要求

1. 重点掌握抗甲状腺药分类，硫脲类、碘及碘化物、β 受体阻断药的药理作用和临床应用及不良反应。
2. 熟悉甲状腺激素的药理作用及临床应用。
3. 了解甲状腺激素的合成、分泌调节过程和生理作用。

学习导图

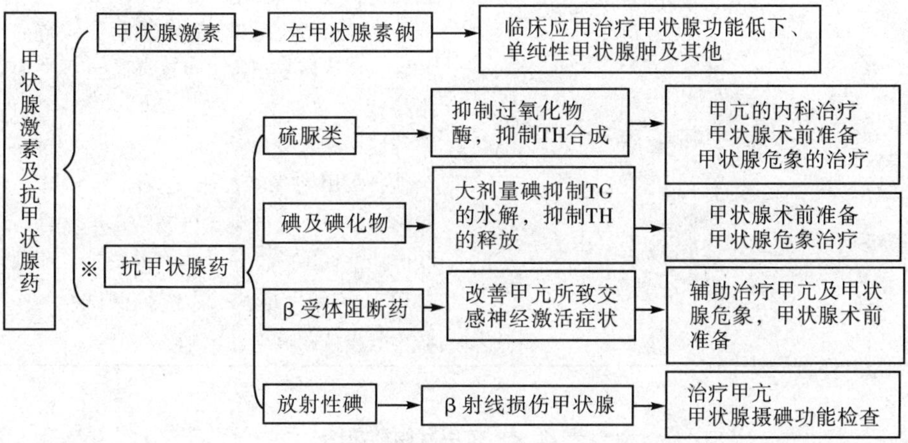

【名词解释】

名　词	英 文 名	定义或概念
甲状腺激素	thyroid hormones	是维持机体正常代谢、促进生长发育所必需的激素，包括 T_4 和 T_3
抗甲状腺药	antithyroid drugs	是治疗各种原因引起的甲状腺功能亢进的有效药物

续 表

名 词	英文名	定义或概念
卢戈液	Lugol's solution	又称为复方碘口服液，含碘5%、碘化钾10%，也可单用碘化钾或碘化钠。可治疗单纯性甲状腺肿、甲亢术前准备、甲状腺危象
甲状腺危象	thyroid storm	甲亢患者由于感染、外伤、手术、情绪激动等诱因，可致大量甲状腺激素突然释放入血，使患者发生高热、虚脱、心衰、肺水肿、水和电解质紊乱等，严重时可致死亡，称为甲状腺危象

【知识图解】

表 36-1 甲状腺激素

代表药	药理作用	临床应用	不良反应
左甲状腺素钠（sodium levothyroxine，优甲乐）	1. 维持正常生长发育 2. 促进代谢和产热 3. 提高机体交感-肾上腺系统的反应性	1. 甲状腺功能低下：①呆小病：应尽早诊治，从小剂量开始，症状好转后改用维持量，并根据症状随时调整剂量；②黏液性水肿：从小剂量开始，逐渐增至足量，2~3周后如基础代谢率恢复正常，可逐渐减至维持量 2. 单纯性甲状腺肿 3. 其他：①甲亢患者加服 T_4 有利于减轻突眼、甲状腺肿大以及防止甲状腺功能低下；②甲状腺癌术后可应用 T_4 可减少复发；③T_3 抑制试验中对摄碘率高者作鉴别诊断	过量可引起心悸、手震颤、多汗、体重减轻、失眠等甲亢症状，重者可有心绞痛、心力衰竭、肌肉震颤或痉挛。应立即停药，用β受体阻断药对抗

表 36-2 抗甲状腺药总结

分类及代表药物	机制	药理作用	临床应用	不良反应
硫脲类：①硫氧嘧啶类：甲硫氧嘧啶、丙硫氧嘧啶；②咪唑类：甲巯咪唑、卡比马唑	抑制过氧化物酶，抑制甲状腺激素合成	1. 抑制甲状腺激素合成 2. 抑制外周组织的 T_4 转变生成 T_3 3. 减弱β受体介导的糖代谢 4. 免疫抑制作用	1. 甲亢的内科治疗 2. 甲状腺术前准备 3. 甲状腺危象的治疗	1. 胃肠道反应 2. 过敏反应 3. 粒细胞缺乏症 4. 甲状腺肿及甲状腺功能减退

续　表

分类及代表药物	机制	药理作用	临床应用	不良反应
碘及碘化物（卢戈液）	大剂量碘抑制甲状腺球蛋白的水解，抑制甲状腺激素的释放；还能抑制过氧化物酶，减少甲状腺激素合成	1. 小剂量碘是合成甲状腺激素的原料 2. 大剂量碘有抗甲状腺作用	1. 甲状腺术前准备 2. 甲状腺危象的治疗	1. 一般反应 2. 过敏反应 3. 诱发甲状腺功能紊乱
β受体阻断药（普萘洛尔、美托洛尔）	阻断β受体改善甲亢所致交感神经激活症状；抑制外周 T_4 转变生成 T_3	1. 阻断β受体改善甲亢所致交感神经激活症状 2. 抑制外周 T_4 转变生成 T_3	1. 辅助治疗甲亢 2. 辅助治疗甲状腺危象 3. 甲状腺术前准备	1. 心血管反应 2. 诱发或加剧支气管哮喘
放射性碘（^{131}I）	β射线损伤甲状腺	1. β射线损伤甲状腺，类似于手术切除部分甲状腺 2. γ射线用于测定甲状腺的摄碘能力	1. 治疗甲亢 2. 甲状腺摄碘功能检查	1. 剂量过大易致甲状腺功能低下 2. 可能影响遗传及损伤儿童的甲状腺

表 36-3　抗甲状腺药治疗甲亢总结

药物	作用特点	甲亢适应证	慎用或禁用
硫脲类	对已合成的甲状腺激素无作用，一般症状改善需 2~3 周，基础代谢率恢复正常需 1~2 个月	轻症和不宜手术或放射性碘治疗者，如儿童、青少年、术后复发、中重度患者及年老体弱或兼有心、肝、肾、出血性疾患等患者	妊娠、哺乳期妇女慎用或不用。结节性甲状腺肿合并甲亢及甲状腺癌患者禁用
碘及碘化物	作用快而强，1~2 天起效，10~15 天达到最大效应，不能长期应用	无	妊娠、哺乳期妇女慎用
β受体阻断药	有效控制甲亢症状	不宜用抗甲状腺药、不宜手术及 ^{131}I 治疗的甲亢患者	禁用于严重左室心功能不全、窦性心动过缓、重度房室传导阻滞和支气管哮喘的患者。心肌梗死及肝功能不良者应慎用

续 表

药物	作用特点	甲亢适应证	慎用或禁用
放射性碘	作用缓慢，一般用药1个月见效，3~4个月后甲状腺功能可恢复正常	不宜手术或手术后复发及硫脲类无效或过敏的甲亢患者	20岁以下患者、妊娠或哺乳期妇女及肾功能不佳者不宜使用。甲状腺危象、重症浸润性突眼症及甲状腺不能摄碘者禁用

口诀

抗甲状腺药：
内科治疗甲亢病，常常选择硫脲类；
抑制过氧化物酶，生效缓慢疗程长；
注意减少粒细胞，定期查血很重要；
甲亢危象手术前，需加大量复方碘。

碘制剂：
防治地甲小量碘，甲亢危象大剂量。
作用高峰需两周，应用注意“碘感冒”。

经 典 试 题

一、填空题

1. 抗甲状腺药分为①________、②________、③________、④________共四类。

2. 硫脲类抗甲状腺药可分为①________和②________，前者包括③________和④________，后者包括⑤________和⑥________。

3. 硫脲类抗甲状腺药主要作用是由于抑制了①________酶；大剂量碘剂的抗甲状腺作用是由于抑制了②________酶。

4. 硫脲类抗甲状腺作用的特点是①________、②________；用途③________、④________、⑤________。

5. 大剂量碘制剂抗甲状腺作用的特点是①________、②________、③________；用途是④________、⑤________。

6. 放射性碘用于治疗甲亢是因为①________；用于诊断甲状腺功能是因为②________；其主要不良反应是③________；预防的方法是④________。

二、选择题

【A型题】

1. 能抑制 T_4 转化为 T_3 的抗甲状腺药物是
   A. 甲硫氧嘧啶
   B. 甲巯咪唑
   C. 碘制剂
   D. 丙硫氧嘧啶
   E. 卡比马唑

2. 宜选用大剂量碘制剂治疗的疾病是
   A. 甲状腺危象
   B. 弥漫性甲状腺肿
   C. 黏液性水肿
   D. 结节性甲状腺肿
   E. 轻症甲亢内科治疗

3. 甲状腺功能亢进的手术前准备，选用
   A. 甲状腺激素
   B. 甲巯咪唑
   C. 复方碘溶液
   D. ^{131}I
   E. 丙硫氧嘧啶，术前两周加复方碘溶液

4. 大剂量碘制剂不能单独长期用于治疗甲状腺功能亢进，是因为
   A. 可引起甲状腺危象
   B. 使腺体增生肿大
   C. 其中碘为合成甲状腺激素提供原料
   D. 失去抑制合成甲状腺激素的效应
   E. 使 T_4 转化为 T_3，加重甲状腺功能亢进

5. 下列情况中，应慎用碘制剂的是
   A. 甲状腺危象
   B. 甲亢患者术前准备
   C. 单纯性甲状腺肿
   D. 孕妇
   E. 以上都不是

【B型题】

A. 产生β射线，破坏甲状腺实质
B. 抑制蛋白水解酶而抑制甲状腺激素的释放
C. 抑制过氧化物酶而抑制甲状腺激素的合成
D. 调控核内 T_3 受体中介的基因表达
E. 阻碍 T_3、T_4 与受体结合

1. 甲状腺激素的作用机制是
2. 碘及碘化物的作用机制是
3. 放射性碘化物的作用机制是
4. 丙硫氧嘧啶的作用机制是

A. 甲硫氧嘧啶
B. 甲巯咪唑
C. ^{131}I
D. 丙硫氧嘧啶
E. 甲状腺激素

5. 治疗单纯性甲状腺肿选用
6. 治疗甲状腺危象选用
7. 手术后复发，对硫脲类药无效者选用
8. 治疗黏液性水肿选用
9. 甲状腺功能检查，选用

A. 诱发心绞痛
B. 引起粒细胞缺乏
C. 引起肝功能损害
D. 引起血管神经性水肿
E. 引起甲状腺功能减退

10. 甲状腺激素的不良反应是
11. 硫脲类的严重不良反应是

12. 碘化物的主要不良反应是
13. 放射性^{131}I的主要不良反应是

【C型题】

A. 丙硫氧嘧啶
B. 大剂量碘剂
C. 二者均是
D. 二者均否

1. 可用于治疗甲状腺危象的是
2. 甲状腺危象的主治药物是
3. 治疗甲状腺功能亢进宜选用
4. 治疗单纯性甲状腺肿宜选用
5. 甲状腺功能亢进手术前准备宜选用
6. 进行甲状腺功能检查宜选用

【X型题】

1. 甲状腺激素与受体作用的特征有
A. 受体存在于胞膜、线粒体及胞核中
B. T_3可与胞膜受体结合
C. T_3可与胞质受体结合
D. T_3可调控核受体中介的基因表达
E. T_3与核染色质上受体结合增加RNA多聚酶活性

2. 甲状腺激素的作用有
A. 维持生长发育
B. 促进物质氧化
C. 提高基础代谢率
D. 降低血浆胆固醇
E. 增强心脏对儿茶酚胺的敏感性

3. 丙硫氧嘧啶的适应证是
A. 甲亢内科治疗
B. 甲状腺癌的治疗
C. 甲亢术前用药
D. 甲亢危象的治疗
E. 甲状腺肿大的治疗

4. β受体阻断药治疗甲亢的药理学基础是
A. 阻断交感兴奋的症状
B. 作为甲亢的辅助治疗
C. 不干扰硫脲类药的作用
D. 抑制T_4脱碘
E. 与硫脲类药物合用疗效显著

5. 碘化物的作用有
A. 是合成T_3、T_4的原料
B. 有抗甲状腺作用
C. 可治单纯性甲肿
D. 大剂量可治甲亢危象
E. 小剂量可用于甲亢内科治疗

三、问答题

1. 试述甲状腺激素的药理作用及临床应用。
2. 试述抗甲状腺药物分类及各类药物作用特点、治疗甲亢的临床适应证。
3. 试述甲亢患者术前准备为什么应用硫脲类药物，术前2周为什么加服大剂量碘？
4. 试述大剂量碘不单独应用治疗甲亢的原因。
5. 试述β受体阻断药在治疗甲亢中的作用。

参考答案

一、填空题

1. ①硫脲类　②碘及碘化物　③β受体阻断药　④放射性碘

2. ①硫氧嘧啶类　②咪唑类　③甲硫氧嘧啶　④丙硫氧嘧啶　⑤甲巯咪唑　⑥卡比马唑

3. ①过氧化物（酶）　②甲状腺球蛋白水解（酶）

4. ①起效缓慢　②长期应用使甲状腺增大　③甲亢的内科治疗　④甲亢的术前准备　⑤甲状腺危象的辅助治疗

5. ①作用快而强　②使甲状腺缩小　③抗甲状腺作用有自限性　④甲亢的术前准备　⑤甲状腺危象

6. ①产生β射线破坏甲状腺组织　②产生γ射线测定甲状腺摄碘功能　③过量引起甲状腺功能低下　④严格掌握剂量

二、选择题

【A型题】

1. D　2. A　3. E　4. D　5. D

【B型题】

1. D　2. B　3. A　4. C　5. E　6. D　7. C　8. E　9. C　10. A　11. B　12. D　13. E

【C型题】

1. C　2. B　3. A　4. D　5. C　6. D

【X型题】

1. ABCDE　2. ABCDE　3. ACD　4. ABCDE　5. ABCD

三、问答题

1. 答题要点参阅表36-1。

甲状腺激素的药理作用：①维持正常生长发育；②促进代谢和产热；③提高机体交感-肾上腺系统的反应性。

甲状腺激素的临床应用：

（1）甲状腺功能低下：①呆小病：应尽早诊治，从小剂量开始，症状好转后改用维持量，并根据症状随时调整剂量；②黏液性水肿：从小剂量开始，逐渐增至足量，2~3周后如基础代谢率恢复正常，可逐渐减至维持量。

（2）单纯性甲状腺肿。

（3）其他：①甲亢患者加服 T_4 有利于减轻突眼、甲状腺肿大以及防止甲状腺功能低下；②甲状腺癌术后可应用 T_4 可减少复发；③T_3 抑制试验中对摄碘率高者作鉴别诊断。

2. 答题要点参阅表 36-2。

（1）硫脲类：对已合成的甲状腺激素无作用，一般症状改善需 2~3 周，基础代谢率恢复正常需 1~2 个月，适用于轻症和不宜手术或放射性碘治疗者，如儿童、青少年、术后复发、中重度患者及年老体弱或兼有心、肝、肾、出血性疾患等患者。

（2）碘及碘化物：作用快而强，1~2 天起效，10~15 天达到最大效应，不能长期应用。不单独用于甲亢的内科治疗。

（3）β 受体阻断药：可有效控制甲亢症状，适用于不宜用抗甲状腺药、不宜手术及 ^{131}I 治疗的甲亢患者。

（4）放射性碘：作用缓慢，一般用药 1 个月见效，3~4 个月后甲状腺功能可恢复正常。适用于不宜手术或手术后复发及硫脲类无效或过敏的甲亢患者。

3. 答题要点参阅本章 C 型选择题第 5 题。

为减少甲状腺次全切除手术患者在麻醉和手术后的并发症及甲状腺危象，在术前应用硫脲类药物，使甲状腺功能恢复或接近正常。但由于用硫脲类后 TSH 分泌增多，使腺体增生，组织脆而充血，不利于手术进行，须在手术前两周加服大剂量碘，因为大剂量碘有抑制 TSH 促进腺体增生的作用，使腺体缩小变韧，血管减少，有利于手术进行及减少出血。

4. 答题要点参阅本章 A 型选择题第 4 题。

甲状腺腺泡细胞内碘离子浓度增高到一定程度，细胞摄碘即自动降低，使胞内碘离子浓度下降，从而失去抑制激素合成的效应，故大剂量碘不能长期应用，这就是碘化物不能单独用于甲亢内科治疗的原因。

5. 答题要点参阅本章 X 型选择题第 4 题。

（1）阻断交感兴奋的症状。

（2）作为甲亢的辅助治疗。

（3）不干扰硫脲类药的作用。

（4）抑制 T_4 脱碘。

（5）与硫脲类药物合用疗效显著。

（崔红霞　刘吉成）

第三十七章 胰岛素及其他降血糖药物

学习要求

1. 重点掌握胰岛素的药理作用、作用机制、临床应用和不良反应；掌握磺酰脲类药物的药理作用、作用机制、临床应用和不良反应；噻唑烷二酮类的药理作用。

2. 熟悉双胍类的作用、应用和不良反应；胰岛素增敏剂的作用机制和应用；α-葡萄糖苷酶抑制剂阿卡波糖的药理作用及临床应用。

3. 了解其他新型降血糖药物的药理作用。

学习导图

- 胰岛素及其他降血糖药
  - ※胰岛素
    - 结构：含两条肽链，A链有21个氨基酸，B链有30个氨基酸，两链通过二硫键以共价相连
    - 药理作用：
      - 脂肪合成↑，脂肪分解↓，游离脂肪酸和酮体↓，脂肪酸和葡萄糖转运↑
      - 糖原合成和贮存↑，糖原分解↓，血糖↓
      - 氨基酸的转运和核酸的分成↑，蛋白质的合成↑，蛋白质的降解↓
      - 心率↑，心肌收缩力↑，肾血流↓
      - 促进钾离子进入细胞，血钾浓度↓
    - 机制：作用于胰岛素受体的α亚基，引起β亚基自身磷酸化，进而激活β亚基上的酪氨酸蛋白激酶，导致胞内蛋白的连续磷酸化从而产生降血糖等生物效应
    - 临床应用：
      - 1型糖尿病
      - 2型糖尿病初始治疗时需迅速降低血糖至正常水平者
      - 2型糖尿病经饮食控制或用口服降血糖药未能控制者
      - 发生各种急性或严重并发症的糖尿病
      - 合并重度感染、消耗性疾病、高热、妊娠、创伤等各型糖尿病
      - 细胞内缺钾者，胰岛素和葡萄糖同用可促使钾内流
      - → 不良反应：低血糖症；过敏反应；胰岛素抵抗；脂肪萎缩
  - ※口服降血糖药
    - 磺酰脲类（甲苯磺丁脲）
      - 药理作用：降血糖作用；对水排泄作用；对凝血功能的影响
      - 临床应用：用于胰岛功能尚存的2型控制无效者；尿崩症
      - 不良反应：皮肤过敏、胃肠不适、嗜睡及神经痛，可致肝损害，较严重为持久性低血糖症
    - 双胍类（二甲双胍）
      - 机制：脂肪组织摄取葡萄糖↑，葡萄糖在肠的吸收及糖原异生↓，胰高血糖素
      - 应用：轻症糖尿病患者，尤其用于肥胖及单用饮食控制无效者
    - 胰岛素增敏药（罗格列酮）
      - 临床作用：改善胰岛素抵抗、降低高血糖；改善脂肪代谢紊乱；对2型糖尿病血管并发症的防治作用；改善胰岛B细胞功能
      - 应用：胰岛素抵抗；2型糖尿病
    - α-葡萄糖苷酶抑制剂［阿卡波糖、瑞格列奈（第一个餐时血糖调节剂）］
  - 其他新型降血糖药（依克那肽、醋酸普兰林肽）

【名词解释】

名　词	英文名	定义或概念
胰岛素抵抗性	insulin resistance	是指由于各种原因使血中拮抗胰岛素的物质增多，胰岛素抗体增多，胰岛素受体基因异常，受体数目和亲和力减少等原因妨碍了胰岛素对机体的作用
单组分胰岛素	monocomponent insulin，McI	为高纯度胰岛素（纯度大于99%）。用过普通胰岛素的患者改用McI后，体内胰岛素抗体逐渐减少，胰岛素的需要量也同样降低
胰高血糖素样肽-1	glucagons-like peptide 1，GLP-1	是一种肠促胰素，由肠道L细胞分泌。主要作用是增强胰岛功能

【知识图解】

表37-1　1型与2型糖尿病的比较

特　点		1型（胰岛素依赖型）	2型（非胰岛素依赖型）
流行病学	占病人的百分数	<10%	>90%
	遗传双胞胎共性	<50%	>90%
临床特点	发病年龄	多在30岁前	多在40岁后
	起病及症状	急，有三多症，体瘦	慢，无明显症状，多伴肥胖
	胰岛分泌胰岛素量	很低	高分泌（肥胖者）正常或略低
	酮症	常见	少见
	胰岛素治疗	100%依赖型	无依赖性，约有25%患者需用
	慢性并发症	数年后发生，早期多伴血管病变（眼、肾）	可先于糖尿病出现，大血管病变及微血管病变
	死亡原因	40%死于肾衰竭	70%死于心脑动脉硬化，10%死于肾衰竭

表37-2　胰岛素制剂分类

胰岛素注射剂分类	给药途径	作用时间（h）			给药时间和次数
		起效	高峰	持续	
胰岛素注射剂					
短效					

续　表

胰岛素注射剂分类	给药途径	作用时间（h）			给药时间和次数
		起效	高峰	持续	
正规胰岛素	皮下、静脉	0.3~0.7	2~4	5~8	餐前半小时，3~4次/日急症用
半慢胰岛素锌混悬液	皮下	0.5~1.0	2~8	12~16	餐前半小时，3~4次/日
中效					
低精蛋白锌胰岛素	皮下	1~2	6~12	18~24	早餐前1小时，1次/日或早、晚餐前1小时各1次
慢胰岛素锌混悬液	皮下	1~2	6~12	18~24	同上
长效					
精蛋白锌胰岛素	皮下	4~6	14~20	24~36	早餐前或晚餐前1小时，1次/日
特慢胰岛素锌混悬液	皮下	4~6	16~18	30~36	同上
胰岛素吸入剂 Exubera	口腔吸入	快，类似短效类	0.5~1.5	-	餐前

表 37-3　常用的磺酰脲类药物的药动学特点

药物	达峰时间（h）	维持时间（h）	蛋白结合率（%）	消除	半衰期（h）	每日剂量（mg）	
甲苯磺丁脲	4~6	6~8	88	肝代谢	4~6	500~3000	2~3次/日
氯磺丙脲	10	36~60	>90	肾排泄	25~40	100~500	1次/日
格列本脲	2~6	10~24	90~95	肝代谢	10~16	2.5~20	1~2次/日
格列吡嗪	1~2	10~24	>90	肝代谢	3~7	5~30	1~2次/日
格列齐特	2~6	24	95	肝代谢	10~12	40~320	1~2次/日
格列波脲	2~4	12~24	95	肝代谢	6~10	25~100	1~2次/日
格列喹酮	2~3	8~24	>90	肝代谢	1.5	30~180	1~3次/日
格列美脲	2~3	24	99.5	肝代谢	2.7~7	1~8	1~2次/日

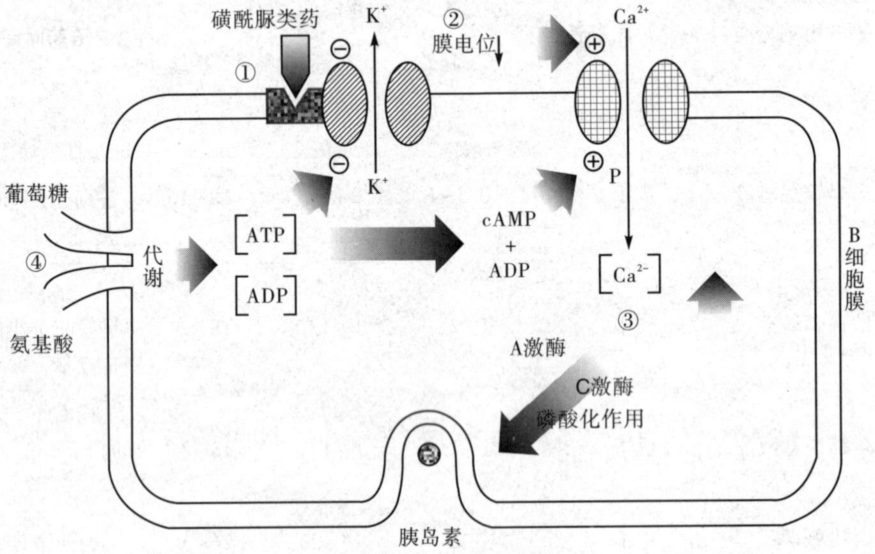

图 37-1　磺酰脲类药物与受体结合导致胰岛素分泌的机制示意

①药物与受体结合抑制 ATP 敏感的 K^+通道，减少 K^+外流；②降低膜电位，开启电压，依赖 Ca^{2+}通道，使胞内 Ca^{2+}增加；③激活 A 激酶或 C 激酶，促进磷酸化作用，导致胰岛素分泌；④体内葡萄糖或氨基酸转运入细胞内，经代谢使 ATP/ADP 比值增加，同样可抑制 ATP 敏感 K^+通道。沿上述①、②、③、④途径导致胰岛素分泌

表 37-4　常用口服降糖药的药理作用、应用及不良反应

药物分类	代表药物	药理作用	临床应用	不良反应
胰岛素增敏剂	罗格列酮 吡格列酮	改善胰岛素抵抗，降低高血糖；改善脂肪代谢紊乱；对 2 型糖尿病血管并发症的防治作用；改善胰岛 B 细胞	治疗胰岛素抵抗和 2 型糖尿病	嗜睡、肌肉和骨骼痛、头痛、消化道症状等；曲格列酮对极少数人有明显肝毒性
磺酰脲类	格列本脲 格列吡嗪 格列齐特	降血糖作用；对水排泄的影响；对凝血功能的影响	用于胰岛功能尚存的 2 型糖尿病且单用饮食控制无效者；尿崩症	皮肤过敏、胃肠不适、嗜睡及神经痛，也可致肝损害，较严重的不良反应为持久性的低血糖症
双胍类	二甲双胍 苯乙双胍	促进脂肪组织摄取葡萄糖，降低葡萄糖在肠的吸收及糖原异生，抑制胰高血糖素释放	用于轻症糖尿病患者，尤其是肥胖及单用饮食控制无效者	恶心、呕吐、腹部不适及腹泻，严重的是乳酸血症、酮血症等

续　表

药物分类	代表药物	药理作用	临床应用	不良反应
α-葡萄糖苷酶抑制剂	阿卡波糖	竞争糖苷水解酶，减慢碳水化合物水解及产生葡萄糖的速度并延缓葡萄糖的吸收	可单独应用或与其他降血糖药联合应用	主要为胃肠道反应
餐时血糖调节剂	瑞格列奈	通过作用于胰岛B细胞膜上的胰岛素受体，促进储存的胰岛素分泌	2型糖尿病患者，老年糖尿病患者，糖尿病肾病者	不良反应较少
胰高血糖素样肽-1	依克那肽	促进胰岛素合成和分泌增加；增加胰岛B细胞数量；抑制胰高血糖素分泌；促进胰岛D细胞生长抑素分泌；抑制食欲与摄食；延缓胃内容物排空	2型糖尿病患者	胃肠道反应
胰淀粉样多肽类似物	醋酸普兰林肽	延缓葡萄糖的吸收，抑制胰高血糖素的分泌，减少肝糖原生成和释放	适用于1型和2型糖尿病患者的辅助治疗	关节痛、咳嗽、头晕、疲劳、头痛及咽炎等

经典试题

一、填空题

1. 1型糖尿病的常规治疗是①________，其不良反应以②________、③________为多见。

2. 胰岛素主要促进肝脏、脂肪、肌肉等靶组织①________和②________的贮存。

3. 口服降血糖药有4类，即①________、②________、③________和④________。

4. 磺酰脲类降糖药对①________有效；双胍类降糖药主要用于②________。

5. 胰岛素增敏剂主要用于治疗①________和②________。

6. 常用的磺酰脲类降血糖药有①________、②________、③________、④________。

7. 常用的双胍类降血糖药有①________、②________。

二、选择题

【A 型题】

1. 胰岛素治疗糖尿病的适应证应除外
   A. 胰岛素依赖型
   B. 轻度非胰岛素依赖型
   C. 各型有并发症存在者，如高热等
   D. 各型有并发症存在者，如酮症酸中毒
   E. 非胰岛素依赖型，但饮食和口服降糖药无效者

2. 新型的降血糖药是
   A. 格列本脲
   B. 依克那肽
   C. 氯磺丙脲
   D. 格列齐特
   E. 甲苯磺丁脲

3. 胰岛素不具有下列哪种作用
   A. 促进糖原合成
   B. 抑制糖原分解和糖异生
   C. 促进脂肪合成
   D. 抑制蛋白质合成
   E. 促进葡萄糖的转运和氧化

4. 抑制α-葡萄糖苷酶的降糖药是
   A. 格列本脲
   B. 瑞格列奈
   C. 阿卡波糖
   D. 罗格列酮
   E. 二甲双胍

5. 胰岛素不产生下列哪种不良反应
   A. 急性耐受性
   B. 过敏反应
   C. 低血糖
   D. 慢性耐受性
   E. 乳酸血症

6. 氯磺丙脲治疗糖尿病的适应证是
   A. 重症糖尿病
   B. 酮症酸中毒
   C. 低血糖昏迷
   D. 切除胰岛的糖尿病
   E. 胰岛功能尚存的轻、中型糖尿病

7. 下列中可增强磺酰脲类的降血糖作用的药物是
   A. 双香豆素
   B. 口服避孕药
   C. 异丙肾上腺素
   D. 糖皮质激素
   E. 噻嗪类利尿药

8. 格列本脲的适应证是
   A. 重型糖尿病
   B. 尿崩症
   C. 糖尿病酮症酸中毒
   D. 糖尿病昏迷
   E. 2 型糖尿病

9. 可降低磺酰脲类药物降血糖作用的药物是
   A. 青霉素
   B. 吲哚美辛
   C. 水杨酸钠
   D. 保泰松
   E. 噻嗪类利尿药

10. 糖尿病酮症酸中毒患者宜选用大剂量胰岛素的原因是

A. 慢性耐受性
B. 胰岛素受体数量减少
C. 产生抗胰岛素受体的抗体
D. 靶细胞膜上葡萄糖转运系统失常
E. 血中大量游离脂肪酸和酮体妨碍了葡萄糖的摄取和利用

【B 型题】

A. 降低食物吸收及糖原异生
B. 竞争性水解糖类的糖苷水解酶
C. 与靶细胞膜受体结合后产生效应
D. 抑制糖、脂肪、蛋白质的代谢过程
E. 促进胰岛 B 细胞的胞吐作用及胰岛素的释放

1. 胰岛素的降血糖作用机制是
2. 磺酰脲类药物的降血糖作用机制是
3. 双胍类药物的降血糖作用机制是
4. 阿卡波糖的降血糖作用机制是

A. 胰岛素
B. 氯磺丙脲
C. 格列齐特
D. 苯乙双胍
E. 罗格列酮

5. 胰岛素依赖型糖尿病的治疗选用
6. 第三代磺酰脲类的代表药是
7. 能减弱血小板黏附和刺激纤溶酶原合成的药是
8. 能改善胰岛 B 细胞功能的胰岛素增敏药是
9. 有降血糖及抗利尿作用的药物是
10. 有严重肝病的糖尿病患者禁用以上哪种降血糖药
11. 糖尿病患者并发重度感染时宜选用

A. 低血糖
B. 胃溃疡出血
C. 休克
D. 肝损害
E. 乳酸血症

12. 氯磺丙脲可引起
13. 苯乙双胍可引起
14. 胰岛素与磺酰脲类的共同不良反应是

【C 型题】

A. 胰岛素
B. 氯磺丙脲
C. 二者均是
D. 二者均否

1. 可引起低血糖的是
2. 可引起肝损害的是
3. 可引起过敏反应的是
4. 口服无效的降血糖药物是

A. 甲苯磺丁脲
B. 苯乙双胍
C. 二者均可
D. 二者均否

5. 具有致畸作用的是
6. 可引起乳酸血症的是

【X 型题】

1. 有关降血糖药的叙述，正确的有
   A. 胰岛素慢性耐受性与免疫反应有关
   B. 胰岛素与碱性蛋白结合可延缓吸收
   C. 胰岛素有经口吸入剂
   D. 肝功能不良者禁用氯磺丙脲
   E. 苯乙双胍易引起乳酸血症

2. 胰岛素的不良反应有
   A. 低血糖
   B. 低血糖休克
   C. 电解质紊乱
   D. 过敏反应

E. 胰岛素耐受性

3. 磺酰脲类药物的特点有
A. 只对胰岛功能尚存的糖尿病患者有效
B. 对胰岛功能丧失的糖尿病患者亦有效
C. 能提高靶细胞与胰岛素的结合能力
D. 新型磺酰脲类药物的作用较强
E. 降低血清糖原水平

4. 二甲双胍的应用价值在于
A. 降低食物的吸收
B. 促进组织摄取葡萄糖
C. 抑制糖原异生
D. 一般不引起乳酸血症
E. 对胰岛功能无依赖性

5. 罗格列酮改善胰岛素抵抗而降低血糖的机制是
A. 提高脂肪细胞对胰岛素的敏感性
B. 增加胰岛素受体，增强胰岛素信号传递
C. 降低脂肪细胞瘦素和 TNF-α 的表达
D. 增加外周组织葡萄糖转运体 1 的转录和蛋白合成
E. 改善胰岛 B 细胞功能

三、问答题

1. 试述胰岛素的药理作用和临床应用。
2. 简述磺酰脲类药物的药理作用及机制。
3. 简述双胍类药物的作用机制及临床应用。
4. 胰岛素有哪些不良反应?
5. 试述罗格列酮改善胰岛素抵抗而降低血糖的机制。

参考答案

一、填空题

1. ①注射普通胰岛素　②过敏反应　③低血糖
2. ①糖原　②脂肪
3. ①胰岛素增敏剂　②磺酰脲类　③双胍类　④α-葡萄糖苷酶抑制药和餐时血糖调节剂
4. ①胰岛功能尚存的患者　②轻症糖尿病
5. ①胰岛素抵抗　②2 型糖尿病
6. ①甲苯磺丁脲　②氯磺丙脲　③格列本脲　④格列齐特
7. ①二甲双胍　②苯乙双胍

二、选择题

【A 型题】

1. B 2. B 3. D 4. C 5. E 6. E 7. A 8. E 9. E 10. E

【B 型题】

1. C 2. E 3. A 4. B 5. A 6. C 7. C 8. E 9. B 10. B 11. A 12. D 13. E 14. A

【C 型题】

1. C 2. B 3. C 4. A 5. A 6. B

【X 型题】

1. ABCDE 2. ABDE 3. ACDE 4. ABCE 5. ABCDE

三、问答题

1. 答题要点参阅学习导图。

药理作用：胰岛素主要促进肝脏、脂肪、肌肉等靶组织糖原和脂肪的储存。①促进脂肪合成，抑制脂肪分解，减少游离脂肪酸和酮体的生成，增加脂肪酸、葡萄糖、脂肪的储存；②促进糖原的合成和贮存，加速葡萄糖的氧化和酵解，并抑制糖原分解和异生而降低血糖；③增加氨基酸的转运和核酸、蛋白质的合成，抑制蛋白质的分解；④加快心率，加强心肌收缩力和减少肾血流，在伴发相应疾病时应予充分注意；⑤促进钾离子进入细胞，降低血钾浓度。

临床应用：①1 型糖尿病；②2 型糖尿病初始治疗时需迅速降低血糖至正常水平者；③2 型糖尿病经饮食控制或用口服降血糖药未能控制者；④发生各种急性或严重并发症的糖尿病；⑤合并重度感染、消耗性疾病、高热、妊娠、创伤等各型糖尿病；⑥细胞内缺钾者，胰岛素和葡萄糖同用可促使钾内流。

2. 答题要点参阅学习导图。

（1）降血糖作用：降低正常人血糖，对胰岛功能尚存的患者有效，但对 1 型糖尿病患者无作用。机制为：①刺激胰岛 B 细胞释放胰岛素；②降低血清糖原水平；③增加胰岛素与靶组织的结合能力。

（2）对水排泄的影响：抗利尿作用，但不降低肾小球滤过率，这是促进 ADH 分泌和增强其作用的结果，可用于尿崩症。

（3）对凝血功能的影响：第三代磺酰脲类能使血小板黏附力减弱，刺激纤溶酶原的合成。

3. 答题要点参阅学习导图。

作用机制可能是促进脂肪组织摄取葡萄糖，降低葡萄糖在肠的吸收及糖原异生，抑制胰高血糖素释放等。主要用于轻症糖尿病患者，尤其用于肥胖及单用饮食控制无效者。

4. 答题要点参阅 X 型选择题第 2 题。

①低血糖症；②过敏反应；③胰岛素抵抗；④脂肪萎缩。

5. 答题要点参阅 X 型选择题第 5 题。

①提高脂肪细胞对胰岛素的敏感性；②增加胰岛素受体，增强胰岛素信号传递；③降低脂细胞瘦素和 TNF-α 的表达；④增加外周组织葡萄糖转运体 1 的转录和蛋白合成；⑤改善胰岛 B 细胞功能。

（孙　超　牛慧芳）

第三十八章　抗菌药物概论

学习要求

1. 重点掌握化疗指数、抗生素后效应、首次接触效应等常用术语及抗菌药物的作用机制。

2. 熟悉细菌耐药性机制及其他抗菌药物的常用术语。

3. 熟悉抗菌药物合理应用原则。

4. 了解耐药基因的转移方式、多重耐药的概念、机制、产生及对策。

学习导图

- 抗菌药物概论
  - 抗菌药物常用术语
    - 最低抑菌浓度；最低杀菌浓度；化疗指数；
    - PAE；首次接触效应；抗生素；抗菌谱；
    - 抑菌药；杀菌药
  - 抗菌药物作用机制
    - 1. 抑制细菌细胞壁的合成如：青霉素类
    - 2. 改变胞质膜的通透性如：多黏菌素 E
    - 3. 抑制蛋白质的合成如：氨基糖苷类
    - 4. 影响核酸和叶酸代谢：如：喹诺酮类和磺胺类
  - 细菌耐药性
    - 1. 耐药性的种类：固有性耐药和获得性耐药
    - 2. 耐药机制：
      - （1）产生灭活酶
      - （2）抗菌药物作用靶位改变
      - （3）改变细菌外膜通透性
      - （4）影响主动流出系统
    - 3. 耐药基因的转移方式：突变、转导、转化、接合
    - 4. 多重耐药
  - 抗菌药物合理应用
    - 1. 尽早确定病原菌
    - 2. 按适应证选药
    - 3. 抗菌药物的预防应用
    - 4. 抗菌药物的联合应用
      - Ⅰ+Ⅱ：协同　Ⅰ+Ⅲ：拮抗
      - Ⅲ+Ⅳ：相加　Ⅰ+Ⅳ：无关或相加
    - 5. 防止抗菌药物的不合理使用
    - 6. 患者的其他因素与抗菌药物的应用

【名词解释】

名　词	英 文 名	定义或概念
抗菌药物	antibacterial drugs	指对细菌有抑制或杀灭作用的药物，包括抗生素和人工合成抗菌药物（磺胺类和喹诺酮类等）
抗生素	antibiotics	是由各种微生物（包括细菌、真菌、放线菌属）产生的，能杀灭或抑制其他微生物的物质
抗菌谱	antibacterial spectrum	指抗菌药物的抗菌范围。广谱抗菌药物指对多种病原微生物有效的抗菌药物，窄谱抗菌药物指仅对一种细菌或局限于某属细菌有抗菌作用的药物
最低抑菌浓度	minimal inhibitory concentration，MIC	是衡量抗菌药物抗菌活性大小的指标。指在体外培养细菌18~24小时后能抑制培养基内病原菌生长的最低药物浓度
最低杀菌浓度	minimal bactericidal concentration，MBC	能够杀灭培养基内细菌或使细菌数减少99.9%的最低药物浓度称为最低杀菌浓度
抑菌药	bacteriostatic drugs	是仅有抑制细菌生长繁殖而无杀灭细菌作用的抗菌药物
杀菌药	bactericidal drugs	是指具有杀灭细菌作用的抗菌药物
化疗指数	chemotherapeutic index，CI	是评价化学治疗药物有效性与安全性的指标，常以化疗药物的半数动物致死量（LD_{50}）与治疗感染动物的半数有效量（ED_{50}）之比来表示。化疗指数越大，表明该药的治疗效果越好，对机体的毒性越小
抗生素后效应	post-antibiotic effect，PAE	是指细菌与抗生素短暂接触，当抗生素浓度下降到低于MIC或消失之后，细菌生长仍受到持续抑制的效应
首次接触效应	first expose effect	是抗菌药物只在初次接触细菌时有强大的抗菌效应，再度接触或连续与细菌接触，并不明显地增强或再次出现这种明显的效应，需要间隔相当时间（数小时）以后，才会再起作用
多重耐药	multi-drug resistance，MDR	细菌对多种抗菌药物耐药称为多重耐药

【知识图解】

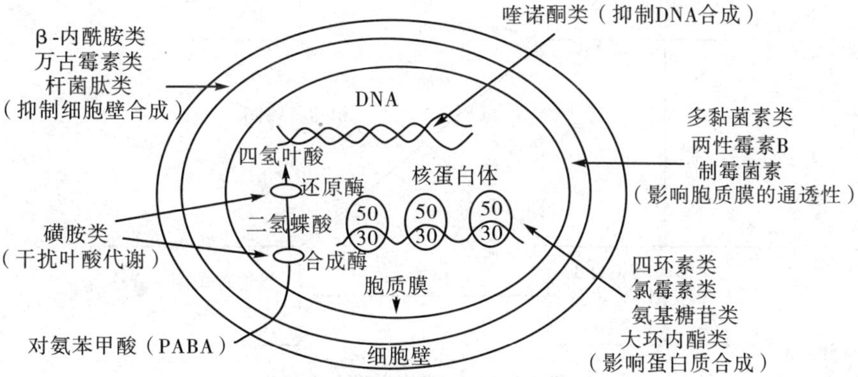

图 38-1　抗菌药物的作用机制示意

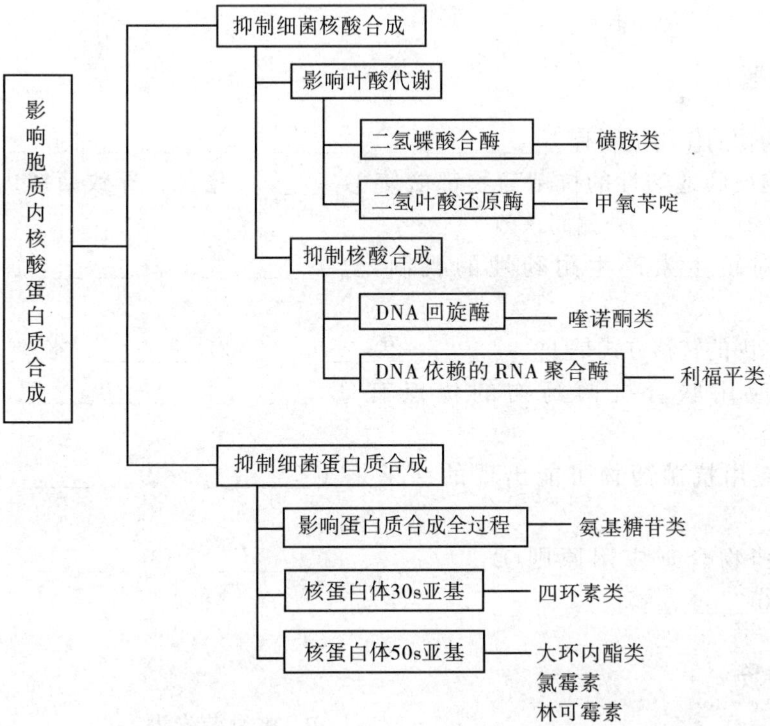

图 38-2　影响胞质内核酸蛋白质合成的药物的作用点

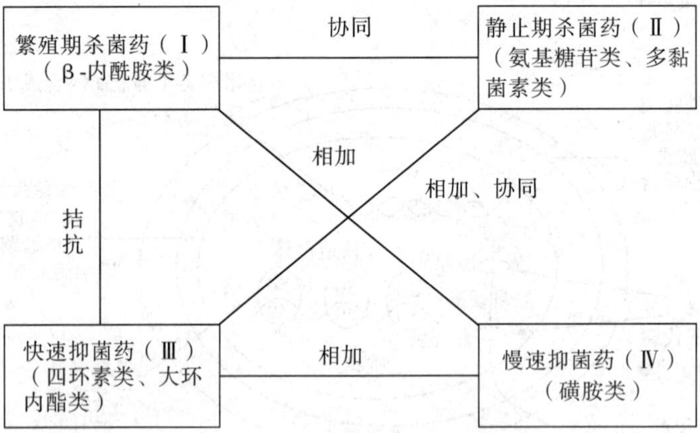

图 38-3 抗菌药物联合应用

经 典 试 题

一、填空题

1. 抗菌药物的作用机制有①________、②________、③________和④________。

2. 影响胞质膜通透性的抗菌药物都能使①________增加，导致菌体内②________、③________、④________外漏而杀菌。

3. 细菌对抗生素产生耐药性的机制是①________、②________、③________、④________。

4. 耐药基因的转移方式是①________、②________、③________、④________。

5. 临床应用联合抗菌药物的优点有①________、②________、③________、④________。

6. 联合应用抗菌药物可能出现的结果是①________、②________、③________、④________。

7. 抗菌药物合理应用原则①________、②________、③________、④________、⑤________、⑥________。

二、选择题

【A 型题】

1. 下列药物中，能影响细菌叶酸代谢的是
   A. 氨基糖苷类
   B. 多黏菌素类
   C. 磺胺类
   D. 青霉素类
   E. 林可霉素类

2. 下列药物中，能抑制细菌细胞壁合成的是
A. 万古霉素
B. 两性霉素
C. 氯霉素
D. 多黏菌素
E. 制霉菌素

3. 下列药物中，能影响细菌胞质膜通透性的是
A. 制霉菌素
B. 万古霉素
C. 头孢菌素
D. 四环素
E. 杆菌肽

4. 下列药物中，能抑制细菌蛋白质合成的是
A. 氯霉素
B. 万古霉素
C. 制菌霉素
D. 两性霉素
E. 多黏菌素

5. 化疗指数是指
A. 化疗药物 LD_{50}/ED_{50}的比值
B. 衡量药物稳定性的参数
C. 衡量抗菌药物疗效的参数
D. 衡量药物有无应用价值的参数
E. 衡量抗菌药物作用强度的参数

【B 型题】
A. 抑制蛋白质合成
B. 抑制细菌 DNA 复制
C. 影响细胞膜通透性
D. 抑制四氢叶酸合成
E. 抑制细菌细胞壁合成
1. 磺胺类药物的抗菌机制是
2. 喹诺酮类药物的抗菌机制是
3. 氨基糖苷类药物的抗菌机制是
4. 多黏菌素类药物的抗菌机制是
5. β-内酰胺类药物的抗菌机制是

A. 相加
B. 协同
C. 拮抗
D. 无关
E. 毒性
6. 氨苄西林与舒巴坦合用
7. 万古霉素与庆大霉素合用
8. 青霉素与链霉素类合用
9. 青霉素与氯霉素合用
10. 链霉素与红霉素合用
11. 青霉素与磺胺嘧啶合用

A. 氨基糖苷类
B. 磺胺类
C. 异烟肼
D. 头孢菌素类
E. 四环素类
12. 慢效抑菌药是
13. 速效抑菌药是
14. 繁殖期杀菌药是
15. 静止期杀菌药是

A. 产生 β-内酰胺酶
B. 拮抗性底物浓度增加
C. 产生钝化酶
D. 改变菌体靶位结构
E. 改变细胞质膜通透性
16. 细菌对磺胺类药物的耐药机制是
17. 细菌对利福平的耐药机制是
18. 细菌对青霉素 G 的耐药机制是

19. 细菌对氨基糖苷类抗生素的耐药机制是

【C 型题】

A. 产生灭活酶
B. 降低细菌细胞膜外膜的通透性
C. 二者均是
D. 二者均否

1. 细菌对氨基糖苷类的耐药机制主要是
2. 革兰阴性菌对四环素类的耐药机制主要是
3. 金黄色葡萄球菌对 β-内酰胺类的耐药机制主要是

A. 氯霉素
B. 喹诺酮类
C. 二者均是
D. 二者均否

4. 孕妇禁用
5. 肝功能严重受损应避免使用
6. 肾功能严重受损应避免使用

【X 型题】

1. 药物产生耐药性的方式有
A. 产生灭活酶
B. 影响主动流出系统
C. 细菌胞质膜的通透性改变
D. 细菌体内靶位结构的改变
E. 产生多量的拮抗作用的底物

2. 防止细菌产生耐药性的措施有
A. 切换药物
B. 给予足够的剂量与疗程
C. 有计划轮换使用抗菌药物
D. 严格掌握适应证，减少不必要的应用
E. 不断改变化学结构，使其具有耐酶特性

3. 考虑联合用药的指征有
A. 病原体未明的严重感染
B. 为了减少药物毒性反应
C. 感染心内膜炎或败血症
D. 长期用药细菌可能产生耐药者
E. 单一抗菌药不能控制的严重感染

4. 联合用药的意义或目的是
A. 扩大抗菌谱
B. 提高疗效
C. 降低单药剂量
D. 减低药物毒性
E. 延缓或减少耐药性的发生

三、问答题

1. 简述抗菌药物的作用机制及相应的代表药。
2. 简述抗菌药物抑制细菌细胞壁合成的作用机制。
3. 举例说明影响胞质内核酸蛋白质合成的药物的作用点。
4. 举例说明细菌产生耐药性的常见方式。
5. 选择抗菌药物应考虑哪些问题。
6. 抗菌药物联合用药可能产生哪些效果？
7. 试述联合用药的意义和适应证。

参考答案

一、填空题

1. ①抑制细菌细胞壁合成 ②影响胞质膜通透性 ③抑制蛋白质合成 ④影响叶酸及核酸代谢

2. ①胞质膜的通透性 ②蛋白质 ③核苷酸 ④氨基酸

3. ①产生灭活酶 ②改变细菌外膜通透性 ③抗菌药物作用靶位改变 ④影响主动流出系统

4. ①突变 ②转导 ③转化 ④接合

5. ①发挥协同作用 ②延缓耐药性的产生 ③扩大抗菌范围 ④减少毒副反应

6. ①相加 ②协同 ③无关 ④拮抗

7. ①尽早确定病原菌 ②按适应证选药 ③抗菌药物的预防应用 ④抗菌药物的联合应用 ⑤防止抗菌药物的不合理使用 ⑥患者的其他因素与抗菌药物的应用

二、选择题

【A 型题】

1. C 2. A 3. A 4. A 5. A

【B 型题】

1. D 2. B 3. A 4. C 5. E 6. B 7. E 8. B 9. C 10. B
11. A 12. B 13. E 14. D 15. A 16. B 17. D 18. A 19. C

【C 型题】

1. A 2. B 3. D 4. C 5. C 6. D

【X 型题】

1. ABCDE 2. BCDE 3. ABCDE 4. ABCDE

三、问答题

1. 答：试述抗菌药物的作用机制分类，并各举一例，参考图 38-1。

（1）影响叶酸代谢：磺胺类药物。

（2）抑制细胞壁合成：青霉素类。

（3）影响细胞膜通透性：多黏菌素。

（4）影响蛋白质合成全过程：氨基糖苷类。

（5）抑制 DNA 合成：喹诺酮类。

2. 答：抑制细菌细胞壁的合成的作用机制：

青霉素类、头孢菌素类、磷霉素、环丝氨酸等是通过抑制细胞壁的合成而发挥作用。作用机制主要是它们与青霉素结合蛋白（PBPs）结合，抑制转肽作用，阻碍了细胞壁主要成分肽聚糖的交叉联结，导致细菌细胞壁缺损，丧失屏障作用，使细菌细胞肿胀、变形、破裂而死亡。

3. 答：参考图 38-2。

（1）影响叶酸代谢，如磺胺类作用于二氢蝶酸合酶，甲氧苄啶作用于二氢叶酸还原酶。

（2）抑制核酸合成，如喹诺酮类作用于 DNA 回旋酶，利福平类作用于 DNA 依赖的 RNA 聚合酶。

（3）抑制细菌蛋白质合成，如氨基糖苷类影响蛋白质合成全过程，四环素类作用于核蛋白体 30s 亚基，大环内酯类等作用于核蛋白体 50s 亚基。

4. 答：细菌产生耐药性的常见方式：

（1）产生灭活酶，如青霉素类。

（2）抗菌药物作用靶位改变，如链霉素。

（3）改变细菌外膜通透性，如β-内酰胺类，喹诺酮类。

（4）影响主动流出系统，如β-内酰胺类，喹诺酮类。

5. 答：选择抗菌药物应考虑以下问题：①尽早确定病原菌；②按适应证选药；③抗菌药物的预防应用；④抗菌药物的联合应用；⑤防止抗菌药物的不合理使用；⑥患者的其他因素与抗菌药物的应用。

6. 答：参考图 38-3。

Ⅰ 繁殖期杀菌药：青霉素类、头孢菌素类、万古霉素类。

Ⅱ 静止期杀菌药：氨基苷类、喹诺酮类、多黏菌素类。

Ⅲ 快效抑菌药：四环素类、氯霉素类、大环内酯类。

Ⅳ 慢效抑菌药：磺胺类。

联合用药的结果：

Ⅰ +Ⅱ：协同	Ⅱ +Ⅲ：相加或协同
Ⅰ +Ⅲ：拮抗	Ⅱ +Ⅳ：无关或相加
Ⅰ +Ⅳ：无关或相加	Ⅲ +Ⅳ：相加

7. 答：联合用药的意义在于提高疗效，扩大抗菌范围，降低药物的毒副反应，延缓或减少细菌耐药性的发生，但也应防止滥用抗菌药物。

联合用药的适应证：

a 病因未明的严重感染

b 单一药物难以控制的严重感染

c 单一药物难以控制的混合感染

d 长期用药易产生耐药性

e 联合用药使毒性较大的抗菌药减少剂量

f 药物不易渗入的部位感染

（李　芹）

第三十九章　β-内酰胺类抗生素

学习要求

1. 重点掌握青霉素G的抗菌作用、抗菌谱、适应证、临床应用、不良反应及其防治。掌握各代头孢菌素的作用特点及代表药物。

2. 熟悉各种半合成青霉素、头孢菌素主要品种的作用特点。熟悉β-内酰胺酶抑制剂的种类及其作用特点。

3. 了解其他β-内酰胺类抗生素的作用特点，青霉素和头孢菌素类药物的发展概况。

学习导图

- β-内酰胺类抗生素
  - * 青霉素类
    - **窄谱青霉素类：** * **青霉素G**是一种天然青霉素，不宜口服，对大多数G^+球菌和杆菌、G^-球菌、少数G^-杆菌、螺旋体、放线菌有抗菌活性；临床中常肌内注射或静脉滴注治疗敏感的G^+球菌和杆菌、G^-球菌及螺旋体所致感染的疾病；不良反应有变态反应、赫氏反应等，使用时应注意药物相互作用。再如**青霉素V**，耐酸，口服吸收好，主要用于轻度敏感菌感染、恢复期的巩固治疗和防止复发感染的预防用药
    - **耐酶青霉素类：甲氧西林**，肌内或静脉注射，临床用于耐药菌株感染的治疗
    - **广谱青霉素类：氨苄西林**，口服吸收不完全，对G^-杆菌有较强抗菌作用，对铜绿假单胞菌无效，临床用于治疗敏感菌所致的感染
    - **抗铜绿假单胞菌广谱青霉素类：羟苄西林**，仅可注射给药，对G^-杆菌作用强。**哌拉西林**，对G^-杆菌作用较氨苄西林强
    - **抗革兰阴性菌青霉素类：美西林**
  - * **β-内酰胺类抗生素抗菌和机制：** 产生水解酶；与药物结合；改变PBPs；改变菌膜通透性；增强药物外排；缺乏自溶酶
  - * 头孢菌素类抗生素
    - **第一代头孢菌素：** 对G^+菌抗菌作用较第二、三代强，但对G^-菌的作用差；可被细菌产生的β-内酰胺酶所破坏。如头孢噻吩等
    - **第二代头孢菌素：** 对G^+菌抗菌作用略逊于第一代，对G^-菌作用明显，对厌氧菌有一定作用，但对铜绿假单胞菌无效；对多种β-内酰胺酶比较稳定。如头孢呋辛
    - **第三代头孢菌素：** 对G^+菌抗菌作用不及第一、二代，对G^-菌包括铜绿假单胞菌有较强作用，对β-内酰胺酶有较高稳定性。如头孢噻肟
    - **第四代头孢菌素：** 对G^+菌和G^-菌均有效，对β-内酰胺酶高度稳定，可治疗对第三代头孢菌素耐药的细菌感染
  - 其他β-内酰胺类抗生素
    - 碳青霉烯类：硫霉素
    - 头霉素类：头孢西丁
    - 氧头孢烯类：拉氧头孢
    - 单环β-内酰胺类：氨曲南
  - β-内酰胺酶抑制药　克拉维酸、舒巴坦、他唑巴坦

【名词解释】

名 词	英文名	定义或概念
青霉素结合蛋白	penicillin-binding proteins，PBPs	是存在于细菌胞质膜上的蛋白，有大分子量和小分子量两类，前者具有转肽酶和转糖基酶活性，参与细菌细胞壁合成；后者具有羧肽酶活性，与细菌细胞分裂和维持形态有关
牵制机制	trapping mechanism	β-内酰胺酶可与某些耐酶β-内酰胺类抗生素迅速结合，使药物停留在胞质膜外间隙中，不能达到靶位发挥抗菌作用，此非水解机制的耐药性称为牵制机制
赫氏反应	Herxheimer reaction	是指用青霉素G治疗梅毒、钩端螺旋体、雅司、鼠咬热或炭疽等感染时，可有症状加剧现象。表现为全身不适、寒战、发热、咽痛、肌痛、心跳加快等症状。此反应可能是大量病原体被杀死后释放的物质所引起的

【知识图解】

表 39-1 β-内酰胺类抗生素分类

分 类		代表药
青霉素类	窄谱青霉素类	青霉素G
	耐酶青霉素类	甲氧西林
	广谱青霉素类	氨苄西林
	抗铜绿假单胞菌广谱青霉素类	羧苄西林
	抗革兰阴性菌青霉素类	美西林
头孢菌素类	第一代头孢菌素	头孢拉定
	第二代头孢菌素	头孢呋辛
	第三代头孢菌素	头孢哌酮
	第四代头孢菌素	头孢匹罗
其他β-内酰胺类	碳青霉烯类	硫霉素
	头霉素类	头孢西丁
	氧头孢烯类	拉氧头孢
	单环β-内酰胺类	氨曲南
	β-内酰胺酶抑制药	克拉维酸

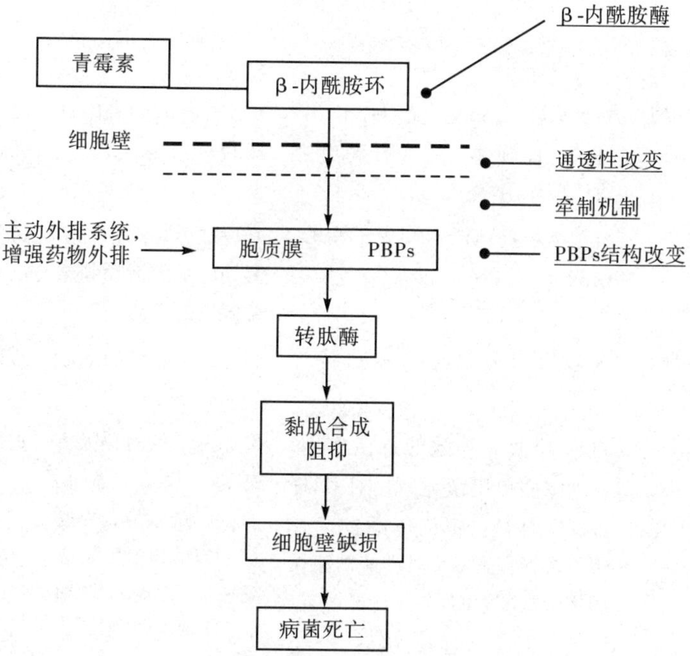

图 39-1　β-内酰胺类抗生素抗菌和耐药原理

表 39-2　防治青霉素过敏措施

1. 掌握适应证，避免滥用和局部用药
2. 详细询问患者的过敏史
3. 初次使用，用药间隔 24h 以上，换批号者必须做皮试
4. 用药时避免患者过分饥饿，注射后应观察半小时
5. 作好急救准备，如肾上腺素、氢化可的松等药物和注射器材，以便一旦发生能及时治疗
6. 注射液应临用现配

表 39-3　头孢菌素类抗生素分类

头孢菌素	对 G^+ 菌作用	对 G^- 菌作用	对β-内酰胺酶稳定性	临床应用
第一代	>2 代、3 代	差	差	呼吸道、尿路感染、皮肤及软组织感染
第二代	<1 代	>1 代	>1 代	肺炎、胆道感染、尿路感染
第三代	<1 代、2 代	>2 代	>2 代	败血症、脑膜炎、肺炎
第四代	强	强	稳定	对第三代头孢菌素耐药的细菌感染

表 39-4 青霉素代表药物

分类及药名	给药途径	抗菌作用	临床应用	主要不良反应
青霉素 G	注射	对大多数 G^+ 球菌、G^+ 杆菌、G^- 球菌、螺旋体、放线杆菌有强大杀菌作用	敏感菌所致感染的首选药	过敏反应、赫氏反应、局部刺激
青霉素 V	口服	抗菌谱和抗菌活性同青霉素 G，耐酸	轻度敏感菌感染、恢复期的巩固治疗和感染复发的预防	过敏反应、胃肠道反应
甲氧西林	注射	金黄色葡萄球菌对本药特殊耐药	耐药菌株感染的治疗	过敏反应
氨苄西林	注射 口服	对 G^- 杆菌有较强的抗菌作用，对铜绿假单胞菌无效，对 G^+ 杆菌，G^- 球菌，螺旋体的抗菌作用不及青霉素 G，对粪链球菌作用优于青霉素 G	敏感菌所致的呼吸道感染、伤寒、副伤寒、尿路感染、胃肠道感染、软组织感染、脑膜炎、败血症、心内膜炎等	过敏反应、胃肠道反应、二重感染
阿莫西林	口服	抗菌谱和抗菌活性与氨苄西林相似，但对肺炎球菌、肠球菌、沙门菌属的杀菌作用比氨苄西林强	敏感菌所致的呼吸道、尿路、胆道感染以及伤寒	过敏反应、消化道反应、皮疹，偶见血清转氨酶升高、嗜酸性粒细胞增多、白细胞降低、二重感染等
哌拉西林	注射	对 G^- 杆菌，包括铜绿假单胞菌有很强的抗菌作用，较氨苄西林和羧苄西林强。对脆弱类杆菌和多种厌氧菌有效。对 G^+ 菌作用与氨苄西林相似，不耐酶	敏感菌所致呼吸道感染、泌尿道、胆道感染和败血症	皮疹、皮肤瘙痒、腹泻为主的胃肠道反应

表 39-5 其他 β-内酰胺类抗生素

药名	给药途径	抗菌作用特点	临床应用	主要不良反应
亚胺培南	注射	抗菌谱广，耐酶，作用强，除对军团菌、沙眼衣原体和肺炎支原体无效外，对其他大多数革兰阳性和革兰阴性菌、厌氧菌都有效。强大杀菌作用	复方注射剂亚胺培南用于革兰阳性和革兰阴性需氧菌和厌氧菌，以及 MRSA 所致的各种严重感染，如呼吸道感染、尿路感染、骨髓炎等	恶心、呕吐、腹泻、药疹和静脉炎，一过性氨基转氨酶升高等

续　表

药名	给药途径	抗菌作用特点	临床应用	主要不良反应
头孢西丁	注射	与第二代头孢菌素相同，其特点是抗厌氧菌作用强，对β-内酰胺酶稳定性高	盆腔、腹腔和妇科的需氧和厌氧菌的混合感染	常见有皮疹、静脉炎、蛋白尿、嗜酸性粒细胞增多等
氨曲南	注射	需氧革兰阴性杆菌，对包括铜绿假单胞菌的革兰阴性杆菌的抗菌作用、对β-内酰胺酶的稳定性均与头孢他啶相似	大肠埃希菌、沙门菌属、克雷伯菌和铜绿假单胞菌等所致的下呼吸道感染、尿路感染及脑膜炎、败血症的治疗	少而轻，主要为皮疹、血清转氨酶升高、胃肠道不适

经　典　试　题

一、填空题

1. β-内酰胺类抗生素分为①________、②________、③________、④________、⑤________等五类。

2. 青霉素类药物按抗菌谱和耐药性分为①________、②________、③________、④________和⑤________等五类。

3. 头孢青霉素类包括①________、②________、③________、④________。

4. β-内酰胺酶抑制药包括①________、②________、③________。

5. β-内酰胺类抗生素的作用机制均相似，都能抑制①________，也称之为②________，从而阻碍③________合成，使④________缺损，菌体⑤________。

6. 天然青霉素的抗菌谱主要是①________、②________、③________、④________、⑤________。

7. 青霉素必须临用前配制，其目的是为了防止①________和②________。

8. 为防止青霉素过敏反应，用药前应该①________、②________；一旦发生过敏性休克应立即注射③________。

9. 头孢菌素类抗生素的优点有①________、②________、③________、④________。

10. 第四代头孢菌素对 G^+ 及 G^- 菌①________，对β-内酰胺酶②________，用于治疗③________。

11. 非典型 β-内酰胺类抗生素包括①________、②________、③________、④________。

二、选择题

【A型题】

1. 青霉素最适于治疗下列哪种细菌引起的感染
   A. 大肠杆菌
   B. 肺炎杆菌
   C. 铜绿假单胞菌
   D. 变形杆菌
   E. 溶血性链球菌

2. 主要用于伤寒、副伤寒的青霉素类药物是
   A. 羧苄西林
   B. 氨苄西林
   C. 双氯西林
   D. 青霉素G
   E. 苄星青霉素

3. 下列有关氨苄西林的叙述，错误的是
   A. 对铜绿假单胞菌无效
   B. 耐酸，口服可吸收
   C. 对耐药金黄色葡萄球菌有效
   D. 对革兰阴性菌有较强的抗菌作用
   E. 治疗脑膜炎时脑脊液中浓度高

4. 青霉素治疗下列哪种疾病可引起赫氏反应
   A. 气性坏疽
   B. 梅毒
   C. 流行性脑脊髓膜炎
   D. 大叶性肺炎
   E. 草绿色链球菌心内膜炎

5. 下列药物中，主要由肾小管分泌的是
   A. 青霉素
   B. 四环素
   C. 利福平
   D. 异烟肼
   E. 链霉素

6. 克拉维酸因具有下列中的哪种特点而与阿莫西林配伍应用
   A. 抗菌谱广
   B. 可增加阿莫西林口服吸收率
   C. 可与阿莫西林竞争肾小管分泌
   D. 可减少阿莫西林的用量并降低毒性
   E. 是β-内酰胺酶抑制药，可增强阿莫西林抗菌活性

7. 青霉素类药物共同的特点是
   A. 耐β-内酰胺酶
   B. 主要用于G^+菌感染
   C. 抗菌谱广
   D. 耐酸、口服有效
   E. 可能发生过敏性休克，并有交叉过敏性

8. 青霉素引起的最严重的变态反应是
   A. 喉头水肿
   B. 荨麻疹
   C. 过敏性休克
   D. 药疹
   E. 血管神经性水肿

9. 对青霉素所致的速发型过敏反应立即选用
   A. 肾上腺素
   B. 青霉素酶
   C. 糖皮质激素
   D. 苯巴比妥

E. 苯海拉明

10. 下列细菌中，对青霉素 G 易产生耐药菌株的是
A. 肺炎球菌
B. 溶血性链球菌
C. 脑膜炎球菌
D. 白喉杆菌
E. 金黄色葡萄球菌

11. 头孢菌素类药物抗菌作用的部位是
A. 二氢蝶酸合酶
B. 细胞壁
C. 移位酶
D. 二氢叶酸还原酶
E. 核蛋白 50s 亚基

12. 抗铜绿假单胞菌作用最强的头孢菌素是
A. 头孢唑林
B. 头孢孟多
C. 头孢噻吩
D. 头孢他啶
E. 头孢氨苄

13. 头孢菌素类药物中肾毒性最大的是
A. 第一代头孢菌素
B. 第二代头孢菌素
C. 第三代头孢菌素
D. 第四代头孢菌素
E. 以上都不是

【B 型题】
A. 苯唑西林
B. 哌拉西林
C. 阿莫西林
D. 美西林
E. 苄星青霉素

1. 耐青霉素酶的半合成青霉素是
2. 属于半合成广谱青霉素的是
3. 溶血性链球菌感染时，首选
4. 抗铜绿假单胞菌作用较强的是
5. 只对革兰阴性杆菌有杀菌作用的是
6. 对幽门螺杆菌有强大杀菌作用的是

A. 头孢唑林
B. 头孢哌酮
C. 头孢呋辛
D. 亚胺培南
E. 舒巴坦
7. 对肾脏有一定毒性的是
8. 必须和西司他丁同用的是
9. 对 β-内酰胺酶有抑制作用的是
10. 属于碳青霉烯类的药物是
11. 属于第一代头孢菌素的是
12. 属于第二代头孢菌素的是
13. 属于第三代头孢菌素的是

A. 羧苄西林
B. 替莫西林
C. 头孢西丁
D. 氨曲南
E. 拉氧头孢
14. 人工合成的单环 β-内酰胺类药物是
15. 对铜绿假单胞菌有特效的药物是
16. 抗菌作用靶位是 PBP_2，只具有抑菌作用的药物是
17. 脑脊液中含量高，可用于治疗脑膜炎的药物是
18. 对厌氧菌有高效的药物是

【C 型题】
A. 羧苄西林
B. 氨苄西林
C. 二者均是

D. 二者均否

1. 对伤寒杆菌有效的是
2. 对铜绿假单胞菌有效的是
3. 用于耐药金葡菌感染的是
4. 属于β-内酰胺类药物的是

A. 对G^+菌有较强抗菌作用
B. 对G^-菌有较强抗菌作用
C. 二者均是
D. 二者均否

5. 一代头孢菌素
6. 三代头孢菌素
7. 四代头孢菌素

【X 型题】

1. β-内酰胺类抗生素包括
A. 青霉素类
B. 碳青霉烯类
C. 头孢菌素类
D. 头霉素类
E. 单环β-内酰胺类

2. 青霉素G体内过程的特点是
A. $t_{1/2}$短，仅0.5~1.0h
B. 原形从肾排泄
C. 丙磺舒可提高其血浆浓度
D. 遇胃酸被分解，口服吸收少
E. 主要分布于细胞外液，脑脊液中浓度低

3. 预防青霉素过敏反应的方法有
A. 询问过敏史
B. 注射前做皮试
C. 注射后观察0.5h
D. 更换批号重做皮试
E. 避免患者饥饿时注射

4. 哌拉西林的抗菌作用特点有
A. 抗菌作用强
B. 对铜绿假单胞菌敏感
C. 不良反应少
D. 对各种厌氧菌均敏感
E. 与氨基糖苷类合用有协同作用

5. 氨苄西林
A. 口服有效
B. 可用于伤寒、副伤寒
C. 可用于脑膜炎
D. 对铜绿假单胞菌感染作用极差
E. 可用于革兰阴性菌引起的败血症

6. 第三代头孢菌素的特点是
A. 对β-内酰胺酶稳定
B. 可渗入脑脊液中
C. 对肾脏基本无毒性
D. 对铜绿假单胞菌作用较强
E. 抗革兰阳性菌作用较弱

7. 头孢哌酮的特点是
A. 口服吸收良好
B. 胆汁中浓度最高
C. 可透过血脑屏障
D. 可引起低凝血酶原血症
E. 对铜绿假单胞菌的抗菌作用较强

8. β-内酰胺类药的作用特点及优点有
A. 抗菌活性强
B. 抗菌范围广
C. 适应证广，疗效高
D. 毒性低
E. 药物品种多，可供选择范围大

三、问答题

1. 试述 β-内酰胺类抗生素的分类及代表药。
2. 试述 β-内酰胺类抗生素的抗菌机制。
3. 试述 β-内酰胺类抗生素耐药性产生的机制。
4. 防治青霉素过敏性休克的措施有哪些？
5. 简述第 1~4 代头孢菌素的代表性药物、抗菌活性及对 β-内酰胺酶稳定性的特点。
6. 简述 β-内酰胺类药的作用的特点及优点。
7. 哌拉西林的抗菌作用有什么特点？
8. 氨苄西林有什么特点？

参考答案

一、填空题

1. ①青霉素类　②头孢菌素类　③其他 β-内酰胺类　④β-内酰胺酶抑制药　⑤β-内酰胺类抗生素的复方制剂
2. ①窄谱青霉素类　②耐酶青霉素类　③广谱青霉素类　④抗铜绿假单胞菌广谱青霉素类　⑤抗革兰阴性菌青霉素类
3. ①第一代头孢菌素　②第二代头孢菌素　③第三代头孢菌素　④第四代头孢菌素
4. ①克拉维酸　②舒巴坦　③他唑巴坦
5. ①胞壁黏肽合成酶　②青霉素结合蛋白　③细胞壁黏肽　④细胞壁　⑤膨胀裂解
6. ①革兰阳性杆菌　②大多数革兰阳性球菌　③少数革兰阴性杆菌　④革兰阴性球菌　⑤螺旋体
7. ①效价降低　②诱发过敏
8. ①询问药物过敏史　②做皮肤过敏试验　③肾上腺素
9. ①抗菌谱广　②杀菌力强　③对胃酸和对 β-内酰胺酶稳定性较高　④过敏反应少
10. ①均有高效　②高度稳定　③对第三代头孢菌素耐药的细菌感染
11. ①头霉素类　②碳青霉烯类　③氧头孢烯类　④单环 β-内酰胺类

二、选择题

【A 型题】

1. E　2. B　3. C　4. B　5. A　6. E　7. E　8. C　9. A　10. E
11. B　12. D　13. A

【B 型题】

1. A　2. C　3. E　4. B　5. D　6. C　7. A　8. D　9. E　10. D

11. A　12. C　13. B　14. D　15. A　16. B　17. E　18. C

【C 型题】

1. B　2. A　3. D　4. C　5. A　6. B　7. C

【X 型题】

1. ABCDE　2. ABCDE　3. ABCDE　4. ABCDE　5. ABCDE　6. ABCDE　7. BCDE　8. ABCDE

三、问答题

1. 答：参阅表 39-1。

β-内酰胺类抗生素的分类及代表药：

（1）青霉素类按抗菌谱和耐药性分为 5 类

窄谱青霉素类：青霉素 G

耐酶青霉素类：甲氧西林

广谱青霉素类：氨苄西林

抗铜绿假单胞菌广谱青霉素类：羧苄西林

抗革兰阴性菌青霉素类：美西林

（2）头孢菌素类

第一代头孢菌素：头孢拉定

第二代头孢菌素：头孢呋辛

第三代头孢菌素：头孢哌酮

第四代头孢菌素：头孢匹罗

（3）其他 β-内酰胺类

碳青霉烯类、头霉素类等

（4）β-内酰胺酶抑制药

克拉维酸、舒巴坦类

（5）β-内酰胺类抗生素的复方制剂

头孢哌酮+舒巴坦

2. 答：参阅图 39-1。抗菌机制：β-内酰胺类抗生素作用于细菌菌体内的青霉素结合蛋白（PBPs），抑制细菌细胞壁的合成，菌体失去渗透屏障而膨胀、裂解，同时借助细菌的自溶酶，溶解菌体而产生抗菌作用。

3. 答：参阅图 39-1。耐药性产生的机制：①产生水解酶；②与药物结合；③改变 PBPs；④改变菌膜通透性；⑤增强药物外排；⑥缺乏自溶酶。

4. 答：参阅表 39-2。过敏性休克的防治措施：①仔细询问过敏史，对青霉素过敏者禁用；②避免滥用和局部用药；③避免在饥饿时注射青霉素；④不在没有急救药物（如肾上腺素）和抢救设备的条件下使用；⑤初次使用、用药间隔3天以上或换批号者必须做皮肤过敏试验，反应阳性者禁用；⑥注射液需临用现配；⑦患者每次用药后需观察30min，无反应者方可离去；⑧一旦发生过敏性休克，应首先立即皮下或肌内注射肾上腺素0.5~1.0mg，同时采用其他急救措施。

5. 答：参阅表39-3。

第一代头孢菌素：头孢拉定。对革兰阳性菌抗菌作用较二、三代强，但对革兰阴性菌的作用弱。可被细菌产生的β-内酰胺酶所破坏。

第二代头孢菌素：头孢呋辛。对革兰阳性菌抗菌作用略弱于第一代，对革兰阴性菌有明显作用，对厌氧菌有一定作用，但对铜绿假单胞菌无效。对多种β-内酰胺酶比较稳定。

第三代头孢菌素：头孢哌酮。对革兰阳性菌抗菌作用不及第一、二代，对革兰阴性菌包括肠杆菌类、铜绿假单胞菌及厌氧菌有较强的作用。对β-内酰胺酶有较高的稳定性。

第四代头孢菌素：头孢匹罗。对革兰阳性菌和革兰阴性菌均有高效，对β-内酰胺酶高度稳定。

6. 答：β-内酰胺类抗生素临床使用时抗菌活性强、抗菌范围广、毒性低、疗效高、适应证广且品种多。

7. 答：哌拉西林：对革兰阴性杆菌，包括铜绿假单胞菌，有很强的抗菌作用。同时对革兰阳性菌的作用与氨苄西林相似，不耐酶，对产青霉素酶的金黄色葡萄球菌无效。

8. 答：氨苄西林：对革兰阴性杆菌有较强的抗菌作用，如对伤寒沙门菌、副伤寒沙门菌、大肠埃希菌等均有较强的抗菌作用，对铜绿假单胞菌无效，对球菌、革兰阳性杆菌、螺旋体的抗菌作用不及青霉素G，但对粪链球菌作用优于青霉素G。临床用于治疗敏感菌所致的呼吸道感染、伤寒、副伤寒、尿路感染、胃肠道感染、软组织感染、脑膜炎等。

（李　芹）

第四十章 大环内酯类、林可霉素类及多肽类抗生素

学习要求

1. 掌握以红霉素为代表药物的大环内酯类抗生素的抗菌作用、临床应用及不良反应，并比较其与青霉素作用的不同点。

2. 熟悉林可霉素类的抗菌作用机制、体内过程、临床应用及不良反应的特点。

3. 了解大环内酯类的研究进展。

学习导图

大环内酯类、林可霉素类及多肽类抗生素
- *大环内酯类
  - 分类
    - 14 元大环内酯类：红霉素等
    - 15 元大环内酯类：阿奇霉素
    - 16 元大环内酯类：麦迪霉素、乙酰麦迪霉素、吉他霉素
  - 抗菌作用：抗菌谱较窄，1 代对大多数 G^+ 菌和部分 G^- 菌有强大抗菌活性；2 代扩大了抗菌谱，增加和提高了对 G^- 菌的抗菌活性
  - 抗菌机制：抑制细菌蛋白质合成
  - 耐药机制
    - 产生灭活酶
    - 靶位的结构改变
    - 摄入减少
    - 外排增多
  - 常见药物
    - *红霉素：在酸性溶液中极不稳定，易分解；对 G^+ 菌抗菌作用强，对部分 G^- 菌高度敏感；抗菌效力不及青霉素
    - 克拉霉素：抗菌活性强于红霉素
    - 阿奇霉素：唯一半合成的 15 元大环内酯类抗生素，抗菌谱较红霉素广
- 林可霉素类
  - 包括林可霉素和克林霉素
  - 抗菌谱：两药的抗菌谱与红霉素类似，对各类厌氧菌有强大抗菌作用，但对肠球菌、G^- 杆菌、MRSA、肺炎支原体不敏感
  - 抗菌机制：与大环内酯类相同
  - 耐药机制：与大环内酯类相同
  - 临床应用：用于厌氧菌感染的治疗，治疗金黄色葡萄球菌引起的骨髓炎为首选
  - 不良反应：胃肠道反应；过敏反应；其他
- 多肽类抗生素
  - 万古霉素类
    - 抗菌机制：对 G^+ 菌产生强大杀菌作用，尤其是 MRSA 和 MRSE
    - 临床应用：仅用于严重 G^+ 菌感染，可用于对 β-内酰胺类过敏的患者
    - 不良反应：耳毒性；肾毒性；过敏反应；其他
  - 多黏菌素类
  - 杆菌肽类

【名词解释】

名 词	英文名	定义或概念
大环内酯类抗生素	macrolides	是一类含有14、15和16元大环内酯环的具有抗菌作用的抗生素

【知识图解】

表40-1 大环内酯类抗生素按化学结构分

药物类别	药物
14元大环内酯类	红霉素、竹桃霉素、克拉霉素、罗红霉素等
15元大环内酯类	阿奇霉素
16元大环内酯类	麦迪霉素、乙酰麦迪霉素、吉他霉素等

表40-2 克林霉素与红霉素的比较

	克林霉素	红霉素
作用特点	1. 最主要特点是对各类厌氧菌有强大抗菌作用 2. 对G^+需氧菌有显著活性，对部分G^-球菌也有抑制作用 3. 对人型支原体和沙眼衣原体也有抑制作用 4. 对肠球菌、革兰阴性杆菌、肺炎支原体不敏感	1. 对厌氧菌具有抑制作用 2. 对G^+球菌有强大抗菌作用，对部分G^-球菌和杆菌也高敏 3. 对螺旋体、肺炎支原体、衣原体、立克次体、溶脲脲原体都有抑制作用 4. 属抑菌药，效力不及青霉素

表40-3 红霉素典型治疗

类别	举例及治疗
G^+杆菌	白喉棒状杆菌：红霉素或青霉素用于减轻携带症状
衣原体	衣原体感染：与四环素类交替应用治疗由衣原体引起的尿道、子宫颈、直肠或附睾的轻度感染 红霉素是治疗妊娠期衣原体引起的泌尿生殖器感染的必选药物
支原体	支原体性肺炎：由于致病支原体不能用常规细菌学手段分离称之为非典型性肺炎，四环素类药物有效

续 表

类别	举例及治疗
螺旋体	如梅毒螺旋体 梅毒：红霉素用于对青霉素过敏的梅毒患者的治疗

表 40-4 红霉素、克拉霉素及阿奇霉素的比较

药名	抗菌谱	体内过程	临床应用	不良反应
红霉素	对 G^+ 菌的金黄色葡萄球菌、表皮葡萄球菌、链球菌等作用强，对部分 G^- 菌如脑膜炎奈瑟菌、百日咳鲍特菌、流感杆菌、军团菌等高度敏感。对某些螺旋体、肺炎支原体、立克次体、螺杆菌也有抗菌作用。抗菌效力不如青霉素	不耐酸、口服吸收少，一般用肠衣片。广泛分布到除脑脊液以外的各种体液和组织，且能进入前列腺并聚积在巨噬细胞和肝脏。主要在肝脏代谢，可抑制细胞色素 P450 酶的活性，经胆汁排泄，形成肝肠循环	耐青霉素的金黄色葡萄球菌感染和对青霉素过敏者，敏感菌所致各种感染，厌氧菌引起的口腔感染和肺炎支原体、肺炎衣原体所致的呼吸系统、泌尿生殖系统感染	胃肠道反应、肝损害、过敏反应、耳鸣、暂时性耳聋
克拉霉素	对各种厌氧菌有强大抗菌作用。抗菌谱与红霉素相似而较强。但对肺炎支原体不敏感	对酸稳定，口服吸收迅速完全，且不受进食影响；分布广泛且组织中的浓度明显高于血中浓度；经肝脏生成的代谢物仍有活性，肾脏排泄。首关消除明显，生物利用度仅有 55%	敏感菌所致感染	胃肠道反应、肝功能异常
阿奇霉素	抗菌谱较红霉素广，对 G^- 菌作用强，对红霉素敏感菌的抗菌活性与其相当，对 G^- 菌明显强于红霉素	口服吸收快，组织分布广，血浆蛋白结合率低，细胞内游离浓度较同期血药浓度高 10～100 倍，半衰期长达 35～48h。以原形由粪便排出体外，少部分经尿排泄	敏感菌所致感染	胃肠道反应、肝功能异常

经 典 试 题

一、填空题

1. 大环内酯类抗生素抗菌机制主要是①________；其药效毒理学共同特点为②________、③________、④________、⑤________。

2. 红霉素可首选用于治疗①________、②________、③________、④________。

3. 近年来新开发的大环内酯类抗生素有①________、②________和③________。它们具有④________被胃酸破坏，生物利用度⑤________，半衰期⑥________等特点。

4. 大环内酯类抗生素通常为①________作用，高浓度时为②________作用。

5. 克林霉素与红霉素的抗菌机制相同，两药物可竞争性与①________结合，产生②________作用，故两药③________合用。

6. 万古霉素抗菌谱窄，仅对①________有强大的杀菌作用，但由于有②________、③________、④________等严重不良反应，故仅用于严重的感染。

7. 多黏菌素抗菌的机制是主要作用于①________，多黏菌素类药物主要用于治疗铜绿假单胞菌引起的②________、③________、④________。

二、选择题

【A 型题】

1. 大环内酯类抗生素可发挥强大抗菌活性的G^-菌是
   A. 大肠杆菌
   B. 淋球菌
   C. 嗜血杆菌
   D. 变形杆菌
   E. 嗜肺军团菌

2. 细菌对大环内酯类抗生素产生耐药，最值得注意的是
   A. 单一耐药
   B. 无交叉耐药性
   C. 有交叉耐药性
   D. 多药耐药
   E. 由单一耐药向多药耐药发展

3. 林可霉素类可能发生的最严重的不良反应是
   A. 假膜性肠炎
   B. 肾功能损害
   C. 过敏性休克
   D. 永久性耳聋
   E. 胆汁淤积性黄疸

4. 肝损害作用比红霉素强的药物是
   A. 阿奇霉素
   B. 林可霉素
   C. 克拉霉素
   D. 依托红霉素
   E. 乳糖酸红霉素

5. 多黏菌素类药物常见而突出的不良反应是
   A. 肾毒性

B. 静脉炎
C. 神经毒性
D. 过敏反应
E. 粒细胞减少

6. 万古霉素的主要用药方式为
A. 口服
B. 肌注
C. 静注
D. 吸入
E. 外用

【B 型题】

A. 克林霉素
B. 万古霉素
C. 罗红霉素
D. 多黏菌素
E. 杆菌肽

1. 对肺炎支原体、衣原体作用较强的药物是
2. 对金黄色葡萄球菌引起的急、慢性骨髓炎，可选用的药物是
3. 与细菌细胞壁前体肽聚糖结合，阻碍细菌细胞壁合成的药物是
4. 作用于胞质膜，使细菌胞内重要物质外漏而造成细菌死亡的药物是
5. 对静止期及繁殖期的细菌都有杀灭作用的药物是
6. 抑制细胞壁合成过程中脱磷酸化而阻碍胞壁合成的药物是
7. 可引起耳鸣、耳聋的药物是
8. 可引起假膜性肠炎的药物是

【C 型题】

A. 对青霉素耐药的金黄色葡萄球菌感染有效
B. 首选用于军团菌引起的感染
C. 二者均可
D. 二者均否

1. 红霉素
2. 克林霉素
3. 哌拉西林

A. 主要用于耐青霉素的金黄色葡萄球菌感染
B. 可作为红霉素的替代品
C. 二者均是
D. 二者均否

4. 麦迪霉素
5. 万古霉素

【X 型题】

1. 大环内酯类抗生素的特点有
A. 抗菌谱窄
B. 药物间有不完全交叉耐药性
C. 口服易吸收
D. 不易透过血脑屏障
E. 主要经肝脏代谢，胆汁排泄

2. 阿奇霉素的特点是
A. 口服吸收快，不易被胃酸破坏
B. 生物利用度高，血药浓度高
C. 半衰期长达 2~3d
D. 不良反应较红霉素轻
E. 抗菌谱广，尤其对肺炎支原体作用强

3. 万古霉素的特点有
A. 为快速杀菌药
B. 对耐青霉素金葡菌抗菌作用强
C. 对革兰阴性杆菌敏感
D. 与其他抗生素之间无交叉耐药性
E. 毒性较大，一般用于耐青霉素金葡菌引起的严重感染

4. 林可霉素类抗菌谱为
   A. MRSA
   B. 肠球菌
   C. 链球菌
   D. 人型支原体
   E. 厌氧脆弱拟杆菌

5. 应首选红霉素治疗的疾病有
   A. 军团病
   B. 支原体肺炎
   C. 白喉带菌者
   D. 弯曲杆菌所致败血症或肠炎
   E. 沙眼衣原体所致婴儿肺炎及结肠炎

6. 红霉素的不良反应有
   A. 胃肠道反应
   B. 可引起假膜性肠炎
   C. 有一定肾毒性
   D. 依托红霉素可引起肝损害
   E. 静脉注射乳糖酸盐可引起血栓性静脉炎

7. 细菌对大环内酯类抗生素产生耐药性的机制有
   A. 产生灭活酶
   B. 改变靶位结构
   C. 减少摄入
   D. 加速外排
   E. 改变膜成分或产生新成分

三、问答题

1. 简述大环内酯类抗生素的作用机制。
2. 试比较克林霉素与红霉素的作用特点。
3. 阿奇霉素的抗菌作用有什么特点？
4. 治疗哪些感染性疾病时应首选红霉素？
5. 简述细菌对大环内酯类抗生素产生耐药性的机制。

参考答案

一、填空题

1. ①抑制细菌蛋白质的合成　②抗菌谱窄　③各药间有不完全交叉抗菌性　④碱性环境中抗菌活性强　⑤毒性低
2. ①白喉带菌者　②支原体、衣原体感染　③弯曲杆菌感染　④军团菌感染
3. ①罗红霉素　②克林霉素　③阿奇霉素　④不易　⑤高　⑥长
4. ①抑菌　②杀菌
5. ①核糖体 50s 亚基　②拮抗　③不宜
6. ①革兰阳性菌　②静脉炎　③耳毒性　④肾毒性
7. ①细菌胞质膜　②败血症　③泌尿道感染　④烧伤创面感染

二、选择题

【A 型题】

1. C　2. E　3. A　4. D　5. A　6. C

【B 型题】

1. C　2. A　3. B　4. D　5. D　6. E　7. B　8. A

【C 型题】

1. C　2. A　3. D　4. C　5. A

【X 型题】

1. ABCDE　2. ABCDE　3. ABDE　4. CDE　5. ABCDE　6. ADE
7. ABCDE

三、问答题

1. 答：大环内酯类抗生素主要是抑制细菌蛋白质合成。其机制为不可逆地结合到细菌核糖体 50s 亚基的靶位上，14 元大环内酯类阻断肽酰基 t-RNA 移位，而 16 元大环内酯类抑制肽酰基的转移反应，选择性地抑制细菌蛋白质合成。

2. 答：参阅表 40-2。克林霉素最主要的特点是对各种厌氧菌有强大抗菌作用，对革兰阳性需氧菌有显著活性，对部分革兰阴性球菌也有抑制作用，另外对人型支原体和沙眼衣原体也有抑制作用，对肠球菌、革兰阴性杆菌、肺炎支原体不敏感。

红霉素对厌氧菌具有抑制作用，对革兰阳性球菌有强大抗菌作用，对部分革兰阴性球菌和杆菌也高敏，对螺旋体、肺炎支原体、衣原体、立克次体、溶脲脲原体都有抑制作用。而且红霉素属于抑菌药，效力不及青霉素。

3. 答：阿奇霉素的特点是唯一半合成的 15 元大环内酯类抗生素。且口服吸收快，组织分布广，不易被胃酸破坏，生物利用度高，血药浓度高，半衰期长达 2~3 天，不良反应较红霉素轻，抗菌谱广，较红霉素相比增加了对 G^- 菌的抗菌作用，对某些细菌表现为快速杀菌作用，尤其对肺炎支原体作用强。

4. 答：首选红霉素治疗的疾病有军团病、支原体肺炎、白喉带菌者、弯曲杆菌所致败血症或肠炎和沙眼衣原体所致婴儿肺炎及结肠炎等。

5. 答：细菌对大环内酯类抗生素产生耐药的方式主要是①产生灭活酶；②靶位的结构改变；③摄入减少；④外排增多。

（李　芹）

第四十一章　氨基糖苷类抗生素

学习要求

1. 掌握氨基糖苷类抗生素的不良反应及预防措施。
2. 熟悉氨基糖苷类抗生素的抗菌作用、临床应用及常见品种的作用特点。
3. 了解氨基糖苷类抗生素的耐药机制。

学习导图

氨基糖苷类抗生素
- 抗菌作用：对各种需氧 G^- 杆菌具有强大抗菌活性；对沙雷菌属等也有一定抗菌作用；对 G^- 球菌作用较差；对肠球菌和厌氧菌不敏感
- 抗菌机制：抑制细菌蛋白质合成，破坏细菌胞质膜的完整性
- 耐药机制：
  - 产生修饰氨基糖苷类的钝化酶，使药物灭活
  - 膜通透性的改变；靶位的修饰
- 临床应用：该类药物主要用于敏感需氧 G^- 杆菌所致的全身感染。它口服不吸收的特点可以用作消化道感染、肠道术前准备等
- 不良反应：
  1. 耳毒性：新霉素>卡那霉素>链霉素>阿米卡星≥庆大霉素≥妥布霉素
  2. 肾毒性：新霉素>卡那霉素>庆大霉素>妥布霉素>阿米卡星
  3. 神经肌肉麻痹：新霉素>链霉素>卡那霉素>庆大霉素>妥布霉素
  4. 过敏反应：链霉素可引起过敏性休克，防治措施同青霉素
- 常见品种：
  - 链霉素：临床常用其硫酸盐，对土拉菌病和鼠疫有特效。可治疗结核病
  - 庆大霉素：是治疗各种 G^- 杆菌感染的主要抗菌药物，尤其对沙雷菌属作用强
  - 卡那霉素：仅与其他抗结核病药物合用，治疗对第一线药物产生耐药性的结核患者
  - 妥布霉素：在 G^+ 菌中仅对葡萄球菌有效，不良反应较庆大霉素轻
  - 阿米卡星：对肠道 G^- 杆菌和铜绿假单胞菌所产生的多种氨基糖苷类灭活酶稳定
  - 依替米星：抗菌谱广、抗菌活性强、毒性低

【名词解释】

名　词	英 文 名	定义或概念
氨基糖苷类抗生素	aminoglycosides	因其化学结构中含有氨基醇环和氨基糖分子，并由配糖键连接成苷而得名，包括天然来源和半合成品两大类

【知识图解】

表 41-1 氨基糖苷类抗生素不良反应及防治

不良反应	防治原则
耳毒性	定期频繁做听力仪器检查，对儿童和老年人用药应谨慎，孕妇慎用
肾毒性	定期进行肾功能检查，出现如管型尿、蛋白尿等异常应立即停药
神经肌肉麻痹	临床用药时避免合用肌肉松弛药、全麻药等，重症肌无力患者慎用
过敏反应	使用前提前做皮试，用后密切观察，发生过敏反应立即停药并采取救治措施

表 41-2 氨基糖苷类与β-内酰胺类抗生素联合应用

抗生素类别	抗菌谱	抗菌作用机制	注意事项
氨基糖苷类	G^-菌	抑制细菌蛋白质合成，对静止期细菌产生强抑菌甚至杀菌作用	β-内酰胺类抗生素会使氨基糖苷类抗生素灭活，应避免在同一输液瓶中同时滴注
β-内酰胺类	G^+菌	抑制细菌细胞壁合成，对繁殖期细菌杀菌效果好	

经 典 试 题

一、填空题

1. 氨基糖苷类抗生素的化学共性为①________、②________，体内过程的共同点是③________、④________。

2. 氨基糖苷类的不良反应有①________、②________、③________、④________。

3. 氨基糖苷类抗生素对各种①________革兰阴性菌有高度抗菌活性，对厌氧菌及肠球菌产生②________。

4. 对氨基糖苷类抗生素产生耐药性主要是由于细菌产生了①________，使其灭活，以及②________改变和③________。

5. 目前链霉素主要用于①________；口服庆大霉素可用于②________、③________；妥布霉素与庆大霉素相比较，其特点是④________、⑤________。

二、选择题

【A 型题】

1. 氨基糖苷类药物代谢与排泄特点是

A. 经乙酰化灭活

B. 经肝微粒体酶氧化灭活

C. 经肾小管分泌排出

D. 与葡萄糖醛酸结合经肾排池
E. 几乎不被代谢，以原形经肾小球滤过

2. 氨基糖苷类药物在体内分布浓度最高的部位是
A. 细胞内液
B. 脑脊液
C. 血液
D. 肾脏皮质
E. 结核病灶中

3. 氨基糖苷类抗生素引起的严重不良反应是
A. 耳毒性和肾毒性
B. 过敏性休克
C. 耳毒性和过敏性休克
D. 神经肌肉麻痹
E. 肾毒性和肌震颤

4. 胸膜腔内大剂量应用氨基糖苷类抗生素可引起心脏抑制，是因为
A. 药物直接抑制心肌活动
B. 阻断心脏 β 受体
C. 直接抑制神经肌肉传递
D. 升高血压，反射性抑制心脏
E. 与突触前膜 Ca^{2+} 结合部位结合，抑制 ACh 释放

5. 下列药物中，常可诱发药源性肾衰竭的是
A. 头孢菌素类
B. 青霉素类
C. 氨基糖苷类
D. 磺胺类
E. 大环内酯类

【B 型题】
A. 链霉素
B. 妥布霉素
C. 庆大霉素
D. 新霉素
E. 阿米卡星
1. 为抗结核的一线用药
2. 毒性最大的药物
3. 对灭活酶稳定的药物
4. 局部外用治疗皮肤黏膜浅表感染
5. 作为革兰阴性杆菌感染的首选用药
6. 与羧苄西林合用治疗铜绿假单胞菌感染的首选用药
7. 抗菌谱广，可替代耐庆大霉素细菌感染的氨基糖苷类药
8. 过敏性休克发生率最高的氨基糖苷类药
9. 治疗鼠疫，应首选
10. 治疗沙雷菌属的严重感染，应首选

A. 增加肾毒性
B. 延缓耐药性发生
C. 增加耳毒性
D. 增强抗菌作用，扩大抗菌谱
E. 增加神经肌肉阻断作用，可致呼吸抑制
11. 链霉素+异烟肼
12. 庆大霉素+青霉素 G
13. 庆大霉素+多黏菌素
14. 氨基糖苷类抗生素+骨骼肌松弛剂
15. 氨基糖苷类抗生素与呋塞米合用可

【C 型题】
A. 青霉素 G
B. 庆大霉素
C. 二者均可
D. 二者均否
1. 军团菌病可选用
2. 细菌性心内膜炎可选用
3. G^-杆菌感染的败血症可选用

A. 可致肾毒性
B. 可致听力障碍
C. 二者均是
D. 二者均否

4. 克林霉素
5. 多黏菌素
6. 氨基糖苷类抗生素

【X型题】

1. 氨基糖苷类抗生素的特点有
A. 由氨基糖分子和非糖部分的苷元结合而成
B. 具有抑制蛋白质合成作用的杀菌药
C. 对 G^- 需氧杆菌具有高度抗菌活性
D. 对 G^+ 菌具有高度抗菌活性
E. 水溶性好，性质稳定，口服难吸收

2. 链霉素的特点是
A. 是治疗鼠疫的首选药
B. 不良反应多而严重
C. 与青霉素有协同作用
D. G^- 菌对该药耐药性增多
E. 抗 G^- 菌的作用不如庆大霉素

3. 硫酸链霉素的不良反应特征有
A. 对肾脏毒性轻
B. 肾功能不良者可选用
C. 对听力损害发生率低
D. 损害前庭功能发生率较高
E. 过敏性休克的发生率仅次于青霉素 G

4. 庆大霉素的抗菌作用及应用是
A. 抗菌范围广
B. 口服可治疗肠道感染
C. 严重 G^- 菌性骨髓炎、脑膜炎的首选药
D. 对 G^- 菌的肠科菌属及铜绿假单胞菌敏感
E. 抗菌机制是抑制细菌蛋白质的合成

5. 氨基糖苷类抗生素的共性有
A. 抗菌谱基本相同
B. 作用机制相同
C. 口服难吸收
D. 主要抗 G^- 需氧杆菌
E. 主要不良反应为耳毒性和肾毒性

6. 氨基糖苷类抗生素的主要不良反应有
A. 耳毒性
B. 肾毒性
C. 神经肌肉麻痹
D. 过敏反应
E. 损害造血系统功能

7. 防治氨基糖苷类抗生素不良反应的方法有
A. 注意观察不良反应的早期症状
B. 避免与有肾毒性、耳毒性和致肌松药合用
C. 孕妇及婴幼儿避免较长时间使用本类药
D. 用药剂量不宜过大
E. 肾功能减退时应禁用或调整用药量

三、问答题

1. 试述氨基糖苷类抗生素抗菌作用的机制。
2. 氨基糖苷类药物的共性有哪些？

3. 氨基糖苷类药物的不良反应有哪些？
4. 试述防治氨基糖苷类抗生素不良反应的方法。
5. 试述庆大霉素的抗菌作用及应用。
6. 试述氨基糖苷类抗生素引起呼吸困难的机制及解救方法。
7. 简述氨基糖苷类抗生素引起耳、肾毒性的原因。
8. 试述氨基糖苷类和β-内酰胺类抗生素合用的意义和药理依据以及合用注意事项。

参考答案

一、填空题

1. ①水溶性好　②性质稳定　③胃肠吸收少　④主要以原形经肾脏排出
2. ①耳毒性　②肾毒性　③神经肌肉麻痹　④过敏反应
3. ①需氧　②耐药性
4. ①钝化酶　②膜通透性　③靶位的修饰
5. ①土拉菌病与鼠疫　②肠道术前准备　③肠道感染　④对铜绿假单胞菌作用强　⑤对其他 G^- 杆菌的作用弱

二、选择题

【A 型题】

1. E　2. D　3. A　4. E　5. C

【B 型题】

1. A　2. D　3. E　4. D　5. C　6. C　7. E　8. A　9. A　10. C
11. B　12. D　13. A　14. E　15. C

【C 型题】

1. D　2. C　3. B　4. D　5. A　6. C

【X 型题】

1. ABCE　2. ABCDE　3. ACDE　4. ABCDE　5. ABCDE　6. ABCD
7. ABCDE

三、问答题

1. 答：氨基糖苷类的抗菌机制主要是抑制细菌蛋白质合成，还能破坏细菌胞质膜的完整性。细菌蛋白质的合成过程主要分为三个阶段，即起始阶段、延长阶段和终止阶段。

①抑制 70s 始动复合物的形成；②与核蛋白体 30s 亚基上的靶蛋白结合，造成错读遗传密码，合成无功能蛋白质；③阻碍终止因子与核蛋白体 A 体结合，抑制肽链释放及核蛋白体解离；④吸附于细菌菌体表面造成胞质膜缺损而使通透性增加。

2. 答：氨基糖苷类药物为有机碱，制剂为硫酸盐，大部分药物水溶液性质均稳定。且该类药物的极性和解离度均较大，口服不易被胃肠道吸收。其在体内并不代谢，主要以原形药物经肾脏排出。

氨基糖苷类抗生素主要用于敏感需氧 G^- 杆菌包括大肠埃希菌、铜绿假单胞菌、变形杆菌属、克雷伯菌属、肠杆菌属等具有强大抗菌活性；对淋病奈瑟菌、脑膜炎奈瑟菌等 G^- 球菌作用较差，对肠球菌和厌氧菌不敏感。

3. 答：参阅表 41-1。氨基糖苷类药物的不良反应主要包括耳毒性、肾毒性、神经肌肉麻痹和过敏反应。

4. 答：参阅表 41-1。①防治耳毒性方法：用药中应经常询问患者是否有眩晕、耳鸣等先兆症状。应定期频繁做听力仪器检查，对儿童和老年人用药更要谨慎，孕妇应尽量不用，以免影响胎儿。同时应避免与其他有耳毒性的药物合用。②防治肾毒性方法：临床用药时应定期进行肾功能检查，如出现管型尿、蛋白尿、尿量每 8 小时少于 240ml 等现象应立即停药。③防治神经肌肉麻痹方法：临床用药时避免合用肌肉松弛药、全麻药等。血钙过低、重症肌无力患者禁用或慎用该类药。④防治过敏反应方法：应在使用前提前做皮试，用药后密切观察，一旦发生过敏反应立即停药并采取救治措施。

5. 答：庆大霉素是治疗各种革兰阴性杆菌感染的主要抗菌药，尤其对沙雷菌属作用更强，为氨基糖苷类的首选药。可以与广谱半合成青霉素合用治疗病因未明的革兰阴性杆菌混合感染；与羧苄青霉素合用治疗铜绿假单胞菌感染；同时口服用于肠道感染，肠道术前准备。

6. 答：此类药物可与突触前膜上钙结合部位结合，阻止 ACh 释放，使神经肌肉接头处兴奋传递阻断，使呼吸肌不能兴奋，从而造成呼吸困难。可用钙剂及新斯的明解救。

7. 答：此类药物在内耳淋巴液中浓度较高，可损伤内耳柯蒂器内、外毛细胞的能量产生及利用，细胞膜上钠-钾泵功能障碍，造成毛细胞损害，因而产生耳毒性。

此类药物的肾毒性表现为药源性肾衰竭。这是因为此类药物对肾组织亲和力高，经过肾小球滤过时可通过胞饮方式而大量积聚在肾皮质内。导致肾小管肿胀和急性坏死。

8. 答：参阅表 41-2。

（1）意义：氨基糖苷类和 β-内酰胺类抗生素合用有协同作用，使抗菌谱扩大。

（2）药理依据：氨基糖苷类抗生素主要对 G^- 菌作用强，而 β-内酰胺类抗生素对 G^+ 菌作用强，两类药物联合，可使抗菌谱扩大，抗菌作用增强。氨基糖苷类可以抑制细菌蛋白质合成，可对静止期细菌产生强抑菌甚至杀菌作用，而 β-内酰胺类抗生素通过抑制细菌细胞壁合成达到杀菌作用，所以对繁殖期细菌杀菌效果好。

（3）注意事项：β-内酰胺类抗生素会使氨基糖苷类抗生素灭活，所以应避免在同一输液瓶中同时滴注。

（李　芹）

第四十二章　四环素类及氯霉素类

学习要求

1. 掌握四环素、多西环素、米诺环素的抗菌作用及临床应用。
2. 掌握四环素类的不良反应。
3. 熟悉氯霉素类的抗菌作用、临床应用及不良反应。

学习导图

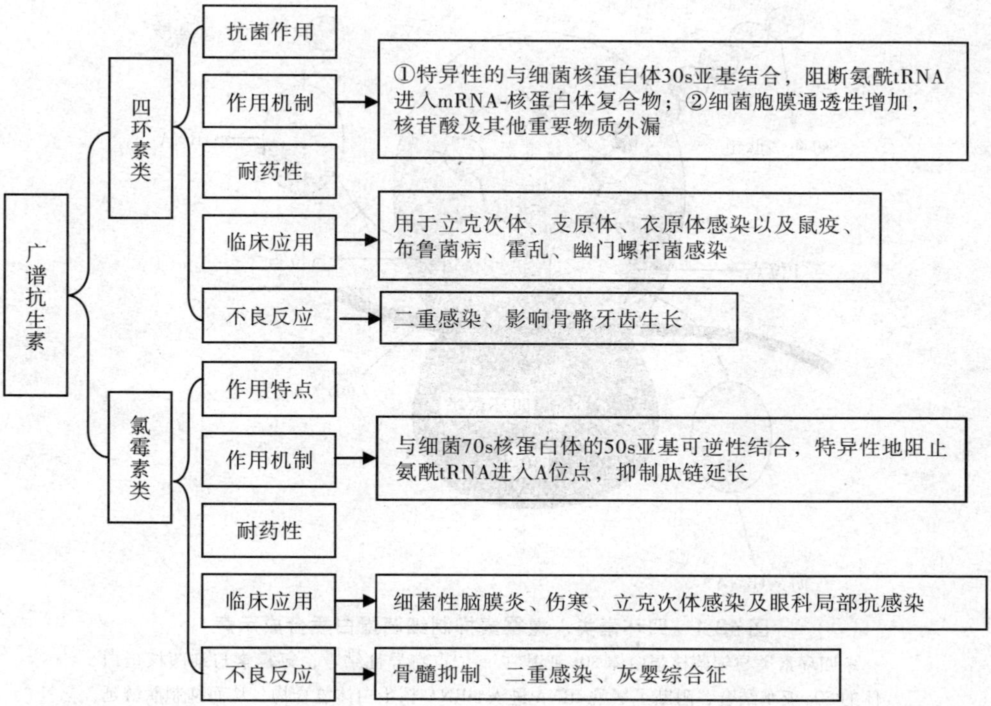

【名词解释】

名　词	英文名	定义或概念
二重感染	superinfection	正常人的口腔、咽喉部、胃肠道存在完整的微生态系统。长期口服或注射使用广谱抗生素时，敏感菌被抑制，不敏感菌趁机大量繁殖，由原来的劣势菌群变为优势菌群，造成新的感染
灰婴综合征	Graybaby syndrome	早产儿和新生儿肝脏缺乏葡萄糖醛酸转移酶，肾排泄功能不完善，对氯霉素消除能力差；药物剂量过大可致中毒，表现为循环衰竭、呼吸困难、进行性血压下降、皮肤苍白和发绀

【知识图解】

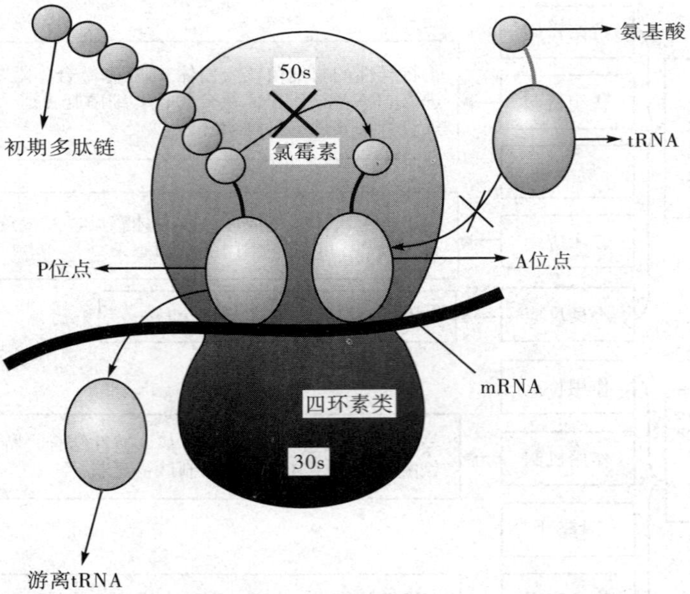

图 42-1　四环素类、氯霉素抑制细菌蛋白质合成示意

四环素类与细菌核蛋白体 30s 亚基在 A 位点特异性结合，氯霉素与细菌核蛋白体的 50s 亚基结合，阻断了氨酰-tRNA 进入 mRNA-核蛋白体复合物，从而抑制肽链延伸和蛋白质的合成

表 42-1　四环素类抗生素作用比较

药名	作用特点	适应证	不良反应
四环素	G^+：肺炎球菌、溶血性链球菌、草绿色链球菌、部分葡萄球菌、破伤风杆菌、炭疽杆菌 厌氧菌：拟杆菌、梭形杆菌其他：肺炎支原体、衣原体	1. 立克次体感染、斑疹伤寒、恙虫病、支原体肺炎、鹦鹉热（衣原体）、性病淋巴肉芽肿、回归热、霍乱 2. 百日咳、痢疾杆菌、布氏杆菌、流感杆菌感染 3. G^+球、杆菌，耐药金葡菌，对青霉素敏感的葡萄球菌感染	胃肠道反应，二重感染，影响骨骼、牙齿生长，肝肾毒性，过敏反应
	G^-：脑膜炎球菌、痢疾杆菌、大肠埃希菌、流感杆菌、巴氏杆菌、布氏杆菌		
	厌氧菌：拟杆菌、梭形杆菌		
	其他：肺炎支原体、衣原体、立克次体、螺旋体、放线菌、阿米巴原虫		
多西环素	抗菌谱同四环素，但作用强 2~10 倍	呼吸道感染、泌尿系感染、胆道感染、前列腺炎	恶心、腹泻、舌炎、口腔炎、肛门炎、皮疹等，二重感染少见。静脉注射有舌麻木、口腔异物感
米诺环素	作用最强，对耐四环素、青霉素、半合成青霉素的金葡菌、化脓性链球菌、粪链球菌、大肠埃希菌有效	敏感菌引起的尿道、胃肠道、呼吸道感染，酒渣鼻和沙眼衣原体所致性传播疾病	胃肠反应，有前庭反应，停药可消失

表 42-2　四环素类抗生素与氯霉素类的异同点

	四环素类	氯霉素类
抗菌谱	①抗菌谱广；②对革兰阳性与革兰阴性的需氧和厌氧菌均有快速抑菌作用，高浓度时也有杀菌作用；③对革兰阳性菌的抗菌活性较革兰阴性菌高；④对立克次体、支原体、衣原体、疟原虫等亦有效	①抗菌谱广；②对革兰阴性菌及阳性菌都有抑制或杀灭作用；③对革兰阴性菌的作用较革兰阳性菌强，对厌氧菌也有较强的抗菌作用；④对支原体、衣原体及立克次体亦有抗菌作用；⑤对分枝杆菌、真菌和原虫无效
作用机制	①特异性的与细菌核蛋白体 30s 亚基结合，阻断氨酰 tRNA 进入 mRNA-核蛋白体复合物，最终导致蛋白质合成障碍；②导致细菌胞膜的通透性增加，使胞内的核苷酸及其他重要物质外漏，从而导致细菌死亡	与细菌 70s 核蛋白体的 50s 亚基可逆性结合，特异性地阻止氨酰 tRNA 进入 A 位点，抑制肽链延长，从而阻断蛋白质的合成

续 表

	四环素类	氯霉素类
耐药性	①多数革兰阳性菌对其耐药；②细菌对四环素类存在交叉耐药性	各种细菌对氯霉素均可产生耐药性，其中以大肠埃希菌、痢疾杆菌、变形杆菌等较为多见
临床应用	①主要适用于立克次体、支原体和衣原体引起的感染性疾病，四环素类（多西环素）可作为首选药物；②也用于治疗某些敏感细菌的感染	①伤寒、副伤寒及立克次体病，有特效；②治疗其他药物疗效不佳的脑膜炎；③治疗敏感菌引起的眼内感染、全眼球感染及沙眼和结膜炎
不良反应	主要有胃肠道反应、过敏反应、肝肾毒性、对牙齿及骨骼发育的影响、二重感染等	主要有消化道反应、抑制骨髓造血功能、灰婴综合征、二重感染、肝肾功能损害

经 典 试 题

一、填空题

1. 四环素类可分为①________和②________两类，前者有③________等，后者有④________和⑤________等。

2. 四环素与氯霉素的共同抗菌谱为①________、②________、③________、④________、⑤________。

3. 抑制菌体蛋白合成的抗生素中，作用于50s亚基的药物有①________、②________、③________；作用于30s亚基的药物有④________和⑤________。

4. 四环素类药物可首选用于治疗①________、②________、③________、④________。

5. 四环素类药物的不良反应有①________、②________、③________、④________。

6. 氯霉素可首选用于治疗①________、②________。

7. 氯霉素的主要不良反应有①________、②________、③________、④________。

8. 氯霉素引起“灰婴综合征”的症状表现为①________、②________、③________、④________。

9. 氯霉素与其他抗菌药物联用治疗①________，局部治疗②________、③________、④________有特效。

10. 临床使用氯霉素时应注意的事项是①________、②________、③________、④________。

二、选择题

【A 型题】

1. 在肝脏与葡萄糖醛酸结合而灭活的药物是
   A. 多西环素
   B. 四环素
   C. 氯霉素
   D. 米诺环素
   E. 土霉素

2. 氯霉素抑制骨髓造血细胞线粒体中核糖体 70s 亚单位，可引起
   A. 灰婴综合征
   B. 消化道反应
   C. 皮疹等过敏反应
   D. 二重感染
   E. 血红蛋白合成减少及损害其他血细胞

3. 作用于核蛋白体 50s 亚基的药物是
   A. 多西环素
   B. 四环素
   C. 氯霉素
   D. 土霉素
   E. 以上都不是

4. 氯霉素的下列不良反应中与其剂量和疗程有关的是
   A. 中毒性精神病
   B. 可逆性骨髓抑制
   C. 消化道反应
   D. 可逆性血细胞减少
   E. 不可逆的再生障碍性贫血

5. 在下列哪种情况下应用氯霉素最为安全有效
   A. 口服治疗伤寒
   B. 脑膜炎球菌引起的脑膜炎
   C. 肌内注射治疗盆腔厌氧菌感染
   D. 静脉注射治疗严重立克次体感染
   E. 眼科局部应用于敏感菌引起的眼内感染

【B 型题】

A. 四环素
B. 米诺环素
C. 美他环素
D. 氯霉素
E. 多西环素

1. 治疗立克次体感染，首选的抗菌药物是
2. 治疗支原体肺炎的首选药物是
3. 四环素类药物中具有强效、速效、长效作用的是
4. 四环素类药物中较少引起二重感染的是
5. 在脑脊液中药物浓度最高的四环素类药物是
6. 四环素类药物中易引起前庭功能障碍的是
7. 抑制骨髓造血功能的药物是
8. 剂量过大时可引起新生儿发生灰婴综合征的是
9. 四环素类药物的抗菌活性最强的是
10. 四环素类药物临床应用时首选
11. 铝盐和钙盐对上列药物的肠道吸收抑制最明显的是

【C 型题】

A. 四环素
B. 氯霉素
C. 二者均是
D. 二者均否

1. 属于广谱抗生素的是
2. 具有快速杀菌作用的是
3. 对疟疾有一定效果的是
4. 对流感杆菌有抑菌作用的是
5. 可引起二重感染的是
6. 可引起肝脏损害的是
7. 可引起牙釉质发育不全的是
8. 新生儿禁用的是

【X 型题】

1. 关于四环素的叙述，正确的有
   A. 口服吸收有一定限度
   B. 不易透过血脑屏障
   C. 胃液酸度高时吸收较好
   D. 胆汁中浓度高
   E. 多价金属离子可妨碍其吸收

2. 对天然四环素敏感的病原体有
   A. 痢疾杆菌
   B. 大肠杆菌
   C. 脑膜炎球菌
   D. 流感杆菌
   E. 阿米巴原虫

3. 有关氯霉素的叙述，正确的有
   A. 低浓度抑菌，高浓度杀菌
   B. 可引起二重感染
   C. 治疗伤寒、副伤寒的首选药物
   D. 抑制敏感细菌蛋白质的合成
   E. 主要不良反应为抑制骨髓造血功能

4. 长期应用氯霉素的不良反应有
   A. 二重感染
   B. 过敏反应
   C. 灰婴综合征
   D. 骨髓抑制
   E. 消化道反应

5. 细菌对四环素产生耐药性的机制是
   A. 药物促进细菌核糖体保持蛋白基因表达增强
   B. 细胞壁外膜膜孔蛋白减少，药物难以进入菌体
   C. 细菌产生药物泵出基因，促进药物排出菌体
   D. 细菌产生灭活酶，使药物失效
   E. 细菌改变代谢途径，对药物不敏感

三、问答题

1. 试述四环素类及氯霉素类抗菌作用的机制。
2. 四环素的主要不良反应有哪些？
3. 试述细菌对四环素产生耐药性的机制。
4. 长期应用氯霉素有哪些不良反应？
5. 试比较四环素类抗生素与氯霉素类的异同。

参 考 答 案

一、填空题

1. ①天然品 ②半合成 ③四环素 ④多西环素 ⑤米诺环素

2. ①G^+、G^-菌　②立克次体　③支原体　④衣原体　⑤螺旋体

3. ①大环内酯类　②林可霉素　③氯霉素　④氨基糖苷类　⑤四环素类

4. ①立克次体感染　②支原体肺炎　③衣原体感染　④螺旋体感染

5. ①胃肠道反应　②二重感染　③抑制骨骼、牙齿生长发育　④损害肝脏

6. ①伤寒和副伤寒　②立克次体病

7. ①抑制骨髓造血功能　②灰婴综合征　③过敏反应或胃肠道反应　④二重感染

8. ①循环衰竭　②呼吸困难　③进行性血压下降　④皮肤苍白和发绀

9. ①腹腔或盆腔厌氧菌感染　②敏感菌引起的眼内感染　③全眼球感染　④沙眼及结膜炎

10. ①用药前、后检查血象　②用药时间不宜过长　③肝、肾功能不良时慎用　④慎与口服降糖药或抗凝血药配伍

二、选择题

【A 型题】

1. C　2. E　3. C　4. D　5. E

【B 型题】

1. E　2. E　3. E　4. E　5. B　6. B　7. D　8. D　9. B　10. E　11. A

【C 型题】

1. C　2. D　3. D　4. C　5. C　6. A　7. A　8. B

【X 型题】

1. ABCDE　2. ABCDE　3. ABCDE　4. ACD　5. ABCD

三、问答题

1. 答题要点参阅图 42-1。

2. 答题要点参阅表 42-1。

3. 答题要点：药物促进细菌核糖体保持蛋白基因表达增强；细胞壁外膜膜孔蛋白减少，药物难以进入菌体；细菌产生药物泵出基因，促进药物排出菌体；细菌产生灭活酶，使药物失效。

4. 答题要点：二重感染、灰婴综合征、骨髓抑制。

5. 答题要点参阅表 42-2。

（关凤英　石　卓）

第四十三章　人工合成抗菌药

学习要求

1. 掌握第三代喹诺酮类药物的抗菌作用、作用机制、临床应用及不良反应。
2. 熟悉磺胺类药物的抗菌作用、作用机制及临床应用。
3. 了解甲氧苄啶的抗菌作用、作用机制及临床应用。
4. 了解甲硝唑的抗菌作用、作用机制及临床应用。

学习导图

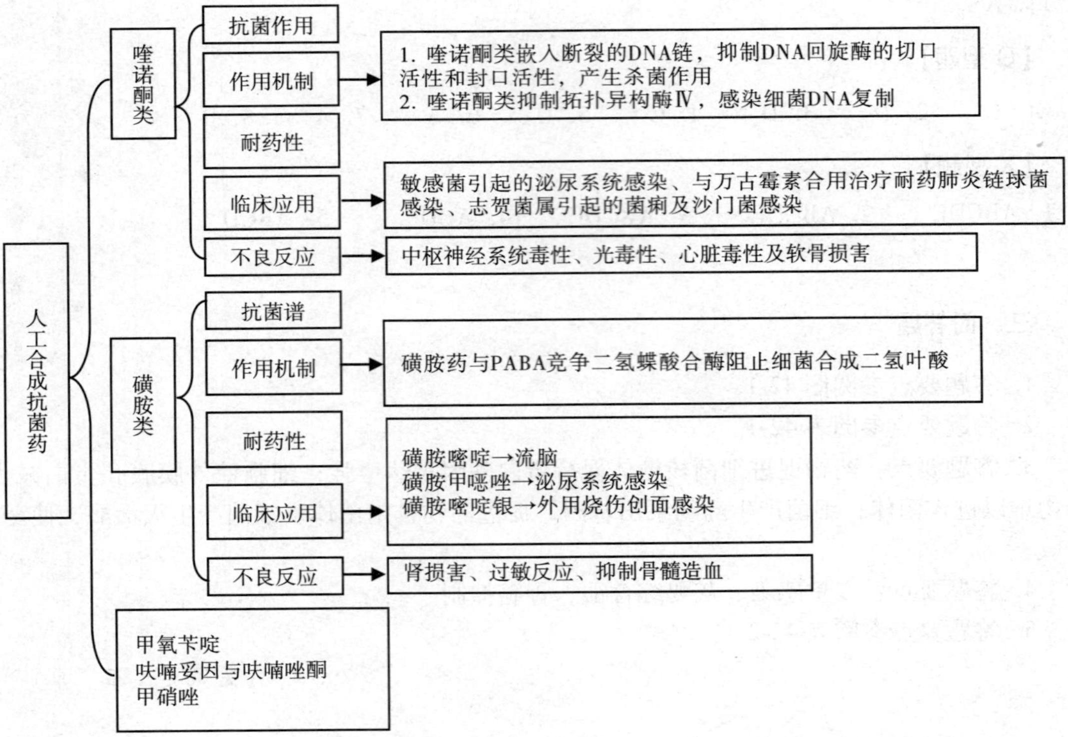

【名词解释】

名　词	英文名	定义或概念
DNA 回旋酶	DNA gyrase	此酶由两个 A 亚基和两个 B 亚基组成的四聚体，A 亚基先将正超螺旋后侧切断形成切口，B 亚基结合 ATP 并催化其水解，使 DNA 的前侧经切口后移，A 亚基再将此切口封闭，形成 DNA 负超螺旋
拓扑异构酶Ⅳ	topo isomerase Ⅳ	此酶由 2 个 C 亚基和 2 个 E 亚基组成的四聚体，在 DNA 复制后期姐妹染色体的分离过程中起重要作用
交叉耐药性	cross drug resistance	病原微生物对一种抗生素产生耐药后，对另一种未接触过的化学结构相似的抗生素也有耐药性的现象，称为交叉耐药性

【知识图解】

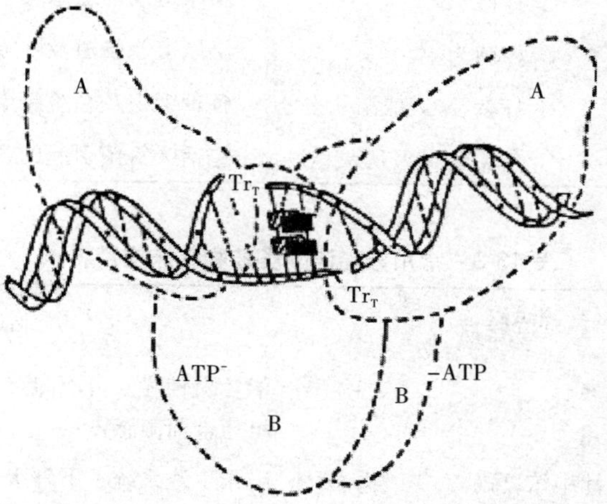

图 43-1　喹诺酮类药物与 DNA 结合的部位及其抑制 DNA 回旋酶活性示意

图中 A、B 为 DNA 回旋酶的亚单位，长方形为药物分子；药物嵌入 DNA 双链中并与非配对碱基结合，阻碍 DNA 双链的封口

表 43-1　4-喹诺酮结构中引入基团与抗菌效果的关系

引入基团	抗菌效果及药动学特点
N_1-1 环丙基或哌嗪等	抗菌谱更广，抗衣原体、支原体；吸收增多，$t_{1/2}$更长，不良反应少等
N_1-2, 4-二氟苯	抗菌谱扩大至抗厌氧菌
C_3-羧基，C_6-氟	抗菌活性增强，抗菌谱扩大，抗金黄色葡萄球菌
C_7-哌嗪	抗菌谱扩大，抗金黄色葡萄球菌、铜绿假单胞菌等
G-甲基哌嗪	吸收增多，$t_{1/2}$延长等（提高药物脂溶性）
C_7-3-氨基吡咯烷	抗菌谱扩大至抗厌氧菌，不良反应减少
X-F	吸收更多，$t_{1/2}$更长等
X-甲氧基	光敏反应明显降低

表 43-2　喹诺酮类药物的分类

分　类	代表药	抗菌谱	主要应用范围
第一代	萘啶酸	G^-杆菌	泌尿道及肠道感染
第二代	吡哌酸	G^-杆菌为主	泌尿道、肠道及呼吸道感染
第三代	诺氟沙星	G^-杆菌及G^+球菌	各种组织及系统感染
第四代	莫西沙星	G^-、G^+细菌及厌氧菌	包括厌氧菌引起的各组织及系统感染

表 43-3　常用氟喹诺酮类药物临床应用特点

药物	药动学特点	临床应用
环丙沙星	分布容积大	革兰阴性菌、军团菌、弯曲菌、铜绿假单胞菌、耐药金葡菌感染
氧氟沙星	痰、尿、胆汁中浓度高	泌尿生殖系统、下呼吸道、软组织及肠道感染
依诺沙星	血液、组织中浓度高	淋病、泌尿系统感染、肺部感染
诺氟沙星	血液中浓度低，尿道、肠道浓度高	泌尿系统感染、肠道感染、淋病
司帕沙星	组织内浓度高、半衰期长	敏感菌、厌氧菌、支原体、衣原体感染

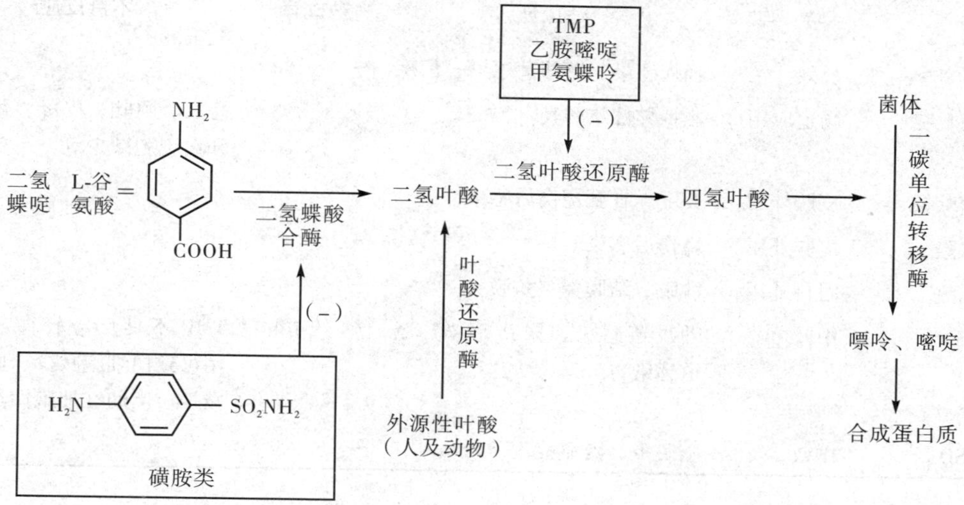

图 43-2 磺胺类药物的抗菌作用机制示意

磺胺类与 TMP 从不同环节抑制细菌四氢叶酸的合成，故能发挥协同抗菌作用，二者常合用

表 43-4 常见磺胺类药物的分类及特点

分类		药物名称	用途
全身感染用	短效	磺胺异噁唑（SIZ）	泌尿道、呼吸道感染（SMZ+TMP 等）
	中效	磺胺嘧啶（SD）	流行性脑脊髓膜炎（SD）
	长效	磺胺多辛（SDM）	已少用
肠道用		柳氮磺胺吡啶	溃疡性结肠炎
外用		磺胺嘧啶银	皮肤黏膜铜绿假单胞菌、大肠杆菌感染
		磺胺醋酰钠	沙眼、结膜炎、角膜炎

表 43-5 常用磺胺类药物及甲氧苄啶（TMP）的抗菌作用特点

	特 点	适应证	药动学	不良反应
磺胺异噁唑	短效	尿路感染	尿中不易析出结晶	消化道症状
磺胺嘧啶	中效	流行性脑脊髓膜炎	尿中易析出结晶	肾损害
磺胺甲噁唑	中效	尿路感染		肾损害
磺胺甲氧嘧啶	长效			

续 表

	特 点	适应证	药动学	不良反应
磺胺多辛	长效	轻症感染、链球菌感染、疟疾	-	
柳氮磺吡啶	肠道应用	非特异性结肠炎	-	恶心、呕吐、皮疹、药物热和白细胞减少等
磺胺嘧啶银	皮肤外用	Ⅱ度、Ⅲ度烧伤后感染	-	
磺胺米隆	皮肤外用	烧伤后感染	-	
磺胺醋酰	眼科外用	沙眼、结膜炎、角膜炎	-	
TMP+SMZ	中效	呼吸道感染、尿路感染、肠道感染	$t_{1/2}$约 10h	TMP 不良反应轻微，长期用可致白细胞减少、血小板减少、巨幼红细胞性贫血
TMP+SD	中效	脑膜炎、败血症	-	

表 43-6 硝基呋喃类和硝基咪唑类药物的作用特点

药物	作 用	应用	不良反应
呋喃妥因	口服吸收快而完全，对大肠埃希菌、金葡菌、表葡菌、腐生葡球菌、肠球菌都有杀灭作用	主要用于敏感菌所致的急性肾炎、膀胱炎、前列腺炎等尿路感染	消化道反应较常见、偶过敏反应，大剂量可引起周围神经炎
呋喃唑酮	口服吸收少（5%），肠内浓度高，对沙门菌属、志贺菌属、肠杆菌属、金葡菌、粪肠球菌、霍乱弧菌、弯曲菌属均有抗菌作用	主要用于菌痢和旅游者腹泻，也可用于尿路感染、副伤寒、霍乱	除消化道反应和过敏反应外，偶见溶血性贫血和黄疸
甲硝唑	对 G^- 和 G^+ 的厌氧菌有抗菌作用。机制是其硝基可被厌氧菌还原产生细胞毒性物质。抑制敏感菌的 DNA 合成使细胞死亡	1. 手术后厌氧菌感染的预防 2. 厌氧菌感染的治疗 3. 牙周炎、阴道滴虫的治疗	消化道反应，大剂量可引起神经系统反应，头痛、头晕 偶见过敏反应，感觉异常，肢体麻木等
替硝唑	同上作用，对厌氧菌活性比甲硝唑强。而对梭状芽胞杆菌属作用略弱	主要用于厌氧菌感染的预防和治疗	不良反应较少。偶有恶心、呕吐、皮疹等

表 43-7 呋喃唑酮与呋喃妥因的作用特点比较

	呋喃唑酮	呋喃妥因
药动学	口服不易吸收 少量吸收，部分由尿排出	口服吸收迅速 40%~50%以原形经肾排出

续 表

	呋喃唑酮	呋喃妥因
抗菌谱	对多数 G^+、G^-菌均具抑菌和杀菌作用	与呋喃唑酮相似
抗菌机制	因口服很少吸收，主要在肠道发挥作用	敏感菌将药物代谢为高活性还原物质，该还原物质损伤细菌 DNA
临床用途	1. 主要治疗肠炎、痢疾、霍乱 2. 治疗消化性溃疡 3. 栓剂治疗滴虫性阴道炎	1. 主要用于大肠杆菌、肠球菌、葡萄球菌引起的泌尿道感染 2. 前列腺炎
不良反应	常见恶心、呕吐、腹泻等胃肠反应，偶见皮疹、药物热、哮喘等过敏反应	常见恶心、呕吐、腹泻等胃肠反应，偶见皮疹、药物热、哮喘等过敏反应

经 典 试 题

一、填空题

1. 喹诺酮类药物抗革兰阳性菌的重要靶点是①________，抗革兰阴性菌的重要靶点是②________。

2. 对沙门菌属引起的伤寒或副伤寒应首选①________或②________。

3. 喹诺酮类常见耐药菌是①________、②________、③________和④________。

4. 氟罗沙星具有①________、②________和③________的特点。

5. 磺胺药的基本化学结构与①________相似，能与②________竞争③________酶，妨碍④________的合成，从而影响核酸生成，使细菌生长受到抑制。

6. 磺胺药分为①________、②________和③________三大类。

7. 常用于治疗流脑的磺胺药是①________，其药理作用基础是②________；能用于治疗泌尿系统感染的磺胺药是③________，其药理作用基础是④________。

8. 磺胺药在①________尿液中溶解度高，在②________尿液中溶解度低，为避免服用磺胺药对泌尿系统的损害，应在服药后③________，并同服等量④________。

9. 与其他抗菌药物比较，磺胺类药物的优点有①________、②________、③________、④________。

10. 硝基呋喃类药物有①________、②________，本类药物抗菌谱③________，不易产生④________；但长期大量使用可导致⑤________和⑥________。

二、选择题

【A 型题】

1. 对关节软骨有损伤作用的人工合成抗菌药是
   A. 磺胺类
   B. 甲氧苄啶
   C. 喹诺酮类
   D. 甲硝唑
   E. 呋喃唑酮

2. 小儿不宜使用喹诺酮类药物，是因为
   A. 影响生长发育
   B. 肾毒性
   C. 耳毒性
   D. 引起软骨组织损害
   E. 影响神经系统发育

3. 不宜与抗酸药合用的药物是
   A. 氧氟沙星
   B. 呋喃唑酮
   C. 甲氧苄啶
   D. 呋喃妥因
   E. 磺胺甲噁唑

4. 服用磺胺类药物时，加服小苏打的目的是
   A. 增强抗菌疗效
   B. 防止过敏反应
   C. 加速药物吸收
   D. 碱化尿液
   E. 防止药物排泄过快

5. 甲氧苄啶常与磺胺甲噁唑合用的原因是
   A. 促进吸收
   B. 促进分布
   C. 互相升高血浓
   D. 促进排泄
   E. 协调阻断细菌四氢叶酸合成

6. 细菌对磺胺药产生耐药性的可能机制是
   A. 产生钝化酶
   B. 改变核糖体结构
   C. 产生水解酶
   D. 改变细胞膜的通透性
   E. 通过基因突变或质粒介导

7. 外用抗铜绿假单胞菌感染的药物是
   A. 磺胺嘧啶银
   B. 磺胺嘧啶
   C. 磺胺胍
   D. 酞磺胺噻唑
   E. 磺胺醋酰

8. 竞争性对抗磺胺作用的物质是
   A. γ-氨基丁酸
   B. 丙氨酸
   C. 叶酸
   D. 对氨基苯甲酸
   E. 甲氧苄啶

9. 新生儿使用磺胺类药物易出现核黄疸，因为该药物可
   A. 抑制肝药酶
   B. 促进新生儿红细胞溶解
   C. 降低血脑屏障功能
   D. 减少胆红素的排泄
   E. 与胆红素竞争血红蛋白结合部位，使游离胆红素进入中枢神经系统

【B 型题】

A. 环丙沙星

B. 洛美沙星
C. 司氟沙星
D. 氧氟沙星
E. 氟罗沙星
1. 可作为二线治疗结核病的喹诺酮类药物是
2. 具有广谱、高效及长效特点的喹诺酮类药物是
3. 对氨基糖苷类或第三代头孢菌素类耐药菌仍敏感的药物是
4. 胆汁中药物浓度高于血药浓度，用于治疗胆道感染的药物是
5. 对支原体抗菌作用强的药物是

A. 甲氧苄啶
B. 磺胺嘧啶
C. 磺胺米隆
D. 呋喃唑酮
E. 磺胺醋酰钠
6. 作为磺胺增效剂的药物是
7. 口服难吸收，用于肠道感染的药物是
8. 流行性脑脊髓膜炎首选
9. 对沙眼、结膜炎有效的药物是
10. 创伤后感染可选用

A. DNA 回旋酶
B. 拓扑异构酶
C. 细菌细胞膜
D. 二氢叶酸还原酶
E. 二氢叶酸合成酶
11. 喹诺酮类药物抗 G^-菌的重要靶点是
12. 喹诺酮类药物抗 G^+菌的重要靶点是
13. 磺胺类药物的抗菌机制是抑制敏感菌的

【C 型题】

A. 氟罗沙星
B. 左氧氟沙星
C. 二者均是
D. 二者均否
1. 口服生物利用度接近 100%的是
2. 具有广谱、高效和长效特点的是
3. 体内抗菌活性明显强于环丙沙星的是
4. 对结核分枝杆菌具有较强杀灭作用的是

A. 依诺沙星
B. 磺胺嘧啶
C. 二者均是
D. 二者均否
5. 能直接抑制蛋白质合成的是
6. 能影响细胞膜通透性的是
7. 能抑制 DNA 回旋酶的是
8. 用于尿路感染的是
9. 易引起尿结晶的是

【X 型题】

1. 氟喹诺酮类药物的共同特点有
A. 抗菌谱广
B. 不良反应较少
C. 口服易吸收
D. 抗菌作用强于第一、二代药物
E. 适用于呼吸系统、泌尿系统及胃肠道感染

2. 氟喹诺酮类药物适用于
A. 呼吸道感染
B. 尿路感染
C. 淋病
D. 骨、关节感染
E. 皮肤软组织感染

3. 环丙沙星的主要特点有
A. 对军团菌有效
B. 抗菌谱广
C. 体外抗菌活性强

D. 体内分布广泛
E. 可治疗耐青霉素的淋球菌感染

4. 氧氟沙星的主要特点有
A. 对铜绿假单胞菌敏感
B. 抗菌活性强
C. 对结核杆菌有效
D. 尿及胆汁中浓度高
E. 多用于泌尿生殖系统感染

5. 下列中具有抗铜绿假单胞菌作用的药物是
A. 诺氟沙星
B. 依诺沙星
C. 氧氟沙星
D. 环丙沙星
E. 磺胺嘧啶银

6. 用于全身感染的磺胺类药物是
A. 磺胺米隆
B. 磺胺多辛
C. 磺胺嘧啶
D. 磺胺异噁唑
E. 磺胺甲噁唑

7. 磺胺药的不良反应有
A. 泌尿系统损害
B. 过敏反应
C. 粒细胞缺乏症
D. 神经系统反应
E. 恶心、呕吐、上腹不适及肝损害

8. 喹诺酮类药物抗菌作用的机制有
A. 抑制 DNA 回旋酶，阻碍 DNA 复制
B. 抑制拓扑异构酶干扰 DNA 复制
C. 诱导 DNA 错误复制，造成基因突变
D. 抑制细菌 RNA 的合成
E. 抑制细菌蛋白质的合成

三、问答题

1. 简述磺胺与 TMP 合用的意义及机制。
2. 磺胺类药的不良反应有哪些?
3. 简述喹诺酮类药物抗菌作用的机制。
4. 氟喹诺酮类药物在临床上有什么用途?
5. 喹诺酮类药的构效关系是什么?
6. 简述四代喹诺酮类药物的代表药、抗菌谱及主要应用范围。
7. 试比较呋喃唑酮与呋喃妥因的临床用途及不良反应。

参考答案

一、填空题

1. ①拓扑异构酶Ⅳ　②DNA 回旋酶
2. ①氟喹诺酮类　②头孢曲松
3. ①金黄色葡萄球菌　②肠球菌　③大肠埃希菌　④铜绿假单胞菌

4. ①广谱　②高效　③长效
5. ①对氨基苯甲酸　②对氨基苯甲酸　③二氢蝶酸合成　④二氢叶酸
6. ①用于全身感染的肠道易吸收类　②用于肠道感染的肠道难吸收类　③外用磺胺类
7. ①磺胺嘧啶　②易通过血脑屏障　③磺胺异噁唑　④尿中浓度极高
8. ①碱性　②酸性　③多饮水　④碳酸氢钠
9. ①疗效良好　②使用方便　③性质稳定　④价格低廉
10. ①呋喃妥因　②呋喃唑酮　③广　④耐药性　⑤周围神经炎　⑥肺浸润或肺纤维化

二、选择题

【A 型题】

1. C　2. D　3. A　4. D　5. E　6. E　7. A　8. D　9. E

【B 型题】

1. D　2. E　3. A　4. D　5. C　6. A　7. D　8. B　9. E　10. C
11. A　12. B　13. E

【C 型题】

1. C　2. A　3. A　4. D　5. D　6. D　7. A　8. C　9. B

【X 型题】

1. ABCDE　2. ABCDE　3. ABCDE　4. ABCDE　5. CDE　6. BCDE
7. ABCDE　8. ABCDE

三、问答题

1. 答题要点参阅图 43-2，表 43-5。

2. 答题要点：泌尿系统损害，过敏反应，粒细胞缺乏症，神经系统反应，恶心、呕吐、上腹不适及肝损害。

3. 答题要点：抑制 DNA 回旋酶，阻碍 DNA 复制；抑制拓扑异构酶干扰 DNA 复制；诱导 DNA 错误复制，造成基因突变；抑制细菌 RNA 的合成；抑制细菌蛋白质的合成。

4. 答题要点：呼吸道感染，尿路感染，淋病，骨、关节感染，皮肤软组织感染。

5. 答题要点参阅表 43-1。

6. 答题要点参阅表 43-2。

7. 答题要点参阅表 43-7。

（关凤英　石　卓）

第四十四章 抗病毒药和抗真菌药

学习要求

1. 重点掌握抗艾滋病药的分类、各类的代表药及其药理作用、临床应用与不良反应，抗真菌药的分类、各类的作用机制及临床应用与不良反应。

2. 熟悉抗病毒药物的作用特点、临床适应证与不良反应。

3. 了解病毒与真菌的基本结构，分析药物的作用机制。

学习导图

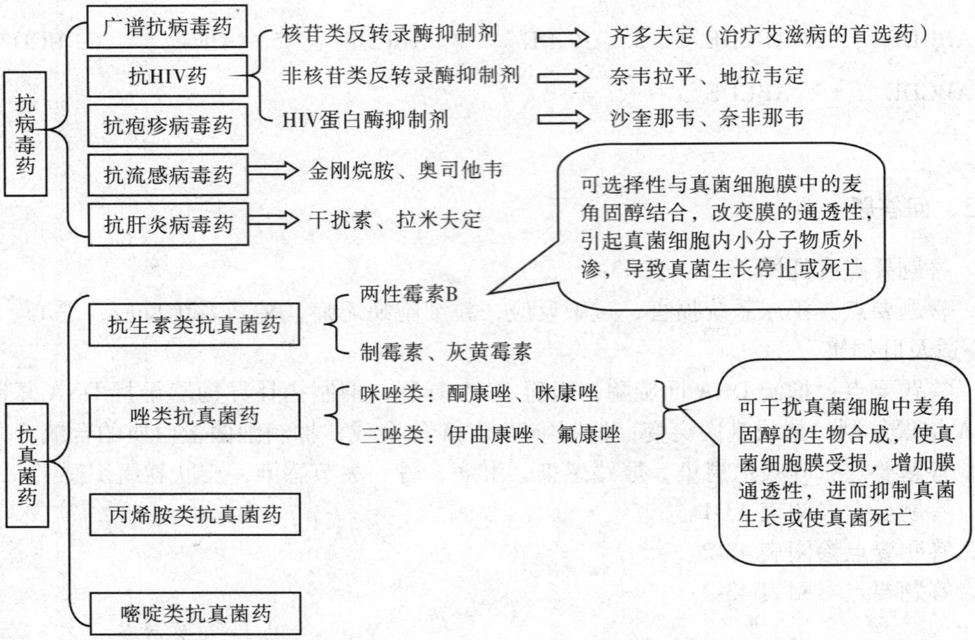

【名词解释】

名 词	英文名	定义或概念
抗病毒药	antiviral agents	为治疗与预防病毒感染性疾病的药物
艾滋病	acquired immunodeficiency	是由人免疫缺陷病毒引起的获得性免疫缺陷综合征，简称为艾滋病
抗真菌药	antifungal agents	具有抑制或杀死真菌生长或繁殖的药物

【知识图解】

表 44-1 抗艾滋病药的分类、作用、不良反应及用途

药 物	作 用	不良反应	用 途
1. 核苷类			
HIV 反转录酶抑制药			
齐夫多定	抑制病毒反转录	骨髓抑制	为治疗艾滋病首选药
去羟肌苷（双脱氧肌苷，DDI）	抑制 HIV-1、HIV-2	胰腺炎、外周神经炎等	为治疗 HIV 感染的一线药及对 AZT 不耐受者
扎西他滨（双脱氧胸苷，ddC）	抗 HIV	复发性外周神经炎、与剂量有关	常与其他抗艾滋病药合用
司坦夫定（去氢双脱氧胸苷，d4C）	抑制 HIV-1、HIV-2	外周神经炎，与剂量有关	对 AZT 不耐受，或疗效不佳的艾滋病患者
2. 非核苷类			
HIV 反转录酶抑制药			
奈韦拉平（奈韦雷平，NVP）	特异抑制 HIV-1RT	皮疹，严重时可威胁生命，肝转氨酶升高，对该药过敏者禁用	必须与核苷类抗 HIV 药物合用，治疗 HIV-1 感染
地拉韦定（rescriptor，DLV）	特异抑制 HIV-1RT	皮疹发生率 48%，对本药过敏者禁用	必须与核苷类抗 HIV 药合用，治疗 HIV 感染
3. HIV 蛋白酶抑制药			
沙奎那韦（invirrase，SQV）	抑制 HIV 蛋白酶	疲乏、恶心、腹泻	与核苷类反转录酶抑制药合用，治疗 HIV 感染
茚地那韦（crixivan，IDV）	抑制 HIV 蛋白酶	致无症状间接高胆红素血症，肾结石等	与核苷类反转录酶抑制药合用，治疗 HIV 感染

续 表

药 物	作 用	不良反应	用 途
利托那韦（norvir，RTV）	抑制 HIV-1、HIV-2 蛋白酶	疲乏、恶心、腹泻，味觉异常，肝转氨酶升高	与核苷类反转录酶抑制药合用或单用，治疗 HIV 感染等，患者耐受性差
奈非那韦（vieracept，NFV）	抑制 HIV-1、HIV-2 蛋白酶	腹泻、乏力、恶心、胀气等	与核苷类反转录酶抑制药合用，或单用治疗 HIV 感染

表 44-2 抗病毒药物的作用特点、临床适应证及不良反应

药 物	抗病毒谱	作用机制	临床适应证	不良反应
金刚烷胺	甲型流感病毒	①干扰病毒进入宿主细胞；②抑制病毒脱壳及核酸释放	甲型流感的防治	厌食、恶心、头痛、眩晕、失眠、共济失调
碘苷（疱疹净）	皮肤疱疹病毒、牛痘病毒	竞争性抑制胸苷酸合成酶，抑制 DNA 病毒	急性上皮型疱疹性角膜炎	局部痛、痒，结膜炎，水肿
阿昔洛韦（无环鸟苷）	乙型肝炎病毒	在细胞中生成三磷酸无环鸟苷，抑制病毒 DNA 多聚酶	HSV 感染，带状疱疹病毒、EB 病毒、单纯性疱疹性角膜炎	少
阿糖腺苷（Ara-A）	疱疹病毒、痘病毒	抑制 DNA 复制	HSV 脑炎、角膜炎、新生儿单纯疱疹、艾滋病合并带状疱疹	胃肠道反应，血栓性静脉炎，血清转氨酶增高
利巴韦林	甲、乙型流感病毒、腺病毒、甲型肝炎病毒、疱疹、麻疹病毒	核苷、次黄嘌呤核苷酸类似物，能抑制病毒核酸合成	甲、乙型流感，甲型肝炎，腺病毒肺炎，疱疹、麻疹	贫血（可逆性），肝功改变
齐多夫定	抑制 HIV 病毒	抑制病毒反转录	艾滋病	骨髓抑制

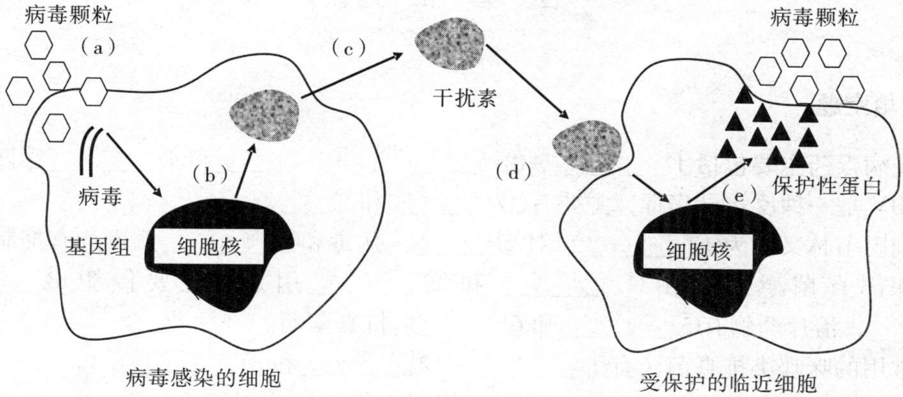

图 44-1　干扰素的作用机制

a：病毒颗粒进入细胞，在胞质释出病毒基因组；b：病毒基因通过与核相互作用刺激细胞产生干扰素；c：细胞分泌出干扰素；d：分泌出的干扰素与相邻细胞表面的受体结合；e：形成的保护性蛋白抑制邻近细胞病毒的复制

表 44-3　常用抗真菌药的比较

代表药物	机制	药理作用	临床应用	不良反应
1. 抗生素类				
两性霉素 B	与麦角固醇结合，增加胞膜通透性	抑制深部细菌	深部真菌感染首选	肾毒性、急性毒性、心脏毒性
制霉菌素	同两性霉素 B	抑制深部细菌	局部真菌感染（皮肤、口腔和阴道）	偶见胃肠道反应
灰黄霉素	干扰细菌有丝分裂	抑制浅表皮肤癣菌病	浅表皮肤癣菌病	过敏反应、毒性反应
2. 唑类				
酮康唑	抑制麦角固醇合成，增加胞膜通透性	广谱抗真菌	多种真菌病	肝毒性、胃肠道反应、干扰激素合成
伊曲康唑	同酮康唑	同酮康唑	荚膜组织胞质菌病、芽生菌病首选	轻度头痛、胃肠道反应、脱发
3. 其他类				
特比奈芬	抑制麦角固醇合成	广谱抗真菌	多种真菌药	少
氟胞嘧啶	干扰核酸合成	抑制真菌，高浓度可杀菌	假丝酵母菌病、隐球菌病	胃肠反应、转氨酶升高

经 典 试 题

一、填空题

1. 抗病毒药主要包括①________、②________、③________和④________等四类。

2. HIV 是一种反转录病毒，主要有①________和②________。

3. 利巴韦林又称为①________，对②________病毒和③________病毒均有抑制作用。

4. 深部真菌感染常由①________和②________引起，主要侵犯③________和④________，治疗药物有⑤________和⑥________抗真菌药。

5. 常用的咪唑类抗真菌药有①________、②________和③________。

6. 咪康唑抗菌谱和抗菌力与①________相同，静脉给药用于治疗②________，局部用药治疗③________的真菌感染。

7. 治疗深部真菌感染可首选①________；治疗罕见真菌感染（如组织胞质菌感染）应首选②________；治疗艾滋病患者隐球菌性脑膜炎可首选③________。

二、选择题

【A 型题】

1. 可用于治疗四环素引起的白色念珠菌病的药物是
   A. 膦甲酸
   B. 碘苷
   C. 利巴韦林
   D. 制霉菌素
   E. 干扰素

2. 金刚烷胺能特异性地抑制下列病毒感染中的
   A. A 型流感病毒
   B. 麻疹病毒
   C. 腮腺炎病毒
   D. B 型流感病毒
   E. 单纯疱疹病毒

3. 体内外具有显著抗 HIV-1 活性的药物是
   A. 阿糖腺苷
   B. 碘苷
   C. 利巴韦林
   D. 膦甲酸
   E. 拉米夫定

4. 适用于 AIDS 和与其相关综合征的最佳联合给药方案是蛋白酶抑制药、齐多夫定，再加上
   A. 阿昔洛韦
   B. 伐昔洛韦
   C. 更昔洛韦
   D. 扎西他滨
   E. 司他夫定

5. 治疗严重 HIV 感染的首选药物是
   A. 更昔洛韦
   B. 阿昔洛韦
   C. 伐昔洛韦
   D. 曲氟尿苷
   E. 去羟肌苷

6. 治疗 HBV 最有效的药物是
   A. 拉米夫定
   B. 碘苷
   C. 金刚乙胺
   D. 干扰素
   E. 利巴韦林

7. 抗真菌广谱强效的唑类药物是
   A. 克霉唑
   B. 咪康唑
   C. 酮康唑
   D. 氟康唑
   E. 伏立康唑

8. 鲨烯环氧酶的可逆性抑制药是
   A. 伏立康唑
   B. 氟胞嘧啶
   C. 益康唑
   D. 特比萘芬
   E. 联苯苄唑

9. 治疗隐球菌性脑膜炎最好选用
   A. 氟胞嘧啶
   B. 两性霉素 B
   C. 伏立康唑
   D. 氟胞嘧啶+两性毒素 B
   E. 氟胞嘧啶+伏立康唑

10. 治疗组织胞质菌感染的首选药物是
   A. 灰黄霉素
   B. 伊曲康唑
   C. 咪康唑
   D. 联苯苄唑
   E. 氟胞嘧啶

【B 型题】

A. 金刚烷胺
B. 碘苷
C. 利巴韦林
D. 阿昔洛韦
E. 阿糖腺苷

1. 又名病毒唑的是
2. 又名疱疹净的是
3. 又名无环鸟苷的是
4. 阻止病毒进入宿主细胞并抑制其复制的药物是
5. 抑制 DNA 复制而抑制 DNA 病毒生长的药物是
6. 兼有抗震颤麻痹作用的抗病毒药是
7. 最有效的抗Ⅰ型和Ⅱ型单纯疱疹病毒的药物是
8. 全身应用毒性大，限于短期局部应用的药物是

A. 氟康唑
B. 制霉菌素
C. 灰黄霉素
D. 酮康唑
E. 两性霉素 B

9. 外用无效，口服可治体癣的药物是
10. 因毒性较大，不作注射应用的抗真菌药是
11. 治疗真菌性脑膜炎时，可加用小剂量鞘内注射的药物是
12. 通过干扰敏感真菌的有丝分裂而抑菌的药物是
13. 仅对浅表真菌感染有效的药物是
14. 静脉滴注时常见寒战、高热、呕吐的药物是
15. 对浅表和深部真菌都有较好疗效的药物是
16. AIDS 患者患隐球菌性脑炎，治疗的首选药是
17. 不良反应小，可进入脑脊液的是

【C 型题】

A. 酮康唑
B. 咪康唑
C. 二者均是
D. 二者均否

1. 口服吸收差的是
2. 口服易吸收的是
3. 不易透过血脑屏障的是
4. 静脉给药可引起血栓性静脉炎的是
5. 不能与抗酸药、抗胆碱类及 H_2 受体阻断药同服的是
6. 可引起过敏反应的是

A. 氟胞嘧啶
B. 阿糖腺苷
C. 二者均是
D. 二者均否

7. 对病毒感染有效的是
8. 对真菌感染有效的是
9. 常见有胃肠反应等不良反应的是

A. 两性霉素 B
B. 制霉菌素
C. 二者均是
D. 二者均否

10. 属于多烯类抗生素的是
11. 静脉滴注治疗真菌性脑膜炎的是
12. 阴道用药时偶见白带增多的是
13. 口服仅适用于治疗肠道白色念珠菌感染的是

【X 型题】

1. 下列中属于抗病毒药有
   A. 利巴韦林
   B. 金刚烷胺
   C. 碘苷
   D. 齐多夫定
   E. 阿糖腺苷

2. 两性霉素 B 的特点有
   A. 对细菌无效
   B. 口服难吸收
   C. 首选治深部真菌感染
   D. 有严重的肾损害
   E. 与真菌细胞膜的麦角固醇结合，增加膜通透性

3. 两性霉素 B 的抗真菌谱为
   A. 新型隐球菌
   B. 小孢子菌属
   C. 白色念珠菌
   D. 皮炎芽生菌
   E. 组织胞质菌

4. 灰黄霉素可用于治疗
   A. 头癣
   B. 体癣
   C. 甲癣
   D. 股癣
   E. 牛皮癣（银屑病）

三、问答题

1. 常用的抗艾滋病药有哪些？
2. 试比较几种（至少 3 种）抗病毒药的作用特点、适应证及不良反应。
3. 试比较抗生素类与唑类抗真菌药的作用机制、临床应用及不良反应。

参考答案

一、填空题

1. ①抗 HIV 药　②核苷类抗病毒药　③非核苷类抗病毒药　④免疫增强剂
2. ①HIV-1　②HIV-2
3. ①病毒唑　②RNA　③DNA
4. ①白色念珠菌　②新隐球菌　③内脏器官　④深部组织　⑤两性霉素 B　⑥唑类
5. ①克霉唑　②咪康唑　③酮康唑
6. ①克霉唑　②真菌病　③皮肤黏膜
7. ①酮康唑　②伊曲康唑　③氟康唑

二、选择题

【A 型题】

1. D　2. A　3. E　4. D　5. E　6. A　7. E　8. D　9. E　10. B

【B 型题】

1. C　2. B　3. D　4. A　5. B　6. A　7. D　8. B　9. C　10. B
11. E　12. C　13. C　14. E　15. D　16. A　17. A

【C 型题】

1. B　2. A　3. C　4. B　5. A　6. C　7. B　8. A　9. C　10. C
11. A　12. B　13. B

【X 型题】

1. ABCDE　2. ABCDE　3. ACDE　4. ABCD

三、问答题

1. 常用的抗艾滋病药有核苷类 HIV 反转录酶抑制药，代表药齐多夫定、去羟肌苷、扎西他滨等；非核苷类 HIV 反转录酶抑制药，代表药奈韦拉平、地拉韦定；HIV 蛋白酶抑制药，代表药沙奎那韦、利托那韦、奈非那韦等。

2. 金刚烷胺抗甲型流感病毒，作用机制为干扰病毒进入宿主细胞、抑制病毒脱壳及核酸释放，临床用于甲型感染的防治，不良反应为厌食、恶心、头痛等；碘苷抗皮肤疱疹病毒、牛痘病毒，作用机制为竞争性抑制胸苷酸合成酶，抑制 DNA 病毒，临床用于急性上皮型疱疹性角膜炎，不良反应为结膜炎、水肿等；齐多夫定抑制 HIV 病毒，机制为抑制病毒反转录，用于治疗艾滋病，不良反应为骨髓抑制。

3. 抗生素类抗真菌药可以与麦角固醇结合、增加细胞膜的通透性或者干扰真菌有丝分裂，为深部真菌感染的首选药，不良反应有肾毒性、胃肠反应、过敏反应等。唑类抗真菌药可干扰真菌细胞中麦角固醇的生物合成，使真菌细胞膜缺损，增加膜通透性，进而抑制真菌生长或使真菌死亡，可作为治疗表浅部真菌感染的首选药，不良反应有肝毒性、胃肠反应、轻度头痛等。

（艾　静）

第四十五章　抗结核病药及抗麻风病药

学习要求

1. 掌握一线抗结核病药的作用机制、临床应用和不良反应。
2. 熟悉二线抗结核病药的作用和应用。
3. 了解抗麻风病药的概况。

学习导图

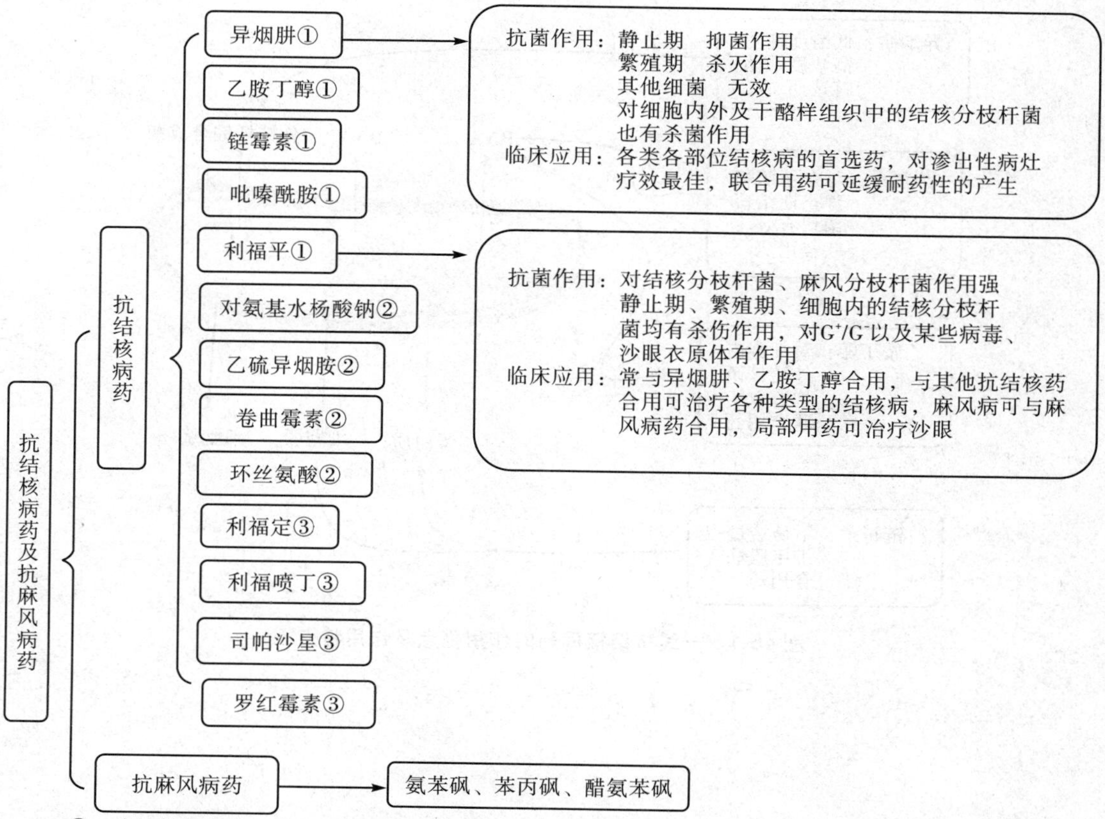

①一线抗结核病药，②二线抗结核病药，③新一代抗结核病药

【名词解释】

名 词	英文名	定义或概念
第一线抗结核病药	first-line antituberculosis drugs	指临床疗效较高，不良反应较少的抗结核病药，包括异烟肼、利福平、吡嗪酰胺、乙胺丁醇和链霉素
第二线抗结核病药	second-line antituber culosis drugs	指临床疗效较低、毒性较大，仅在一线抗结核病药产生耐药或患者不能耐受一线药物时才使用的抗结核病药，如环丙沙星、对氨基水杨酸等
分歧菌酸	mycolic acid	为分歧杆菌的专有成分，是结核杆菌细胞壁的主要成分
砜综合征	sulfone syndrome	又称为麻风反应，是指使用砜类药物早期或增量过快时，引起瘤型麻风症状加剧的现象，是机体对菌体裂解产生的磷脂颗粒的过敏反应

【知识图解】

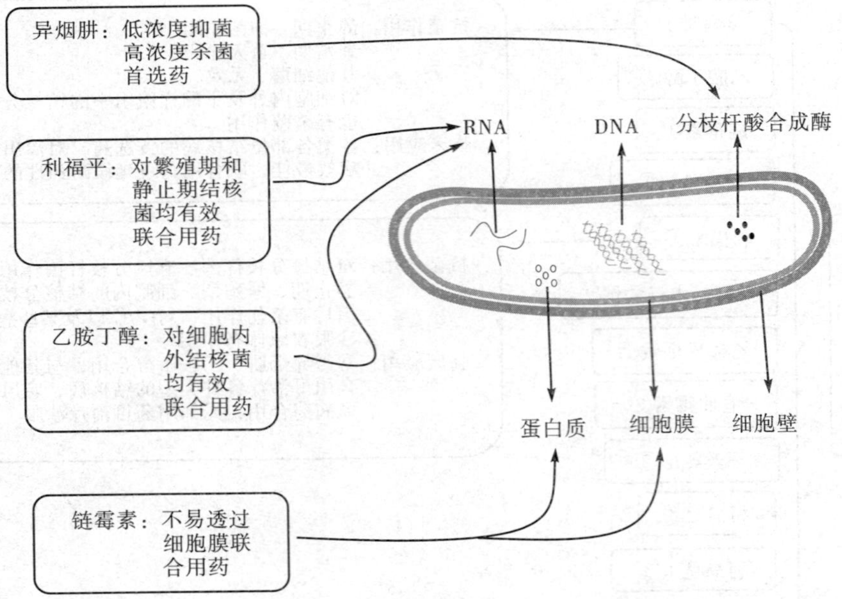

图 45-1 一线抗结核病药的作用靶点及作用特点

表 45-1　常用抗结核病药作用特点

药物	作用靶点	作用特点	临床适应证
异烟肼	分歧菌酸合成酶	1. 低浓度抑菌，高浓度杀菌（>10μg/ml） 2. 对生长旺盛的结核菌作用好 3. 对细胞内外、中枢神经系统中、干酪灶和空洞内外的结核菌均有效	1. 预防用药，早期轻症可单用 2. 其他类型结核病与一线药物联用 3. 急性粟粒性结核、结核性脑膜炎需增大剂量或静脉给药
利福平	依赖 DNA 的 RNA 聚合酶 β 亚基	1. 对生长旺盛及生长缓慢的结核菌均有杀菌作用 2. 易透过血-脑屏障 3. 对非典型分歧杆菌也有效。对金葡菌、溶血性链球菌、肠杆菌、麻风杆菌、天花病毒、沙眼衣原体有效 4. 能增强异烟肼、链霉素的抗结核作用	1. 与一线药物合用治疗各种结核病及重症患者 2. 用于耐药金葡菌感染 3. 用于麻风病治疗
链霉素	1. 多环节影响蛋白质合成 2. 离子吸附作用，造成细胞膜通透性改变	1. 不易透过细胞膜、血-脑屏障 2. 可透过胎盘进入胎儿体内 3. 可渗入胸膜腔和腹膜腔	1. 与其他一线药物联合应用 2. 治疗结核病
乙胺丁醇	干扰细菌 RNA 合成	1. 对细胞内外结核菌均有杀灭作用 2. 耐链霉素、异烟肼结核菌对本药敏感	与利福平、异烟肼联合应用
吡嗪酰胺	不明	对寄生于巨噬细胞内的结核菌有效	用于结核病的短程化疗
利福喷丁 利福定	同利福平	1. 作用较利福平强，与其他一线药物有协同作用 2. 对 G^+、G^- 菌均有抗菌作用	

表 45-2 异烟肼的临床应用、用药原则及不良反应

临床应用	用药原则	不良反应
适用于各种类型的结核病，早期轻症肺结核或预防性给药可单用异烟肼，其他需联合用药治疗	合理用药发挥最佳疗效，减少毒副作用和耐药性： 1. 早期用药：疾病初期疗效好 2. 联合用药：延缓耐药性的产生，提高疗效，降低毒性 3. 坚持有规律的用药和给予足够的用药时间：临床推荐短程疗法（6 ~ 9 个月）疗效好，若不能使用异烟肼或利福平则治疗至少持续 18 个月	1. 周围神经炎：异烟肼促进维生素 B_6 排泄，与 B_6 结合生成吡哆醛异烟肼，降低维生素 B_6 利用率，造成维生素 B_6 缺乏。补充维生素 B_6 可减轻症状 2. 中枢神经功能性障碍：维生素 B_6 缺乏造成 γ-氨基丁酸减少。晕眩、失眠、排尿困难、反射亢进 3. 肝脏毒性：SGOT 升高、食欲缺乏、不适、乏力、恶心、黄疸，因异烟肼代谢产物所致。肝损害者不宜再用利福平 4. 过敏，发热、皮疹、肝炎，血细胞改变（粒细胞减少；血小板减少、贫血）。合用对氨基水杨酸易诱发 5. 其他：心动过速、性欲降低，男性乳房发育，甲状腺功能性障碍等

表 45-3 利福平与异烟肼的比较

	利福平（RFP）	异烟肼（INH）
药理特点	1. 广谱抗菌，对结核、麻风作用强，作用与 INH 相当 2. 对多种 G^+、G^- 菌有效 3. 对沙眼衣原体与病毒也有作用 4. 机制：特异性与 RNA 多聚酶结合，阻碍 mRNA 合成	1. 对结核杆菌有很强的抑制和杀菌作用 2. 对繁殖期和静止期的结核菌均有效 3. 单用易耐药 4. 机制：抑制分枝菌酸生物合成，从而抑制 DNA 的合成
临床应用	1. 治疗各型肺结核，包括初治及复发患者 2. 也可治疗麻风和耐药金葡菌及其他敏感菌感染	各种类型结核的首选药
不良反应	1. 胃肠道反应 2. 肝毒性 3. 流感综合征	1. 周围神经炎 2. 肝毒性 3. 粒细胞减少、皮疹等

表 45-4 常用抗麻风药的作用特点比较

	作用特点	体内过程	适应证	不良反应
氨苯砜	拮抗对氨苯甲酸	1. 血浆蛋白结合率 50% ~ 60%，$t_{1/2}$ 为 10 ~50 h 2. 分布广泛，肝肾浓度高，病变组织、皮肤中浓度高 3. 70% ~ 80%由尿排出，其余由汗、泪、唾液、粪便排出	多菌型和少菌型麻风治疗	溶血、贫血、胃肠道反应、过敏反应、肝损害、砜综合征
氯法齐明	可阻止麻风结节红斑形成	组织浓度高于血浓度，排泄缓慢	各型麻风病	皮肤角膜染色
巯苯咪唑	毒性低疗程短，易耐受	无蓄积	各型麻风病、对砜类药物过敏者	局限性皮肤瘙痒、砜综合征
利福平	单独使用易产生耐药	口服吸收完全，分布广泛，可透过血-脑屏障和胎盘，血浆蛋白结合率 80%	麻风联合应用药物	肝损害、过敏反应

表 45-5 抗结核病药及抗麻风病药的比较

代表药物	机制	药理作用	临床应用	不良反应
一线抗结核病药				
异烟肼	抑制菌体胞壁分枝酸合成	细菌静止期抑制，繁殖期灭杀	各种结核病首选	周围神经炎，肝脏毒性，单用易耐药
利福平	阻碍菌体 mRNA 合成	低浓度抑菌，高浓度杀菌	结核病，耐药金葡菌感染，麻风病	胃肠道反应，少数肝损害，致畸
乙胺丁醇	抑制菌体胞壁合成	抑制各型结核菌	与异烟肼、利福平合用	球后视神经炎
二线抗结核病药				
对氨基水杨酸	抑制菌体二氢叶酸合成酶	抑制结核菌	一线药耐药结核病	较多，胃肠道反应及过敏反应等
乙硫异烟胺	抑制细菌蛋白质合成	抑制结核菌	一线药耐药结核病	
抗麻风病药				
氨苯砜	抑制叶酸合成	抑制麻风杆菌	麻风病首选，卡氏肺孢子菌病	溶血、发绀

经 典 试 题

一、填空题

1. 患者容易接受的第一线抗结核病药有①________、②________、③________、④________。

2. 利福平的体内过程特点为①________、②________；主要不良反应为③________、④________。

3. 异烟肼可特异性地抑制细菌依赖于①________的②________酶，阻碍③________的合成，而对动物细胞的④________酶无影响。

4. 抗结核病药临床应用的原则是①________、②________、③________和④________用药。

5. 治疗麻风病的首选药为①________，其较常见的不良反应是②________，其次是③________。

二、选择题

【A型题】

1. 应用异烟肼时，常并用维生素 B_6 的目的是
   A. 增强疗效
   B. 预防神经系统的不良反应
   C. 减缓抗药性
   D. 减轻肝损害
   E. 以上都不是

2. 抗菌作用明显强于利福平的长效抗结核病药是
   A. 卷曲霉素
   B. 环丝氨酸
   C. 利福定
   D. 利福喷丁
   E. 乙硫异烟胺

3. 分枝杆菌不易产生耐药性，与其他药物无交叉耐药性的药物是
   A. 利福喷丁
   B. 卷曲霉素
   C. 利福定
   D. 环丝氨酸
   E. 乙硫异烟胺

4. 新一代具有较强抗分枝杆菌作用的氟喹诺酮类药物是
   A. 环丙沙星
   B. 洛美沙星
   C. 司帕沙星
   D. 诺氟沙星
   E. 吡哌酸

5. 可抗结核病和抗麻风病的药物是
   A. 利福平
   B. 氨苯砜
   C. 苯丙砜
   D. 异烟肼
   E. 乙胺丁醇

6. 治疗麻风病的首选药物是
   A. 苯丙砜
   B. 氨苯砜
   C. 利福平
   D. 醋氨苯砜
   E. 氯法齐明

【B 型题】

A. 抑制 DNA 回旋酶
B. 抑制胞壁分枝菌酸的合成
C. 与 PABA 竞争性抵抗，阻断叶酸的合成
D. 与 Mg^{2+} 结合，干扰菌体 RNA 的合成
E. 抑制细胞依赖于 DNA 的 RNA 多聚酶，阻碍 mRNA 合成

1. 异烟肼抗结核的作用机制是
2. 利福平抗结核的作用机制是
3. 乙胺丁醇抗结核的作用机制是
4. 氨苯砜抗麻风病的作用机制是

A. 异烟肼
B. 庆大霉素
C. 卡那霉素
D. 链霉素
E. 对氨基水杨酸钠

5. 在脑脊液中浓度最高的药物是
6. 抗结核作用强，但有明显耳毒性的药物是
7. 抗结核作用弱，但能延缓细菌抗药性的药物是
8. 抗结核作用强，对于干酪样病灶中结核杆菌有效的是
9. 治疗各种类型结核病的首选药是
10. 预防结核病应用的药物是
11. 癫痫或精神病史者应慎用

A. 周围神经炎
B. 肝脏毒性
C. 耳毒性
D. 球后神经炎
E. “流感综合征”

12. 链霉素的不良反应是
13. 利福平常见的不良反应是
14. 异烟肼常见的不良反应是
15. 乙胺丁醇常见的不良反应是
16. 吡嗪酰胺常见的不良反应是

【C 型题】

A. 利福平
B. 异烟肼
C. 二者皆是
D. 二者均否

1. 具有抗结核杆菌作用的是
2. 具有抗麻风杆菌作用的是
3. 对静止期细菌有抗菌作用的是
4. 对繁殖期细菌有抗菌作用的是
5. 穿透力强，易进入细胞内的是
6. 可用于各种类型结核病治疗的是
7. 大量应用可导致周围神经炎的是
8. 可引起肝脏损害的是
9. 可引起过敏反应的是

【X 型题】

1. 异烟肼的作用特点是
   A. 选择性高
   B. 杀菌力强
   C. 单用易产生抗药性
   D. 穿透性能好
   E. 对急、慢性结核病均有良效
2. 下列中必须慎用异烟肼的情况是
   A. 癫痫患者
   B. 耳病患者
   C. 精神病患者

D. 肝病患者
E. 严重嗜酒的患者

3. 利福平的抗菌谱为
A. 结核杆菌
B. 麻风杆菌
C. 立克次体
D. 耐药金葡菌
E. 沙眼衣原体

4. 利福平抗菌作用特点是
A. 抗菌作用强
B. 低浓度抑菌，高浓度杀菌
C. 穿透力强
D. 单独应用时易产生耐药性
E. 具有广谱抗菌作用

5. 利福平常见的不良反应有
A. 过敏反应
B. 肾毒性
C. 致畸
D. 肝毒性
E. 胃肠道刺激症状

6. 抗结核病联合用药的目的是
A. 提高疗效
B. 延缓耐药性
C. 扩大抗菌范围
D. 降低毒性
E. 减少各用药量

7. 对麻风杆菌有效的药物是
A. 异烟肼
B. 利福平
C. 吡嗪酰胺
D. 氨苯砜
E. 氯法齐明

8. 异烟肼的不良反应有
A. 周围神经炎
B. 中枢神经系统过度兴奋
C. 肝功能损害
D. 皮疹、发热
E. 胃肠道反应及血细胞减少

9. 抗结核病的用药原则是
A. 早期用药
B. 联合用药
C. 适量用药
D. 坚持全程规律用药
E. 不随意改变药物品种或药物剂量

10. 利福平临床应用于
A. 各种类型结核病
B. 麻风病
C. 耐药金葡菌感染
D. 重症胆道感染
E. 治疗沙眼、急性结膜炎及病毒性角膜炎

三、问答题

1. 试述异烟肼的临床应用及不良反应。
2. 试比较利福平与异烟肼的药理特点、临床应用及不良反应。
3. 一线抗结核病药和二线抗结核病药各有哪些特点？
4. 简述抗结核病药的应用原则。

参考答案

一、填空题

1. ①异烟肼 ②利福平 ③吡嗪酰胺 ④链霉素或乙胺丁醇
2. ①口服吸收快而完全 ②穿透力强 ③流感综合征 ④肝脏毒性
3. ①DNA ②RNA 多聚 ③mRNA ④RNA 多聚
4. ①早期用药 ②联合用药 ③长期全程规律用药 ④适宜剂量
5. ①氨苯砜 ②溶血性贫血和发绀 ③高铁血红蛋白血症

二、选择题

【A 型题】

1. B 2. D 3. D 4. C 5. A 6. B

【B 型题】

1. B 2. A 3. D 4. C 5. C 6. D 7. E 8. A 9. A 10. A
11. A 12. C 13. E 14. A 15. D 16. B

【C 型题】

1. C 2. A 3. A 4. C 5. C 6. C 7. B 8. C 9. C

【X 型题】

1. ABCDE 2. ACDE 3. ABDE 4. ABCDE 5. ACDE 6. ABDE
7. BDE 8. ABCDE 9. ABCDE 10. ABCDE

三、问答题

1. 答题要点参阅表 45-2。

（1）临床应用：适用于各种类型的结核病，早期轻症肺结核或预防性给药可单用异烟肼，其他需联合用药治疗。

（2）不良反应：周围神经炎，中枢神经功能障碍，肝脏毒性，过敏，心动过速，性欲降低，男性乳房发育，甲状腺功能障碍等。

2. 答题要点参阅表 45-3。

（1）利福平：作用机制是特异性的与 RNA 多聚酶结核，阻碍 mRNA 的合成；其抗菌谱广，对结核、麻风作用强，对多种 G^+和 G^-菌有效，对沙眼衣原体和病毒也有作用；临床上用于治疗各型肺结核，包括初治和复发患者，也可治疗麻风；不良反应包括胃肠道反应、肝毒性、流感综合征。

（2）异烟肼：作用机制是抑制分枝菌酸生物合成，从而抑制 DNA 合成；其对结核杆菌有很强的抑菌和杀菌作用，对繁殖期和静止期的结核杆菌均有效；临床上作为各种类型的结核病的首选药；不良反应包括周围神经炎、肝毒性、粒细胞减少、皮疹等。

3. 答题要点参阅表 45-5。

一线抗结核药包括异烟肼、利福平、乙胺丁醇、链霉素、吡嗪酰胺等，具有强的抑菌和杀菌作用，疗效高，不良反应较少，但患者较易耐受；二线抗结核病药包括对氨基水杨酸钠、乙硫异烟胺、卷曲霉素、环丝氨酸等，能够抑制结核杆菌，不良反应较多，常用于一线药耐药的结核病。

4. 答题要点参阅 X 型题第 9 题。

（1）早期用药。

（2）联合用药。

（3）适量用药。

（4）坚持全程规律用药。

（5）不随意改变药物品种或药物剂量。

（刘　静　王　芳）

第四十六章　抗寄生虫病药

学习要求

1. 掌握氯喹、伯氨喹、乙胺嘧啶、青蒿素的药理作用、临床用途和不良反应。

2. 熟悉甲硝唑、二氯尼特、氯喹的抗阿米巴作用特点和适应证。

3. 了解其他药物的作用及应用。

学习导图

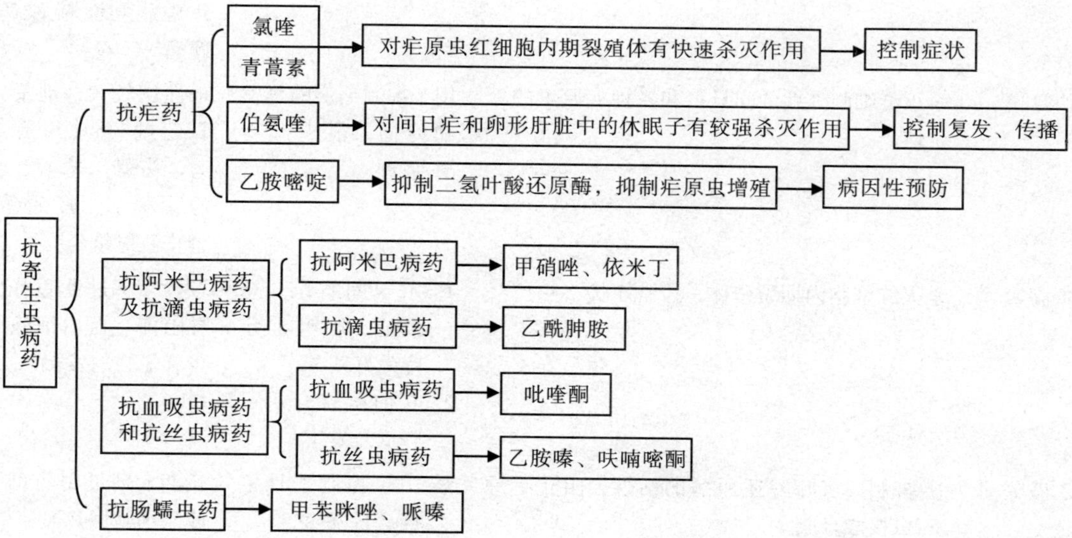

【知识图解】

表 46-1 几种常用抗疟药的作用、应用、不良反应的特点

药物	作用	应用	不良反应
氯喹	1. 抑制疟原虫对血红蛋白的消化，作用于血红素的处置，减少了疟原虫生存必需氨基酸的供应 2. 抑制血红素聚合酶活性，使有毒的血红素转化为疟色素受阻，从而减少对人体伤害	用于间日疟，三日疟，恶性疟疾控制症状	1. 轻度头晕、头痛、胃肠不适、皮疹 2. 视力障碍
奎宁	作用机制与氯喹相似	1. 控制各型疟疾症状 2. 对氯喹耐药的恶性疟，尤其是严重脑型疟	1. 金鸡纳反应 2. 心肌抑制 3. 特异质反应 4. 子宫兴奋作用 5. 中枢神经抑制
甲氟喹	奎宁的衍生物，作用类似奎宁	控制症状，与奎宁、氯喹无交叉耐药性	治疗量可出现消化道反应，头痛、失眠、焦虑、急性精神病、癫痫等
伯氨喹	杀灭红细胞外期的间日疟和各种疟原虫的配子体	用于控制疟疾的复发和传播，很少产生耐药	毒性比较大，剂量一日超过 30mg 可有乏力、头晕、恶心、呕吐、发绀、腹痛等。禁止注射给药
青蒿素	杀灭红细胞内期裂殖体、控制症状	1. 用于间日疟、恶性疟、脑型疟疾疗效好 2. 与伯氨喹合用可降低复发率	较少，一过性心脏传导阻滞、血白细胞减少和短暂的发热
乙胺嘧啶	1. 抑制二氢叶酸还原酶的活性，阻止疟原虫核酸合成 2. 抑制疟原虫红细胞外期增生 3. 含药血液被吸入蚊体后，能阻止疟原虫在蚊体的增殖	1. 用于控制恶性疟疾症状发生 2. 控制传播	长期大剂量用药可引起巨细胞性贫血

续　表

药物	作　用	应用	不良反应
磺胺和氨苯砜	1. 都能与PABA竞争二氢蝶酸合酶，抑制疟原虫二氢蝶酸的合成 2. 抑制疟原虫红细胞内期的增生，与乙胺嘧啶或TMP合用可增效	主要用于耐氯喹的恶性疟疾	见磺胺类和砜类药物

表 46-2　抗疟药对疟原虫各期的抗疟作用比较

抗疟药	红外期速发型	红外期迟发型	红细胞内期		蚊体内繁殖期
	病因预防	防止复发	裂殖体（控制症状与预防）	配子体（防治传播）	防治传播
主要控制症状的药物 氯喹 奎宁	-	-	†††	-	-
主要控制复发和传播的药物：伯氨喹	±	††	+（良性）	†††	-
主要用于病因预防的药物：乙胺嘧啶	††	-	†† （未成熟裂殖体）	-	††

+：略有效；††：有效；†††：强效；-：无效

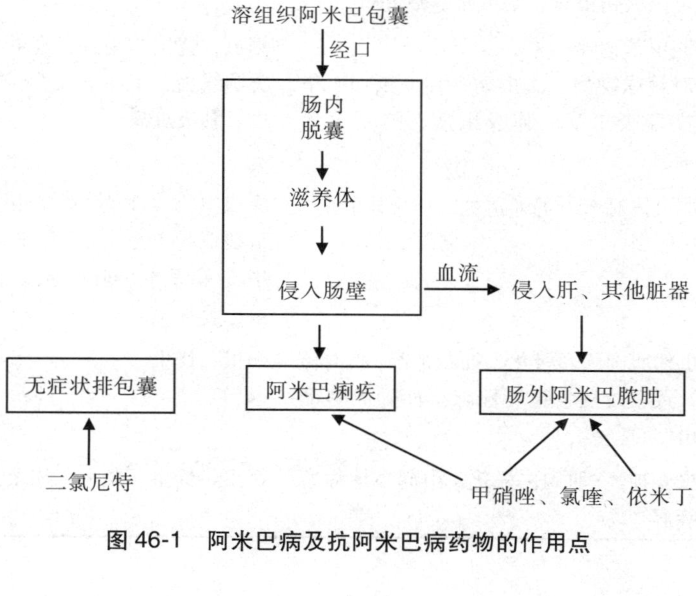

图 46-1　阿米巴病及抗阿米巴病药物的作用点

表 46-3 抗阿米巴病药物及抗滴虫病药物作用比较

药物	作用特点	适应证	不良反应
甲硝唑	1. 杀阿米巴滋养体 2. 抗滴虫及贾第鞭毛虫 3. 抗厌氧菌 4. 不易产生耐药	1. 急性阿米巴痢疾和肠外阿米巴病 2. 泌尿生殖道滴虫 3. 厌氧菌感染 4. 贾第鞭毛虫病	恶心、口腔金属味、四肢麻木、感觉异常等。饮酒可致急性酒精中毒
二氯尼特	杀包囊	用于无症状排包囊者	呕吐、皮疹，可致流产
依米丁	直接杀死组织中阿米巴滋养体	急性阿米巴痢疾，肠外阿米巴（甲硝唑无效）	胃肠道反应、心肌毒性
去氢依米丁	1. 杀死阿米巴滋养体 2. 肝中药物浓度高	阿米巴肝炎或肝脓肿	心脏毒性，神经肌肉阻断作用，局部刺激，胃肠道反应
氯喹	杀灭肠外肝和肺阿米巴滋养体	用于甲硝唑无效或禁忌的阿米巴肝炎或肝脓肿	恶心、呕吐、头晕、目眩以及荨麻疹等

表 46-4 抗肠蠕虫药物的作用比较

药物	作用靶点	抗虫谱	不良反应
甲苯达唑	1. 使线虫微管消失 2. 抑制虫体对葡萄糖的摄取，减少糖原量，阻碍虫体生长发育 3. 可杀灭钩虫卵、蛔虫卵、鞭虫卵	蛔虫、蛲虫、鞭虫、钩虫、绦虫	腹痛、腹泻、过敏反应
阿苯达唑（肠虫清）	1. 同甲苯达唑 2. 对棘球蚴病、囊虫病、旋毛虫病、华支睾吸虫病、肺吸虫病、脑囊虫病有效	蛔虫、蛲虫、钩虫、鞭虫、粪类圆线虫、华支睾吸虫、旋毛虫、肺吸虫病	消化道反应，头晕、嗜睡、头痛
吡喹酮	增加虫体对 Ca^{2+} 的通透性，使虫体麻痹	绦虫（牛肉、猪肉绦虫、阔节裂头绦虫、短膜壳绦虫）、华支睾吸虫、肝吸虫、肺吸虫、姜片虫	腹部不适
哌嗪（驱蛔灵）	使虫体肌肉膜超极化，抑制神经-肌肉传递，致虫体发生弛缓性麻痹而随肠蠕动排出	蛔虫、蛲虫	少见
噻嘧啶（驱虫灵）	使虫体神经-肌肉去极化，引起虫体痉挛和麻痹	蛔虫、钩虫、蛲虫、绦虫	胃肠不适、头晕、发热

续表

药物	作用靶点	抗虫谱	不良反应
氯硝柳胺	1. 抑制绦虫线粒体 ADP 的无氧磷酸化，阻碍产能过程 2. 抑制葡萄糖摄取，从而杀死其头节和近端节片	牛肉绦虫、猪肉绦虫、鱼绦虫、阔节裂头绦虫、短膜壳绦虫	消化道反应

经典试题

一、填空题

1. 氯喹抗疟作用的特点是①________、②________、③________。用药④________后临床症状消退，⑤________血中疟原虫消失。

2. 青蒿素对①________有快速杀灭作用，②________小时内疟原虫从血中消失；对③________疟原虫无效。

3. 主要用于控制疟疾症状发作应选用①________；主要用于控制良性疟复发应选用②________；主要用于疟疾病因性预防应选用③________。

4. 甲硝唑的药理作用有①________、②________、③________、④________。

5. 治疗各型人类血吸虫病的首选药是①________，它具有②________、③________、④________和⑤________等优点。

6. 苯并咪唑类衍生物有①________、②________，它们是③________、④________驱肠虫药。

7. 临床可用于治疗蛔虫感染的药物有①________、②________、③________、④________。

8. 临床常用的广谱抗肠蠕虫药物有①________、②________、③________、④________。

9. 治疗血吸虫病应首选①________。

二、选择题

【A 型题】

1. 氯喹抗疟作用的机制之一是
   A. 抑制疟原虫的二氢叶酸还原酶
   B. 影响疟原虫 DNA 复制和 RNA 转录
   C. 干扰疟原虫对宿主血红蛋白的利用
   D. 损害疟原虫的线粒体
   E. 以上均不是

2. 甲苯达唑抗多种肠道蠕虫的机制之一是
   A. 抑制虫体胆碱酯酶，使虫体麻痹
   B. 抑制虫体对葡萄糖的摄取，导致糖原耗竭
   C. 兴奋虫体神经节，使肌肉发生痉挛性

收缩

D. 抑制虫体呼吸，使之窒息死亡

E. 以上均不是

3. 伯氨喹引起急性溶血性贫血，其原因是红细胞内缺乏

A. 磷酸二酯酶

B. 二氢叶酸还原酶

C. 环苷酸环化酶

D. 谷胱甘肽还原酶

E. 6-磷酸葡萄糖脱氢酶

4. 治疗急性阿米巴痢疾及肠外阿米巴病的药物是

A. 四环素

B. 氯喹

C. 乙酰砷胺

D. 甲硝唑

E. 巴龙霉素

5. 只对肠外阿米巴病有效的药物是

A. 氯喹

B. 巴龙霉素

C. 二氯尼特

D. 甲硝唑

E. 喹碘方

6. 依米丁的临床适应证是

A. 急性阿米巴痢疾

B. 吸虫病

C. 绦虫病

D. 慢性阿米巴痢疾

E. 阴道滴虫病

7. 高效、低毒的抗血吸虫病药物是

A. 硝硫氰胺

B. 氯喹

C. 吡喹酮

D. 呋喃硫胺

E. 酒石酸锑钾

【B 型题】

A. 氯喹

B. 伯氨喹

C. 乙胺嘧啶

D. 奎宁

E. 乙胺嘧啶+伯氨喹

1. 疗效高、起效快，能控制疟疾症状的首选药是
2. 作用于疟原虫红细胞外期的孢子，用于病因性预防的药物是
3. 能控制间日疟远期复发的药物是
4. 能控制疟疾复发、传播和病因预防的是
5. 进入蚊体内阻止疟原虫在蚊体内发育的药物是
6. 常与磺胺类或砜类药物合用起协同作用的药物是

A. 甲硝唑

B. 氯喹

C. 巴龙霉素

D. 依米丁

E. 二氯尼特

7. 治疗急性阿米巴痢疾和肠外阿米巴感染的药物是
8. 治疗阴道滴虫病的首选药物是
9. 因毒性大，仅限于甲硝唑治疗无效或禁用的急性阿米巴痢疾与阿米巴肝脓肿患者
10. 无症状排阿米巴包囊者宜选用
11. 有效治疗贾第鞭毛虫病的药物是

A. 吡喹酮

B. 氯喹

C. 甲硝唑
D. 乙胺嗪
E. 甲苯达唑
12. 治疗丝虫病选用
13. 治疗血吸虫病选用
14. 能够引起血吸虫体痉挛性麻痹，使虫体失去吸附能力的药物是
15. 广谱驱肠虫药是

【C 型题】

A. 控制疟疾症状
B. 控制复发和传播
C. 二者均可
D. 二者均否
1. 奎宁
2. 氯喹
3. 伯氨喹

A. 氯喹
B. 青蒿素
C. 乙胺嘧啶
D. 伯氨喹
E. 奎宁
4. 强效、速效、长效的红细胞内期裂殖体杀灭剂
5. 近期复发率高
6. 病因性预防
7. 防止复发和传播
8. 孕妇不能服用的抗疟药

A. 乙胺嗪
B. 吡喹酮
C. 二者均可
D. 二者均否
9. 治疗马来丝虫病可选用
10. 治疗各期血吸虫病可选用
11. 引起恶心、厌食等胃肠道反应的药物是

A. 吡喹酮
B. 氯硝柳胺
C. 阿苯达唑
D. 恩波吡维铵（扑蛲灵）
E. 甲苯达唑
12. 治疗鞭虫感染的首选药是
13. 治疗姜片虫感染的首选药是
14. 治疗蛔虫、蛲虫混合感染的首选药是
15. 可灭钉螺及多种绦虫的药物是
16. 治疗囊虫症和包虫病选用最佳的药物是
17. 对钩虫、蛔虫、蛲虫、鞭虫、绦虫感染均有效的药物是

【X 型题】

1. 治疗肠道阿米巴病的有效药物是
A. 四环素
B. 甲硝唑
C. 依米丁
D. 奎宁
E. 氯喹

2. 治疗阿米巴肝脓肿的有效药物是
A. 依米丁
B. 甲硝唑
C. 氯喹
D. 奎宁
E. 二氯尼特

3. 甲硝唑可用于
A. 阿米巴肝脓肿
B. 阴道滴虫病
C. 贾第鞭毛虫病
D. 疟疾病因预防
E. 白色念珠菌感染

4. 阿苯达唑可用于治疗的寄生虫感染有
A. 蛔虫、蛲虫、鞭虫

B. 钩虫、绦虫
C. 粪圆线虫
D. 囊虫
E. 旋毛虫、肺吸虫病

三、问答题

1. 控制疟疾症状、控制疟疾复发和传播以及病因预防，应分别选用什么药物?
2. 简述抗阿米巴病药物的作用特点。
3. 阿苯达唑的临床用途有哪些?

参 考 答 案

一、填空题

1. ①起效快 ②疗效高 ③作用持久 ④24~48 小时 ⑤48~72 小时
2. ①各种疟原虫红细胞内期裂殖体 ②48 ③红细胞外期
3. ①氯喹（或奎宁或青蒿素） ②伯氨喹 ③乙胺嘧啶
4. ①抗阿米巴作用 ②抗滴虫作用 ③抗贾第鞭毛虫作用 ④抗厌氧菌作用
5. ①吡喹酮 ②高效 ③低毒 ④疗程短 ⑤口服有效
6. ①甲苯达唑 ②阿苯达唑 ③高效 ④广谱
7. ①甲苯达唑（或阿苯达唑） ②噻嘧啶 ③哌嗪 ④左旋咪唑
8. ①甲苯达唑 ②阿苯达唑 ③吡喹酮 ④噻嘧啶
9. ①吡喹酮

二、选择题

【A 型题】

1. B　2. B　3. E　4. D　5. A　6. A　7. C

【B 型题】

1. A　2. C　3. B　4. E　5. C　6. C　7. A　8. A　9. D　10. E
11. A　12. D　13. A　14. A　15. E

【C 型题】

1. A　2. A　3. B　4. A　5. B　6. C　7. D　8. E　9. A　10. B
11. C　12. E　13. A　14. C　15. B　16. C　17. E

【X 型题】

1. ABC　2. ABC　3. ABC　4. ABCDE

三、问答题

1. 答题要点参阅表 46-2。

控制疟疾症状应选用氯喹、奎宁。控制疟疾复发和传播应选用伯氨喹。病因预防应选用乙胺嘧啶。

2. 答题要点参阅图 46-1。

抗阿米巴病药物的作用点主要包括无症状排包囊、阿米巴痢疾及肠外阿米巴脓肿。无症状排包囊患者可选用二氯尼特治疗。甲硝唑和氯喹、依米丁可用于阿米巴痢疾及肠外阿米巴脓肿的治疗。

3. 答题要点参阅本章 X 型选择题第 4 题。

阿苯达唑是高效、低毒的广谱驱肠虫药，能杀灭多种肠道线虫、绦虫和吸虫的成虫及虫卵，用于多种线虫混合感染。也可用于治疗棘球蚴病（包虫病）与囊虫病，对肝片吸虫病及肺吸虫病也有良好疗效。

（张　妍）

第四十七章　抗恶性肿瘤药

学习要求

1. 掌握抗肿瘤药物的分类及常用药物的药理作用、临床应用和不良反应。

2. 熟悉常用抗肿瘤药物的作用机制。

3. 了解肿瘤细胞增殖周期动力学，肿瘤细胞的耐药性机制，以及非细胞毒类抗肿瘤药物的进展。

学习导图

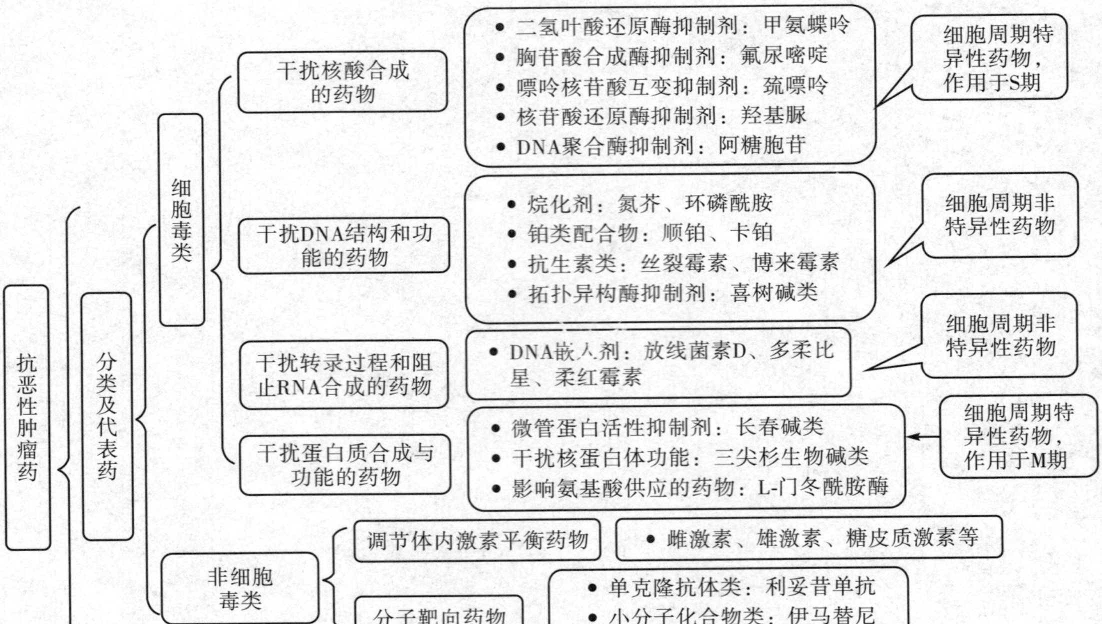

【名词解释】

名　词	英 文 名	定义或概念
细胞毒类抗肿瘤药	cytotoxic antitumor drugs	是主要通过影响肿瘤细胞的核酸和蛋白质结构与功能，直接抑制肿瘤细胞增殖和（或）诱导肿瘤细胞凋亡的药物，如抗代谢药和抗微管蛋白药等
非细胞毒类抗肿瘤药	noncytotoxic antitumor drugs	是一类发展迅速的具有新作用机制的药物，主要以肿瘤分子病理过程中的关键调控分子为靶点，如调节体内激素平衡药物的分子靶向药物等
细胞周期非特异性药物	cell cycle nonspecific agents，CCNSA	是指对处于增殖周期各时相的细胞甚至包括 G_0 期细胞具有杀灭作用的抗肿瘤药，如烷化剂和抗肿瘤抗生素等
细胞周期特异性药物	cell cycle specific agents，CCSA	是指仅对增殖周期的某些时相敏感而对 G_0 期细胞不敏感的药物，如阿糖胞苷、甲氨蝶呤等
生长比率	growth fraction，GF	肿瘤增殖细胞群与全部肿瘤细胞群之比
多药耐药性	multidrug resistance，MDR	即肿瘤细胞在接触一种抗肿瘤药后，产生了对多种结构不同、作用机制各异的其他抗肿瘤药的耐药性
招募作用	recruitment effect	即设计细胞周期非特异性药物和细胞周期特异性药物的序贯应用方法，招募更多 G_0 期细胞进入增殖周期，以增加肿瘤细胞杀灭数量
同步化作用	synchronization effect	即先用细胞周期特异性药物，将肿瘤细胞阻滞于某时相，待药物作用消失后，肿瘤细胞即同步进入下一时相，再用作用于后一时相的药物

【知识图解】

表 47-1　抗肿瘤药物对细胞增殖周期的影响

	细胞周期特异性药物	细胞周期非特异性药物
代表药物	抗代谢药（S 期）：MTX、5-FU、6-MP 长春碱类（M 期）：长春新碱	烷化剂：如氮芥、环磷酰胺、白消安 抗肿瘤抗生素：多柔比星、柔红霉素、博来霉素 顺铂配合物：顺铂、卡铂
作用特点	对增生周期某一时相敏感； 对高生长比率的癌症有效	对增殖周期任何时相甚至 G_0 期细胞均有杀灭作用； 对低生长比率和高生长比率的癌症都有效

表 47-2　抗肿瘤药分类及代表药物

药物分类	代表药物
细胞毒类抗肿瘤药	

续　表

药物分类	代表药物
影响核酸生物合成的药物	二氢叶酸还原酶抑制剂：甲氨蝶呤 胸苷酸合成酶抑制剂：氟尿嘧啶 嘌呤核苷酸互变抑制剂：巯嘌呤 核苷酸还原酶抑制剂：羟基脲 DNA 多聚酶抑制剂：阿糖胞苷
影响 DNA 结构和功能的药物	烷化剂：氮芥、环磷酰胺、塞替派 铂类配合物：顺铂、卡铂 破坏 DNA 的抗生素：丝裂霉素、博来霉素 拓扑异构酶抑制剂：喜树碱类，鬼臼霉素衍生物
干扰转录过程和阻止 RNA 合成的药物	放线菌素、多柔比星、柔红霉素
抑制蛋白质合成与功能的药物	微管蛋白活性抑制剂：长春新碱、紫杉醇类 干扰核蛋白体功能的药物：三尖杉生物碱类 影响氨基酸供应的药物：L-门冬酰胺醇
非细胞毒类抗肿瘤药	
调节体内激素平衡药物	雌激素类、雄激素类、糖皮质激素、他莫昔芬
分子靶向药物	单克隆抗体类：作用于细胞膜：利妥昔单抗 作用于表皮生长因子受体：曲妥珠单抗 作用于血管内皮细胞生长因子：贝伐珠单抗 小分子化合物类：单靶点药物：伊马替尼、达沙替尼 多靶点药物：索拉非尼 其他：重组人血管内皮抑制素、维 A 酸、亚砷酸

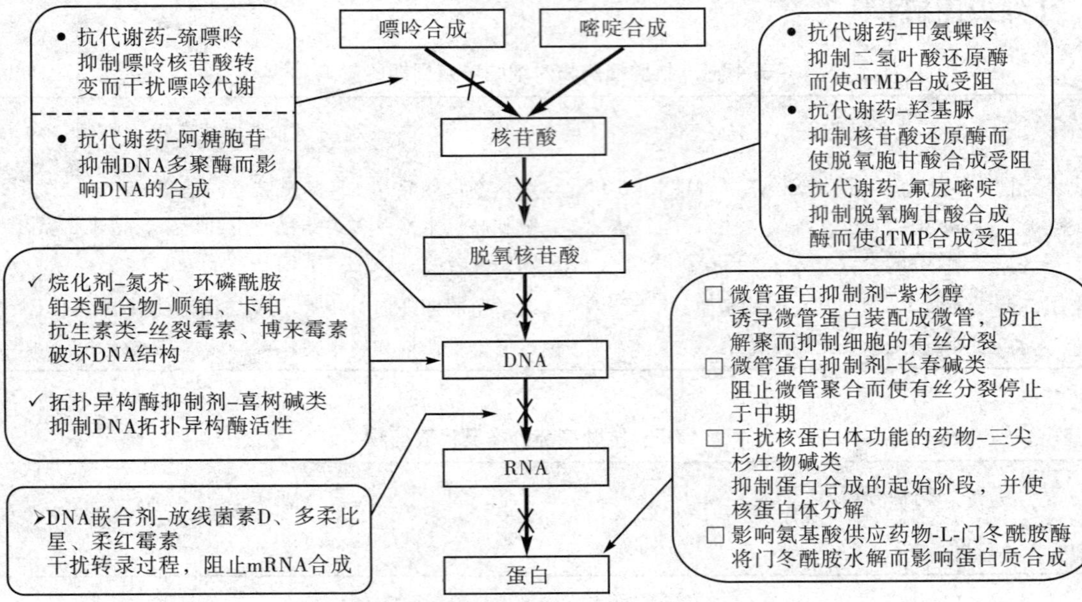

图 47-1　抗恶性肿瘤药的作用机制示意

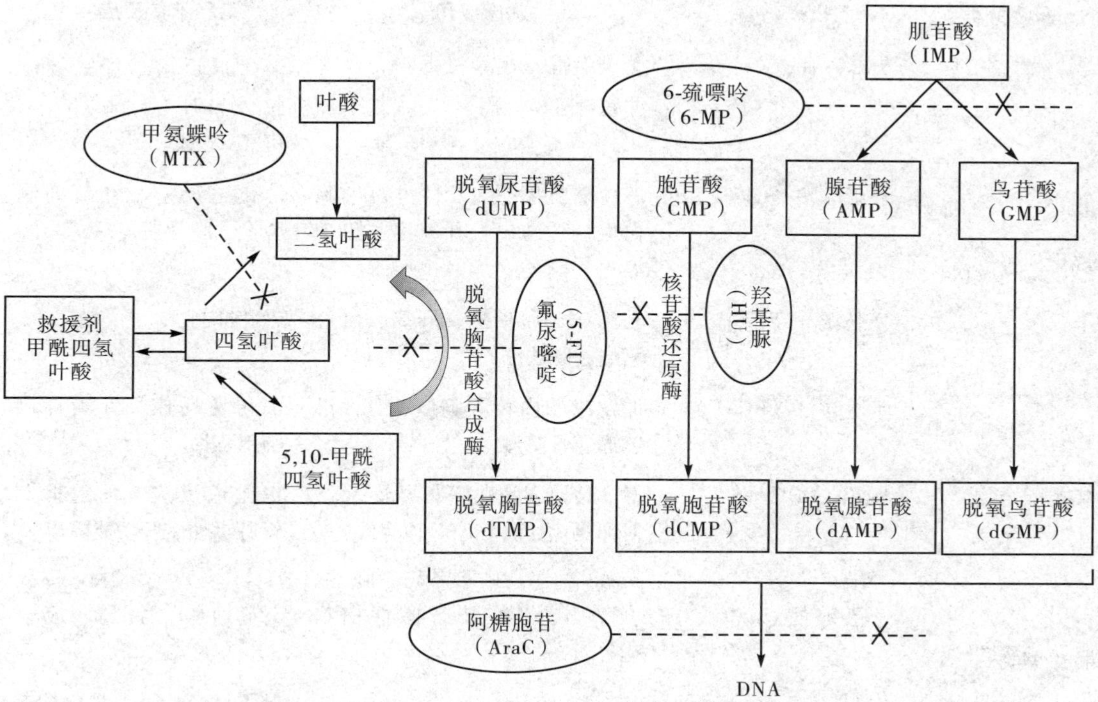

图 47-2　抗代谢的抗肿瘤药阻断 DNA 合成的作用环节

表 47-3　常用抗代谢抗肿瘤药的总结

药物	作用机制	临床应用	不良反应
甲氨蝶呤（MTX）	抑制二氢叶酸还原酶的活性	儿童急性白血病 绒癌	消化道反应、骨髓抑制、脱发、肝肾损害、畸胎和死胎
氟尿嘧啶（5-FU）	抑制脱氧胸苷酸合成酶的活性	消化系统癌 乳腺癌	消化道反应、骨髓抑制、脱发、肝肾损害
巯嘌呤（6-MP）	在体内 6-MP 变为硫代肌苷酸（TIMP），干扰嘌呤代谢	急性淋巴细胞白血病 绒毛膜上皮癌	消化道反应、骨髓抑制、脱发、偶见黄疸
羟基脲（HU）	抑制核苷酸还原酶	慢性粒细胞白血病	消化道反应、骨髓抑制、脱发、致畸
阿糖胞苷（Ara-C）	抑制 DNA 多聚酶活性	急性粒细胞白血病 单核细胞白血病	消化道反应、骨髓抑制、肝损伤、静脉注射可致静脉炎

表 47-4 影响 DNA 结构与功能药物的作用和不良反应

药物分类	代表药物	临床应用	不良反应
烷化剂	氮芥（HN_2）	霍奇金病 非霍奇金淋巴瘤	消化道反应、骨髓抑制、脱发、耳鸣、眩晕、黄疸等
	环磷酰胺（CTX）	恶性淋巴瘤、多发性淋巴细胞白血病、肺癌、乳腺癌、卵巢癌等	消化道反应、骨髓抑制、脱发、肝肾损害
	塞替派（TSPA）	乳腺癌、卵巢癌、肝癌、黑色素瘤、膀胱癌等	骨髓抑制
	卡莫司汀（BCNU）	原发或颅内转移脑瘤、恶性淋巴瘤、骨髓瘤	消化道反应、骨髓抑制、肺部毒性
铂类配合物	顺铂（DDP）	对非精原细胞性睾丸瘤最有效，对卵巢癌、膀胱癌等均有效	消化道反应、骨髓抑制、肾脏毒性、肝功能障碍
抗生素类	丝裂霉素（MMC）	抗瘤谱广，用于胃癌、肺癌、乳腺癌、慢性粒细胞性白血病等	骨髓抑制、消化道反应
	博来霉素（BLM）	鳞状上皮癌、淋巴瘤	肺毒性最严重，骨髓抑制、消化道反应
拓扑异构酶抑制剂	喜树碱（CPT）	胃癌、绒毛膜上皮癌、恶性葡萄胎、急慢性粒细胞性白血病等	泌尿道消化道反应、刺激症状、骨髓抑制、脱发
	鬼臼毒素衍生物	肺癌、睾丸肿瘤、恶性淋巴瘤	骨髓抑制、消化道反应

表 47-5 干扰转录过程和阻止 RNA 合成药物的作用及不良反应

药物	临床应用	不良反应
放线菌素 D（ACTD）	恶性葡萄胎、绒毛膜上皮癌、霍奇金病、恶性淋巴瘤等	消化道反应、骨髓抑制、脱发、皮炎、畸胎
多柔比星（ADM）	急性淋巴细胞白血病或粒细胞白血病、恶性淋巴肉瘤、乳腺癌等	最严重的毒性反应是心脏毒性，此外还有消化道反应、骨髓抑制等
柔红霉素（DRN）	急性淋巴细胞白血病或粒细胞白血病	心脏毒性、骨髓抑制、消化道反应

表 47-6　影响蛋白质合成药物的作用和应用及不良反应

药物	代表药物	临床应用	不良反应
干扰微管蛋白装配药	长春碱（VLB）	急性白血病、恶性淋巴瘤、绒毛膜上皮癌	骨髓抑制、神经毒性、消化道反应、脱发、注射局部刺激
	长春新碱（VCR）	儿童急性淋巴细胞白血病	对外周神经毒性大
	长春地辛（VDS）	肺癌、恶性淋巴瘤、乳腺癌、食管癌、黑色素瘤、白血病	同 VLB 不良反应
干扰核蛋白体功能药	三尖杉酯碱（HRT） 高三尖杉酯碱（HHRT）	急性粒细胞白血病、急性单核白血病、慢性粒细胞白血病、恶性淋巴瘤等	骨髓抑制、消化道反应、脱发、偶有心脏损害等
影响氨基酸供应的药物	L-门冬酰胺酶	急性淋巴细胞白血病	骨髓抑制、消化道反应、偶见过敏

表 47-7　非细胞毒类抗肿瘤药比较

分类	代表药物	作用机制	临床应用
调节体内激素平衡药物			
雌激素类	己烯雌酚	抑制下丘脑及脑垂体，减少脑垂体促间质细胞激素的分泌	前列腺癌、绝经期乳腺癌
雄激素类	二甲基睾丸酮 丙酸睾丸酮	抑制脑垂体前叶分泌促卵泡激素，使卵巢分泌雌激素减少	晚期乳腺癌，尤其骨转移者疗效较佳
糖皮质激素类	泼尼松 泼尼松龙	作用于淋巴细胞，能诱导淋巴细胞溶解	急性淋巴细胞、恶性淋巴瘤、慢性淋巴细胞白血病等
分子靶向药物			
单克隆抗体类	利妥昔单抗	可与 CD20 特异性结合导致 B 细胞溶解，从而抑制 B 细胞增殖，诱导成熟 B 细胞凋亡	非霍奇金淋巴瘤
	曲妥珠单抗	作用于表皮生长因子受体 HER-2，抑制 HER-2 过度表达的肿瘤细胞增殖	临床单用或者与紫杉类联合治疗 HER-2 高表达的转移性乳腺癌

续 表

分类	代表药物	作用机制	临床应用
小分子化合物类	伊马替尼（格列卫） 达沙替尼（扑瑞赛）	抑制蛋白酪氨酸激酶 Bcr-Abl，阻止 Bcr-Abl 阳性细胞的增殖并诱导其凋亡	胃肠道间质瘤
其他	维 A 酸	调变和降解 PML-RARa 融合蛋白的维甲酸受体（RARα）结构域，诱导白细胞分化成熟继而凋亡	急性早幼粒细胞白血病，可与亚砷酸合用
	亚砷酸	降解 PML/RARa 融合蛋白，下调 bcl-2 基因表达，从而诱导白血病细胞凋亡	急性早幼粒细胞白血病

表 47-8 细胞毒抗肿瘤药应用的药理原则

考虑因素	采取措施	举例说明
细胞增殖动力学	(1) 招募作用 (2) 同步化作用	实体瘤治疗：先用细胞周期非特异性药物，继而用细胞周期特异性药
药物作用机制	联合应用作用于不同生化环节的抗肿瘤药	联用甲氨蝶呤+6-MP 抗肿瘤
药物毒性	(1) 减少毒性的重叠 (2) 降低药物的毒性	泼尼松和博来霉素等减少骨髓的毒性发生 四氢叶酸钙减轻甲氨蝶呤的骨髓毒性
药物的抗肿瘤谱	选用合适抗肿瘤谱药物	胃肠道癌：氟尿嘧啶、环磷酰胺、丝裂霉素等 鳞癌：博来霉素、甲氨蝶呤
用药方法设计	选用合适剂量及给药方式	选用合适剂量并采用间歇给药保护宿主的免疫功能

表 47-9 抗恶性肿瘤药物毒性反应比较

分类	毒性反应	代表药物
近期毒性		
共有的毒性反应	骨髓抑制	大多数抗肿瘤药
	消化道反应	大多数抗肿瘤药
	脱发	大多数抗肿瘤药

续　表

分类	毒性反应	代表药物
特有的毒性反应	心脏毒性	多柔比星
	呼吸系统毒性	博来霉素、卡莫司汀、丝裂霉素、甲氨蝶呤
	肝脏毒性	L-门冬酰胺酶、放线菌素 D、环磷酰胺等
	肾和膀胱毒性	环磷酰胺、顺铂
	神经毒性	长春新碱较常见；顺铂、甲氨蝶呤、氟尿嘧啶偶发
	过敏反应	多肽类化合物或蛋白质类抗肿瘤药：L-门冬酰胺酶、博来霉素；紫杉醇
	组织坏死和血栓性静脉炎	丝裂霉素、多柔比星
远期毒性		
	第二原发恶性肿瘤	烷化剂
	不育与致畸	烷化剂

经　典　试　题

一、填空题

1. 目前临床应用的抗肿瘤药按照对细胞的毒性可分为①________和②________两大类。

2. 抗恶性肿瘤药按其作用的生化机制可分为①________、②________、③________和④________。

3. 合理应用抗肿瘤药应考虑①________、②________、③________和④________等。

4. 联合应用抗肿瘤药的一般原则为①________、②________、③________和④________等。

5. 烷化剂包括①________、②________、③________等。

6. 一个细胞增殖周期分为①________、②________、③________和④________四期。

7. 细胞周期非特异性药包括①________、②________和③________等。

8. 氟尿嘧啶对多种肿瘤有效，特别是对①________和②________的疗效较好。

9. 博来霉素主要用于①________，也可用于②________的联合治疗。

10. 影响核酸生物合成的药物又称①________，作用于细胞周期的②________期。根据药物主要干扰的生化步骤或所抑制的靶酶的不同，可分为③________、④________、⑤________、⑥________、⑦________五类。

二、选择题

【A 型题】

1. 主要作用于 S 期的抗肿瘤药
   A. 烷化剂
   B. 抗代谢药
   C. 抗肿瘤抗生素
   D. 激素类
   E. 长春碱类

2. 主要作用于 M 期的抗肿瘤药是
   A. 长春碱类
   B. 环磷酰胺
   C. 放线菌素 D
   D. 氟尿嘧啶
   E. 泼尼松龙

3. 水解某种酰胺而产生抗肿瘤作用的药物是
   A. 氟尿嘧啶
   B. 阿糖胞苷
   C. 甲氨蝶呤
   D. 巯嘌呤
   E. L-门冬酰胺酶

4. 对环磷酰胺敏感的恶性肿瘤是
   A. 卵巢癌
   B. 恶性淋巴瘤
   C. 多发性骨髓瘤
   D. 乳腺癌
   E. 急性淋巴细胞性白血病

5. 白消安最适用于
   A. 急性淋巴细胞性白血病
   B. 急性粒细胞性白血病
   C. 慢性淋巴细胞性白血病
   D. 霍奇金病
   E. 慢性粒细胞性白血病

6. 对骨骼造血功能没有抑制功能的抗肿瘤药是
   A. 烷化剂
   B. 抗代谢药
   C. 抗肿瘤抗生素
   D. 激素类
   E. 植物生物碱类

7. 大多数抗肿瘤药常见的严重不良反应是
   A. 肝脏损害
   B. 骨髓抑制
   C. 神经毒性
   D. 心脏损害
   E. 肾脏损害

8. 可引起肺纤维化的抗肿瘤药是
   A. 放线菌素 D
   B. 柔红霉素
   C. 博来霉素
   D. 丝裂霉素
   E. 多柔比星

9. 恶性肿瘤化疗后易复发的原因是哪一期的细胞对抗肿瘤药不敏感
   A. G_0 期
   B. G_1 期
   C. G_2 期
   D. S 期
   E. M 期

【B 型题】

A. 抑制 DNA 多聚酶

B. 损害细胞膜而致细胞毒作用
C. 与嘌呤或嘧啶竞争而抑制核酸合成
D. 作用于核糖体而抑制蛋白质的合成
E. 减少四氢叶酸生成而抑制蛋白质的合成

1. 巯嘌呤的作用机制是
2. 阿糖胞苷的作用机制是
3. 氟尿嘧啶的作用机制是
4. 甲氨蝶呤的作用机制是

A. 阻碍 DNA 合成
B. 与 DNA 联结而破坏其结构
C. 阻碍纺锤体形成
D. 阻碍蛋白质合成
E. 与 DNA 结合而阻碍 RNA 转录

5. 顺铂的抗肿瘤作用机制是
6. 羟基脲的抗肿瘤作用机制是
7. 长春碱的抗肿瘤作用机制是
8. 阿糖胞苷的抗肿瘤作用机制是
9. 氟尿嘧啶抗肿瘤作用机制是
10. 丝裂霉素的抗肿瘤作用机制是
11. 门冬酰胺酶的抗肿瘤作用机制是
12. 放线菌素 D 的抗肿瘤作用机制是

【C 型题】

A. 骨髓抑制明显
B. 肾脏毒性明显
C. 二者均是
D. 二者均否

1. 卡铂的不良反应是
2. 顺铂的不良反应是
3. 门冬酰胺酶的不良反应是

A. 前列腺癌
B. 乳腺癌
C. 二者均是
D. 二者均否

4. 雌激素可用于治疗
5. 雄激素可用于治疗
6. 肾上腺皮质激素可用于治疗

A. 柔红霉素
B. 博来霉素
C. 二者均是
D. 二者均否

7. 治疗鳞状上皮癌的是
8. 治疗绒毛膜上皮癌的是
9. 治疗急性淋巴细胞白血病的是

【X 型题】

1. 抑制肿瘤细胞有丝分裂的药物是
A. 长春新碱
B. 依托泊苷
C. 三尖杉酯碱
D. 紫杉醇
E. L-门冬酰胺酶

2. 直接破坏 DNA 并阻止 DNA 复制的抗肿瘤药有
A. 环磷酰胺
B. 白消安
C. 塞替派
D. 博来霉素
E. 丝裂霉素

3. 烷化剂类抗肿瘤药有
A. 塞替派
B. 环磷酰胺
C. 氮芥
D. 白消安
E. 洛莫司汀

4. 干扰叶酸代谢而起抗癌作用的药物是
A. 甲氨蝶呤

B. 乙胺嘧啶
C. 氨苯砜
D. 甲氧苄啶
E. 磺胺类

5. 治疗霍奇金病可应用的药物有
A. 长春新碱
B. 紫杉醇
C. 泼尼松
D. 甲氨蝶呤
E. 氮芥

6. 治疗绒毛膜上皮癌可选用
A. 甲氨蝶呤
B. 巯嘌呤
C. 长春碱
D. 氟尿嘧啶
E. 放线菌素 D

7. 联合应用抗肿瘤药应考虑
A. 药物的作用机制
B. 抗瘤谱
C. 给药方法
D. 药物的毒性
E. 对细胞增殖动力学的影响

三、问答题

1. 简述作用于 S 期的细胞周期特异性抗肿瘤药有哪些及其作用机制。
2. 试述细胞毒类抗肿瘤药按其作用的生化机制的分类及其代表药物。
3. 试述非细胞毒类抗肿瘤药的分类及其代表药物。
4. 比较长春碱和长春新碱在临床应用和主要不良反应的不同点。
5. 试述激素类药物作为肿瘤药的原理和优点。
6. 试述细胞毒抗肿瘤药的毒性反应。
7. 试述细胞毒抗肿瘤药应用的药理学原则。

参 考 答 案

一、填空题

1. ①细胞毒类抗肿瘤药 ②非细胞毒类抗肿瘤药

2. ①干扰核酸生物合成的药物 ②直接影响 DNA 结构与功能的药物 ③干扰转录过程和阻止 RNA 合成的药物 ④干扰蛋白质合成与功能的药物

3. ①肿瘤细胞增殖动力学 ②抗肿瘤药作用机制 ③药物的毒性 ④抗肿瘤谱

4. ①根据细胞增殖动力学规律用药 ②根据抗肿瘤药的作用机制选药 ③考虑药物的毒性作用 ④根据抗癌谱选药

5. ①环磷酰胺 ②塞替派 ③白消安

6. ①G_1 ②S ③G_2 ④M

7. ①烷化剂 ②抗肿瘤抗生素 ③铂类配合物

8. ①消化系统癌　②乳腺癌

9. ①鳞状上皮癌　②淋巴瘤

10. ①抗代谢药　②S　③二氢叶酸还原酶抑制剂　④胸苷酸合成酶抑制剂　⑤嘌呤核苷酸互变抑制剂　⑥核苷酸还原酶抑制剂　⑦DNA 多聚酶抑制剂

二、选择题

【A 型题】

1. B　2. A　3. E　4. B　5. E　6. D　7. B　8. C　9. A

【B 型题】

1. C　2. A　3. C　4. E　5. B　6. A　7. C　8. A　9. A　10. B　11. D　12. E

【C 型题】

1. A　2. C　3. D　4. A　5. B　6. D　7. B　8. D　9. A

【X 型题】

1. AD　2. ABCDE　3. ABCDE　4. ABCDE　5. ABE　6. ABCDE　7. ABCDE

三、问答题

1. 答题要点参照本章图 47-1、图 47-2、表 47-1 以及学习导图。

作用于 S 期的细胞周期特异性抗肿瘤药有：

（1）甲氨蝶呤：抑制二氢叶酸还原酶，使二氢叶酸不能生成四氢叶酸，从而使脱氧胸苷酸合成受阻，DNA 合成障碍。

（2）氟尿嘧啶：抑制脱氧胸苷酸合成酶，阻止脱氧尿苷酸变为脱氧胸苷酸，从而影响 DNA 的合成。

（3）阿糖胞苷：抑制 DNA 多聚酶活性而影响 DNA 合成。

（4）巯嘌呤：阻止嘌呤核苷酸转变而干扰嘌呤代谢。

（5）羟基脲：抑制核苷酸还原酶，阻止脱氧胞苷酸的合成，从而抑制 DNA 的合成。

2. 答题要点参照本章图 47-2 和表 47-3。

（1）干扰核酸生物合成的药物：甲氨蝶呤、阿糖胞苷。

（2）直接影响 DNA 结构与功能的药物：环磷酰胺、顺铂。

（3）干扰转录过程和阻止 RNA 合成的药物：放线菌素、多柔比星。

（4）干扰蛋白质合成与功能的药物：长春碱类、紫杉醇类。

3. 答题要点参照本章表 47-7。

（1）调节体内激素平衡的药物：雌激素、雄激素、糖皮质激素。

（2）分子靶向药物：单克隆抗体类：利妥昔单抗、曲妥珠单抗。

小分子化合物类：伊马替尼、索拉菲尼。

其他：维 A 酸、亚砷酸。

4. 答题要点参照本章表 47-6。

临床应用：长春碱：主要用于治疗急性白血病、恶性淋巴瘤和绒毛膜上皮癌。

长春新碱：对儿童急性淋巴细胞白血病疗效好。

不良反应：长春碱：骨髓抑制、神经毒性、消化道反应、脱发以及注射局部刺激等。

长春新碱：对外周神经系统毒性大。

5. 答题要点参照本章 A 型题第 6 题及学习导图。

某些肿瘤如乳腺癌、前列腺癌、甲状腺癌、宫颈癌、卵巢癌和睾丸肿瘤与相应的激素失调有关。因此，应用某些激素或其拮抗药来改变激素平衡失调状态，以抑制激素依赖性肿瘤的生长。激素类药物与其他抗肿瘤药相比，最大的优势是无骨髓抑制等不良的反应。

6. 答题要点参照本章表 47-9。

（1）近期毒性：

共有的毒性反应 ：骨髓抑制、消化道反应、脱发。

特有的毒性反应：心脏毒性、呼吸系统毒性、肝脏毒性、肾和膀胱毒性、神经毒性、过敏反应、组织坏死和血栓性静脉炎。

（2）远期毒性：第二原发恶性肿瘤、不孕和致畸。

7. 答题要点参照本章表 47-8。

合理应用抗肿瘤药不但可以增加疗效，而且可以减少毒性反应和耐药性的产生。主要考虑的原则如下：

（1）从细胞增殖动力学考虑。

（2）从药物作用机制考虑。

（3）从药物的抗肿瘤谱考虑。

（4）从药物毒性考虑。

（5）从药物用药剂量考虑。

（6）小剂量长期化疗。

（牛慧芳　张美侠）

第四十八章　影响免疫功能的药物

学习要求

1. 掌握常用免疫抑制剂环孢素、肾上腺皮质激素类、烷化剂和抗代谢药物的作用机制和临床应用。

2. 熟悉常用免疫增强剂免疫佐剂、干扰素、白细胞介素、左旋咪唑的作用和应用。

3. 了解影响免疫功能的药物分类。

学习导图

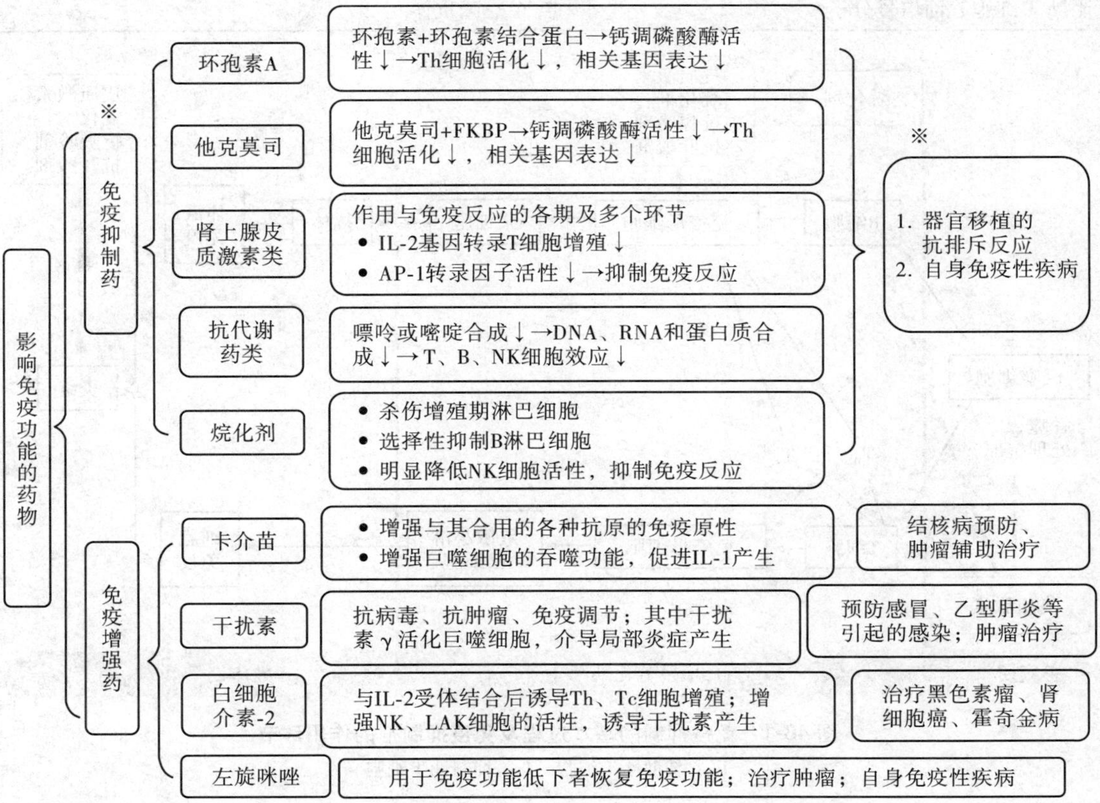

【名词解释】

名　词	英文名	定义或概念
免疫抑制剂	immunosuppressants	是一类具有免疫抑制作用的药物。临床上主要用于器官移植的排斥反应和自身免疫反应性疾病
免疫增强剂	immunostimulants	是指单独或同时与抗原使用时能增强机体免疫应答的物质，主要用于免疫缺陷病、慢性感染性疾病，也常作为肿瘤的辅助治疗药物

【知识图解】

表 48-1　免疫抑制剂的分类

分　类	主要药物名称
抑制 IL-2 生成及其活性表达的药物	环孢素、他克莫司
抑制细胞因子基因表达的药物	泼尼松、泼尼松龙、地塞米松
抑制嘌呤或嘧啶合成的药物	硫唑嘌呤、巯嘌呤、甲氨蝶呤
阻断 T 细胞表面信号分子	单克隆抗体

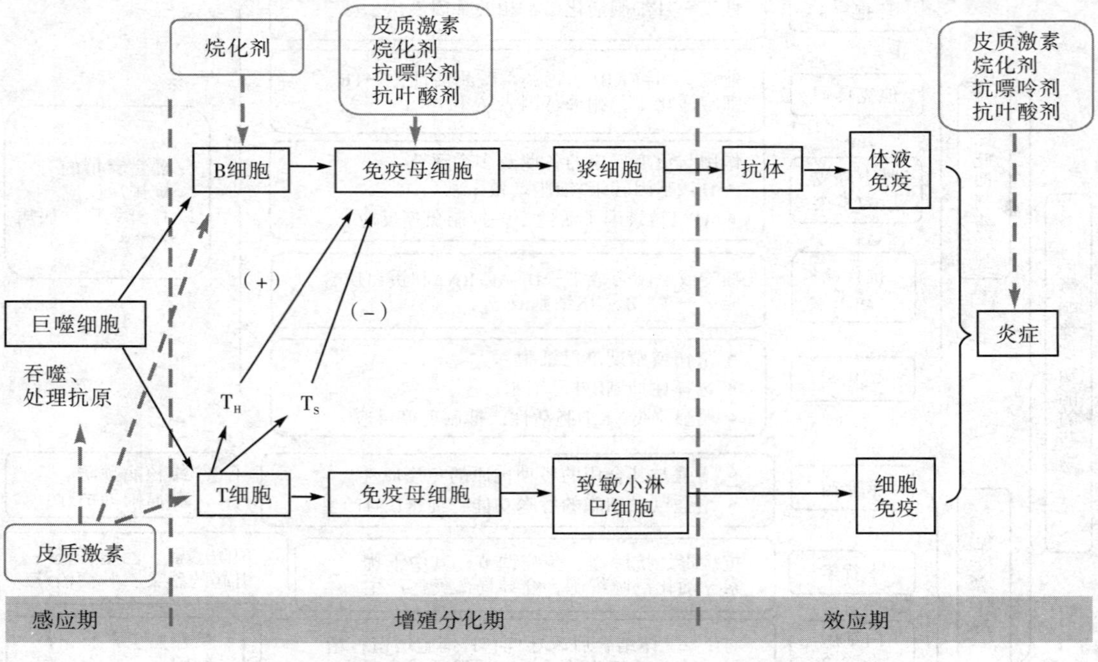

图 48-1　免疫抑制的基本过程及免疫抑制剂的作用环节

T_H：辅助性 T 细胞　T_s：抑制性 T 细胞

表 48-2　免疫抑制剂的临床主要用途

病名	免疫抑制剂	疗效
自身免疫紊乱		
特发性血小板减少性紫癜	首选皮质激素、长春新碱 次选嘌呤类和 γ 巯嘌呤	好
自身免疫溶血性贫血	首选皮质激素配用环磷酰胺、硫唑嘌呤	好
急性肾小球肾炎	首选皮质激素配用环磷酰胺、硫唑嘌呤	好
获得性第八因子抗体（多发性肉芽肿）	环磷酰胺+第八因子	好
误认细胞“自身反应”紊乱	皮质激素、环磷酰胺或硫唑嘌呤	好
器官移植		
肾脏移植	硫唑嘌呤、泼尼松	很好
心脏移植	抗淋巴细胞 IgG、放线菌素 D、环磷酰胺、环孢素 A、他克莫司、霉酚酸酯	一般
肝脏移植	环孢素 A、皮质激素	一般
骨髓移植	环孢素 A、皮质激素、甲氨蝶呤、抗淋巴细胞 IgG	要求供者严格同型

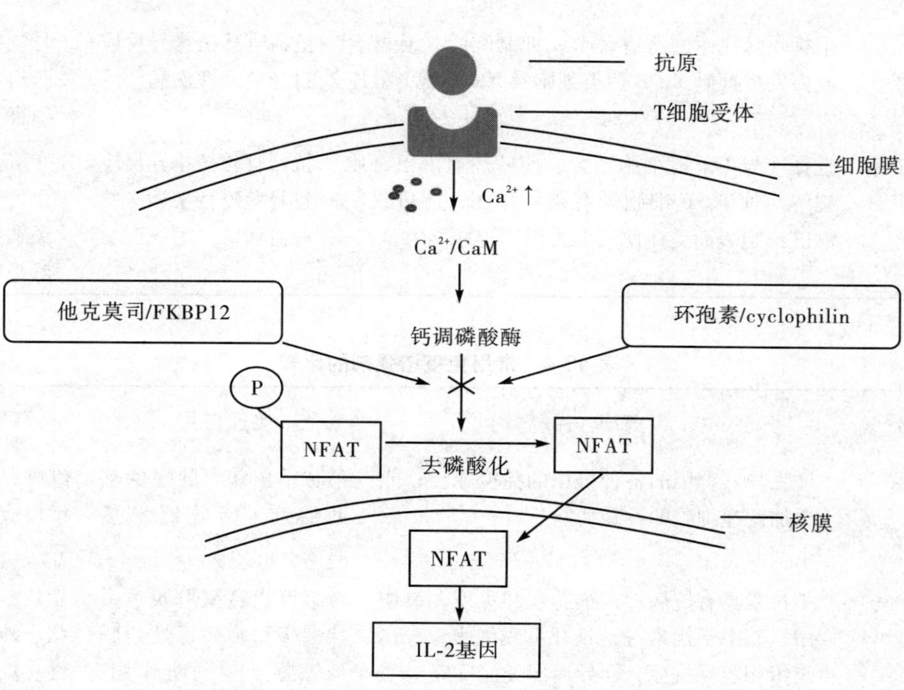

图 48-2　环孢素和他克莫司的作用位点图

表 48-3 常用免疫抑制剂的比较

药物	作用机制	临床应用	不良反应
环孢素（CsA）	选择性抑制 T 细胞活化 抑制效应 T 细胞介导的细胞免疫反应 部分抑制 T 细胞依赖的 B 细胞反应 间接通过干扰素的产生而影响 NK 细胞的活力	抗器官移植排异反应 自身免疫性疾病	肾毒性（严重）、肝毒性、继发感染、消化道反应等
环磷酰胺（CTX）	杀伤增殖期和静止期淋巴细胞 选择性抑制 B 淋巴细胞 降低 NK 细胞的活性，抑制初次和再次体液与细胞免疫反应	抗器官移植排异反应 自身免疫性疾病	骨髓抑制、消化道反应、出血性膀胱炎、脱发等，偶见肝功能障碍
他克莫司	选择性抑制 T 细胞，与细胞内结合蛋白（FKBP）结合，形成复合物，抑制 Th 细胞，产生强大免疫抑制作用	抗器官移植排异反应 自身免疫性疾病 胰岛素依赖型糖尿病	肾毒性、神经毒性、胃肠道反应等
肾上腺皮质激素类	作用于免疫反应的各期，对免疫反应多个环节都有抑制作用。通过抑制 IL-2 基因转录从而抑制 T 细胞的克隆增殖而发挥作用，还可抑制多种细胞因子基因的表达	抗器官移植排异反应 自身免疫性疾病	大剂量易引发糖尿病、消化道反应、类库欣综合征、并发感染等
硫唑嘌呤（AZP）	干扰嘌呤代谢的所有环节，抑制嘌呤核苷酸合成而发挥抑制 T、B 两类细胞及 NK 细胞的效应	抗器官移植排异反应 自身免疫性疾病	骨髓抑制、胃肠道反应、肝损害
抗淋巴细胞球蛋白（ALG）	选择性与 T 淋巴细胞结合，使外周血淋巴细胞裂解，对 T、B 细胞均有破坏作用；还可封闭淋巴细胞表面受体使其失去识别抗原能力	抗器官移植排异反应 自身免疫性疾病 白血病	寒战、发热、血小板减少、关节疾病、静脉炎等

表 48-4 常用免疫增强剂的比较

药物	药理作用	临床应用	不良反应
免疫佐剂（卡介苗）	增强与其合用的各种抗原的免疫原性；能增加巨噬细胞的吞噬功能	预防结核病、肿瘤的辅助治疗、膀胱癌术后灌洗	红肿、溃疡、过敏反应
干扰素（IFN）	干扰素具有抗病毒、抗肿瘤和免疫调节作用，其中干扰素-γ 能活化巨噬细胞，表达组织相容性抗原，介导局部炎症反应	对感冒、乙型肝炎、带状疱疹和腺病毒性角膜炎等感染有预防作用；用于成骨肉瘤的治疗	发热、流感样症状、神经系统毒性、皮疹、肝损害等

续　表

药物	药理作用	临床应用	不良反应
白细胞介素-2（IL-2）	IL-2与其受体结合，诱导Th、Tc细胞增殖；激活B细胞产生抗体，活化巨噬细胞；诱导干扰素产生	黑色素瘤、肾细胞癌、霍奇金病、艾滋病	发热、寒战、消化道反应、皮肤反应、心肺反应等
左旋咪唑（LMS）	促进淋巴细胞增殖反应；增强巨噬细胞的趋化和吞噬功能	用于免疫功能低下者恢复免疫功能；肿瘤治疗；自身免疫性疾病治疗	恶心、呕吐、腹痛、发热、偶见肝损伤、白细胞减少

经典试题

一、填空题

1. 免疫应答反应依次分为以下3期①________、②________和③________。

2. 影响免疫功能的药物按作用方式分为①________和②________两类。

3. 常用的免疫抑制药有①________、②________、③________、④________、⑤________，主要用于治疗⑥________和⑦________。

4. 具有免疫增强作用的药物有①________、②________、③________，主要用于治疗④________、⑤________和⑥________。

5. 干扰素主要有①________、②________和③________作用。

二、选择题

【A型题】

1. 环孢素主要选择性抑制
   A. T细胞
   B. B细胞
   C. 巨噬细胞
   D. NK细胞
   E. 中性粒细胞

2. 环孢素的主要不良反应是
   A. 心律失常
   B. 胃肠反应
   C. 过敏反应
   D. 中毒症状
   E. 肝肾损害

3. 主要抑制核酸及蛋白质合成的免疫抑制药是
   A. 干扰素
   B. 硫唑嘌呤
   C. 泼尼松龙
   D. 环孢素
   E. 左旋咪唑

4. 可促进 B 细胞及 NK 细胞分化增殖的药物是
   A. 环孢素
   B. 白细胞介素
   C. 胸腺素
   D. 干扰素
   E. 糖皮质激素

5. 转移因子的适应证是
   A. 免疫力低下
   B. 免疫缺陷性疾病
   C. 血小板减少性紫癜
   D. 肾移植
   E. 白血病辅助性免疫疗法

6. 属于广谱抗病毒药物的是
   A. 环孢素
   B. 白细胞介素
   C. 胸腺素
   D. 干扰素
   E. 糖皮质激素

【B 型题】

A. 胸腺素
B. 干扰素
C. 左旋咪唑
D. 环孢素
E. 糖皮质激素

1. 抑制免疫过程多个环节的药物是
2. 主要选择性抑制 T 细胞活化的药物是
3. 具有抗病毒作用的免疫增强药是
4. 不影响正常人，但促进免疫功能低下者抗体形成的药物是
5. 具有抗肠虫作用的免疫增强药是
6. 主要用于抑制异体器官移植排斥反应的药物是
7. 具有抗肿瘤、抗病毒及免疫调节作用的药物是
8. 能激活环核苷酸磷酸二酯酶的免疫调节药是
9. 能抑制钙调磷酸酶的免疫抑制药是
10. 既可用于免疫功能低下患者，又可治疗自身免疫性疾病的药物是

【C 型题】

A. T 细胞
B. 巨噬细胞
C. 二者均是
D. 二者均否

1. 胸腺素可作用于
2. 卡介苗可作用于
3. 左旋咪唑可作用于

A. 抑制体液免疫
B. 抑制细胞免疫
C. 二者均是
D. 二者均否

4. 干扰素的作用是
5. 环孢素的作用是
6. 地塞米松的作用是
7. 硫唑嘌呤的作用是
8. 小剂量环磷酰胺的作用是
9. 大剂量环磷酰胺的作用是

A. 器官移植
B. 自身免疫性疾病
C. 二者均可
D. 二者均否

10. 左旋咪唑用于
11. 硫唑嘌呤用于
12. 肾上腺糖皮质激素类用于

【X 型题】

1. 免疫抑制剂的共同特征是

A. 选择性或特异性较差
B. 对初级免疫反应作用强
C. 多有非特异性抗炎作用
D. 长期应用降低抵抗力
E. 药物作用与给药时间、抗原刺激时间间隔等有关

2. 免疫抑制剂能抑制
A. 粒细胞的功能
B. 巨噬细胞的吞噬功能
C. 抗体的产生
D. 血小板的聚集功能
E. T淋巴细胞生成白细胞介素-2

3. 免疫抑制剂常见的不良反应有
A. 易引起脱发
B. 过敏反应
C. 不育与致畸
D. 易引起感染
E. 肿瘤发生率增加

4. 免疫增强剂能
A. 刺激B细胞的功能
B. 刺激T细胞的功能
C. 刺激K细胞的功能
D. 刺激巨噬细胞的功能
E. 增强巨噬细胞的功能

5. 免疫增强剂常用于
A. 免疫缺陷疾病
B. 慢性感染
C. 器官移植
D. 难治性病毒感染
E. 恶性肿瘤的辅助治疗

6. 用于器官移植以抑制排斥反应的药物有
A. 环孢素
B. 环磷酰胺
C. 硫唑嘌呤
D. 泼尼松
E. 抗淋巴细胞球蛋白

7. 左旋咪唑可用于
A. 免疫功能低下者
B. 癌症手术后
C. 红斑狼疮
D. 病毒感染性疾病
E. 类风湿关节炎

8. 干扰素的作用有
A. 抗病毒
B. 抗肿瘤
C. 调节免疫
D. 抗炎症
E. 抑制细胞增生

9. 环孢素的药理作用及用途有
A. 选择性抑制T细胞活化
B. 间接通过干扰素影响NK细胞的活力
C. 对B细胞、巨噬细胞抑制作用弱或不明显
D. 广泛用于器官移植、防止排异反应
E. 治疗类风湿关节炎、系统性红斑狼疮

三、问答题

1. 简述免疫抑制剂的分类。
2. 左旋咪唑有什么用途？

3. 简述环孢素的药理作用及用途。

参考答案

一、填空题

1. ①感应期 ②增殖分化期 ③效应期
2. ①免疫抑制药 ②免疫增强药
3. ①环孢素 ②肾上腺皮质激素 ③烷化剂 ④抗代谢药 ⑤抗淋巴细胞球蛋白 ⑥自身免疫性疾病 ⑦器官移植
4. ①胸腺素 ②干扰素 ③转移因子 ④免疫缺陷性疾病 ⑤肿瘤辅助治疗 ⑥慢性感染性疾病
5. ①抗病毒 ②抗肿瘤 ③免疫调节

二、选择题

【A 型题】

1. A 2. E 3. B 4. B 5. B 6. D

【B 型题】

1. E 2. D 3. B 4. C 5. C 6. D 7. B 8. C 9. D 10. C

【C 型题】

1. A 2. C 3. C 4. D 5. B 6. C 7. C 8. A 9. C 10. B
11. C 12. C

【X 型题】

1. ABCDE 2. CE 3. DE 4. ABCDE 5. ABDE 6. ABCDE
7. ABCE 8. ABCE 9. ABCDE

三、问答题

1. 答题要点参阅本章表 48-1 及学习导图。

免疫抑制剂可分为以下几类：

（1）抑制 IL-2 生成及其活性的药物如环孢素、他克莫司等。

（2）抑制细胞因子基因表达的药物如糖皮质激素。

（3）抑制嘌呤或嘧啶合成的药物如硫唑嘌呤。

（4）阻断 T 细胞表面信号分子如单克隆抗体等。

2. 答题要点参阅本章表 48-2，表 48-4 及学习导图。

（1）左旋咪唑主要用于免疫功能低下者恢复免疫功能，可增强机体抗病能力。

（2）与抗癌药合用治疗肿瘤，可巩固疗效，减少复发或转移，延长缓解期。

（3）可改善多种自身免疫性疾病如类风湿关节炎、系统性红斑狼疮等免疫功能异常症状。

3. 答题要点参阅本章图 48-2 及学习导图。

药理作用：环孢素选择性抑制细胞免疫和体液免疫；可抑制抗原刺激所引起的 T 细胞信号转导过程，减弱 IL-1 和抗凋亡蛋白等细胞因子的表达；增加转化生长因子-β（TGF-β）的表达，TGF-β 对 IL-2 刺激 T 细胞的增殖有强大抑制作用。环孢素和环孢素受体结合形成复合物，具有抑制神经钙蛋白对活化 T 细胞核因子去磷酸化的催化作用，并抑制 NFAT 进入细胞核，阻止其诱导的基因转录过程。

临床应用：①器官移植的防止排异反应；②自身免疫性疾病，如风湿性关节炎、系统性红斑狼疮、银屑病、皮肌炎等。

（张美侠　牛慧芳）